陆拯临床医学丛书

新天癸论

陆拯 著

陈明显 傅睿
薛今俊 陆举 整理

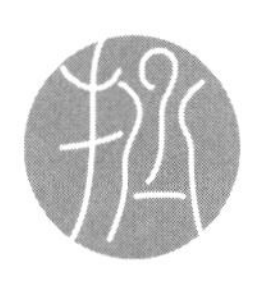

全国百佳图书出版单位
中国中医药出版社
·北京·

图书在版编目（CIP）数据

新天癸论 / 陆拯著；陈明显等整理 . -- 北京：中国中医药出版社，2024.6
（陆拯临床医学丛书）
ISBN 978-7-5132-8706-7

Ⅰ . ①新… Ⅱ . ①陆… ②陈… Ⅲ . ①精（中医）Ⅳ . ① R223.1

中国国家版本馆 CIP 数据核字 (2024) 第 061450 号

中国中医药出版社出版
北京经济技术开发区科创十三街 31 号院二区 8 号楼
邮政编码　100176
传真　010-64405721
山东临沂新华印刷物流集团有限责任公司印刷
各地新华书店经销

开本 787×1092　1/16　印张 22.5　字数 451 千字
2024 年 6 月第 1 版　2024 年 6 月第 1 次印刷
书号　ISBN 978 – 7 – 5132 – 8706 – 7

定价　118.00 元
网址　www.cptcm.com

服务热线　010-64405510
购书热线　010-89535836
维权打假　010-64405753

微信服务号　zgzyycbs
微商城网址　https://kdt.im/LIdUGr
官方微博　http://e.weibo.com/cptcm
天猫旗舰店网址　https://zgzyycbs.tmall.com

如有印装质量问题请与本社出版部联系（010-64405510）

内容提要

本书是一部观点创新、注重发展、理论独特、治法新颖的学术专著。书中内容极其丰富，以天癸为核心，探讨脏腑、气血精津液以外的重要物质。作者躬身临床医疗、文献研究七十余载，对天癸研究有素，揭示了天癸不是单纯的生殖之精，而是包含着人体多种特殊物质，具有独特的调控和激发机体作用。因此，按照不同性质和功用，天癸可分为至神天癸、至气天癸、至液天癸和至精天癸四大类。在临床辨治上，以上述四大天癸为总纲，不泛不繁，纲举目张，内容充实，方法新颖，开创了新的证治生面。全书凡五门，共二十章，系统阐述天癸的来源、功用、特性、种类、分布部位、与脏腑的关系，以及天癸病的辨治纲要、特殊主症、具体疗法、天癸专药、临床各科运用等。

本书虽是一部完善、充实、发展中医药学的尝试性之作，但在理论发展、治法创新、疗效提高方面均有深远意义，对临床、科研、教学也有重要实用价值和积极意义。

学验俱丰　锐意创新（代序）

——记老中医药专家、浙江省名中医陆拯主任中医师

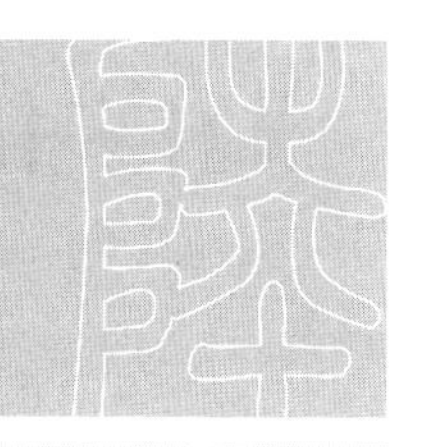

陆老先生 1938 年 1 月出生，浙江省湖州市人。现为全国老中医药专家学术经验继承工作指导老师，浙江省名中医，浙江省中医药研究院、浙江省立同德医院主任中医师，享受国务院政府特殊津贴；兼任浙江中医药大学教授，浙江省名中医研究院研究员，中医古籍出版社特约编审，日本陆拯汉方医学研究会顾问等。历任《浙江中医杂志》社主编兼社长、中华中医药学会学术委员会委员、全国中医编辑学会理事、全国中医各家学说专业委员会委员、全国中医文献学会委员会委员等。

陆氏早年师承宋代御医陈沂（陈木扇）第 27 代传人陈立功先生学习中医妇科和儿科，师从著名中医学家朱承汉先生学习中医内科和妇科 5 年，后又师从著名中医文献学家马继兴先生学习文献研究。他长期从事中医临床医疗和中医药文献研究工作，治学谨严，主张创新，在学说研究上，对中医毒理学说、脾胃学说、精气学说、激发肾气说、天癸学说，以及活血化瘀疗法和中药临床生用与制用的不同作用研究均有独特见解，其创新观点备受国内外中医药专家好评。在临床治病专长上，精于中医内科、妇科和儿科，擅长治疗萎缩性胃炎、肝胆病、心脑血管病、支气管炎、支气管哮喘、类风湿关节炎、肿瘤、顽固性口腔溃疡、不孕症、痛经、乳癖、更年期综合征等。陆氏在 50 多年的医药研究生涯中，除临床忙于诊务外，还勤奋好学，或读书研究，以博助专，读过古代医书 6000 多种，汲取和借鉴前贤经验；或笔耕不辍，著述已见，发掘前人精华，出版著作 6000 多万字。1998 年和 2002 年曾应邀去澳大利亚、日本讲学，深受欢迎。日本以他的姓名，专门成立了研究会，以研究他的学术思想。其著作颇多，已出版《毒证论》《脾胃明理论》《中药临床生用与制用》《症状辨证与治疗》《近代中医珍本集》（共 14 分册）《本草全录》（共 6 大集）《实用中医气病证治》《天癸病论与临床》等 20 余部著作，先后获国家级、省部级等科技成果奖和优秀图书奖 10 项。其中一等奖 4 项，二等奖 2 项，三等奖 2 项，中国国家图书奖 1 项。

录自《同德院报》2009 年 8 月 1 日

修订丛书前言

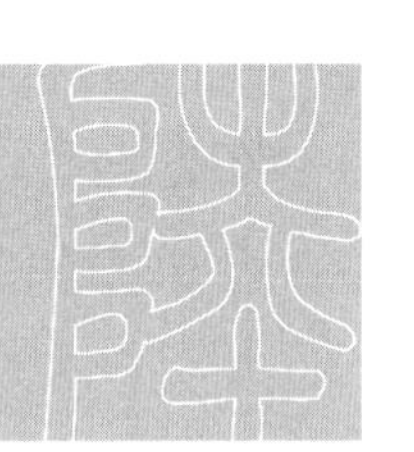

陆拯临床医学丛书（共 5 册）是对中医学不断继承创新所取得的一些成果总结，尤以发展中医学术为根本，自问世以来，深受广大读者喜爱，并受到出版界的好评。该丛书编纂起于 20 世纪 70 年代，成书于 21 世纪初期。其中《症状辨证与治疗》出版最早，已问世 45 年;《中药临床生用与制用》已刊行 41 年,《脾胃明理论》已付梓 33 年,《毒证论》已面世 27 年,《天癸病论与临床》已出版 13 年。这 5 种临床医学书籍，未结集成丛书前，均出版于国内知名出版社，如人民卫生出版社、中国中医药出版社、中医古籍出版社、浙江科学技术出版社等，并多次单独重印。

近些年来，癌瘤病变多发，较为猖獗，危害民众健康。此次修订,《毒证论》主要增加了第十一章第三节癌瘤术后疗法。临床所见常有八法：补气健脾，化湿解毒；益血养阴，清火解毒；脾肾双补，祛寒散毒；肝肾并补，清热疗毒；温肺益气，化痰解毒；疏肝利胆，调气解毒；益肾化浊，祛湿渗毒；清脑通络，坚骨疗毒。早手术，早调养，拔毒邪，祛痰湿，补气血，和阴阳，其理尽在此中。《天癸病论与临床》改名为《新天癸论》，增加“方剂索引”，便于查阅。其余订正错字误句，不再详述。

总之，水平有限，敬希雅博，有以匡正。

苕溪医人　陆拯
2024 年 2 月于浙江省中医药研究院
浙江省立同德医院

一版丛书前言

余不才，虽行医五十余载，尚时感不足。性好静，不善社交，既无豪言之壮语，又无闻达之厚望，以书为友，常亦乐陶陶。有曰勤奋读书，贵在不断实践，专心研探，重在发现新见；为医之道，旨在救死扶伤，其责任之重胜乎泰山是也。

俗曰人生有二苦，一也苦于贫穷，二也苦于疾病。余在孩童时已有所感触，每见患病之痛苦总是难以忘却。有见面无血色、形神憔悴，有见遍体虚肿、喘促乏力，有见咳嗽痰血、骨瘦如柴等诸如此类，历历在目。更有甚者，曾见一青年奄奄一息，据说为三代单传之后生，可能顷刻间有丧生之变，故而不久撒手人寰。于是举家上下，天昏地暗。其祖父母悲痛之极，欲哭无泪，并要亦死陪孙而去。更见其父母丧子之悲伤情感，其父自责上不能孝敬祖上，下不能保全子孙安康，我之罪孽；其母捶胸顿足，哭叫不绝，突然昏厥不省人事。余看到这些凄惨不堪的悲哀之象，便联想起医疗的重要性。人民的贫穷不是那么容易改变，是国之大事；而疾病虽属大事，民众若有志为医者，或可救治二三。由此，余对中医药产生了一些兴趣。在读中学时，每逢寒暑假阅读四小经典，即《药性赋》《汤头歌诀》《濒湖脉学》《医学三字经》，以及《内经知要》，认为这些书虽较为浅显，但内涵极其丰富。同时，要学好中医，必须先修古文，故习读《古文观止》《古文辞类纂》等著作。17 岁时，余正式步入学医之路，兴奋有余，学习读书昼夜不辍。吾师曰："子勿浮躁，持之以恒，有志者事竟成。"告诫学习只有靠长期不懈的努力，才能完成学业。1959 年，余学业初成，开始行医，自以为在学 5 年间，屡次考试成绩优异，在临床诊治中一定会得心应手，疗效卓著。不料，与之前所想大相径庭，所治者两成有效，八成无效。于是，余再请教老师指点，或转益多师，向其他老师请教解惑，以提高诊疗水平。

20 世纪 60 年代初期，余虽然已掌握了中医学的基本内容，但对历代各家学说了解不多。因此，加倍努力，发奋读书，不仅向现代医家求教，而且还向古代医家学习，研究各家的学术思想和学术价值，同时还收集、揣摩诊法操作、辨治方法、用药法度，以及经验用方、用药等，重点以提高疗效为核心，但有时疗效确实难求。在治疗无效的情况下，自己从不气馁，认为是学之不广、不精之故，必须加强研读，坚信失败往往是成功的开始。在读书的过程中，又发现了多种书籍有良劣不同，所以又重视版本和校勘等问题。譬如，有些书籍的内容虽好，但版本较差，错字漏字甚多；有的版本虽早，但校勘不佳，差错较多；有的虽多次重印，却缺乏校勘，以讹传讹；有的校勘浮泛，讹误众多，脱字错简比比皆是；更有校勘中的普遍现象，即旧错得改，新误又增。亦有书贾觅人乱抄粗编，委托名人所著，以假充真，牟取暴利，可谓是非颠倒，祸亦不小。因此，读书还要重视文献研究，好书有益于人，差书害人不浅。同时，读书一遍不够，千遍不多，温故才能知新。只读书，不研究，囫囵吞枣般地不易消化，尤其如四大经典之《黄帝内经》《伤寒论》《金匮要略》《神农本草经》（有以《温病条辨》代之，似只有医而无药了），必须进行系统研究，以历代医家的不同见解注释，分析归纳，了解精华实质，又紧密联系临床实际。即读之后勤研究，研之后勤应用，使之读、研、用达到统一。因此，只会读书，不会动手，不去研究，不做实践，不知书本理论正确与否，甚至可致书读得愈多愈糊涂。所以余在读书之时，极为重视理论研探、临床观察及实际运用价值，一边读书，一边研究，一边实践，周而复始，遇有心得体会或失败教训，总是及时总结，对己对人均有裨益。对人者有启发，可借鉴；对己者有提高，可教训。久而久之，由少至多，集腋成裘，年二十七，初有著述，并非沽名钓誉，实是有感而发。

余曾有耳闻，以重视理论者，鄙视临床，嗤之以鼻，认为只会治病，不知其理，武夫之悲；而又一从事临床者，则蔑视理论无用。某某曰，之乎者也，纸上谈兵，口舌之徒。实际上是五十步笑百步，两者均为偏见，甚至是认识上的错误。理论并非是臆测空洞之说，而是来源于反复实践，有系统的总结，有明确的结论；临床医疗并非是个人的感性经验，而是在理论的指导下，结合操作规程，有序进行诊断与治疗。因此，两者不可分割，有因果关系，有互相补充、相互提高的作用。如不断实践，可以出现新的认识、新的见解，再经验证为新的认识、新的见解，正确可靠，又可充入理论，使理论更丰富完美；新的理论又可进一步指导临床，开创新的疗法或进一步提高疗效，故两者同等重要。同时，读书有规矩之书和活法之书。规矩之书是不可不读，无法替代；活法之书量力而行，最好亦要多读。规矩之书，是中医学的基础性根本著作，不读此类书籍，无法了解中医药学，诸如四大经典以及古时各代的代表性著作、现代各高校的教材等；活法之书，极为广泛，包括历代各家著作，尤其有特色，有观点，条理清楚，实用价值高之著作，读之能活跃思维，开拓眼界，并且此类书籍还可补充规矩之作受时代或社会的限制或不足，可充入相对新的内容，促进中医药学的发展。

对于著书立说，余不敢妄为，既无大医之风范，又无名家之技能，仅在平凡医事活动中，有感则随笔，有验则随记，或有新见，亦即录之。2009 年 10 月，中国中医药出版社学术编辑室华中健主任来函，建议余出版临床医学丛书，先以 20 世纪 70 年代至 90 年代中期选择部分著作适当修订为丛书之初集。余知华先生热爱中医药出版事业，大江南北了如指掌。余恭敬不如从命，欣然赞同。因此，一为着手选书，重点是以临床实用价值高，理论实践兼顾，医药紧密结合，疾病辨治、证候辨治、症状辨治并重，特色鲜明，操作性强为宗旨。二为修订工作，在保持原貌的情况下，重点改正错字别字，删去不必要的衍文，增加必要的内容，使书稿质量有所提高。入选之书有四种，即《毒证论》《脾胃明理论》《症状辨证与治疗》《中药临床生用与制用》。这四书内容各有侧重，有理论创新研究，有学术系统研究，有具体症状辨治研探，有药物生制不同用法研探，但均围绕以临床应用与实际使用价值为中心。

上述四书曾在20世纪70年代至90年代中期由人民卫生出版社、中医古籍出版社、浙江科学技术出版社出版，并多次重印。其中《症状辨证与治疗》印数达10万多册。在此，谨向上述三家出版社深表谢意，亦感谢中国中医药出版社热忱出版此丛书。此外，本书在修订过程中又得到后起之秀方红主任、陈明显博士复核原文和校对工作，在此亦深表谢意。

一个人的认识总是肤浅，一个人的水平总是有限。书中缺点错误在所难免，敬希海内雅博，有以匡正为幸。

陆拯

2011年11月12日于浙江省中医药研究院

前言

余既非标新立异，又非邀誉沽名，而是在读书中获得启发，在研探中有所收获，在临证中得以证实，于是试以专题形式，初探天癸与天癸病。蔡元培先生曾从治学角度认为："研究学问，亦非有勇敢性质不可，而勇敢性质，即可于科学中养成之。"意即学习研究医药学亦同样要有努力加勇敢探索，刻苦加合理方法，认真加精心验证，一切尊重事实，才有所新见。余自 17 岁起，每读《内经》时，有感《素问》《灵枢》诸论说理清楚，不但自圆其说，而且论说精辟，故时而赞叹，古人伟哉。唯有《素问·上古天真论》虽提出了天癸，但言而未尽，余为之深思，此天癸当别有深远意义，由此开始了对天癸的研探。

在数十年的不断深入研究过程中，余亦经过了初感有成，再而失败，终以告成的曲折阶段。余意识到，人体除五脏六腑、气血精津液之外，必还有其他特殊物质，担负着独特的调控和激发人体的作用，《内经》提出"天癸"就是一个例子。《素问·上古天真论》说："女子七岁，肾气盛，齿更发长。二七而天癸至，任脉通，太冲脉盛，月事以时下，故有子……丈夫八岁，肾气实，发长齿更。二八肾气盛，天癸至，精气溢泻，阴阳和，故能有子。"此天癸显然与气血精津液不同，是繁衍后代的主要物质。同时天癸除生殖作用外，与人体的生长发育和体质的强弱、生命的长短均有密切关系。如天癸旺盛之时，身体强壮，肌肉结实；天癸虚少之时，形体瘦弱，精神衰疲。这说明天癸不专主生殖，其包含着多种物质和多种作用。天癸之名始于《内经》，而《内经》以降，历代医家对天癸的诠注，有称"天真之气"，有称"元精之物"，有称"元阴之质"，有称"非精非血"等，总不离乎肾中精气，囿于生殖之精。余初时对天癸的认识亦似是而非，无所适从，临证治病常以脏腑理论、气血辨治居多，肝病治肝、肾病疗肾、脾虚健脾、肺弱益肺、气虚补气、血亏养血，若治之不效者，常以为病之难治或病之不治者为理由。偶然间从天癸试治，竟然出现了奇效，大为振奋。自此之后，余乃热衷于从天癸论治，却见不少病症非但无效，反而出现不良反应，又感到纳闷不解。于是开展探讨天癸实质，根据中医理论体系，探讨天癸的来源、天癸的种类、天癸的分布部位、天癸的具体功用，初步明确了天癸有至神天癸、至气天癸、至液天癸和至精天癸四大类，其功用各有不同。大致至神天癸为诸天癸之总领，既能主宰多种天癸的化生和调节，又能协调五脏六腑、气血百脉之功能。至气天癸善于升发，性偏于刚，促进五脏六腑、四肢百骸有序保持健壮。至液天癸性尚柔和，善于促进气血不断化生，保持津液输布有序。至精天癸有阳精天癸与阴精天癸之分：阳精天癸促进男性生长发育，产生精子，并能振奋阳气，平衡阴精；阴精天癸促进女性生长发育，产生卵子，并能司管月经，平衡阳精。

在获得新的规律性认识后，余又探测天癸病的特殊主症，以至神、至气、至液、至精四大天癸分类，再次系统进行临床观察研究。在观察研究中发现天癸病的特殊主症有一定的病性联系。如至神天癸的特殊主症，可常见反复烦躁、长期不寐、间歇嗜睡、记忆力锐减、神态呆滞、厌食经久等；至气天癸的特殊主症，可常见自汗久作、盗汗频出、全身困乏、生长迟缓、反复瘾疹、顽固口疮等；至液天癸的特殊主症，可常见特异水肿、尿液过少或过多、消瘦或肥胖、手足心热、口目顽燥、乳头溢液等；至精天癸的特殊主症，可常见男性性欲减退、阳痿或阳强、精少或精冷、体毛增多、反复痤疮，女性性欲冷淡、月经不调、少带或多带、阴户干燥等。掌握了天癸病的特殊主症，有利于识别天癸诸病和非天癸病症，同时对辨证论治提供十分重要的依据。

在天癸病的辨治中，还有一个极为突出的难题，即如何寻觅和选择治疗天癸病的药物。有医无药，岂能治病？于是余反复深入研读历代各家本草著作，结合临床验证，探讨各种药物的特殊性能和独特主治，进而又发现某些药物还有潜在作用，可扩大主治范围。如人参、黄芪历代公认为补气药，在天癸研究和临床运用中，此二者除补益至气外，尚有显著的调至神、益至液、养至精作用；又如巴戟天、肉苁蓉、菟丝子、补骨脂、紫河车、蛤蟆油均属温阳补肾药，在天癸病辨治中咸为至精药，但至精有阳精与阴精之别，故在研究中发现巴戟天、肉苁蓉、菟丝子以补天癸阳精为雄，而补骨脂、紫河车、蛤蟆油则以补天癸阴精为胜。如此不断寻觅和选择，逐渐认识，反复核验，形成了治疗天癸病的专门药物。

在天癸理论体系建立和天癸药物确定后，重点进行临床验证，广泛用于各科，再经严密观察，分析综合，反复核验，证实从天癸论治疗效良好可靠。因而进行总结，撰写是书。全书凡五门，共二十章。其中基本要旨门，主要阐述天癸的起源、天癸的分类、天癸的神异特性、天癸与脏腑的关系等；辨治纲目门，重点阐介天癸病的主要证候、特殊主症、合病并病兼病的辨治；主辅疗法门，主要分述天癸病的治则、治法和兼治方法；分类用药门，着重介绍各类天癸药的主要功效和具体主治病症；临床运用门，主要介绍妇科、男科、内科、儿科、皮肤科的病症从天癸论治的具体运用，并附有病案举例以资佐证。本书在编写过程中，蒙后起之秀陈明显主任中医师、傅睿副主任中医师、薛今俊副主任中医师、陆举医师收集整理资料和电脑录入、校对等，在此深表谢忱。本书上一版名为《天癸病论与临床》，此次改为《新天癸论》，使之一目了然，更适合于新的意义。

仙灵脾为淫羊藿之别名，但浙江部分地区，尤其金华地区，仙灵脾与淫羊藿是两种药物，仙灵脾为淫羊藿的根及根茎，淫羊藿只属地上部分。其功用主治基本相同，但仙灵脾多用于女子，淫羊藿多用于男子等。所以本书处方时写淫羊藿时，为地上部分；写仙灵脾时，为地下根茎。

余虽研探天癸之说六十余载，犹感牵强，幸而与临证所验相合，每以用之，不乏其效。但究属一人管窥之见，不敢言是，舛错必多，尚祈同人诸君，不吝珠玉。

陆拯

2023年10月16日于浙江省中医药研究院

目录

基本要旨门

辨治纲目门

主辅疗法门

分类用药门

临床运用门

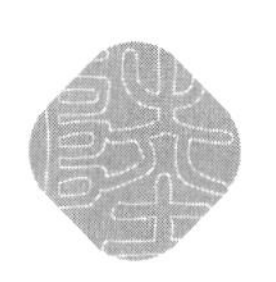

基本要旨门

第一章 | 天癸源流说

“天癸”之名，历来说法不一，有说为生殖之精，有说为元精之物，有说为非精非血，甚至有指月经等，未见全面、深入、系统的论述。中医学的产生和发展，是随时代的发展、社会的进步而不断发现，不断认识，逐步趋向完善的。在发展中不断实践，不断研究，并借鉴其他学科的知识，再研究，再实践，取得新的成果，即一种新的学说出现，或一种新的治法创立。

第一节 从《周易》中探讨天癸

“深于《易》者，必善于医；精于医者，必由通于《易》。”（《赤水玄珠》）说明古代医学与《周易》有密切联系。“天癸”之名，始于《黄帝内经》（简称《内经》），当有特定含义。清阳子认为，天者，在卦为乾，《周易·系辞上传》曰：“乾知大始，坤作成物。”大始，即天地万物的开创。《乾》卦彖辞曰：“大哉乾元，万物资始，乃统天。云行雨施，品物流行，大明终始，六位时成，时乘六龙以御天。”表明“天”所蕴含的生生不息、策动万物的特性，成为创生万物的根源。“癸”为十天干最后一位，与壬同属水。宋·京图《滴天髓》云：“癸水至弱，达于天津。得龙而运，功化斯神。”十天干之中，阳以丙为最，阴以癸为极，癸水之性至柔。而代表水的坎卦，外为阴爻所附，阳爻居中，表明它并非纯阴之死水，而是潜含阳气生发之机的物质。一旦时机成熟，则发挥出神奇的效应，即所谓“功化斯神”。

天癸的形成，离不开先天生机。这种元始的生发之气，在道家称为“炁”。清·傅金铨注崔希范《入药镜》中说：“此炁乃元始祖气，先天至精至灵至圣。《经》曰‘有物混成，先天地生’，即此也。”从《周易》来看，“炁”正是太极活动最初“混沌”产物。“炁”的不断推动，产生五行分化，而又以“水”为先。河图蕴藏着五行生成数，象征着自然界万物的生成及终止，与人体脏腑生理特征相关。《易·系辞》曰“天一、地二、天三、地四、天五、地六、天七、地八、天九、地十”为五行生成数之胎源。五行生成数首载于《尚书·洪范》:“天一生水，地二生火，天三生木，地四生金，天五生土，此其生数也。地六成水，天七成火，地八成木，天九成金，地十成土，故为之成数也。”邵同珍《医易一理》云:“阴阳二气，各有其精。所谓精者，天之一，地之六也。天以一生水，地以六成之，而为五行之最先。故万物初生，其先皆水。”对人体而言，这种由“炁”所化，禀含太极之一而能生化不息之物，即天癸。由天癸直接萌发肾的形质与活动，植五脏六腑之根源，进而演化其他脏腑及气血津液的生化运动。在先天形质的化生中，天癸起着先导作用。

因此，所谓“天癸藏于肾”的传统看法是不妥的。因为天癸成于先天生命酝酿之初，可谓“先天之先天”，而肾为五脏之一，是有形之脏腑，相对天癸为“先天之后天”。天癸为五脏分化之先基，故不可能藏于肾中。“脑”作为奇恒之腑之一，在人体中有着特殊地位。脑为元神之府，王清任认为“总司一身之灵觉”,《内经》云“精明之府”，通过足太阳、厥阴经与心、肾、肝相联系，络于督脉。心主神明，肾藏精髓，肝主生发萌动，而督脉总领一身阳气之纲维。故外至肢体，内至脏腑，诸精神出入生息运动无不与之相系，由之主领。其在卦为乾，其气象天，其位至高，其用至尊。天癸作为推动主宰人体生长发育之根本，理应存在此乾运之最高枢中。

天癸虽藏于脑中，但与肾仍有密切的联系。首先，脑髓亦属水，需肾水上济为之充养；其次，古云“天一之水，自上而生”。这种“天一之水”，即舌下津液，起于任督交会之处，以天癸为源，上出髓府，下与肾水相济，灌植五脏六腑之根，历来养生家都十分重视。西医学也发现唾液中含有生长因子等促进人体发育的重要物质。所以天癸对形体的发育与机体的活力有着十分重要的意义，有别于一般的脏腑精气。

女子天癸至，是从前面交于心，合于离卦，故《内经》原文先言“任脉通”；男子天癸至，是从背后（督脉）交于肾，合于坎卦，故《内经》先言“肾气盛”。任脉、督脉最终下合于太冲之脉，天癸由此汇集精血而下，故冲、任、督是天癸所行的道路之一。《内经》所言天癸“至”，即指从髓海到“太冲之地”的过程。在此过程中，天癸不但主导了生殖活动，而且通过在任、督、冲脉中的运行，对男、女性别特征的进一步分化及身体的进一步发育起了决定性的促进作用。

从生命肇基之始，天癸即主导着人的生长、发育，赋予生命活动的不息动力。但自出生之后至青春期以前，人体脏腑气血尚未充实，而奇经八脉借十二经气血之余蓄充盈方能汇通。《难经·二十八难》曰:“比于圣人图设沟渠，沟渠满溢，流于深湖。”此时五脏未满，八脉未通，故天癸蛰藏于髓海之中，人体生机不断向内充实，精气不断蓄积，合于乾卦“初九，潜龙勿用”之象。

随着生长发育达到一定阶段，脏腑日充，十二经气血日盛，奇经八脉渐通。天癸由任督行于冲脉，阳生阴长，人体迅猛发育，始有生殖功能，应乾卦“九二，见龙在田，利见大人”之象。此后，人体生机渐始外泄，但由于本元充实，天癸在奇经中的运行不断推动身体发育前进，精气活动旺盛，应下爻“君子终日乾乾”之辞。而且至四七、四八（二十八岁、三十二岁），天癸活动仍非常积极活跃，如“九四，或跃在渊，无咎”之爻象。

从男子四八（三十二岁）至五八（四十岁），女子四七（二十八岁）至五七（三十五岁），机体的脏腑、气血、经脉盛壮到极点，应于“九五，飞龙在天，利见大人”之旨。然事物发展，盛极必衰。天癸由盈至虚，精气日衰，动跃一失，不可复还，故如“上九，亢龙有悔”之象。《易》之道，重阳必阴。阳数一尽，女子至七七（四十九岁），男子至八八（六十四岁），天癸竭，生生之机不复，唯靠以肾为主的五脏六腑之精气维系余年，人体的全面衰老由此开始。

通过以上分析不难看出，天癸不但对人的生殖活动起着主导作用，而且对人的生长发育与衰老同样有着非常重要的关键作用，对养生有很大的意义。历代养生家虽罕言及“天癸”之名，但其养生方法实与之密不可分。《黄庭内景经》云“舌下玄膺生死岸，出青入玄二气焕”“口为玉池太和宫，漱咽灵液灾不干”。天癸之精，借水为形。天一之水启上而降，蓄于舌下（称“天池”），最善滋益肾精，故养生家多重视“漱咽”。《道藏·三洞枢机杂说》云：“夫朝睡未起，澡洗之前，安坐漱口中唾，命曰‘玉泉’，令满口，咽之。”“咽液者，令人身体光润，力壮有颜色，去三尸虫，命曰‘炼精’，使人生长。”同时，节欲惜精对保养天癸也有重要意义。故《黄庭内景经》云：“长生至慎房中急，何为死作令神泣？忽之祸乡三灵没，但当吸气录子精。”“若当决海百渎倾，叶去树枯失青青。”因肾精植源于天癸，故保精所以能全大真之本。

综上所述，天癸不能简单地与“肾精”“肾水”之类混同。从中医学角度而言，它是人体先天包含的生机的存在形式；从西医学角度看，则可联系到神经、内分泌等系统，其中有许多西医学尚未明确的内容，似与脑垂体、松果体、性腺等重要腺体的活动密切有关，但又不能与其中一种成分或一个环节等同。“天癸”这一概念，涉及中医对生命本原的探讨，而从中医学理论来说，仅囿于阴阳五行、脏腑学说等理论则不足以揭示其内涵，所以必须深入、广泛地研究，探讨其实质，认识其独特作用，对拓宽辨治方法，提高疗效，尤其对疑难杂病的治疗，更有实用价值。

第二节 《内经》对天癸的论述

“天癸”一词，见于《内经》。在几千年前，古代医家已经认识到人体内除了气、血、精、津液外，还有“天癸”的特殊物质。《素问·上古天真论》说：“女子七岁，肾气盛，齿更发长；二七而天癸至，任脉通，太冲脉盛，月事以时下，故有子……七七，任脉虚，太冲脉衰少，天癸竭，地道不通，形坏而无子也。丈夫八岁，肾气实，发长齿更；二八，肾气盛，天癸至，精气溢泻，阴阳和，故能有子……七八，肝气衰，筋不能动，天癸竭，精少，肾脏衰，形体皆极；八八，则齿发去。肾者主水，受五脏六腑之精而藏之，故五脏盛，乃能泻；今五脏皆衰，筋骨解堕，天癸尽矣，故发鬓白，身体重，行步不正，而无子耳。”通过这段经文的论述，对天癸已有了一个初步概念。天癸是生殖的主要物质，它与肾等脏腑和奇经八脉有密切关系，随着年龄的增长，天癸逐渐充足，能充分发挥生殖作用，而后又逐渐衰少，丧失生殖能力。说明天癸是一种独特的物质，既不全属于肾之所化生之精气，亦不全潜藏于肾之中，但与肾有至密关联。《内经》虽未明言天癸来源于何处，但从“天癸”之名和“天癸至”的“至”字等分析，可以从以下几个方面探讨它的本源和所藏之处。

1. 从字义上探讨天癸

天癸二字之本义，按《说文解字》言：“天，颠也；至高无上。”段注：“颠者，人之顶也。”王国维《观堂集林》说：“古文天字，本象人形……本为人颠顶，故象人形……所以独坟其首者，正特著其所象之处也。”“天”字的本义当指颠顶，即人的头脑无疑。而“癸”字，《说文解字》曰：“癸，冬时水土平，可揆度也。象水从四方流入地中之形。癸承壬，象人足。”段注：“癸之为言揆也，言万物可揆度。”《经籍纂诂》：“癸取其揆，然向萌芽也。”《正韵》说：“癸者归也，于时为冬，方在北，五行属水。”从“癸”字之义分析，可分两端：一是“癸”作揆，经水土作比拟，估量、揣测事物，故有“万物可揆度”“然向萌芽也”；二是“癸”作为十天干之末位，于四季为冬，于方位为北，于五行为水。此处“癸”字应取其五行之“水”的物质，并有萌发之功。“天”当为部位在头脑中，“水”当为液态物，意即“天癸”为藏于头脑中的精灵物质。

2. 从《周易》中探析天癸

《周易本义》曰：“乾之名，天之象，皆不易焉。”天者在卦为乾，《乾》卦象辞曰：“大哉乾元，万物资始，乃统天。”表明“天”所蕴含的生生不息、策动万物的特性，成为创生万物的根源。“癸”为十天干最后一位，与壬同属水。十干之中，阳以丙为最，阴以癸为极，癸水之性至柔。而代表水的坎卦，外为阴爻所附，阳爻居中，并非纯阴之死水，而是具有潜含阳气生发之机的物质。在《周易》中未见“天癸”之名，但《内经》可能取其乾卦、坎卦，以及河图五行生成数之天以一生水、地以六成之，而命名为“天癸”。

3. “天癸至”的“至”字考略

“至”的本义，为鸟从高处飞到地上，故《说文解字》曰：“至，鸟飞从高下至地也。”《玉篇》则作“来到”的意思，因而说：“至，到也。”由此可见，天癸不在下焦肾中，而是在高处头脑的部位。当时机成熟时，从头脑之高处而降至下焦，故《内经》称

"天癸至"。

《内经》认为，天癸并不孤立存在，它与五脏六腑、奇经八脉有密切关系，尤其与肾和任脉、冲脉关联至密。如与肾的关系：肾气的盛衰，直接影响着天癸的到来和竭涸。女子到了七岁、男子到了八岁时，肾气充盛，加快了生长发育；女子到了十四岁时和男子到了十六岁时，天癸从脑部降至下焦，并能进一步激发肾气，充足精血，就能生育后代；女子到了四十九岁、男子到了五十六岁时，天癸枯竭，不能再激发肾气，肾亦随之衰弱，再无生育能力了。因而天癸与肾相互影响，相互促进，相互作用，共同担负着人体的生长发育、生育子女等。又如与女子的任脉和冲脉关系：任脉与冲脉均属奇经八脉之中，任主胞胎，冲为血海，女子到了十四岁之时，天癸降至下焦，促使任脉通畅，冲脉旺盛，月经按时而行，故能够生育子女。女子到四十九岁之时，天癸已竭，任脉虚弱，冲脉衰少，月经绝止，就不能生育了。所以，天癸在《内经》中虽然是生殖的主要物质，但必须依靠肾和任脉、冲脉的共同作用，才能繁衍后代。

第三节　历代医家对天癸的述说

天癸究属何物，自《内经》提出其名以来（《针灸甲乙经》又称"天水"），历代医家议论纷纭，众说不一，已延续了上千年之久。王冰说："癸为壬癸，北方水干名也；任脉冲脉，皆奇经脉也。肾气全盛，冲任流通，经血渐盈，应时而下，天真之气降，与之从事，故云天癸。"（《重广补注黄帝内经素问》）王冰认为，"天癸"是由"壬癸之水"和"天真之气"相结合的产物。吴崑亦说："癸，水也，是为男精女血，天真所降也，故曰天癸。"（《黄帝内经素问吴注》）其观点大致与王冰相同，唯更强调天真之气为主导作用。

马莳认为，天癸有阴阳之分、男女之别。女子天癸为阴精，男子天癸为阳精，故说"（女子）二七则天癸自至，天癸者，阴精也""（男子）二八肾气已盛，天癸始至，天癸者，阳精也"（《黄帝内经素问注证发微》），明确指出在男女之中，天癸名称则一，但其性质、作用截然不同，不可一概而论。

张景岳认为，天癸是元阴、元精之物，故《景岳全书·阴阳篇》说："元阴即无形之水，以长以立，天癸之也，强弱系之，故亦曰元精。"《景岳全书·质疑录》说："天癸者，天一所生之真水，在人身是谓元阴。"他在《类经·藏象类》又详细做了阐释："天癸者，言天一之阴气耳，气化为水，因名天癸……其在人身，是为元阴，亦曰元气。人之未生，则此气蕴于父母，是为先天之元气……第气之初生，真阴甚微，及其既盛，精血乃王，故女必二七，男必二八而后天癸至，在女子则月事以时下，在男子则精气溢泻，盖必阴气足而后精血化耳。"张氏又特别指出："天癸之义，诸家俱即以精血为解。

然详玩本篇谓女子二七天癸至、月事以时下，男子二八天癸至、精气溢泻，是皆天癸在先，而后精血继之。分明先至后至各有其义，焉得谓天癸即精血，精血即天癸。"综上所说，张氏明确天癸非一般性的精血，而是元阴、元精对人的生长发育、完善生殖功能十分重要的物质。

陈文昭认为天癸属于肾水本体之物，故《陈素庵妇科补解·天癸总论》说："癸，北方之水，足太阳膀胱属壬，足少阴肾癸。（女子）七岁肾气盛，二七即天癸至，是天癸乃肾水也，观下文三七则曰'肾气均平'，七七则曰'天癸竭'可知也。"又说："然必天癸至，然后任脉通，太冲脉盛，然后月事以时下。是任脉之通，冲脉之盛，必由于天癸之至，而月事之以时下，又必由任脉之通，冲脉之盛。是冲任二脉受伤，即为经脉不调之由也。盖冲为血海，前曰'脉盛'，后曰'脉衰'，盛则天癸至，衰则天癸竭。"他又指出天癸与冲任二脉有着十分至密的关系，天癸直接主导着任脉和冲脉，任脉通调，冲脉充盛，才能使月经按时而下。同时徐亚枝亦认为天癸是肾水之本体，故说："如俞氏（东扶）所说，一若血与精之外，别有一物所谓天癸者。窃谓天癸者，指肾水本体而言。癸者，水也。肾为水脏，天一生水，故谓肾水为天癸。"又注释"天癸至"之"至"字，谓："至，谓至极也，犹言足也。"（均见《沈氏女科辑要笺正·经水》）

彭逊之认为天癸是二火合于一水之物，故说："女科之难治，与夫造化之妙道，皆在天癸……今夫人身，一小天地也，天一生水，水之数一，人身亦只一水可知也。地二生火，火之数二，人身亦有二火可知也。人身之一水何在，肾为体而膀胱为用也。水生于肾，藏贮变化，则在膀胱。《经》曰：膀胱者，州都之官，津液藏焉，气化则能出矣。人身之二火何在，心为君火，命门为相火也。命门者，右肾也。昔贤多疑是说，不知睾丸虽二，当交媾泄精时，惟丸勃然上掌少腹，发精而鼓注之，于此可验，其为命火标也。人所以生，以水火之交也。水交于君火，入心而成血，以灌溉百骸，交于命火，入肾而成精。精者，水之源而命火之根也。逮夫男子十六，女子十四，则君相二火相会，入于胞宫，而合交于水矣。二火合交于一水，于是乎始成天癸。……然而男子之亦有天癸，何以不外见也？男子秉阳道而生，本乎天，天行健，健则不息，而阳道以气胜，故其天癸随化为精也，虽亦设之天癸，其色不赤。女子秉阴道而生，本乎地厚重而不变，而阴道以血胜，故其天癸既成赤色，不能复返其本。"（《竹泉生女科集要·天癸确论》）彭氏指出人身之化育，关键在于天癸，《内经》只言其名，无详细说明，历代诸贤论说虽多，极难统一，其理亦不确切。故提出了"二火合交于一水，始成天癸"。人身是一小天地，天一生水，人亦有水可知；地二生火，人亦有二火可知。一水者，水生于肾；二火者，心为君火，命门为相火。凡人所以生，是以水火相交而成，水交于心火，入心而成血，以灌百骸，交于命门，入肾而成精。精者，水之源而命火之根。此二者，皆养生之本，不可缺一。最后又指出男子之天癸，秉阳道而生以气胜，随化为精，其色不赤；女子之天癸，秉阴道而生以血胜，既成赤色，不能复还其本。说明男子天癸亦可化生精液，女子天癸亦可转化为月经。

沈祖绵认为女子天癸是经水，为血一类，男子称天癸则悖于理，当称天壬，故说："《洛书》'兑数七'，兑，少女也。'艮数八'，艮，少男也。……二七，十四岁也；二八，十六岁也。人身从下体二阴间，过尾闾，循背膂而上至巅，倒下鼻，抵人中，止于唇之上，曰督脉。从前阴循腹而上，至于口唇之下，曰任脉。江永以乾为督脉，坤为任脉，盖本《说卦传》：'天地定位'也，至天癸，则本'帝出乎震'一章，因坎正北方之位，劳卦也，万物之所归也，故以前阴象之。又坎为水，坎为血卦。天癸者经水也，血也。坎为月，故又称月经，又称月事。……然坎中有壬、子、癸三气，壬阳癸阴，女子阴也，故曰天癸。若男子亦称天癸，则悖于理。《汉书·律历志》：'怀妊于壬'则男子之精，当云'壬水'，《路史·发挥四·梦龄妄篇》注云：'男子十六天壬至，始有生育之理'。"（《读素问臆断》）沈氏上述所言，主要针对《内经》中"女子七岁""丈夫八岁""二七而天癸至""二八而肾气盛，天癸至"（《素问·上古天真论》）男女的不同发育年龄、男女的不同阴阳属性，男女统称为天癸有所不妥，因而广引《洛书》《说卦传》《汉书》《路史》等古代文献资料进行阐发。"女子七岁，丈夫八岁"，以"七为少阳之数，女本阴体而得阳数者，阴中有阳也；八为少阴之数，男本阳体而得阴数者，阳中有阴也"的观点，有若似是而非，应以《洛书》中"兑数七"、兑者为少女，"艮数八"、艮者为少男较为恰当。天癸者，《说卦传》言："坎为水，坎为血卦。天癸者经水也，血也。坎为月，故又称月经，又称月事。"坎为水为血，天癸为坎所属，故说"经水也，血也"。实际上天癸其质为水，变化为血，按月而下为月经，但天癸先至，月事后下，当有所分别。沈氏又说："坎中有壬、子、癸三气，壬阳癸阴，女子阴也，故曰天癸。若男子亦称天癸，则悖于理。……当云壬水（天壬）。"此是对《内经》男女统称天癸的异议，认为男女有别，统称天癸，有违背阴阳之规则、混淆男女之道理。

吴谦等认为天癸为月经之源，先天天癸为肾间动气，来自父母，故说："天癸，月经之原。先天天癸始父母，后天精血水谷生，女子二七天癸至，任通冲盛月事行。"又注说："先天天癸，谓肾间之动气，乃禀自父母，资其生也。经曰：女子一七而肾气盛，谓肾间动气盛也。二七天癸至，谓先天癸水中动气，至于女子胞中也。冲为血海，任主胞胎。冲任皆起于胞中，所以任脉通，太冲脉盛，月事以时下，故能有子也。"（《医宗金鉴·妇科心法要诀》）吴氏等明确指出月经来源于天癸，即在天癸的作用下，而后产生月经。吴氏又具体指出天癸来源于先天，谓肾间动气，女子一七肾间动气盛，二七先天癸水中之动气，到达女子胞中，而冲为血海，任主胞胎，二脉皆起于胞中，故任脉通，太冲脉盛，月经按时而下，才能孕育。

此外，沈尧封认为女子"天癸是女精，由任脉而来；月事是精血，由太冲而来"

（《沈氏女科辑要》）。沈氏指出天癸是女精，月事是精血，分别由任脉和冲脉而来，两者不可等同。薛雪认为“天癸者，非精非血，乃天一之真，故男子亦称天癸”（《素问识·上古天真论》，小字夹注“薛氏原旨”）。薛氏指出天癸为非精非血，属于天一之真气，所以不仅女子有天癸，而且男子亦有天癸。高世栻认为：“天癸者，男精女血，天一所生之癸水也。”（《黄帝素问直解》）高氏指出天癸在男子为精，在女子为血，由天一所生的癸水而成。柴得华指出天癸藏于命门之中，故说：“天癸者，天一之真气也，蕴藏于命门之中，男必待二八肾气盛，女必待二七任脉通，故精气溢泻，月以时下，与后天水谷日生之精，混合而盈，阴阳和，乃能有子。”（《妇科冰鉴·嗣育门》）柴氏又指出，天癸必须赖于后天水谷之精以养之，才能发挥应有的作用。顾观光认为“天癸当是阴精，故《甲乙经》作天水”“天癸虽阴阳（指男女）不同，而其为阴精则一也。《灵枢·本神》云‘两精两搏谓之神’”（《素问校勘记》）。顾氏指出天癸应该是阴精，《针灸甲乙经》所以称天水。同时男女虽然不同，但天癸都属阴精，故引《灵枢》“两精两搏”句佐证之。宋代林皋认为“天癸者，月水也。天者，谓天真之气；癸，北方阴水也。其候常以三旬一见，则无病矣”（《宋氏女科秘书》）。宋氏指出天癸就是月经，但月经必须由天真之气与北方阴水相结合，才能按月来潮，则无月经病可生了。

综上所述，清代以前医家对天癸的认识大致包括以下方面：有认为是壬癸之水与天真之气相结合的产物；有认为是元阴、元精之物质；有认为是肾水本体之物；有认为是二火合于一水之物；有认为女子天癸是经水、为血一类，男子不能称天癸，应称天壬；有认为天癸为月经之源，先天天癸为肾间动气，来源于父母；有认为天癸有阴阳之分、男女之别，女子天癸为阴精，男子天癸为阳精；有认为女子天癸是女精，月事是精血；有认为天癸为非精非血，而是天一之真气，故不仅女子有天癸，而且男子亦有天癸；有认为天癸在男子为精，在女子为血，均由天一所生之癸水而形成；有认为天癸为天一之真气，蕴藏命门之中；有认为天癸不论男女都是阴精之物；有认为天癸是月经，但亦指出只有在天真之气与北方阴水共同作用下，才有月经。

在近代医药史上，由于西方医学的传入，中西汇通派的出现，以及20世纪50年代起倡导中西医结合，以西医学的观点解释天癸，屡见不鲜。有认为天癸相当于垂体、卵巢或睾丸的内分泌素；有认为天癸的职能与下丘脑—垂体—性腺轴大致相当；有认为天癸具有促进性腺发育成熟的类激素效应等。虽然这种观点对中医学的发展无多大作用，但对西医认识中医，或中西医结合则颇有意义；或者对中西医相互沟通，相互认识，相互促进，了解各有所长、各有所短亦有深远的积极意义。但是，中医与西医究属两门不同的学科、两种不同的理论体系，在实质上是难以结合的，只能在认识上产生思维联系有益于深化认识。中医必须按照自己的特点，不断发现，不断创新，不断发展，不断完善，成为独具特色、疗效卓著的现代中医学。

第二章｜天癸名实说

在《内经》时期，古代医家已经认识到人体除了气、血、精、津液等物质外，还有一种特殊的、不可缺少的天癸物质的存在，故在《素问·上古天真论》中说“女子七岁，肾气盛”“二七而天癸至，任脉通，太冲脉盛，月事以时下，故有子”“丈夫八岁，肾气实”“二八肾气盛，天癸至，精气溢泻，阴阳和，故能有子”。这充分说明在“肾主生殖”外，还有更重要的，直接主导生殖发育的，女子建立月经、男子充盈精气的天癸。后世历代医家都围绕着这篇经文进行广泛而多角度的注释，涉及天癸之实质、天癸之来源、天癸之所藏脏器、天癸的命名意义，但众医家一致认为天癸是专一的生殖物质，而未提及天癸的其他作用。事实上，天癸在人体内的广泛性和多样性作用毋须置疑，是客观存在的，不局限于生殖系作用，还有调节脏腑功能，调节气、血、精、津液的运行与分布等。天癸是物质，必须有其特定的脏腑产生。现将天癸之物的类别、天癸来源的脏腑和天癸化生的形式，分述于下。

第一节　天癸之物有至神、至气、至液、至精之别

天癸是极微细的物质，而有极为灵敏神速之感应，随着气血运行直接到达所需要之处。古人早已知晓天癸是物质，其性善于流动，故《素问》说“女子……二七而天癸至”“丈夫……二八……天癸至”，说明不论男女，到了一定年龄，人体都有一种神奇之物（即天癸物质）逐渐充足和到来，促使生殖系进一步发育成熟。清·周振武在《人身通考》中说：“精血有形，天癸则有形无名，是精是血，非精非血，注所谓天真之气是也。”又说：“天癸在先，而后精血继之。分明先至、后至，各有其义焉。得谓天癸即精血，精血即天癸，本末混淆，殊失之矣。”上述所言，天癸是有形之物质，与精血截然不同，《素问·上古天真论》明言天癸在先，精血而后继之。这充分说明天癸不能等同男精女血，或脏腑之精血，天癸是特殊的物质，具有很强的独特作用。虽总名天癸，分之则有至神之物、至气之物、至液之物、至精之物的不同。至神之物，其位最高；至气

之物，最为根本；至液之物，健体之源；至精之物，繁衍之宗。《内经》中所说的“天癸至”“天癸竭”的“天癸”是属于至精之物，但至精又有男女之不同：男者为“阳至精”，又称“牡精”，亦可称为“天癸阳精”；女者为“阴至精”，又称“牝精”，亦可称为“天癸阴精”，主要担负着生殖系的发育成熟和调节平衡作用。有关“四至”之物的具体功用，详见“第三章　天癸功用说”。

第二节　天癸之腑有正腑和从腑之分

天癸是物质，必须通过天癸之腑的化生才能生成天癸。天癸的生成，往往还需要几个脏腑的共同作用，才能逐渐充足完成。天癸来源于先天，经后天不断营养，逐步充盈完备。天癸正腑有四腑，即脑系、肾系、胞系、睾系。脑系者主要化生至神之物、至气之物、至液之物、至精之物，又是正腑中的主导者；肾系者主要化生至气之物、至液之物、至精之物，又是正腑中的重要者；胞系者主要化生阴至精（亦称“天癸阴精”），主导任冲二脉之通盛；睾系者主要化生阳至精（亦称“天癸阳精”），主宰生精气、泻精液。所谓“系”者，是指这一腑脏具有产生“四至”之物的所有组织器官。如脑系者，指脑中所有能产生至神、至气、至液、至精之物的组织器官；肾系者，指肾专能产生至气、至液、至精之物的组织器官；胞系者、睾系者，指胞宫周围和睾丸周围所有能产生至精之物的组织器官。脑系是主导、直接、最早产生天癸之物的腑器；肾系是重要的产生天癸之物的脏器；胞系、睾系是在脑系天癸激化下，进一步充足天癸物质，促使其生长发育至生殖成熟。

天癸从腑亦有四腑，即任脉、冲脉、督脉、带脉。脉者何以称腑，其虽与五脏六腑不能等同，但中空有道，为气血之腑，故《素问·脉要精微论》说：“夫脉者，血之府也。”奇恒之腑中亦有“脉”为之腑，则以“奇恒”异于六腑。其所不称脉者，在天癸之中又有不同一般脉者，故以天癸从腑名之。

天癸从腑之任脉，在天癸的作用下，可直接参与天癸系统某一职能，如《素问·上古天真论》说“天癸至，任脉通……月事以时下”，说明任脉在天癸的调控下，能建立女子月经按月来潮等。任脉起于胞中，下出会阴，经阴阜，沿腹部和胸部正中线上行，至咽喉，上行至下颌部，环绕口唇，沿面颊，分行至目眶下。任脉为阴脉之海，张洁古称“任者妊也，为阴脉之妊养”，滑伯仁称“妇人生养之本”，王冰称“任主胞胎”。任脉所起之处，位于下焦小腹，故《素问·骨空论》说：“任脉为病，男子内结七疝，女子带下瘕聚。”这说明天癸与任脉有着密不可分的关系，故列为天癸从腑之首。冲脉者是要冲之谓，为“十二经脉之海”，有调节全身经脉的作用。与天癸更为密切者，“冲为血海”（即冲脉又称“血海”），与女子月经胎产关联甚密，故《素问·上古天真论》说：

“太冲脉盛，月事以时下。”若冲脉不调或虚损，女子即可出现月经失调，甚至不孕。冲脉起于胞中（与任脉同出一处），下出会阴，从气街部起与足少阴经相并，夹脐上行，散布胸中，再向上行，经喉，环绕口唇，到目眶下。这是冲脉循行的主要部位。其分支一，从气街出体表，沿大腿、胫部至足底，又有支脉从内踝至足背，终于大足趾；分支二，从胞中出，向后与督脉相通，上行于脊柱内。总之，冲脉上至于头，下至于足，贯穿全身，与天癸联系，重点在于“血海”之中。督脉者，为总督一身之阳经（手足三阳经均会督脉），故称“阳脉之海”；在天癸系者，督脉起于胞中，行于脊里，上入于脑，又以脊里分出属肾，因而与天癸正腑有密切联系。其涉及病变较为广泛，内、男、妇、儿诸科，癫痫、脑风、冲疝、癃闭、遗尿、不孕不育均可出现。故《素问·骨空论》说：“督脉为病，脊强反折……此生病，从少腹上冲心而痛，不得前后，为冲疝，女子不孕，癃痔遗溺嗌干。”带脉者，如腰之带，起于季肋，斜向下行至带脉穴，绕身一周。在腹面之带脉而下垂至少腹。人体之诸脉，直行（纵行）曰经（经脉），旁支曰络（络脉），而带脉则是环身一周，络腰而过，有如束带，能约束纵行诸脉，故与天癸系亦有密切联系。《脉经·平奇经八脉病》说：“带之为病，苦腹满，腰溶溶若坐水中状……诊得带脉，左右绕脐腹腰脊痛冲阴股。”《玉机微义》说：“带下，以带脉为病得名。”《儒门事亲》说：“诸经上下往来，遗热于带脉之间，寒热郁抑，白物满溢，随溲而下，绵绵不绝。”又如临床常见天癸不足，带脉虚弱者，白带多为稀少，甚至无带，阴户干燥等。此外，带脉不和，还可发生痿证，因阳明与冲脉皆为带脉约束，故《素问·痿论》说：“阳明虚则宗筋纵，带脉不引，故足痿不用。”所以带脉为天癸从腑，是不无根据的。

第三节　天癸之源有系统化生和独立生成之异

天癸为至灵至真之物，而不是《灵枢·本神》所说的“故生之来谓精，两精相搏谓之神”中的“两精”，实际上这“两精”即男子的精子和女子的卵子。《灵枢·本神》又说“恐惧而不解则伤精，精伤则骨酸痿厥，精时自下”中的“精时自下”当是精液下流，均不是天癸，但精子、卵子和精液的生成则与天癸有直接关系。所以天癸不是一般的精血，而是一类特殊的至为重要的物质。

天癸的来源有系统性化生和独立性生化之不同，即既是多腑脏共同协作产生，又有单独一腑或一脏产生。系统性产生，主要由脑系、肾系、胞系和睾系的联合生成，但由于生理作用要求不同和年龄幼、长、壮、老过程不同。如生殖性天癸，源于脑系，次于肾系，在脑系和肾系作用下，促使胞系和睾系进一步产生生殖天癸；若生长性天癸，源于脑系，成于肾系；充养元气之天癸，亦源于脑系，成于肾系；调节津液输布之天癸，亦源于脑系，成于肾系等。独立性产生，实际上脑系、肾系、胞系和睾系既有相互联系，相互促进，共同化生的系统性天癸中又有各自独立产生异中有同、同中又有差异的特殊性天癸。如脑系所生之天癸，大凡是至神、至气、至液、至精之物；肾系所生之天癸，大都是至气、至液、至精之物；胞系和睾系所生之天癸，主要是至精之物。所以系统性化生之天癸有其共性的一面，独立性化生之天癸又有其个性的差别。

此外，还有类天癸。因天癸是一种特殊的物质，而其他脏腑和某些组织中亦有化生类似的物质，故名“类天癸”。譬如瘿，出《尔雅》。《说文解字》曰：“瘿，颈瘤也。”颈部气管两侧处有细微小体，受脑系至神、至气调节，促使化生瘿气物质，维持人体气、血、津液等平衡；若瘿气之物生化过多，就可发生瘿病，近似西医学所称甲状腺肿大一类疾患。又如腹中胰脏（古无其脏名，但已知其病为消渴）亦有化生胰气之物，维持和调节气血、津液、精微等平衡；若胰气化生缺乏，使津液、精微气化失常，即可发生消渴病。其他如心、肺、肝、胆、胃、肠等脏腑组织器官均可化生特殊物质，以发挥其各种独特作用。此其内容泛多，不一一在本书内详细介绍。

第三章 | 天癸功用说

天癸虽是物质，但能产生广泛而巨大的作用，直接或间接地作用于生命的全过程，诸如生长发育、消化吸收、保护防御，以及生殖、哺乳等均赖于天癸的主导或在其参与下完成。天癸之物生化于天癸腑脏之中，天癸之中又有多种不同的天癸，所以天癸是多种特殊物质的总称，而不是一种仅为固有的物质。现将天癸腑脏所生化的各种天癸的功能、特性分述于下。

第一节　天癸的独特功能

天癸中的各种物质，主要来源于天癸正腑。天癸从腑大都在天癸的作用下参与某些间接职能，如女子的胎产经带和气血的调控，往往通过任、冲、督、带诸脉协调完成，所以天癸从腑不是直接生化天癸的。天癸的独特功能，主要指天癸正腑所生化的天癸至神之物、至气之物、至液之物和至精之物，这些物质能产生独特的调控和激发作用。

一、至神天癸的功能

至神天癸，是脑系独为拥有的高度灵敏物质，其他天癸之腑中均无此物。至神天癸的生化过程形式，与其他天癸相类似，即功能产生特异物质，特异物质产生奇效功能，周而复始，源源不绝。其功用包括：①为诸天癸的总领，既能主宰各种天癸的化生和调节，使不足者得以迅速补充，使过剩者得以及时清除；又能协调五脏六腑、气血百脉的功能，使机体有条不紊，维持正常的生命活动。②能调控情志，活跃思维，增强记忆，改善睡眠。③悦脾醒胃，增进饮食。④增强体质，提高抗病能力。⑤调控生长发育，延缓衰老。

二、至气天癸的功能

至气天癸，是脑系和肾系均能生化的物质。至气天癸的总体功用包括：①促进五脏六腑、四肢百骸、筋骨血脉有序并保持壮健，使内者增强脏腑功能，外者壮实肌肤。②促进元气不断生化，使幼者不至生长发育迟缓，长者不至体弱早衰。③协助至神天癸调节情志，改善睡眠，增进饮食。④升发阳气，消除阴寒，调控水液转运输布。⑤促进至液天癸不断化生，使至液来源充足，不致匮乏。

三、至液天癸的功能

至液天癸，主要产生于脑系和肾系，它与至气同属于物质，但有刚柔之不同：至气性偏刚，善于升发生长；至液则性偏柔，善于调和平衡。至液天癸的功用包括：①促进气血不断生化，不致引起脏腑虚损。②促进津液输布有序，不致水液泌别失常。③调控阳气升发，不致使阳气升发太过。④滋养天癸之腑，以濡润至神、至气、至精天癸，使其不致引起亏损。

四、至精天癸的功能

至精天癸，有天癸阳精和天癸阴精之分。天癸阳精，始于脑系，充足于肾系，壮盛于睾系；天癸阴精，源于脑系，充足于肾系，盈盛于胞系。天癸阳精功用包括：①在脑系至气天癸的调节下，促进男性生殖器官的生长发育，并维持其成熟状态。②产生精子，生育后代。③振奋阳气，壮骨丰肌。④抑制或平调天癸阴精，保持至精阴阳平衡。⑤益肾生精，补髓生血。⑥悦脾醒胃，促进食欲。天癸阴精功用包括：①在脑系至气天癸的调节下，促进女性生殖器官的生长发育，并维持其成熟状态。②调和肝脉，通畅胃脉，充盈气血，司调月经，丰满乳房。③产生卵子，孕育后代。④抑制或平调天癸阳精，保持至精阴阳平衡。⑤保护水液，不使向外排泄。

总之，天癸的功能独特，其中又有不同来源、不同种类、不同作用。既有内在系统的联系，又有单独特异性能，是若太过不及，均能引起病变。

第二节　天癸的神异特性

天癸为高度灵敏的物质，与气、血、精、津液之物质有明显区别。它不是一种纯属营养性的物质，而是一种调控脏腑功能为主要的物质，且有神异的特性。

一、定向调控

凡是脏腑、经脉受天癸调控的，它们之间必然有特定的定向联系和及时的感应。如脑系至精天癸是定向调控女子胞系和男子睾系的生殖生长发育和维持其成熟状态，并保持天癸至精的相对平衡，不能过多，亦不能过少，而过多或过少，不但影响正常功能，还会引起病变。又如脑系至气天癸，能定向调控女子产育乳汁的分泌，乳汁少者能增加泌乳，若乳汁多者则又能抑制泌乳，所以天癸特性神异。

二、善走血道

凡此“道”者，即通路也。道可有大小著微，有中空运物者，亦有不空传感者。天癸是极微细的物质，经天癸正腑产生后，渐即进入血道中，直接随血速运至特定需要之脏腑，如脑系至精天癸或至气天癸产生后，即进入血道中，不需循行何经何脉，迅即随气血直达胞系，或睾系，或肾系，以发挥其特定作用。其中脑系至神天癸传运更速，既能从血道循气血而速走，又可循神道传感速行。

三、催化效应

天癸之物，是根据人体生长发育过程中的需要，天癸正腑可增加或减少递泌；同时天癸有催化或激发性能，尤其催化效用更为突出，随即迅应。如儿童至少年的过渡时期，生殖发育特别快速，主要由于至精天癸的催化效应，诚如《素问·上古天真论》所说："女子七岁，肾气盛，齿更发长；二七而天癸至，任脉通，太冲脉盛，月事以时下，故有子……丈夫八岁，肾气实，发长齿更；二八肾气盛，天癸至，精气溢泻，阴阳和，故能有子。"这说明到了一定年龄的小孩，其至精天癸逐渐充足，即能催化或激发生殖系的快速发育。

四、均衡阴阳

均衡阴阳，在这里主要包括两个方面：一指阳生则阴长，阴生则阳长，阴阳互根，均衡不偏；二指既能促进生长，又能抑制过快生长，长抑互调，平衡不颇。天癸具有上述两种高度自控平衡效应，如出现阴阳偏胜偏衰，失去均衡时，天癸正腑即能调整化生或停止化生失衡的天癸，使阴阳保持平衡。譬如至气天癸过多或过少，就能影响生长发育，过多则出现超常形体高大，过少则出现形态矮小瘦弱，均可引起病变；又如至精天癸过多或过少，不但可影响生长发育，而且还能累及生育以及引起多种妇科病和男科病，甚至引发肿瘤等。

第四章｜天癸关系说

天癸是人体既特殊、又重要，且能产生巨大作用的物质，它与五脏六腑、奇恒之腑等均有密切关系。其互相之间，既有天癸作用于脏腑、经脉的，亦有脏腑、经脉资生或协调于天癸的。现将它们的相互作用、相互联系、相互影响述要于下。

第一节　天癸与五脏六腑的关系

五脏六腑，众所皆知。心、肺、脾、肝、肾为五脏；胆、胃、小肠、大肠、膀胱、三焦为六腑。精、神、气、血、津、液的化生，无不赖于脏腑所生成，天癸是机体不可缺少的物质，也是“气学说”中“气”的一种独特物质，它与脏腑必然有至亲联系，至密影响。

一、天癸与五脏的关系

五脏为首之心，虽奉为“君主之官，神明出焉”，但精神、意识、思维活动实源于脑，而天癸亦源于脑系，故至神天癸与脑尤为密切，相互作用，相互调控，不可缺一，此其一也；心主血脉，血既能濡养天癸，又能传送天癸，直接快速到达所需要之处，此其二也。所以天癸与心有甚密关系。

肺脏虽无直接与天癸联系，但至神天癸常能间接协调肺的“主治节”，即治理调节肺主气、司呼吸、主宣发和肃降，使内外气体交换正常，体内气机升降有序，气血运行畅通。如至气天癸不足，往往能影响肺气的宣发和肃降，蓄积水饮痰湿，出现咳嗽痰稀色白、胸闷气短喘促等症；若至液天癸不足，又能影响肺中津液亏虚，痰火互结，出现干咳无痰、胸络隐痛、盗汗潮热等症。

脾脏与天癸虽无直接联系，但脾的运化与吸收营养与至神天癸、至精天癸有密切关联。如至神天癸失常，不能调控脾的运化功能，就可出现食欲减退或善食易饥；又如至精天癸失常，亦可出现不思饮食，甚至厌食呕恶、形体消瘦、月经停闭，或食欲旺盛、食量猛增、形体肥胖、面部粉刺、体毛增多等症。

肝为将军之官，谋虑出焉，又为魂之居也。以上为《内经》之言，肝像智勇双全的将军，发挥着计策谋略，推测考虑和藏魂的所在之处。这些智慧勇气、谋划策略、精神意识皆始于脑中，而天癸亦源于脑系，至神天癸与脑更有密切联系。此外，肝主藏血，即肝有贮藏和调节血液作用，而天癸的运行常随血液快速转行至所需之处。所以天癸与肝亦有密切联系。

肾为天癸正腑之一，肾系能化生至气天癸、至液天癸、至精天癸，所以肾是天癸生成的核心部分之一。如《素问·上古天真论》说："女子七岁，肾气盛……二七而天癸至……丈夫八岁，肾气实，发长齿更；二八肾气盛，天癸至。"这充分说明，肾与天癸有着密不可分的联系。同时，天癸亦能协调肾的生理功能。如天癸正常，具有调节肾主藏精、主骨生髓、主水液等功能，精神充沛，形体不瘦不胖，四肢骨节活动如常，腰壮腿健，小便正常。如天癸不足，不能调节好肾主藏精、主骨生髓、主水液的功能，就会出现精神衰疲、形体瘦弱或虚肿、腰腿疼痛、活动不利、小便不畅或频多等症；若天癸过盛，不能调控好肾主藏精、主骨生髓、主水液等功能，就会出现生长过快、形体巨大、肌肤肿胀等症。

二、天癸与六腑的关系

六腑与全身各脏器组织的联系，往往是通过脏腑的表里关系。如心与小肠为表里，心为脏属里，小肠为腑属表，通过经脉相互络属，心的经脉络小肠，小肠的经脉络心，构成了脏腑的表里关系。譬如心有实火，可移热于小肠，引起尿少、尿赤、尿痛等症；反之，如小肠有热亦可循经上炎于心，可见心烦、舌赤、口舌生疮等症。这是脏与腑的联系，而天癸与六腑的关系除脏腑表里联系外，天癸亦可直接影响六腑正常与否。如天癸阳精过多，内火偏盛，就可累及小肠，出现尿赤、尿痛、尿急、尿血等症；反之，天癸阳精不足，阴寒偏盛，可见尿频多、尿无力、尿混浊、尿不畅等症。

天癸与大肠的关系，除了肺同大肠的表里联系与天癸间接关系外，天癸与大肠亦有直接关联。大肠的生理功能虽然简单而不繁复，传化糟粕而已，但亦不能缺少其所担负的作用，否则废物壅阻腹内。这种正常的传化功能，往往受到至神天癸、至气天癸和至精天癸的调节。如天癸长期调控失常，就会出现大便异常或清晨泄泻、腹痛肠鸣，或大便秘结、腹无满痛、又无便意，同时男子可兼见阳痿、早泄、阴囊湿冷，女子可兼见月经不调，甚至经闭不孕。

天癸与胃的关系，除了脾同胃的表里联系与天癸间接关系外，天癸与胃亦有直接关联。胃的生理功能主要是受纳和腐熟水谷，即胃能接受和容纳饮食物，并将饮食物经过初步消化，形成食糜状态，所以称胃为"水谷之海"。胃的受纳和腐熟水谷的功能，往往受到至神天癸的调控和至精天癸的影响。如至神天癸失常，或不足，或过盛，不能调控胃的生理功能：不足者，常见饮食不思，甚至食欲全无，或厌食呕恶，或食后胃脘痞满；过盛者，常见善饥多食、口干口苦等；或如天癸阳精不足，亦可影响胃的受纳和腐熟水谷的功能，出现食欲减退，甚至全无食欲、形体消瘦、皮肤干燥，女子或闭经，男子或阳痿。

天癸与胆的关系，除了肝同胆的表里联系与天癸间接关系外，天癸与胆亦密切相关。胆的生理功能，除贮藏和排泄胆汁、消化食物外，还有主决断作用。《素问・灵兰秘典论》有云“胆者中正之官，决断出焉”，说明胆有情志意识活动，而情志意识是受脑系至神天癸之调控，所以脑系天癸与胆有直接联系。如至神天癸失调，胆经积热酿痰，痰热内阻，就可出现虚烦不眠或乱梦惊扰，《备急千金要方》温胆汤即是为此病而设。

天癸与膀胱的关系，除膀胱的贮尿和排尿除肾气蒸腾气化作用外，还与脑系至神天癸、至气天癸以及睾系至精天癸有一定联系。如至神天癸失调，可引起小便频数、情绪紧张，但尿色清白不黄，亦无尿痛、尿血等。至气天癸不足，无力调控膀胱与肾，水液潴留，可见少尿甚至无尿；或无力调控膀胱与肾，肾脬亦随之不足，无力约束水液，则可见小便频多、夜间尤甚。若至气天癸过盛，累及膀胱与肾等脏腑，水液输布失常，可出现少尿和多尿。此外，睾系至精天癸不足时，亦可影响膀胱及精室等处，湿痰瘀互结，可引起尿频、尿急、尿分叉、尿滴沥等症；如睾系至精天癸过盛时，亦可累及膀胱及精室等处，湿热痰瘀互结，亦可出现尿频、尿急、尿痛、尿分叉，甚至引起肿瘤等。

六腑中还有“三焦”之名，而三焦（上焦、中焦、下焦）的具体概念不够明确，故《难经》中的“二十五难”和“三十八难”说“有名而无形”，历代医家亦争论不一，但一致认为三焦的生理功能有主持诸气和为水液运行之道路，即三焦为总司全身气机、气化，以及疏通水道、运行水液的作用。实质上，三焦具有多脏腑相关的综合性共同作用：譬如诸气运动，必须通过心、肺、脾、肝、肾等共同作用，才能使气运动协调统一；水液运行，也必须通过肺、肾、膀胱等共同作用，才能使水液运行畅通，不致阻滞壅塞。因此，天癸与三焦的关系，实际上在上述脏腑中已有涉及，故这里不再赘述。

第二节　天癸与奇恒之腑的关系

奇恒之腑，包括脑、髓、骨、脉、胆、女子胞六个脏器组织。它们在形态上，多属中空，与六腑相似，在藏精气上又与五脏相类似，故称“奇恒之腑”。奇恒之腑除胆为六腑之一外，其余的都没有表里配合，亦没有五行配属，这是与五脏六腑的又一区别。

胆的生理功能、病机变化与天癸的关系，已在本章第一节“天癸与五脏六腑的关系”中论述，这里主要阐述脑、髓、骨、脉、女子胞五个器官组织。

一、天癸与脑的关系

脑居头颅之内，由髓汇集而成。《素问・五脏生成》说：“诸髓者，皆属于脑。”《灵枢·海论》说："脑为髓之海。"这不但指出了脑是髓汇集而成，而且说明了髓与脑的关系。凡人的视觉、听觉、嗅觉、感觉、思维记忆力等，都与脑的作用有关。故《素问·脉要精微论》说："头者，精明之府。"又《脾胃论》引张洁古说："视听明而清凉，香臭辨而温暖，此内受脑之气而外利九窍者也。"《本草纲目》强调"脑为元神之府"。《医林改错》引金正希则明言"人之记性皆在脑中"。虽然藏象学说将脑的功能和病变统归于心而分属五脏，即心者君主之官、神明出焉，心藏神、主喜，肝藏魂、主怒，脾藏意、主思，肺藏魄、主悲，肾藏志、主恐等精神意识和思维活动也归于脑。实际上，只有脑的作用始终主导着五脏，才能有各脏腑不同的各种功用，所以两者互不背离。天癸与脑的关系极为密切，天癸正腑即脑为主要脏器，各类天癸都是在脑的作用下生成的。例如至精天癸在脑中充盈到一定程度，配合肾中天癸，下至胞系，促进性腺发育而至成熟的生理效应时，女子生殖器官即能发育成熟，月经来潮，为孕育胎儿准备条件。反之，进入老年，由于脑中至精天癸的衰少，甚至衰竭，即可出现绝经期，诚如《素问·上古天真论》所说："七七……天癸竭，地道不通，故形坏而无子也。"所以天癸与脑是互为因果关系，脑无所化生，则天癸亦无资源。

二、天癸与髓的关系

髓有骨髓、脊髓和脑髓之分。不论何髓，《内经》认为均是肾中精气与水谷精微所化生。故《素问·脉要精微论》说："骨者髓之府。"《素问·逆调论》说："肾不生则髓不满。"《灵枢·五癃津液别》说："五谷之精液和合而为膏者，内渗入于骨空，补益脑髓。"髓在骨中谓骨髓，髓在脊中谓脊髓，髓聚脑中谓脑髓。实际上脑髓即脑，又称"髓海"，与脊髓有甚密关系。骨髓分布于全身骨中，以濡养诸骨。所以除脑髓外，脊髓与天癸有密切关系，尤其与至神天癸、至气天癸的互联作用。如脊髓不足，至神天癸、至气天癸亦随之失调，可出现颈、背、腰部疼痛，或麻木不仁，活动不利，甚至龟背鸡胸等病证。

三、天癸与骨的关系

肾主骨，骨生髓，髓聚为脑，天癸亦在其中。因天癸来源于脑、肾等器官组织，如天癸失充，骨失所滋，可见小儿囟门迟闭、骨软无力；若老年天癸不足，骨失温养，骨质脆弱、骨节酸痛，甚至可引起骨折等。故清代周振武说："骨者髓之府，水不胜火，则骨枯而髓虚，故足不任地，发为骨痿。或因阴虚，为骨蒸、骨髓酸痛。寒气为骨痹，痹在于骨则重。大率阳虚骨寒，阴虚骨热。"（《人身通考》）周氏虽未言明天癸与骨的密切联系，但古人对天癸的作用大都归并于肾，故又说："骨乃肾之余，骨者孤也，谓肾气孤行能衬贴筋、血、皮、肉，主持躯壳也。"（《人身通考》）同时周氏指出骨非但与肾有直接关系，而且与髓更为密切，在骨发生病变时，阴虚骨热，多见骨痿、骨蒸，阳虚骨寒，多见骨痹。

四、天癸与脉的关系

脉即脉管，又称“脉道”，亦即血脉，是气血运行的通道。故《素问·脉要精微论》说：“夫脉者，血之府也。”《灵枢·决气》又说：“壅合营气，令无所避，是谓脉。”天癸亦随着血液循脉道运行。同时，天癸从腑主要由任脉、冲脉、督脉、带脉构成（见“第二章第二节”），所以天癸与脉有着密切的联系，脉道受阻，就会影响天癸的通达。例如任脉失调，气血不畅，即可引起女子月经病，甚至导致不孕症。

五、天癸与女子胞的关系

女子胞，又称“胞宫”，是女子发生月经和孕育胎儿的器官。天癸来源于脑，补充于肾，随着脑中天癸充盈到一定程度，促进女子性腺发育至成熟，月经来潮，为孕育胎儿准备条件。反之，进入老年，脑和肾中之天癸衰少，胞宫亦随之痿弱，进入绝经期，“形坏而无子”。故《素问·上古天真论》说：“二七而天癸至，任脉通，太冲脉盛，月事以时下，故有子……七七，任脉虚，太冲脉衰少，天癸竭，地道不通，故形坏而无子也。”同时，天癸正腑主要由脑系、肾系、胞系、睾系所构成（见“第二章第二节”），所以天癸与女子胞有既直接又至密的联系。

此外，天癸与诸经络亦有一定关系。经络主要是运行全身气血，联络脏腑肢体，沟通上下内外的通路。经络是经脉和络脉的总称。经脉是主干，络脉是分支。经脉大多循行于深部，络脉大多循行于浅表部位。经脉有一定的循行路径，而络脉则纵横交错，网络全身。经脉可分十二经脉、奇经八脉和十二经别三类：十二经脉（又称正经），为气血运行的主要通道，与脏腑有直接络属关系；奇经八脉（又称奇经），为十二经脉以外的另一类重要经脉，有统率、联络和调节十二经脉的作用；十二经别，为从十二经脉别出的经脉，有加强十二经脉中相为表里的两经之间联系的作用。络脉主要包括十五别络、孙络和浮络：十五别络，为十二经脉及任脉、督脉各分出一支别络，再加上脾之大络，合为十五别络，有加强表里两者在体表的联系和渗灌气血的作用；孙络为细小的络脉，浮络为现于体表的脉络，均有通营卫、调气血作用。经络系统除上述内容外，还有十二经筋和十二皮部：十二经筋，为十二经脉连属于筋肉、关节的体系，有联缀四肢百骸，主司关节运动的作用；十二皮部，为体表皮肤按经络分布划分的十二个部分，通过体表皮肤的色泽和形态变化，可以了解脏腑、经络的病变。总之，经络系统与天癸有一定联系，尤其是与十二经脉和奇经八脉更为密切。天癸正腑直接与足太阳膀胱经、足少阴肾经联系；天癸从腑主要以冲、任、督、带脉为基础，所以不仅是直接关系，而且是主要腑脏。另外，天癸的快速运行，亦是依靠经脉、络脉中气血的特定传递。

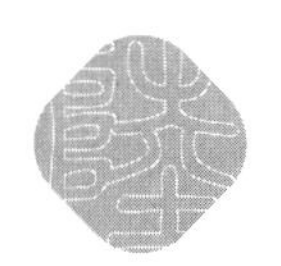

辨治纲目门

第五章｜天癸病证治总纲

天癸既是一个独立系统，又与五脏六腑、奇恒之腑、十二经脉等有密切联系，更是调控各脏腑、组织、器官的统领者，所以当天癸发生病变时，还能引发其他脏腑病变，故对其证治是十分重要的。天癸病的辨证论治要则除阴阳外，还可概括为十变纲领：一曰虚，二曰实，三曰寒，四曰热，五曰非虚非实，六曰非寒非热，七曰虚实夹杂，八曰寒热交错，九曰虚实真假，十曰寒热假真。所谓虚者，是指天癸不足而虚损也；实者，是指天癸过多而壅实也；寒者，是指天癸阴盛而沉寒也；热者，是指天癸阳盛而热亢也；非虚是指天癸无虚损而失于调节，非实是指天癸无壅实而一时紊乱失于平调；非寒是指天癸无阴寒内停而一时失于调和，非热是指天癸无阳热亢盛而失于平衡调控；虚实夹杂者，是指天癸病中既有虚证，又有实证，相互夹杂而言；寒热交错者，是指天癸病中既有阴寒存在，又有阳热停留，寒热相互交错；虚实真假者，是指天癸病中还可出现真虚假实或真实假虚的证候；寒热假真者，是指在天癸病的错综复杂变化中，可出现假寒真热或假热真寒的证候。

天癸者，以平衡为本，自调又自控，失常者即可引起病变。诚如：或微偏少渐生病，或微偏多即成疾，少小生长靠天癸，老衰原祸天癸竭。由于天癸物质属性和功能的差异，故又有至神天癸、至气天癸、至液天癸和至精天癸的不同。而首冠“至”者，是指天癸与各脏腑中的气、血、精、神、津、液有所不同，且天癸行运敏捷，直来直往，定向传递，快速调节，维护机体，至善至要，不可缺少；再者，天癸大都源于脑系，充实于相关脏腑、组织、器官，亦有互至互通之功。现将“四至”证治纲要分述于下。

第一节　至神天癸病证治纲要

至神天癸病的发生原因和病变机理，大都由于先天禀赋不足，后天摄养失调，至神天癸化生失常，夹风夹热，兼痰兼瘀，虚实互杂，累及多脏为病，所以证治亦当分清因不足、因有余、因失调、因互兼等，方能中的。

一、至神虚弱病候

至神天癸虚弱之病候，有阴虚与阳弱之分，阴虚者常伴内热阳亢，阳弱者则兼内寒阴盛，其治法亦截然不同矣。

1. 至神阴虚证

头目眩晕，或头脑疼痛，两耳蝉鸣，记忆力减退，咽干口燥；兼或虚烦少眠，梦遗失精，大便干结，小便短黄。舌苔多见光剥、质多呈紫红，脉细弦数。治宜滋养至神，清热益脑，兼以调控、激励心肝肾之功用。方用至神滋养汤（作者验方）。

炙龟甲（先煎）、生酸枣仁、生白芍、白茯苓、丹参各 20g，生地黄 15g，炒黄柏、炒山栀各 10g，琥珀 2 ~ 5g（此药不易冲吞服，可入煎服，但煎服不得少于 4g），炙甘草 5g。

以上诸药，先以冷水浸泡 1 小时后，浓煎温服，每日 3 次，头汁 250mL，二汁 200mL，三汁 200mL。加减法见方解中。

本方以滋养至神天癸为主，兼顾调控心、肝、肾三脏，适用于素体虚弱，脑髓不足，阴虚阳亢，至神失养，调控脏腑失司，心、肝、肾之邪热与之反侮之病证。取龟甲滋阴潜阳，益至神，固冲任，兼退心、肝、肾之虚热，配白芍敛阴养血，益至神，安脑系，兼清肝安魂、缓急止痛，二者君药。辅以生地黄滋阴生津，清热凉血，安至神，兼益肾及心肝。《神农本草经》谓其“逐血痹，填骨髓，长肌肉”。现代研究认为生地黄有对抗地塞米松对垂体—肾上腺皮质系统的抑制作用。同时地黄还有明显的镇痛作用，作用部位可能在大脑皮层，说明生地黄确有益天癸、安至神的作用。茯苓（现无茯神）虽为渗湿和脾之品，但有安至神、宁心志、扶正祛邪之功；丹参活血养血，利益至神，安眠定惊，兼益至精之阴精，而对抗阳精热毒；琥珀镇惊定魂，安稳至神，活血散瘀，《名医别录》称其可“安五脏，定魂魄”，现代研究认为琥珀具有中枢抑制作用；黄柏上安至神，下益至精，既能直折火毒，又可清热退蒸，还有燥湿祛浊作用，功用十分广泛，非同一般；山栀泻火清热，除烦安眠，护养至神，是必用之药，但脾虚久泻者，当属慎用之中。以上五味为佐药。甘草善于益至气而安至神，补至精纯填阴精，且能扶正解毒，更善调和诸药，不使互相违抗，故为使药。若眩晕剧烈，可加天麻、钩藤以息风止晕；如头痛较剧，酌加僵蚕、全蝎搜风止痛；或兼面红潮热，心烦躁急，盗汗自汗，适加牡蛎、龙骨、柴胡敛阴和阳，以平调至神阴阳失衡之热。

2. 至神阳虚证

面色苍白，精神疲惫，畏寒怯冷，四肢不温，眩晕耳鸣，脑户觉冷，嗜睡，表情淡漠，少言声低，记忆衰退；或面浮跗肿，少尿或多尿，便结或便溏。舌苔淡白、质多黯红或青紫或胖淡，脉多沉细尺弱。治以温补至神，填髓益脑，兼以温调肾肝心。方用至神温补汤（作者验方）。

鹿茸 5 ~ 9g(另煎或研末分吞。亦可用鹿角胶或鹿角片 10g 代之，用胶宜另炖分冲，用片宜先煎)，仙茅、制附子、川芎各 10g，巴戟天、熟地黄各 15g，白茯苓、灵芝各 20g，红参 5 ~ 9g，炙甘草 6g。

以上诸药，除鹿茸外，先以冷水浸泡 2 小时，然后久煎（连续煎约 1 小时）温服，每日 3 次，头汁 150mL，二汁 200mL，三汁 200mL。忌食生冷寒凉之物。加减法详见方解中。

本方以温补至神天癸为宗旨，且益髓暖督，补脑通络，振奋阳气，兼调心肾及肝脾。以鹿茸、巴戟天、红参峻补至神天癸为君药；辅以附子、仙茅、熟地黄、灵芝温阳散寒，补髓壮脑，兼益肝肾与心脾；川芎、茯苓通脑络，安至神，可谓佐药；炙甘草既益心脑，又能和脾肾，为调和诸药之佳品，虽列使药，而实可为辅佐之用。若神志时清时昧，或言语错乱，可加石菖蒲、远志、三七、姜黄开窍醒脑，以启至神天癸之闭阻；或气虚血少，血瘀阻络，形体瘦弱，肌肤无泽，毛发稀疏，亦可酌加黄芪、当归、红花、葛根、何首乌、丹参之类，以促至神天癸之康复。

二、至神火热病候

至神天癸火热之病候，有阳热与阳亢之分，阳热者常伴郁火热毒，阳亢者则以风阳扰动为主，前者以清热泻火为法，后者以重镇阳动为务。

1. 至神阳热证

心烦易怒，不寐，或寐后乱梦纷扰，梦境险恶，多见阳物，胸闷不舒，难于明状，似懊侬非懊侬，似怫郁非怫郁；或怵惕不安，或悲观失望，饮食少思，口苦而干。舌尖边深红，苔多黄糙，脉寸关弦滑、尺多呈沉。治宜清泄阳热，宁谧至神，兼以调肝息风热，宁心安神志。方用至神清安汤（作者验方）。

炒山栀、柴胡、僵蚕各 10g，白芍、墓头回、百合各 15g，合欢皮 20g，蝉蜕、生甘草各 5g。

以上诸药，先以冷水浸泡 1 小时后，浓煎温服，每日 2 次，头汁 250mL，二汁 200mL。脾胃素虚者，宜加炒麦芽 20g，红枣 7 枚（剪碎），并于半空腹时服为宜。加减法，可见方解中。

本方以清泄至神郁热为主，兼调肝胆和悦心志。取山栀、僵蚕清泄至神之郁热，为君药；以柴胡、蝉蜕、墓头回、合欢皮清热息风，安神宁志，为臣药；白芍、百合益阴清热，缓急和志，为佐药；生甘草既能清热解毒，又善于和调众药。诸药相合，重在清泄至神天癸的郁热火邪，兼调肝心二经郁火邪热，火热得泄，气机随之畅达。若躁烦不宁者，可加黄连、琥珀、生赭石清火止躁，以安至神天癸之阳动；如郁火化毒，烦躁不寐，两目红赤，惊悸，肌肤灼热，舌红脉数者，可加苦参、蚤休、丹参、赤芍，以清至神天癸之火毒。

2. 至神阳亢证

颜面潮红，头目眩晕，惊悸不安，烦躁不寐，或风痫，癫狂，甚则神志昏糊。舌红苔黄，脉多弦数不静。治当重镇上亢之阳热，以安至神之邪扰，兼调心肝之热，亦不可等闲视之。方用至神重宁汤（作者验方）。

生龙骨、煅磁石、生赭石各30g，白茯苓20g，琥珀4～6g，炒山栀10g，黄连5g，生白芍、炒麦芽各20g，生甘草6g，肉桂2g。

以上诸药，龙骨、磁石、赭石先煎半小时，余药用冷水浸泡1小时后，与前三石同煎浓汁，待凉微温时分服，每日3次，每次200mL。加减法，详见方解中。

本方以重镇阳亢、清宁至神为主，兼以和调心肝。取龙骨、黄连潜阳清火，清宁至神，为君药；辅以磁石、赭石、琥珀、山栀宁心和血，平肝清火；佐以生白芍敛阴以制阳，肉桂温阳以和阴，再者阳热上亢，下焦有所阳弱，少少温下，则上焦游动盛热反而下行，杂病中用之每多有效；茯苓、麦芽、甘草善于益天癸，调脾胃，使石药不致伤中，为使药。若夹痰夹热者，可加胆南星、竹沥制半夏祛痰退热；或兼内风抽动者，可加僵蚕、天蝎搜风止痉。

三、至神郁闭病候

至神天癸郁闭之病候，有抑郁与窍闭之分。抑郁者常伴气机不畅，窍闭者则多兼神机蒙蔽。前者以舒畅至神，开郁散结为治则；后者以调补至神，开窍醒脑为重点。

1. 至神抑郁证

胸中怫郁，或心烦不安，或忧愁悲观，寡言少语，或胸痞异常，似塞非塞，似怵非怵，或胆怯恐惧，少眠多梦。舌苔薄白，脉多弦滑。治以调畅至神，开郁散结，兼和五脏之志。方用至神解郁汤（作者验方）。

柴胡、枳壳、香附、九香虫、胆南星、山栀、芍药（血虚用白芍，血滞用赤芍）各10g，合欢皮、菟丝子各15g，桔梗、炙甘草各5g。

以上诸药，先以冷水浸泡1小时后，浓煎温服，每日2次，头汁250mL，二汁200mL。亦可适加淮小麦30g，红枣8枚（剪碎）同煎服。具体加减法，详见方解中。

本方以调畅至神、解郁散结为主，兼和五脏之志。以柴胡、香附、山栀调和至神，清疏气机为主药；辅以枳壳、胆南星、桔梗、芍药、合欢皮调魂魄，理肝肺而和心胆；佐以九香虫、菟丝子益天癸而壮至神，并能补肾益肝而和胃；甘草多能，既可助天癸之至气，又可益至精之阴精，再者调和诸药，又和脾胃为使药。该方用药虽一般，其和调之功非寻常。若湿痰内阻者，可加半夏、茯苓祛痰利湿；郁火偏盛者，可加龙胆草、败酱草增强清火解郁之功；肝脾两虚，运乏血少，酌加白术、当归、麦芽、鸡内金以助木土之亏。

2. 至神窍闭证

神志时昧时清，或反应迟钝，记忆力锐减，或近事渐易忘，远事能回忆，畏寒神怠，或躁烦不安，不时喃喃自语。舌淡黯，苔多白，脉沉缓无力或现革象。治宜益至神，开脑窍；兼以补气升阳，活血养血。方用至神开窍汤（作者验方）。

三七粉 3 ~ 6g（分冲），片姜黄、肉苁蓉各 15g，石菖蒲、川芎各 10g，当归 12g，黄芪、葛根各 30g，红花 6g，制远志、炙甘草各 5g。

以上诸药，除三七粉冲服外，先用冷水浸泡 1 小时后，武火煮沸，文火连续煎约半小时，取汁，再加生水浓煎取汁，混合和匀，每日 2 次，每次 250mL。加减法，可见方解中。

本方以益至神，补脑髓，开窍闭为重点；辅以益气升阳，活血养血。取三七、姜黄、肉苁蓉调天癸，益至神，通血络，补脑髓，为君药；石菖蒲、葛根、黄芪、远志开窍醒神，益气升阳，助血运行，为臣药；佐以当归、川芎、红花活血通络，祛瘀生新；使以炙甘草益气和中，资生天癸，又能调和诸药。若阴血不足明显者，可加制首乌、枸杞子益血养阴。

四、至神厌食病候

至神天癸厌食之病候，与一般的不思饮食、食而乏味不同。前者食欲全无，甚至厌恶饮食，病程较长；后者常无饥饿感，为饮食不馨，食而无味的食欲不振，病程多较短。其病变前者与至神天癸有直接联系，多为至神天癸失调所致；后者多与脾胃之病有关，与至神天癸无直接联系。

至神不食证：长期不思饮食，甚至厌恶饮食，形体消瘦，重者骨瘦如柴，少言寡语，怫郁不乐，或心烦不安，焦虑不宁，畏寒怯冷，大便秘结，或伴浮肿。多见于青年女性，后期可出现月经停闭，而男性常见阳痿和不育。舌苔薄白，脉细弱或弦象。治当调至神，益天癸，激发中运，疏和肝气。方用至神启食汤（作者验方）。

仙灵脾（用淫羊藿之根茎）、石斛各 15g，覆盆子、桑螵蛸、台乌药各 10g，砂仁、龙胆草、生甘草各 5g，合欢花 6g，生鸡内金、炒麦芽各 20g。或加红枣 8 枚（剪碎）。

以上诸药先以冷水浸泡 1 小时后，浓煎温服（饭前半小时），每日 3 次，每次 200mL。加减法，可见方解中。

本方既调至神，又益多种天癸，兼能悦脾醒胃，更有疏肝怡情之功。仙灵脾、桑螵蛸、生鸡内金益天癸，调至神，唤起食欲，为主药；辅以覆盆子、砂仁、乌药、合欢花辛温芳香，既醒脑，又益肾，更调至神，并能悦中进食；佐以石斛、龙胆草生津清火，并监制仙灵脾、砂仁、乌药之辛温燥烈，又能养胃健中，得麦芽疏肝启中，兼调至神；使以甘草，益天癸而和众药，相得益彰。若至神失调经久，胃呆脾滞，运化失司，可加白术、枳壳，或党参、厚朴之类，以促进脾胃之运化。

第二节 至气天癸病证治纲要

至气天癸是脑系和肾系等所化生的如气又超越一般气之功用的特殊物质，具有激发和调节脏腑的功能，促进生长发育，促使元气不断生化、延缓衰老等。至气天癸病的发生原因和病变机理，大都由于先天禀赋不足，后天调养失当，至气天癸化生失常，或虚或实，兼热兼寒，调控失职，累及多脏为病。故在辨证与治疗上，务必分清因虚因实，是寒是热，虚实夹杂，更需区别于其他辨证，如气血辨证、脏腑辨证等，勿使笼统混淆。

一、至气虚弱病候

至气虚弱病候，有偏气阴虚与阳虚寒盛之分。前者称至气不足证，常有气虚兼阴伤；后者称至气阳虚证，常有阳虚而寒内盛，其治法与之截然不同。

1. 至气不足证

精神疲惫，面色㿠白或面色萎黄，形体瘦小，外貌苍老，反应迟钝。舌瘦小或舌胖嫩，苔薄近光，脉象多虚。治以益至气，兼护阴。方用至气补益汤（作者验方）。

生晒参 9g，太子参、黄芪、绞股蓝、制黄精、灵芝各 20 ~ 30g，菟丝子、茯苓各 15g，当归 12g，甘草 5g。

以上诸药，先以冷水浸泡 1 小时后，浓煎温服，每日 3 次，每次 200mL。忌食生冷辛辣和不易消化之物。加减法，见方解中。

本方以调补至气为主，兼顾护养阴液。取生晒参（生人参）、黄芪大补至气，充盈元气，为君药；辅以太子参、绞股蓝、黄精、茯苓益至气，又护阴，兼能解毒，并又渗湿；佐以菟丝子、灵芝补脑益肾，生发至气之源，更以当归血中求至气，使至气源富道畅；使以甘草，既引经报使，又和调诸药。若兼口干唇燥，可加天冬、麦冬生津养液，以滋至气阴伤；如青少年形瘦体短，可加三七、枸杞子益至气，通络脉，以促生长。

2. 至气阳虚证

精神衰惫，畏寒怯冷，面色苍白，语声低沉，情绪低落，嗜睡蜷卧，二便失常，大便或溏或结，小溲或频多或量少。舌淡或青紫，脉多细微。治宜温至气，壮元阳。方用至气温壮汤（作者验方）。

红参（制人参）6 ~ 9g（另煎兑服），制附子、鹿角胶（另炖烊化兑服）、当归各 10g，肉桂 3g，炙黄芪 30g，炙甘草 8g。

以上诸药除红参、鹿角胶另煎炖冲服外，余药用冷水浸泡 1 小时，武火煮沸，文火久煎约 1 小时，每日 2 次，温服，头汁 200mL，二汁 250mL。忌食生冷寒凉之物。加减法，见方解中。

本方有温振阳气，强壮至气天癸之功，药猛效雄，不宜服之过久，如需续服，可间停几天，间服数日，缓缓图治，不可孟浪。方中红参、附子温元阳，壮至气，为君药；辅以肉桂、鹿角胶暖元阳，振至气，且能温肾益脾；气与血为人之根本，至气得气血所养，则至气即能调和，故以黄芪、当归大补气血，又能益脑养髓，为佐药；甘草善调至气，又和诸药，当为报使之物。若口舌反复糜烂，疮面紫红或淡白，此为至气天癸不足，浮火游动，可加炮姜炭助桂、附之阳，以温至气，亦可酌加少许黄连以抑浮火；如阳弱气虚，血滞络阻，天癸至气不畅，可加三七、大黄活血通络，以畅天癸。

二、至气升降失常病候

至气来源于脑系和肾系的特殊物质，其性善于调控气机升降，如至气天癸失常或不足，则引起至气失升证和至气失降证。治疗以升法和降法的方药，恢复至气的失常或不足，使之调控脏腑功能的紊乱或异常。

1. 至气失升证

头重昏痛，神疲困乏，身重肢酸，懒言少气，嗜睡，饮食不思；或面浮跗肿，大便濡软，小便量少。舌淡苔白，脉象濡缓。治宜升腾至气，兼以温阳化湿。方用至气升发汤（作者验方）。

葛根30g，黄芪20g，柴胡10g，苍术、补骨脂各15g，白芷、防风、桂枝、炙甘草各5g。

以上诸药，以冷水浸泡1小时，武火煮沸，文火煎半小时，温服，每日2次，头汁200mL，二汁250mL。忌食生冷及油腻之物。加减法，见方解中。

本方以升发至气为主，兼顾温阳化湿。取葛根、黄芪既能升发至气，又有补益脏腑阳气之功，为君药；补骨脂益脑补肾，以养天癸之腑，使至气来源不乏，配以苍术燥湿益气、柴胡升发清阳，三药相合，补中有调，温中有清，相反而相成为辅药；再以桂枝、防风、白芷辛散和表，通阳达里，为佐药；炙甘草既助黄芪以补气，又能益天癸不可无缺，更以调和诸药无可少，为君使双重之药。如禀赋不足，可加巴戟天、党参补益至气天癸。

2. 至气失降证

胸脘痞闷，或腹中有气上冲，嗳气频作，或呕恶吞酸，或呕泛痰涎，或呃逆常作，或脘腹疼痛。舌苔白腻，脉多沉滑。治以和降至气，兼顾调理肝胆与脾胃之气机失常。方用至气和降汤（作者验方）。

沉香4g，益智仁、九香虫、枳壳、乌药、姜半夏、白术各10g，干姜、黄连、炙甘草各5g，茯苓15g。

以上诸药，以冷水浸泡半小时，武火煮沸，文火续煎15分钟，取汁200mL，加盖不出药气，稍温服；二煎适度加水，连续煮20～25分钟，取汁250mL温服。加减法，见方解中。

本方具有益天癸，调至气，通降脏腑气机的作用。取沉香、益智仁、九香虫以益天癸至气，和降脏腑上逆之气，为方中主药；枳壳、乌药、半夏、黄连宽中畅下，化湿清热，为辅药；上逆之气多因寒饮内伏，故以干姜散寒，茯苓化饮，为佐药；炙甘草助中气，益至气，兼和诸药，当为使药。若伴呕泛酸水，可加瓦楞子、吴茱萸、竹茹和中降气，止呕制酸；如呕泛痰涎者，则加紫苏子、莱菔子降气化痰。

第三节　至液天癸病证治纲要

至液天癸，是脑系和肾系等所化生的似津似液，又非一般津液的特殊物质，它与至气为同属之物，唯有性刚与性柔之不同。至气性偏刚，善于升发生长；而至液则性偏柔，善于调和平衡。至液天癸病的病因病机，亦不外先天禀赋不足，后天调摄不当，至液化生失常，或不足，或太过，调控脏腑失司所致。其辨证与治疗，主要是调整不足与有余，还须兼顾其他脏腑的功能有否异常。

一、至液不足病候

至液不足之病候，有阴虚内热证和阴阳两虚证之分。前者以滋阴益液而充养至液天癸为主，兼以调补肝肾，清退内热；后者以温养至液为主，兼以暖肾滋肝，阴阳并顾。

1. 至液阴虚内热证

形体瘦弱，头晕目涩，耳鸣腰酸，记忆力减退，心烦不安，口干咽燥；或潮热盗汗，青少年不长，中老年早衰，精神疲乏。舌质偏红，脉象细数。治以滋养至液，兼益肝肾。方用至液滋养汤（作者验方）。

石斛、麦冬、白芍、枸杞子、覆盆子、生地黄各 12g，知母、桑叶各 10g，葛根、绞股蓝各 20 ~ 30g，生甘草 5g。

以上诸药，以冷水浸泡 1 小时后，浓煎温服，每日 2 次，每次 250mL。忌食辛辣温燥之品，如胡椒粉、辣椒及油炸熏烤之物。加减法，见方解中。

本方既有生津养液作用，又有滋养至液之功，尤其对天癸的作用与一般的生津养液之药有明显不同。以葛根、石斛、枸杞子滋养至液天癸，而葛根生津益液，升发清阳，对至液的化生和运行极为重要，且又不存在温病中所说“葛根劫胃汁”之告诫，以上三药为主药；辅以麦冬、白芍、生地黄、知母滋阴生津，护养至液，再者阴液不足过久，火毒内生，配用桑叶、绞股蓝清火解毒，其中绞股蓝又善益天癸至液；至液不足之病，不属一般脏腑阴虚之候，故用覆盆子性平不燥，益至液，涩阴气，为佐药；使以生甘草，既清热护液，又裨益天癸，且能使诸药相安不争，又善和调脾胃。若至液损及至气者，宜加西洋参（或生晒参）、五味子益液养气；如脾胃呆滞，运化失健，可加生谷芽、生麦芽、生鸡内金以悦脾醒胃。

2. 至液阴阳两虚证

精神衰惫，畏寒怯冷，面色苍白，皮肤干燥，眼目干涩，夜间口咽少津，口舌糜烂，反复不已，大便秘结，小便频多。舌质淡白，脉沉缓，尺部细微。治宜温养至液，促使脏腑阳生阴长，阴生阳长。方用至液温润汤（作者验方）。

肉苁蓉、制首乌、熟地黄、胡桃肉各 15g，生当归、益智仁各 12g，台乌药、炒黄柏各 10g，肉桂 3g，炙甘草 6g。

以上诸药，以冷水浸泡 1 时许，浓煎温服，头汁 200mL，二汁 250mL。忌食生冷、油腻、不易消化之物。加减法，见方解中。

本方既能温煦阳气，又能滋补阴液，尤善温养至液天癸。取肉苁蓉、何首乌、熟地黄温补滋养至液，兼益脑补肾，为方中主药；辅以肉桂、益智仁、胡桃肉温而不燥，善益至液，润大腑，缩小便，且引浮火下行，不使上僭为患；佐以当归益血润肠，活血通络，与黄柏相合，尤善益阴液，润肌肤，充脏腑；炙甘草气阴并顾，为天癸报使之品。若畏寒肢冷甚者，亦可加熟附子、鹿角胶增强温阳润养之功。

二、至液失调病候

至液失调病候，主要指至液调节功能失常，使水液代谢异常或大肠传化失司，具体可分至液不利证和至液壅闭证。

1. 至液不利证

面浮跗肿，小便量少，身重肢倦，形体肥胖，大便濡软。舌苔薄白，脉多濡缓。治宜益至液，调脏腑，分利水邪。方用五苓散（《伤寒论》）。

猪苓 9g（十八铢），泽泻 15g（一两六铢），白术 9g（十八铢），茯苓 9g（十八铢），桂枝 6g（半两）。

以上五药，除白术用炒药外，余者均可用生药。诸药先用冷水少时浸泡后，武火煮沸，中火续煎 20 分钟，每日 2 次，温服，头汁 200mL，二汁 250mL。（原方五味捣为散，以白饮和服，方寸匕，日三服，多饮暖水，汗出愈，如法将息。）

本方在《伤寒论》中，用于治疗太阳表邪未解，内传太阳膀胱腑，以致膀胱气化不利，而成太阳经腑同病。方中重用泽泻为主药，直达膀胱，渗湿利水；辅以茯苓、猪苓增强利水消肿作用；佐以白术健脾化湿，导水下行；取桂枝既可疏解肌表，又可温脬化气，使之寒湿水邪尽化。若天癸不足，至液失调，水肿反复，可加补骨脂、羌活、黄芪益天癸，和至液，并调节脏腑水液输布之功能。

2. 至液壅闭证

胸腹疼痛，大便秘结，或解而不畅，肠中燥矢成粒。舌苔黄白相兼，糙腻并存，脉多沉实。治以通腑启闭，调畅至液。方用拔毒六磨汤（《毒证论》）。

制大黄 12g，炒槟榔、枳实、八月札各 15g，沉香 4g，广木香、蜣螂虫各 10g，炒川连 5g，火麻仁、生鸡内金各 20g，炒牵牛子 5g。体弱者，宜加红参 6g（另炖冲服），以防气陷脱变。此方只宜暂服，不可久投，中病即止。

以上诸药（除红参外），先以冷水浸泡半小时后，连续煎 20 分钟，微温服，头汁 200mL。便秘腹痛不解，再煎续服二汁 200mL。忌食生冷、油腻厚味，宜食稀粥等易消化和有营养之物。加减法，见方解中。

本方主要通过攻下积滞，畅达气血运行，恢复至液天癸，以调控脏腑功能为目的。取大黄、槟榔、牵牛子攻积通便，为主药。辅以枳实、蜣螂虫化滞散结，兼祛浊血痰毒。佐以沉香、木香、八月札调气止痛，宽胸畅膈；黄连、火麻仁既能厚肠护膜，又能监制大黄、牵牛子猛烈之性；生鸡内金助脾悦胃，化食消积。若热毒瘀阻，可去木香、沉香、牵牛子，则加红藤、败酱草、牡丹皮清热解毒，活血化瘀；如痰水热互结，可去蜣螂虫、木香，加葶苈子、瓜蒌祛痰化水；寒邪内结，可去火麻仁、牵牛子，加附子、干姜温化寒积。

第四节　至精天癸病证治纲要

至精天癸，有阴与阳之分，故称为至精阳精天癸（简称“天癸阳精”）和至精阴精天癸（简称“天癸阴精”）。天癸来源于先天，充养于后天。天癸阳精始于脑系，充足于肾系，壮盛于睾系；天癸阴精源于脑系，充足于肾系，盈盛于胞系。所以当至精天癸发生不足或失调时，务必及时分别阴精和阳精之不同并给予治疗。

一、阳精不足病候

阳精天癸不足的病候，有阴亏与阳虚的区别。阳精阴亏证，往往出现阳精不足而又见阴虚内热或阴虚及阳之现象；阳精阳弱证，则出现阳精不足而又见阳虚寒淫的征象。

1. 阳精阴亏证

男子精神不振，腰酸膝软，形体瘦弱，早泄，阳痿，不育，头晕，耳鸣，情绪紧张或抑郁不乐，小便短黄，或余沥不尽。舌红苔净近光，脉细弦尺弱。或见少男生长发育迟缓，形体瘦小。治宜滋阴液以养阳精。方用五子衍宗丸（《摄生众妙方》）。

枸杞子、菟丝子、覆盆子各 15g，北五味子 5g，车前子 10g。

原方为丸剂，现改为汤剂，既奏效快，又加减方便。先将诸药用水浸泡 1 小时后，浓煎温服，每日 2 次，每次 200mL。忌食生冷、辛辣刺激之物。加减法，详见方解中。

本方具有既能益阳精，又能养阴液的作用。取菟丝子补阳精而不助火，配用覆盆子益阴精，而阴生则阳长，进而补阳精，两药相合为方中之主药。枸杞子养阴益血，善补肝肾；五味子敛阴益气，阴阳兼补，为辅药。车前子渗湿利尿，清热和肾，为佐药。若小便不短黄，早泄遗精甚者，可去车前子，宜加金樱子、芡实、莲子固精止泄；阳痿久而不愈者，可加楮实子、仙灵脾益阴振阳，以起痿弱；阴液亏损剧者，可加玄参、生地黄、女贞子滋养阴液。

2. 阳精阳弱证

男子精神衰惫，多见于中老年人，畏寒怯冷，手足不温，头脑觉冷，阳痿早泄，阴器寒冷，精冷不育，面色苍白或黧黑，记忆衰退，腰膝酸软，小便频多或余沥不尽。舌淡苔白，脉沉尺弱。治宜温补阳精，振奋阳气。方用阳精温壮汤（作者验方）。

淫羊藿（用地上部分淫羊藿的全草）、仙灵脾（用淫羊藿的地下根茎）、巴戟天各15g，锁阳、蛇床子各10g，炒当归、山萸肉各12g，大蜈蚣2条，北五味子、炙甘草各6g。

以上诸药先用冷水浸泡1小时，浓煎温服，每日2次，头汁200mL，二汁250mL。忌食不易消化之物。加减法，详见方解中。

本方温阳精，兴阳道，为力专用宏之剂。取淫羊藿、仙灵脾、巴戟天温补阳精，壮肾益脑，起痿兴阳，为方中主药。辅以山萸肉、锁阳、五味子、当归既益阳精，又补阴血，再者监制淫羊藿、仙灵脾之燥，更有阴生亦能阳长。佐以蛇床子、蜈蚣温肾兴阳，激发阳精；使以甘草益天癸而协和诸药。若阳虚寒盛，厥逆脉微者，宜加附子、肉桂、红参，增强温补阳气，消散阴寒；如阳精虚竭者，可加鹿茸、冬虫夏草之类，填补阳精；阳痿甚者，可加海狗肾、海马、雄蚕蛾起阳振痿。但温补阳精之药的用量不可太大，亦不可久服，否则易招致孤阳少阴，相火妄动，祸害旋踵。

二、阳精失调病候

阳精天癸失调的病候，主要有阳精热毒与阳精寒毒。阳精热毒，大都由于阳精过甚，产生特异内在热毒所致；阳精寒毒，多由于阳精过甚，邪从寒化，气血阻滞，毒邪内生所引起。

1. 阳精热毒证

心烦急躁，口干唇红，皮肤粗厚，性欲旺盛，小便色黄，大便多结，面部痤疮，甚至连及胸背；女子还可出现体毛增多，月经不调，甚至闭经不孕。舌多紫红，脉多弦数。治以抑阳精，泄热毒。方用阳精清泻汤（作者验方）。

丹参20g，紫草、制大黄、炒山栀、青皮各10g，当归、枸杞子、生赤芍各12g，败酱草30g，生甘草5g。

以上诸药，先以冷水浸泡约1小时，煮沸后中火续煎约25分钟，每日2次，微温服。忌食海味虾类、羊肉、狗肉等动风、壮阳之物。加减法，详见方解中。

本方专主抑遏阳精，清泄热毒之剂。取大黄、丹参抑阳精之太过，而又兼护阴精，为方中主药；辅以紫草、赤芍、山栀、败酱草增强清热解毒，抑制阳精之太过；佐以当归、枸杞子、青皮益血活血，养阴抑阳，疏气散结，不使上述寒凉之品冰伏气血，凝结不散，又阳毒过盛，必耗阴液，故用滋养之物以养阴而制阳；生甘草善于抑阳精，清热毒，为报使之药。若痤疮有白头粉刺或黑头粉刺者，可加乳香、皂角刺通络散结；如痤疮有脓丘疹者，可加蒲公英、紫花地丁、没药增强清热解毒作用；痤疮或有结节，或有囊肿，或有瘢痕者，可加炮山甲、皂角刺、生黄芪散结消肿，生肌润肤；若男子精室热毒内蕴，小腹疼痛，血精尿浊，或尿频尿急，或尿无力、尿滴沥者，可加红藤、白花蛇舌草、马鞭草、覆盆子增强清热解毒之功，兼以益肾涩精；如女子阳精热毒偏盛，体毛增多，既粗又黑，月经不调，甚至经闭不孕，痤疮不已者，可加桃仁、炮山甲、红花、牡丹皮、王不留行活血通络，解毒散结。

2. 阳精寒毒证

形体肥胖，腰酸腹冷，尿多夜间尤甚，性欲旺盛，皮肤粗厚，痤疮反复不已，疹色紫红，多毛，以性毛为主，如阴毛的分布常延及肛周、腹股沟或上伸至脐腹；女性尚有上唇细须，并有月经不调，经行推迟，经量减少，甚至经闭不孕。舌多淡紫，脉沉弦或涩。治宜温消阳精寒毒，兼以活血祛瘀。方用阳精温消汤（作者验方）。

吴茱萸 3g，刘寄奴、丹参、马鞭草、覆盆子、蓬莪术各 15g，黄芪 20g，当归 12g，乳香、炙甘草各 5g，粉葛根 30g。

以上诸药先用冷水浸泡 1 时后，浓煎温服，每日 2 次，每次 200mL。忌食油腻厚味和冰凉不易消化之物。加减法，详见方解中。

本方为抑阳精，益阴精，散寒毒，祛瘀滞之剂。以吴茱萸、丹参温消阳精，化瘀解毒，为方中主药；辅以刘寄奴、马鞭草、莪术、乳香活血化瘀，散结祛毒；佐以覆盆子、黄芪、当归、葛根益阴精，调阳精，兼以补肾益脑，气血双顾；炙甘草善于调天癸，益阴精，和阳精，为使药。若腰酸腹冷甚者，可加附子、补骨脂增强温散寒邪之功，兼壮腰府；如尿频尿多，尿色混浊者，可加益智仁、乌药、萆薢温脬益肾，祛浊解毒。

三、阴精不足病候

阴精不足之病候，可分阴精阴虚证和阴精阳虚证。阴精阴虚证常见于阴精天癸不足而又兼阴液亏损，虚热内扰之征象；阴精阳虚证则见于阴精天癸不足而又兼阳气亏弱，寒邪内阻的表现。

1. 阴精阴虚证

本证多见于女性，精神不振，口干咽燥，手足心热；月经后期，经量减少，甚至经闭不孕，白带甚少，阴户觉干，性欲减退。舌红苔光，脉多细数。治宜滋养天癸阴精，兼调冲任二脉。方用阴精滋养汤（作者验方）。

生晒参（另炖兑服）、生甘草各 6g，生麦冬、桑叶、覆盆子、生白芍各 15g，炒当归、赤芍、石斛、茺蔚子各 12g，葛根 30g，枸杞子 20g。

以上诸药，除生晒参外，余药用冷水浸泡1小时后，浓煎温服，每日2次，每次200～250mL。忌食辛辣温热之物。加减法，详见方解中。

本方为以滋养天癸阴精为主，兼顾调理冲任二脉之剂。取生晒参、覆盆子滋养天癸阴精，生晒参又能益气生津，使阴阳互济，为方中主药。辅以枸杞子、葛根、白芍、麦冬、石斛滋养阴精，生津养液。其中葛根气升味降，善益阴精，上能至脑系，下能达胞宫，与枸杞子配合又善延缓衰老。佐以当归、赤芍、茺蔚子养血活血，善调冲任之脉。其中当归味辛性温，配以桑叶味甘性寒，使当归益血调经不燥化，桑叶又益阴精，两药配合，相得益彰。生甘草清燥热，益阴精，为报使之品。若阴精亏损甚者，可加哈士蟆油、生地黄增强补益阴精作用；如烘热汗出者，适加仙灵脾、炒川柏，使阴阳精并调，除烦止汗。

2. 阴精阳虚证

本证多见于女性，精神衰疲，脑户觉冷，腰膝酸软；月经后期，经量渐少，甚至经闭不潮，经久不孕，白带减少，阴户干涩，或阴中及小腹有寒冷感，性欲减退，甚或无性欲；面色无华，怯冷畏寒，大便溏薄。舌淡苔白，脉尺弱。治宜温补阴精，兼以温阳散寒，并调冲任。方用阴精温补汤（作者验方）。

补骨脂、骨碎补、续断、当归、紫石英各15g，炙黄芪25g，吴茱萸3g，红花、炙甘草各6g，炒川芎10g，小茴香5g。

以上诸药，先用冷水浸透湿润，浓煎温服，每日2次，每次200～250mL。忌食寒冷不消化之物。加减法，详见方解中。

本方以温补阴精为主，兼顾调理冲任之脉。以补骨脂、骨碎补、续断温补阴精，兼益肾胞，为方中主药；配以紫石英、吴茱萸、小茴香温阴精，散寒淫，为臣辅之药；伍以当归、黄芪大补气血，又能益阴精，充冲任，再合川芎、红花活血调经，本标兼顾，为协佐之品；炙甘草调和诸药，又益天癸，为使药。若阴精亏损甚者，可加紫河车（研粉分吞）增强温元阳，填阴精之功；若无白带，阴户干燥甚者，可加覆盆子、菟丝子益阴精，补带脉；或若效又不著者，可加仙灵脾、巴戟天以阳生阴，激发阴精。

四、阴精失调病候

阴精失调之病候，主要有阴精热毒证和阴精寒毒证。阴精热毒证，大都由于阴精过多，邪热内蕴，久郁化毒，气血互结，或痰瘀交阻所致；阴精寒毒证，多由于阴精太过，阴寒内生，寒从毒化，气血交结，或痰瘀互阻所引起。

1. 阴精热毒证

本证多见于女子，痛经不已，或月经过多，色紫有块等，近似西医所称的子宫肌瘤、子宫内膜移位及有关生殖系其他病变；兼有口干唇燥，大便较结，小便色黄，黄带绵下。舌红苔黄，脉多弦数。治以清化阴精热毒，兼散瘀积癥块。方用阴精清化汤（作者验方）。

生蒲黄 10g（包煎），败酱草 30g，益母草、当归、赤芍、水红花子、川牛膝各 15g，血竭、没药、生甘草各 5g。

以上诸药，先用冷水浸泡湿透后，浓煎微温服，每日 2 次，每次 200 ~ 250mL。加减法，详见方解中。

本方具有清化阴精热毒，消散瘀积癥块，兼以调理冲任的作用。以生蒲黄、败酱草清泄阴精热毒，化瘀散结，为方中主药；辅以当归、赤芍、益母草（经期后宜用茺蔚子）、血竭、没药活血祛瘀，化癥消积，调经止痛；佐以水红花子、川牛膝清热解毒，消积止痛；使以生甘草调和诸药，兼以解毒。若瘀血内阻，小腹疼痛剧烈，经血不畅者，可加三棱、莪术、五灵脂破瘀下血，调气止痛；如少腹疼痛，带下黄赤，可加红藤、椿根皮、川楝子清热止带，调气缓痛。

2. 阴精寒毒证

本证多见于女子，痛经经久不愈，或月经过多，色紫有块，或经量减少，血下不畅，小腹冷痛，近似西医所称的子宫肌瘤、子宫内膜移位等病；兼有形体肥胖，口淡不渴，大便溏薄，小便清长，白带绵下。舌淡紫，苔薄白，脉沉缓或沉紧。治当温散阴精寒毒，兼消瘀积癥块。方用阴精温化汤（作者验方）。

吴茱萸 3g，当归、蓬莪术、姜黄各 15g，川芎、五灵脂、艾叶各 10g，红花 6g，炙甘草 5g。

以上诸药，先用冷水浸泡约 1 小时，浓煎温服，每日 2 次，每次 200 ~ 250mL。忌食寒冷不易消化之物。加减法，详见方解中。

本方以温散阴精寒毒，兼消瘀积癥块为主要作用。取吴茱萸、艾叶温阴精，散寒毒，为方中主药；辅以莪术、姜黄、红花、五灵脂破瘀消癥，散结止痛；佐以当归、川芎养血活血，祛瘀生新；炙甘草助吴茱萸、艾叶既温阴精，又和调诸药，为报使之品。若小腹疼痛剧烈，可加延胡索、乳香行气活血，散结缓痛；如小腹寒冷且痛，可加附子、川椒温阳祛寒，暖宫止痛。

第六章 | 天癸病特殊主症述要

天癸之病，犹如或伤寒或温病之统称，伤寒之中又有伤寒、中风、风温之别，温病之中又有风温、春温、暑温、湿温、秋燥之分，故天癸病又有至神病、至气病、至液病、至精病之不同。可是伤寒与温病都由外邪侵袭所致，而天癸病大都由自身不足或失调所引起。不论何因为病，均有主症和兼症，内在发生病变，必然外有征兆，而征兆又必有主次，主者为主症，次者为兼症，尤其在天癸病中，尚有特殊主症，不可不明。抓住主症，突出特殊主症，对识症察病、审证求因、辨证论治有着极其重要的意义。

第一节　至神天癸病的特殊主症

一、反复烦躁

反复烦躁，是指烦躁时作时休，经久不愈而言。烦与躁，是两种不同的症状，烦即心胸内热而不安，躁是四肢躁动而不宁。先烦而后躁者，常曰烦躁；先躁而后烦者，则曰躁烦。烦躁之症，可见于外感时病，亦可见于内伤杂病，且有寒热虚实之分。外感时病，未经汗下之烦躁以实为多，已经汗下之烦躁则以虚为多。内伤杂病，以烦为多，而躁较少；以阴虚火旺较多，而阴盛阳虚为少。郁热内阻，气机不清，以烦较多；而痰火内扰或瘀毒内阻，则以躁为多。以上所言，仅指烦躁之大概。至于因至神天癸失调或不足所引起的烦躁，与外感时病截然不同，天癸病所产生的烦躁多为反复发作，而以烦为主；内伤杂病的烦躁亦可出现间歇发作，但随着内伤病的好转，烦躁亦随之消失。而至神天癸病的反复烦躁，若以外感病或内伤病论治，往往起不到显著的效果，只有通过治疗至神天癸，调控脏腑，方能收到良效。

至神天癸病所引起的反复烦躁的特征：①烦躁以反复发作为主，或轻或重，经久不愈；②烦躁以烦为主，或兼躁扰，不能自止；③烦躁发作前，常感恐惧胆怯，焦虑不安；④烦躁发作后，时有胸中郁闷不舒，久久不息；⑤烦躁属于实证者，发作时间较长，发后不感疲乏；⑥烦躁属于虚证者，发作时症势较轻，发后常感疲乏。现将至神天癸病反复烦躁的证治分述如下。

1. 至神气郁之反复烦躁

本症多为至神天癸失调，神机郁滞，调控心肝肺肾失职，尤以肝肺失控为主。症见心烦不安反复发作；兼或胸闷太息，惊悸心慌，精神恍惚，悲伤欲哭，少眠多梦等。舌多淡红，脉多细弦。治以调至神，开气郁，兼和五脏。方用至神解郁汤（作者验方：柴胡、枳壳、香附、九香虫、胆南星、山栀、白芍、合欢皮、菟丝子、桔梗、甘草）加龙骨、牡蛎。如营虚气结，烦躁不安，惊悸心慌，悲伤欲哭者，则用新定甘麦大枣汤（《症状辨证与治疗》方：淮小麦、炙甘草、大枣、夜交藤、合欢皮、百合、麦冬、太子参、龙骨、牡蛎）加柴胡、香附、覆盆子。

2. 至神火热之反复烦躁

火热为阳盛所生，故火热常可混合通称。火与热为同一属性，无非程度不同，热为火之渐，火为热之极，故合并阐述。至神火热烦躁，多为至神天癸不调，火热内阻，调控心肝失职。症见反复烦躁，发作时间长；兼或胸胁胀闷，头晕头疼，不寐等。舌尖边深红，苔多黄糙，脉寸关弦滑、尺多呈沉。治宜清泄阳热，宁谧至神，兼以调和心肝。方用至神清安汤（作者验方：山栀、柴胡、僵蚕、白芍、墓头回、百合、合欢皮、蝉蜕、甘草）加黄连、生赭石。若火热亢盛于上，烦躁频作，颜面潮红，舌红苔黄，脉弦数者，可用至神重宁汤（作者验方：生龙骨、磁石、生赭石、茯苓、琥珀、山栀、生白芍、麦芽、生甘草，少佐肉桂引热下行）加生石膏。

3. 至神痰瘀之反复烦躁

本症多为至神天癸失调，不能正常调控脏腑，使水液输布失常，气血运行失司，水不下化，即能酿痰化热化火，气不行血，血滞成瘀，亦能化热。其源在于至神天癸失调，形成痰瘀则又责之于脏腑，审证求因，因源而治，故求之于天癸。其偏于痰火者，症见反复烦躁，甚至躁动不宁；发作时兼或气促面赤，夜寐不安，噩梦惊扰，咯痰黄稠，口苦干腻等。舌红苔黄，脉滑数而弦。治宜清宁至神，化痰泻火，兼以和调肺肝胆胃。方用一安四调安眠汤（作者验方：黄连、黄芩、山栀、瓜蒌、胆南星、枳实、化橘红、竹茹、茯苓、僵蚕、蝉蜕、生甘草。大便秘结者可加大黄）。偏于瘀热者，症见反复烦躁，兼或心胸闷痛、面唇紫黯、心悸少寐，舌质紫红，舌下脉络紫黑，脉象沉涩或沉弦。治宜清安至神，活血化瘀，兼以和调心肝。方用血府逐瘀汤（《医林改错》方：桃仁、红花、当归、生地黄、川芎、赤芍、牛膝、桔梗、柴胡、枳壳、甘草）加减。

4. 至神阴虚之反复烦躁

本症多由天癸腑之脑系、肾系阴虚内热，至神失养，虚火内动，累及心神所致。症见反复烦躁，以虚烦为主，午后加甚；兼或少寐，心悸，眩晕，盗汗等。舌质红，脉细数。治宜滋阴降火，清养至神。方用至神滋养汤（作者验方：炙龟甲、酸枣仁、白芍、茯苓、丹参、生地黄、黄柏、山栀、琥珀）。若兼面红潮热，盗汗自汗，可加牡蛎、龙骨、糯稻根须。

二、长期不寐

长期不寐，是指日久睡眠时间减少，或彻夜不眠，或不易入睡，或寐而易醒，醒后不能再度入睡而言。不寐，《内经》称“目不瞑”“不得眠”，《难经》始称“不寐”，《中藏经》称“无眠”，《外台秘要》称“不眠”，《圣济总录》称“少睡”，《太平惠民和剂局方》称“少寐”等，后通称之“失眠”。

若短暂不寐，偶因精神刺激、思虑太过，或睡前过饮浓茶、咖啡等饮料，或因他病疼痛、咳喘、瘙痒等不能入睡者，均不属本症讨论范围。本症以长期渐进，或反复发作，或时缓时剧，或难以入睡，甚至彻夜不睡，或梦眠不安，时醒时寐，或恐惧不能独睡，寐而易惊等为特征。本症的成因，大都为禀赋不足，后天失养，劳累过度，情怀不畅，天癸至神受伤等。具体的证治分别阐述于下。

1. 至神郁热之长期不寐

本症多由至神天癸失调，不能通畅肝胆气机，气郁化热，魂不安藏所引起。症见长期或反复不寐，睡卧不宁，多梦易醒；兼或胸胁胀痛，烦躁易怒，口苦目赤，头胀而疼等。舌红苔黄，脉象弦数。治宜清泄至神，安魂宁神，兼以泻肝逐热。方用至神清安汤（作者验方：山栀、柴胡、僵蚕、白芍、墓头回、百合、合欢皮、蝉蜕、甘草）加生赭石、琥珀、龙胆草。若病程较短，彻夜不眠，烦躁不安，颜面潮红者，则用至神重宁汤（作者验方：生龙骨、磁石、生赭石、茯苓、琥珀、山栀、黄连、白芍、麦芽、甘草，少佐肉桂引热下行）加龙齿、琥珀。

2. 至神怯郁之长期不寐

本症多由至神天癸不足，惊恐郁怯，不能调节心胆，致心虚胆怯，神魂不宁所致。症见长期不寐，恐惧不能独睡，或寐而易惊；兼或心慌不安，如人将捕之等。舌淡红，苔薄白，脉细弦缓。治宜调补至神，祛怯解郁。方用祛怯至神汤（作者验方：柴胡、五味子、酸枣仁、龙骨、牡蛎、胆南星、石菖蒲、覆盆子、白芍、远志、党参、琥珀、炙甘草，或加生姜、大枣）。若兼畏寒怯冷，喜悲伤欲哭者，可加炙桂枝、淮小麦和营卫，安魂神。

3. 至神阴虚之长期不寐

本症多由素体不足，肾阴虚少，至液亏损，至神失养，不能调控心肾所产生。症见长期不寐，常难于入睡，甚至彻夜不能安眠；兼或头晕耳鸣，心烦，盗汗，健忘，遗精，腰膝酸软等。舌红少苔，脉象细数。治宜滋养至神，兼以调控心肾。方用天王补心丹（《摄生秘剖》方：人参、玄参、丹参、当归、天冬、麦冬、生地黄、茯苓、五味子、桔梗、远志、柏子仁、酸枣仁）去人参、天冬、茯神、桔梗，加白芍、龟甲、龙齿、金樱子。

4. 至神气虚之长期不寐

本症多由至气素亏，加以劳累过度，损伤至神，不能调控心脾所致。症见长期或反复或时缓时剧不寐，常以不易入眠，或时眠时醒，眠中多梦；兼或心悸怔忡，面色无华，身体倦怠，气短少言，健忘，食少便溏等。舌质淡，苔薄白，脉象缓弱。治宜益至神，补至气，兼以补心脾，益气血。方用一安二调好眠汤（作者验方：黄芪、党参、当归、白术、仙茅、灵芝、夜交藤、酸枣仁、五味子、琥珀、龙骨、甘草、大枣）。如眠中乱梦多者，可加化橘红、胆南星；纳呆少饥者，可加鸡内金、炒谷芽、炒麦芽。

三、间歇嗜睡

嗜睡是指不论昼夜，时时欲睡，呼之即醒，醒后复睡而言。嗜睡在《内经》中称为"嗜卧""善眠""好卧""安卧""多卧"，《伤寒论》中称"欲寐""好眠睡"，《金匮要略》中则谓"欲卧""欲眠"，后世名称亦繁多，如"多睡""多寐""多眠""卧寐""喜卧""欲眠睡"等，但大同小异。间歇嗜睡即嗜睡过程中出现暂时不思眠，亦谓嗜睡时休时作。其病程较长，数月或数十年不等。本症不同于"昏迷"和"厥证"。昏迷是神识昏乱，不省人事；厥证是突然昏倒，人事不知，四肢厥冷。而间歇嗜睡则神志清楚，显然迥别。

引起间歇嗜睡的原因，大都为禀赋虚弱，后天失养，天癸不足，激发、调控脏腑失常。现将此症的具体证治分述于下。

1. 至神阳虚之间歇嗜睡

本症多由素体亏弱，脑失所养，天癸生化乏源，至神不足，阳气虚损，无力调控心肾所致。症见间歇嗜睡，病程较长；兼或精神衰疲，畏寒肢冷，懒言少语等。舌质淡，脉微细。治当温补至神，兼调心肾。方用至神温补汤（作者验方：鹿茸亦可用鹿角或鹿角胶代替、仙茅、炮附子、红参、巴戟天、熟地黄、灵芝、茯苓、炙甘草）加石菖蒲、三七、姜黄、远志、肉苁蓉。本方不能连续长期久服，应间停间服，随症加减，缓缓图治。

2. 至神气弱之间歇嗜睡

本症多由禀赋不足，至神虚弱，调控脾肺失常所致。症见间歇嗜睡，病程较长；兼或头重如裹，神疲乏力，四肢困重，胸闷纳少，大便溏薄等。舌质多淡，脉呈缓滑。治宜补气益至神，兼调脾与肺。方选至神四君子汤（作者验方：党参、白术、茯苓、甘草、石菖蒲、补骨脂、黄芪、炙麻黄），脉数者不用麻黄。若兼纳呆少思饮食者，可加砂仁、佩兰、谷芽醒胃悦脾；头重而痛者，可加川芎、细辛活血祛风。

3. 至神痰蒙之间歇嗜睡

本症多因素体亏弱，至神受累，气机失常，聚湿生痰，清窍蒙蔽所致。症见间歇嗜睡，多为眠中乱梦，或梦呓喃喃，病程较长；兼或神疲少力，惊悸胆怯，口苦而腻，食欲减退。舌苔薄白，脉象弦缓。治以化痰清热，安抚至神，兼调心胆。方用至神温胆汤（作者验方：竹茹、枳实、半夏、橘红、茯苓、甘草、胆南星、石菖蒲、菟丝子、党参、白芥子）。若神疲纳减者，可加白术、麦芽健脾益气，悦胃进食；如畏寒怯冷者，去竹茹、枳实，加干姜、桂枝温阳散寒，醒神悦志。

4. 至神瘀阻之间歇嗜睡

本症多为久病入络，脑络瘀阻，或头部外伤，血脉瘀滞，或暴惊暴恐，气机逆乱，久而久之，至神受伤，调控失司所致。症见间歇嗜睡，病程较长；兼或头晕头痛，精神疲乏。舌质紫黯或有瘀斑，舌下静脉紫黑，脉多涩。治以活血化瘀，通补至神，兼调心肝。方用通窍活血汤（《医林改错》方：赤芍、川芎、桃仁、红花、老葱、麝香、生姜、红枣、黄酒）加黄芪、石菖蒲、葛根、覆盆子。如头痛剧者，可加全蝎、蔓荆子搜风止痛；头晕甚者，可加天麻、白蒺藜祛风定晕。

四、记忆锐减

记忆锐减，是指记忆力在近期或近年来明显减退，甚至隔日之事即能遗忘；更严重者，言谈不知首尾，事过转瞬即忘。记忆锐减与一般的记忆力减退有所不同。前者记忆力快速严重衰退，可影响工作、学习和生活；后者记忆力随着年龄增大或体虚多病缓慢地减退，对工作、学习、生活影响不大。记忆力下降，《内经》称为“善忘”“喜忘”，《诸病源候论》则称“多忘”，《备急千金要方》称为“好忘”，宋代以来大都称之为“健忘”，其中《医林改错》又称“无记性”等。记忆锐减，与智能低下所致的易忘不同，亦与痴呆、郁证所致的不知前事或问事不知、神志恍惚而记事不清者不同。

引起记忆锐减的主要原因，大都为素体不足，脑髓空虚，至神天癸失养，调控心肾失司。现将本症的具体证治分述于下。

1. 至神气虚之记忆锐减

本症多由于禀赋不足，劳累过度，失于将息调摄，或年老体衰，元气不足，脑髓空虚，至神失养所致。症见记忆力剧降，甚至当天之事即能忘却；兼或精神疲乏，四肢无力，面色㿠白，声低语怯，手足不温，常易思睡等。舌淡苔白，脉呈虚弱。治以补元气，养脑髓，益至神，兼调心脾肾或五脏。方用至神补气强记汤（作者验方：黄芪、葛根、红参、三七、灵芝、五味子、石菖蒲、肉苁蓉、炙甘草）。若兼畏寒怯冷者，可适加附子、肉桂温阳祛寒；如兼不思饮食者，可加鸡内金、麦芽醒胃进食。

2. 至神阴虚之记忆锐减

本症多由久病体虚，肝肾阴亏，脑髓不足，或年老体虚，精血虚少，髓海空虚，相火内盛，至神失养所致。症见记忆力锐减；兼或头晕耳鸣，心烦不安，面部潮红，夜间少眠，手足心热等。舌质红，苔薄黄或近光，脉细数。治以益阴补脑，滋养至神，兼调心肾或五脏。方用至神滋阴强记汤（作者验方：枸杞子、地骨皮、生白芍、炙龟甲、生地黄、丹参、覆盆子、黄柏、葛根、石菖蒲、远志）。若兼不寐者，可加酸枣仁、夜交藤益阴安神；心烦不安剧者，可加山栀、百合清心止烦；食欲不振，口干者，可加石斛、谷芽生津悦胃。

3. 至神痰阻之记忆锐减

本症多由情志不畅，肝气郁结，脾运不健，水湿不化，酿成痰浊，上蒙清窍；或过食肥甘厚味，聚湿为痰，上扰至神所致。症见记忆力锐减；兼或头目眩晕，胸闷不舒，时有咯痰，思睡或不寐，心悸，神志恍惚等。舌苔白腻，脉多弦滑。治以化痰通络，益脑开窍，舒畅至神，兼调心肝脾。方用加味导痰汤（作者验方：半夏、制南星、陈皮、枳实、石菖蒲、远志、姜黄、白芥子、黄连、茯苓、甘草）。若眩晕甚者，可加天麻、泽泻息风导水；头重头晕，颈项不利，可加葛根、羌活升阳解肌；如头痛甚者，可加川芎、全蝎通络搜风。

4. 至神瘀滞之记忆锐减

本症多由年老气血运行不畅，瘀阻脑络，或头脑外伤，瘀血内阻，或中风瘀阻，脑络失畅，或思虑过度，情怀不舒，气滞血瘀，脑络不畅，至神受伤所致。症见记忆力锐减，尤其近期记忆力减退更为明显；兼或头昏而晕，步履不稳，语言迟缓，神思欠敏，舌强语謇，面唇爪甲紫黯等。舌质紫红，脉涩或结代。治以活血化瘀，通窍醒脑，畅达至神，兼调心肝。方用水蛭汤（作者验方：水蛭、红花、三七、丹参、当归、川芎、葛根、黄芪、石菖蒲、何首乌、菟丝子）。若瘀血化热者，可加黄连、山栀清热解毒；语言欠清，手足不利，可加地龙、南星祛风通络；脉结代者，可加人参、炙甘草补气复脉。

五、神态呆滞

神态呆滞，这里是指老年人近期逐渐出现表情呆钝，默默无言，或喃喃独语，呆滞如愚，或精神恍惚，悲伤欲哭而言。本症仅指老年性痴呆，不包括先天性低智者和精神病者。

本症属于古代所称“痴呆”“呆病”中之一的一种老年性神志疾病。其发生原因主要是年老体衰，至神调控失司，气虚血瘀，脑窍失敏；或年老脾肾虚弱，水湿内蕴，酿成痰浊，损及至神；或年老肾虚肝郁，至神受伤；或年老肾精亏少，不能生髓充脑，至神失养。有关具体证治分述于下。

1. 气虚血瘀，至神失敏之神态呆滞

本症多由随着年龄增长，加上思考过度，体衰多病，或好逸少动少思，体弱早衰，气血两虚，气虚可致气滞，血虚可致血瘀（老人常见气虚血虚并存，气滞血瘀并见，并非老人只有气虚血瘀，而是血少成瘀者多见），气血受伤，至神失养所致。症见神态呆滞，反应迟钝，寡言少语；兼或乏力，善忘善恐等。舌质紫黯，脉多沉弦或细涩。治以补气活血，益至神，通脑窍。方用一加补阳还五汤（作者验方：黄芪、当归、赤芍、川芎、红花、桃仁、地龙、石菖蒲、远志、葛根、姜黄、何首乌）。其中黄芪用量必须重于他药五倍以上。若兼不寐者，可去地龙，酌加丹参、琥珀活血安神；兼见口干舌燥者，可加天花粉、石斛生津养液。

2. 痰阻络脉，至神受伤之神态呆滞

本症多由年老体衰，脾肾两虚，痰湿内阻，络脉不畅，脑髓不足，至神受损所致。症见神态呆钝，默默无言，或喃喃自语，闭户独居，不欲见人；兼或神疲少力，口泛痰涎，不思饮食，脘腹胀满等。舌苔白腻，脉象沉滑。治以豁痰通络，健脾益肾，补气活血，和调至神。方用二老聪神化痰汤（作者验方：黄芪、当归、半夏、胆南星、陈皮、石菖蒲、白芥子、葛根、姜黄、远志、巴戟天、麦芽）。若夹热者，去黄芪，加黄连清热燥湿；脘腹胀满，不思饮食，大便秘结者，去黄芪、当归，可加鸡内金、大黄消胀通便。

3. 肾虚肝郁，至神失调之神态呆滞

本症多由素体不足，年老体弱，肾中气阴亏损，天癸至精渐少，肝气抑郁，至神失调所致。症见呆滞如愚，精神恍惚，频频叹气，目光晦暗；兼或头晕耳鸣，虚烦不眠等。舌质多红，脉象细弦。治以补肾悦肝，调和至神。方用解郁地黄丸（作者验方：熟地黄、山茱萸、山药、枸杞子、白芍、五味子、柴胡、葛根、石菖蒲、牡丹皮、茯苓、泽泻）。若不寐甚者，去山药、泽泻，可加酸枣仁、琥珀宁心安神；至精虚竭者，去山茱萸、山药、牡丹皮、泽泻，可加肉苁蓉、仙灵脾、巴戟天、黄柏益天癸至精，补至神不足。

4. 脑髓虚少，至神失养之神态呆滞

本症多因禀赋不足，年老体衰，元阴元阳虚少；或操劳过度，精血暗耗，脑髓虚损，至神失于濡养所致。症见呆滞愚笨，记忆锐减；兼或怯寒畏冷，精神衰惫，步履不稳等。舌质多淡，脉多沉弱。治以补脑益髓，调养至神。方用至神补阳汤（作者验方：鹿茸或鹿角胶代之、仙茅、制附子、川芎、巴戟天、肉苁蓉、熟地黄、茯苓、灵芝、红参、炙甘草）。偏于阴虚内热，手足心热，口干舌红，脉细数者，宜用知柏地黄丸（《医宗金鉴》方：熟地黄、山萸肉、山药、泽泻、牡丹皮、茯苓、黄柏、知母）加葛根、三七、龟板胶、枸杞子。

六、惊慌胆怯

惊慌胆怯，是指经常或反复出现不受外界惊吓而自觉惊慌不安，胆怯恐惧，其脉多弦少力，而无叁伍不调征象而言。它与惊悸、怔忡有所不同，惊悸常为外有惊吓扰动，恐惧不宁而诱发的蓦然跳跃悸动，不发时状如常人，其证较轻；怔忡则常觉心中悸动不安，稍劳尤甚，病情偏重。不论惊悸和怔忡，其脉均可见叁伍不调之结代促。

本症在历代医书中大都归入惊悸怔忡中，《金匮要略》《严氏济生方》《丹溪心法》《医学正传》等均有惊悸怔忡篇或门类，两者主要区别在于脉之有无叁伍不调，本症为脉象无叁伍不调之尚匀者。引起惊慌胆怯的原因，多为禀赋亏弱，髓海不足，至神失养，调控脏腑失司。有关具体证治分述于下。

1. 心虚胆弱，至神不宁之惊慌胆怯

本症多由素体亏弱，脑髓不足，至神失调，心胆气虚，神魂失常所致。症见心悸时作，善惊易恐，坐卧不安，多梦少寐，梦境多见阴物，纳呆食少，恶闻声响，貌似畏寒怕冷，舌苔薄白，脉多弦弱。治以补益心胆，和调至神。方用至神心胆气虚汤（作者验方：党参、黄芪、桂枝、白芍、淮小麦、龙骨、牡蛎、仙灵脾、石菖蒲、炙甘草、大枣）。若兼痰热者，可加黄连、胆南星祛痰清热。

2. 肾虚肝郁，至神失调之惊慌胆怯

本症多因素体亏弱，髓海不足，肾虚肝郁，至神失调所致。症见惊慌恐惧，胸胁郁闷，眩晕耳鸣，少寐多醒，急躁易怒，少思饮食。舌淡红，苔薄白，脉多寸关弦、尺部细弱。治以调理至神，补肾定恐，疏肝解郁。方用祛怯至神汤（作者验方：柴胡、五味子、白芍、覆盆子、酸枣仁、龙骨、牡蛎、胆南星、石菖蒲、远志、党参、琥珀、甘草，或加生姜、红枣）。若肝郁化热，躁烦时作者，去党参，加山栀清肝退热，除烦安眠；如兼畏寒怕冷，喜悲伤，时恐惧，去南星、远志，加桂枝、淮小麦和营卫，安魂神。

3. 惊伤肝肺，至神受伤之惊慌胆怯

本症多由禀赋不足，长期惊恐悲哀，至神受伤，魂魄不安所致。症见终日伤魂落魄，惊慌胆怯，悲伤欲哭，畏寒怕冷，气短乏力，夜寐不安，乱梦惊扰。舌苔薄白，脉沉细弦。治以安和至神，调肝益肺，兼和营卫。方用三和汤（作者验方：桂枝、白芍、淮小麦、黄芪、柴胡、龙骨、牡蛎、紫石英、炙甘草、大枣）。如不易入寐而躁烦者，可加龙齿、琥珀安寐止躁。

4. 痰水上凌，至神被扰之惊慌胆怯

本症多由脾肾虚弱，水湿内停，酿为痰水，上凌心肺，累及脑，至神被扰所致。症见惊慌胆怯，呕吐痰涎，头目眩晕；或兼胸闷心悸，少食思睡。舌苔白腻，脉象弦滑。治宜祛痰行水，和调至神。方用五苓散（《伤寒论》方：茯苓、猪苓、泽泻、白术、桂枝）合半夏白术天麻汤（《医学心悟》方：半夏、白术、天麻、陈皮、茯苓、甘草、生姜、大枣）加仙灵脾、石菖蒲。若痰水久阻化热，兼见心烦少寐，大便偏结，小便色黄，舌苔黄腻，脉象滑数者，去桂枝、白术、仙灵脾，可加黄连、大黄、山栀泻火清热，安宁至神。

七、噩梦惊扰

梦者，为睡眠中脑神安而未静的表象活动。在睡眠中偶然出现梦幻纷纭，醒后无神疲、头昏等不适现象，一般不属因病引起，大都与劳累、思虑、环境、季节、饮食等有一定关系。谚云：日有所思，夜有所梦；多食胃满，夜寐多梦。噩梦惊扰，是指梦中经常恐惧惊骇，甚至突然惊醒，或噩梦中感到胸闷压抑，呼吸困难，以及梦呓惊叫，筋脉惕跳等。噩梦虽为神志病变，但与天癸有密切联系，天癸不足或失调，可直接影响神志而引发噩梦。噩梦惊扰在《内经》中多责之于阴阳、脏腑病变，如《灵枢·淫邪发梦》说："阴气盛则梦涉大水而恐惧，阳气盛则梦大火而燔爇，阴阳俱盛则梦相杀……肝气盛则梦怒，肺气盛则梦恐惧、哭泣、飞扬，心气盛则梦善笑恐畏，脾气盛则梦歌乐、身体重不举，肾气盛则梦腰脊两解不属。"《素问·方盛衰论》说："肺气虚，则使人梦见白物。……肾气虚，则使人梦见舟船溺人。……肝气虚，则梦见菌香生草。……心气虚，则梦救火阳物。……脾气虚，则梦饮食不足。"《内经》这些论述，对辨别噩梦惊扰属于阴证还是阳证，属于脏腑实证或脏腑虚证，有一定的参考价值。

引起噩梦惊扰的原因，大都为素体不足，天癸失调，肝火有余，肾阴亏损；或心肺气虚，神魄不宁；或脾胃郁热，扰动神魂等。有关具体的证治情况，兹述如后。

1. 心肝火盛，至神被扰之噩梦惊扰

本症多由素体偏热，情志不畅，心肝火旺，至神被扰，失于调控所致。症见梦中多见险恶阳物，如见火灾、相杀等，醒时易怒躁烦，头痛目赤，口苦溲黄。舌红苔黄，脉象弦疾。治宜清心凉肝，和调至神。方用至神清心凉肝汤（作者验方：炒黄连、山栀、生赭石、白芍、蝉蜕、白蒺藜、僵蚕、桑叶、胆南星、竹茹、生甘草）。若大便秘结者，可加大黄通腑导火。

2. 心肺郁热，至神不宁之噩梦惊扰

本症多因上焦热甚，加之情志郁滞，致心肺气机不畅，至神失宁，神魄不安所引起。症见噩梦惊扰，常梦中悲恐哭泣，甚至哭醒；兼或胸闷惊悸，心烦不安，状如恍惚，口干。舌尖红，苔黄糙，脉滑数。治宜清神安魄，调和至神。方用至神安魄汤（作者验方：百合、桑白皮、地骨皮、淮小麦、郁金、琥珀、胆南星、枳壳、甘草、大枣）。若醒后精神恍惚，热象不明显者，去地骨皮、桑白皮，加龙骨、石菖蒲通窍宁神。

3. 心脾气虚，至神不足之噩梦惊扰

本症多因心脾虚弱，气血两伤，气虚甚于血虚，至神失养，神舍不宁所致。症见噩梦惊扰，多见于冬季寒冷，饮食不足，活动无力时；兼或白天神疲体倦，心慌心悸，气短音低。舌淡苔净，脉弱无力。治宜补心益脾，调养至神。方用二加归脾汤（作者验方：黄芪、党参、白术、茯苓、龙眼肉、酸枣仁、当归、木香、远志、石菖蒲、葛根、甘草）。若兼阳虚者，可加附子温阳气，益天癸。

4. 心肾不交，至神失调之噩梦惊扰

本症多由先天不足，或劳伤精气，心虚肾弱，心火不能下降温肾，肾水不能上升济心，至神失调，志恐神乱所致。症见噩梦惊扰，梦境多遇水火惊险之事，恐惧不安，精疲力竭；兼或白天心烦不宁，头晕耳鸣，精神萎靡，或伴少眠、盗汗等。舌尖多红，苔净近光，脉象细。治以交通心肾，和调至神。方选加味交泰丸（作者验方：黄连、肉桂、淮小麦、白芍、熟地黄、龙骨、石菖蒲、远志、砂仁、甘草、大枣）。若兼肝火者，可加山栀清肝泻火。

5. 心胆痰火，至神失司之噩梦惊扰

本症多因素体阳盛，气火有余，灼津为痰，阻于心胆，至神失司所致。症见噩梦惊扰，梦境多见阳物，搏斗相杀，大火燔灼，或怒烦不息，甚至梦呓号叫；兼或白天醒时急躁易怒，胸闷胁胀，头晕惊悸，咯痰色黄。舌质红，苔黄腻，脉多滑数。治以清心和胆，化痰宁志，调和至神。方选黄连温胆汤（《六因条辨》方：黄连、竹茹、枳实、半夏、橘红、茯苓、甘草、生姜）。若兼气火偏盛者，可加山栀、白蒺藜、琥珀清火宁神，疏风调气。

八、抑郁忧虑

抑郁忧虑，是指心情抑郁不乐，忧恐焦虑，情绪不宁，胸中痞塞结滞，或易怒心烦，或悲恐欲哭等而言。抑郁忧虑属于郁证的范围，但与郁证亦有差异。《内经》中虽无郁证之名，而有五气之郁；到了金元时期，朱丹溪提出了气、血、火、食、湿、痰六郁之说；至明代虞抟《医学正传》首先采用“郁证”病证名称。所以引起郁证原因很多，有外邪致郁，有饮食致郁等，而抑郁忧虑引起的原因，主要为天癸失调或不足，不能调控脏腑和情志，故与郁证有所不同。抑郁忧虑临床常见以下几种证候类型。

1. 气血大亏，至神失养之抑郁忧虑

本症多由产后出血过多，或大病后，气血两亏，营卫不调，至神失养，调控心神肝魂失司所致。症见抑郁不乐，焦虑不安，悲伤欲哭；兼或面色无华，心悸胆怯，或畏寒。舌淡苔薄，脉象细弱。治以补气益血，护养至神。方选三加归脾汤（作者验方：黄芪、党参、白术、茯苓、当归、龙眼肉、酸枣仁、木香、远志、淮小麦、龙骨、仙灵脾、炙甘草、大枣）。若畏寒甚者，可去远志、党参、木香，加附子、桂枝、白芍温阳和阴。

2. 肾虚任弱，至神不调之抑郁忧虑

本症多因禀赋不足，肾气虚弱，肝失疏达，任脉亏虚，至精匮乏，至神失调，魂魄不宁所致。症见抑郁忧虑，或缓或剧，女子月经期前后尤为明显；兼或夜不安眠，男子阳痿，女子月经不调，甚至闭经。舌淡紫，脉细弦。治以补肾益任，调养至神。方用补肾逍遥汤（作者验方：柴胡、白芍、当归、茯苓、白术、菟丝子、仙灵脾、巴戟天、山栀、琥珀、甘草）。若女子月经不调者，可加川芎、香附调理冲任。

3. 心肾不济，至神不和之抑郁忧虑

本症多由素体虚弱，久病肾虚，肾水不能上济于心，至神失调；或思虑过度，五志不畅，心火亢盛，不能下交于肾，至神亦可失调所致。症见抑郁忧虑，尤以忧愁焦虑为多见；常兼心烦失眠，甚或男子遗精，女子梦交，腰酸膝软，头目眩晕。舌质红，苔净光，脉寸滑尺细。治以交通心肾，调和至神。方选至神交泰饮（作者验方：黄连、肉桂、酸枣仁、百合、白芍、丹参、龙骨、生地黄、淮小麦、甘草、大枣）。若兼肝气郁结者，酌加柴胡、合欢皮疏肝解郁。

4. 至精衰退，至神失宁之抑郁忧虑

本症多因年龄增长至趋于衰老时，如女子 50 岁前后、男子 60 岁前后，至精渐少，肾气虚弱，阴阳失于平衡，至神不宁而为病。症见抑郁忧虑，兼或胸中痞塞，少眠多醒，烘热汗出，心烦不安，女子阴中干涩，男子痿弱少精，舌淡红，脉多弱。治宜补至精，调至神，兼以肝肾。方选回春欢乐饮（作者验方：仙茅、巴戟天、仙灵脾、香附、柴胡、九香虫、黄柏、知母、白芍、甘草）。若兼时时哭泣者，去香附，加淮小麦、大枣安魂定魄；如不寐心烦者，去香附、九香虫，可加琥珀、山栀宁心清肝，安神除烦。

九、烘热汗出

烘热汗出，是指外不因工作烦劳，内不因情志恼怒，在平静时，尤于夜间或清晨突然烘热心烦，面红汗出阵作，多见于 45 ~ 55 岁的女性，少数 70 岁以上亦有如此症状。烘热汗出与潮热盗汗不同。烘热汗出，多为从中年逐渐进入老年期，天癸至精物质不断减少，阴阳失去平衡所致；潮热盗汗，多因阴血素亏，或亡血失精，或热病损伤阴液，或肺痨伤阴，导致阴虚生内热，虚热内蒸所引起。烘热汗出临床可见以下几种证候类型。

1. 至精阳虚，至神失于温养之烘热汗出

本症多因素体阳虚，营血不足，女子年届五旬前后、男子六旬之期，天癸至精渐衰，阳气不足，至神失于温养，调控脏腑失常所致。症见烘热汗出阵作，次数较少，发作时面常不甚红，汗出量少，烘热汗出后且有畏寒怯冷感；兼或虚烦不安，精神疲惫，性欲减退，白带甚少，阴户干燥（男子至精阳虚，多见以性欲减退甚至阳痿不举、心烦不安、腰酸膝软、精神衰疲为主，而烘热汗出较少出现）。舌质淡，脉沉缓尺弱。治宜温补至精，平调至神，兼以益肾宁心。方选烘热补阳汤（作者验方：巴戟天、仙灵脾、仙茅、菟丝子、补骨脂、当归、附子、黄柏、龙骨、牡蛎、甘草）。若夜间不寐者，去附子，加酸枣仁、琥珀宁心安眠；食少便溏者，可去牡蛎，加麦芽、神曲悦肝和脾。

2. 至精阴亏，至神失于滋养之烘热汗出

本症多由禀赋不足，阴血亏少，女子年届五旬、男子六旬之时，天癸至精渐少，阴气不足，至神失于滋养，调节脏腑失常。症见烘热汗出阵作次数较多，发作时面部绯红，汗出较多，汗液偏热；兼或心烦不安，少眠多梦，性欲减退，白带颇少，阴中干涩，手足心热（男子至精阴亏，多见于有性欲而阳事无力，短暂不坚，胸闷痞结，抑郁不乐，或焦虑不安，不寐多醒或不易入睡，头晕腰酸，五心烦热，但烘热汗出较少出现）。舌质偏红，脉细弦少力。治宜滋养至精，和调至神，兼以益肾疏肝，宁心安神。方选烘热滋阴汤（作者验方：仙灵脾、黄柏、枸杞子、菟丝子、覆盆子、刺蒺藜、夜交藤、龙骨、牡蛎、白芍、甘草）。若不寐剧者，可加琥珀、酸枣仁增强安神宁心；阴虚甚者，可加龟甲、知母增强滋阴益精。

3. 心脾两损，伤及至神之烘热汗出

本症多因素体亏弱，气血不足，心脾两虚，女子五旬内外、男子六旬有余，天癸至精衰少，气阴亏损，伤及至神所致。症见烘热汗出不剧烈，常呈烘热轻微，自汗较多，面不绯红；兼或面色皖白，神疲乏力，心悸少气，少眠多梦，月经延迟或已停经，白带渐少，阴户觉干（男子则常出现神疲乏力，心悸心慌，胸中痞结，不寐或梦眠不安，性欲减退，烘热较少见）。舌淡苔白，脉虚弦或沉细。治宜补心益脾，气血两顾，护养至神，兼顾至精。方用三加归脾汤（作者验方：黄芪、党参、白术、茯苓、当归、龙眼肉、酸枣仁、木香、远志、淮小麦、龙骨、仙灵脾、甘草、大枣）。若不寐甚者，可去党参、木香，加琥珀、白芍定魂安神；如女子阴中干燥无白带，男子阳痿阴冷，可去木香、远志，加菟丝子、覆盆子兼补至精而益心脾。

4. 肝肾俱虚，累及至神之烘热汗出

本症多因素体阴虚，精血不足，肝肾两亏，女子年至五旬上下、男子六旬以上，天癸至精渐少，阴阳失衡，累及至神，调节脏腑失常所致。症见烘热汗出，发作频多，发作时面红汗出，不仅头面汗出，往往下肢亦能出汗，甚至遍身有汗；兼或心烦易怒，头晕耳鸣，多梦少眠，腰部酸楚，白带颇少，阴中干燥（男子则常见心烦易怒，怫郁不舒，不寐或多醒，眩晕耳鸣，腰膝酸软，而烘热汗出较少出现）。舌质红，脉细弦。治宜滋肾养肝，和调至神，兼益至精。方选进退大补阴汤（作者验方：黄柏、知母、龟甲、仙灵脾、菟丝子、覆盆子、生地黄、白芍、茯苓、地骨皮、白蒺藜）。若不寐甚者，可加龙骨、琥珀安神安眠；如汗出多者，可加糯稻根、牡蛎益阴清热，固表止汗。

十、厌食经久

厌食经久，又称经久厌食，是指进食减少达两个月以上，甚至厌恶饮食而言。它与脾胃不健，湿邪中阻，食欲不振，食谷不馨不同。厌食经久是长期厌恶饮食，尤其是肉食谷米，只能吃少量蔬菜、水果和一些零食，形体瘦弱，直至极度消瘦，但多数体力尚盛；而脾胃湿阻之食欲不振（亦称纳呆），一般病程短暂，主要表现为食而无味，食后胃脘易饱闷，有明显疲乏无力感。

厌食经久，多发于青少年之女性，中年女子亦有之，男性相对较少。其主要由于肾气失充，天癸不足，情志失常，导致至神天癸失调，至精不足，调控脏腑失司所引起。西医学认为，进食行为直接受下丘脑摄食中枢和饱食中枢的控制，神经性厌食症患者存在下丘脑—垂体—性腺轴功能低下。这与天癸学说甚为接近。厌食经久临床常见以下两种证候类型。

1. 肝郁脾滞，至神失调，至精不足之厌食经久

本症多由素体不足，肝失条达，气机不畅，脾运不健，逐渐累及至精，至神亦随之失调，不能正常调控脏腑所致。症见食欲减退，逐渐厌恶饮食，尤其肉类谷物厌食，或可进食蔬菜、水果和零食（如瓜子等）；兼或体重下降甚速，骨瘦如柴，情绪异常，急躁、焦虑、激动；或抑郁寡欢，喜欢独自活动，与家庭成员关系紧张，对异性不感兴趣；或专注学习，脱离正常的社会活动，女性月经延迟，甚至闭经，男性多为性欲减退，甚至不育。舌苔薄白或微黄，质多滞黯，脉象细弦。治以调至神，益至精，激发中运，唤启食欲。方选至神启食汤（作者验方：仙灵脾、川石斛、覆盆子、桑螵蛸、台乌药、砂仁、龙胆草、合欢花、生鸡内金、炒麦芽、甘草、大枣）。若脾虚不运者，可加白术、谷芽补脾悦中；血虚明显者，可加当归、白芍补益营血。本症在治疗的同时，做好劝导工作也是颇为重要的。

2. 脾肾两虚，至神失养，至精虚弱之厌食经久

本症多因禀赋不足，肾气失充，脾气虚弱，至神失养，至精亏虚，以致至神对脏腑的调节失司，至精与至神失于和调所引起。症见食欲日渐减退，厌恶饮食，尤对肉食谷物更为厌恶，形体消瘦，焦虑或抑郁，畏寒怯冷，大便秘结，体力尚可或无力，或面浮跗肿；女性月经延迟，甚至闭经，男性性欲减退，或不育。舌质淡，苔薄白，脉沉缓。治宜温养至神与至精，补益脾肾以启纳。方选至神暖食汤（作者验方：仙灵脾、覆盆子、菟丝子、补骨脂、紫石英、砂仁、肉苁蓉、益智仁、鸡内金、炒谷芽、炒麦芽、黄柏、甘草）。若阳气虚弱甚者，去紫石英，可加肉桂温阳启食。本症在治疗的同时，做好耐心细致的劝导工作至关重要。

十一、贪食不止

贪食不止，是指贪食反复发作，食量颇大，甚至超过常人一倍或以上；或在暴食前无明显饥饿感，暴食后又设法使食物吐出；或时时善饥，贪食不止，不能控制。贪食不止与食欲旺盛不同：食欲旺盛多见于青少年生长期，或强体力活动中，需要及时得到饮食中的营养，属于正常食欲的进食；而贪食不止多见于天癸病中的发作性进食异常，虽无饥饿感，但冲动暴食，在短时间内可吃大量食物；或时常饥饿难忍，贪食不休，无法制止。二者截然不同，不可混淆。贪食不止有时亦可与厌食经久相互交替出现，例如出现贪食后随之又出现厌食，或出现厌食后随之出现发作性贪食，所以贪食与厌食在病机

上有一定联系，同属进食异常之病变。贪食不止常有以下两种证治。

1. 脾肾阳弱，胃腑空虚，至精亏少，至神失控之贪食不止

本症多由禀赋不足，肾中阳气不充，脾失温煦，胃腑空虚，浮火游动，至神失于调控所致。症见贪食反复不止，发作时冲动暴食，或进食量过大，复又将食物吐出；兼或抑郁不乐，或焦虑不安，怯冷畏寒，大便秘结。舌质黯淡，苔多薄白，脉沉细弦。治以益至精，补肾脾，调和至神。方选贪食温方（作者验方：肉苁蓉、熟地黄、仙灵脾、覆盆子、干姜、栀子、半夏、白芍、黄柏、白术、甘草）。若兼胸闷怫郁甚者，可加柴胡、甘松解郁宽胸；焦虑躁烦，不易入睡者，可加酸枣仁、琥珀安神除烦；如兼恐惧胆怯者，酌加龙骨、茯苓安神魂，壮胆气。

2. 脾胃郁热，肝旺肾虚，至液不足，至神不调之贪食不止

本症多因素体阳盛阴虚，至液不足，郁热蕴伏脾胃，侮肝伤肾，至神失调，火邪杀谷所致。症见贪食不止，时时善饥，甚至食后片刻，即觉饥饿；兼或口干咽燥，焦虑不安，心烦少眠，大便秘结。舌质红，苔黄燥，脉洪数或弦数少力。治以益至液，清肝胃，调至神。方选贪食清方（作者验方：生晒参、生黄芪、玄参、麦冬、桑叶、天花粉、马齿苋、五味子、白芍、石膏、栀子）。若兼瘀血者，可加丹参活血通络；如夹痈疽热毒者，可加金银花、蒲公英清热解毒；热邪甚者，可去黄芪，加生地黄清热益阴；若兼大肠热闭，可暂加大黄、芒硝导热通闭；焦虑不安甚者，可加琥珀、龙齿安神志，止焦虑。

第二节　至气天癸病的特殊主症

一、自汗久作

自汗久作，是指不问朝夕，不分起卧，动或不动，于清醒不寐时自然汗出，反复而作，长久不止。汗出之症，有全身汗出和局部汗出之分，而局部汗出又可见于或头部，或手足，或心胸，或左侧半身与右侧半身，或上半身，或下半身，或腋下，或阴囊等。其病之由，各有所因：全身汗出者，多为胃热炽盛，或风湿伤表，或暑伤气阴，或肺气亏损，脾气虚弱，或心阳欲脱等所致；头部汗出者，多为湿热交蒸，或瘀热蓄结，或阳气不足等引起；手足汗出者，多由湿热内阻，或脾气虚弱，或胃阴不足等产生；心胸汗出者，多因心脾气虚或心肾阴虚等所致；侧半身汗出者，多为气血不足或寒湿痹着所致（此偏沮汗出易引发半身不遂）；上半身汗出者，多因气血不足或心阴亏损等引起；下半身汗出者，多为阴虚内热或阴阳两虚等产生；腋下汗出者，多由肝胆湿热或肝虚火旺等所致；阴囊汗出者，多为下焦湿热或肾阳不足等引起。但局部汗出中，往往可见自汗与盗汗相间出现，宜随证分治。

自汗凡病程较短，无反复发作，一般无须从天癸论治，常以祛邪，或扶正，或治脏治腑，或调气调血，即可治愈。平时衣被过暖，或快步登高，或剧烈运动，自汗津津，则适当减少衣被和及时休息，自汗即止，不属因病所为。自汗经久不止，或反复发作，经常规辨治无明显疗效者，则可从天癸论治，以治至气为主，兼顾至液、至精，促使阴阳平衡，营卫调和，腠理致密。

1. 至气不足，肺气亏损之自汗久作

本病多由素体不足，肺气虚弱，卫表不固，久而久之，损及天癸之至气，至气不足，至神、至液、至精亦随之失调与亏损，调控脏腑失常，肺气更虚，卫外更弱所致。症见自汗久作，反复不止，兼面色㿠白，气短咳喘，时时畏寒，易患感冒，舌质淡，苔薄白，脉浮滑无力。治以益至气，补肺气，固卫表，密腠理。方选一加玉屏风汤（作者验方：黄芪、白术、防风、白芍、桂枝、补骨脂、煅牡蛎、麻黄根、炙甘草）。若咳咯白沫，背部时有寒冷者，可加制附子、茯苓、五味子温阳祛寒，益肺化饮。

2. 至气亏损，脾气虚弱之自汗久作

本病多因素体虚弱，劳倦过度，饮食不节，饥饱无常，累及天癸之至气，至气不足，使至神失调，至液、至精亦随之亏损，调控脏腑失司，脾气更虚，气液外泄所引起。症见自汗时作，反复不止，动辄加甚，兼有面色㿠白，或黄白相夹无神，神疲乏力，少气懒言，饮食衰少，大便溏薄，舌淡苔白，脉虚无力。治宜益至气，补脾气，固涩止汗。方选进退补中益气汤（作者验方：炙黄芪、红参、白术、当归、葛根、升麻、甘草、灵芝、煅牡蛎、麻黄根、五味子）。症轻者，红参可用党参代之。若兼口舌糜烂，疮面淡白或淡紫红，肢冷脉微者，可加附子、炮姜、人中白温阳祛寒，解毒敛疮。

3. 至气虚少，肾气亏弱之自汗久作

本病多由素体虚弱，久病不愈，至气虚少，调节脏腑失常，以致肾气（或肾阳）不足，肾主五液，又与肺有密切联系，在五行中肺肾为母子关系，在五脏功用中为呼与吸的关系，故肾虚必然会影响肺，腠理失于固密而引起自汗经久而作。症见自汗久作，反复不止，兼或眩晕耳鸣，腰酸膝软，精神衰惫，面色黧黑或灰白，畏寒怯冷，夜尿频多，舌黯淡，脉沉尺弱。治宜益至气，补肾气，收涩止汗。方选进退肾气汤（作者验方：熟地黄、山茱萸、山药、茯苓、制附子、肉桂、五味子、金樱子、煅牡蛎、麻黄根）。若夜尿频多者，可加益智仁温肾脬，缩尿液；如兼肺气虚者，可去肉桂，加黄芪益肺气，固卫表；若兼脾虚者，可去熟地黄、肉桂，加红参（症轻者可用党参）、白术补益脾气，以助止汗。

4. 至气衰弱，心气虚衰之自汗久作

本病多由素体不足，年老体弱，或劳神过度，至气亏损，调控脏腑失职，以致心气虚弱，心主汗液，心虚而汗液外泄所致。临床可见自汗久作，或缓或剧，反复不止，兼心悸时作，胸闷少气，神疲乏力，面色㿠白等，舌质淡，脉虚而代或结。治宜益至气，补心气，止汗液。方选出入生脉饮（作者验方：红参、五味子、黄芪、山茱萸、炙甘草、煅牡蛎、麻黄根、当归、诃子、金樱子）。若兼胸痛者，可加参三七、丹参、降香，益气活血，通络止痛；如久汗气伤及阴者，可加麦冬、糯稻根须，滋阴止汗；如久汗不止过程中，出现冷汗大作，或汗出如油，则为心阳欲脱之重症，急用力专效宏的参附汤（《校注妇人良方》：人参、附子）加山茱萸、煅牡蛎、煅龙骨、炙甘草，回阳救脱，固涩止汗。

此外，自汗久作，烘热面红，心烦不安之症，多由于年岁较大者，尤其是女性，中年后步入老年时，天癸发生了明显变化，至精物质不断减少，至神天癸失于和调，阴阳失去平衡所引起。其主要由于至神失控，至精不足为病，详见本章第一节至神天癸病的特殊主症“烘热汗出”。

二、盗汗频出

盗汗，在《素问》中称为“寝汗”，如《脏气法时论》《六元正纪大论》《气交变大论》等篇中均有“寝汗”之名。盗汗，顾名思义，是指熟睡后汗液窃出，醒来即止。盗汗的发生有因邪而病，有因虚而病。因邪而病为外邪阻于半表半里，或湿热中阻；因虚为病多属阴虚内热，或气阴两虚，内火偏盛所致。天癸不足或失调所引起的盗汗，多为内伤病变，非属外感为患。天癸为病的盗汗，以天癸至气受伤为主，至液、至精受伤为次。一般外邪与湿热为病，盗汗短暂，不会长时间频频发作；阴虚内热与气阴两伤为病，盗汗时间较长，且间断发作；天癸为病，盗汗时间长，且频频而作，反复不止。天癸与脏腑有密切联系，盗汗因天癸而病所引起，当以治天癸为主，兼顾脏腑。若盗汗治以脏腑不愈者，则可从天癸论治，适度照顾脏腑。

1. 至气亏损，心肾阴虚之盗汗频出

本病多因禀赋不足，惊恐所伤，房事不节，至气、至精虚损，或久病体弱，至气、至精不足，调控脏腑失常，心肾俱亏（汗为心液，肾主五液），阴液精血不足，心肾之液不能敛藏，则随阳外泄所致。症见盗汗频出，反复不止，经治脏腑不愈者，兼心悸少眠，午后潮热，两颧发红，五心烦热，形体瘦弱，女子月经不调，男子梦遗滑精等，舌红少苔，脉细数无力。治以益至气，兼顾至神、至精，并滋调心肾二脏。方选盗汗方（《症状辨证与治疗》方：麦冬、生地黄、地骨皮、穞豆衣、浮小麦、糯稻根须、瘪桃干）合二之盗汗方（作者验方：西洋参或用生晒参、炙龟甲、知母、黄柏、覆盆子、绞股蓝、麻黄根、牡蛎、龙骨）。若盗汗频作而汗量不多者，可去瘪桃干、地骨皮、黄柏，适当加酸枣仁、丹参、茯苓益血活血，宁心安神；女子月经不调者，可去麦冬、瘪桃干、绞股蓝，适当加当归、茺蔚子、芍药调理冲任。

2. 至气不足，肺肝阴伤之盗汗频出

本病多由素体虚弱，后天失于调养，至气不足，无力调控肺肝，或劳累过度，至气受伤，调节肺肝失司，阴液亏损，虚火内扰，逼津外泄所致。症见盗汗频出，反复不愈，兼干咳无痰，或气逆作咳，口干咽燥，头胀目赤，情绪急躁，五心烦热，午后潮热，两颧绯红等，舌质红，苔光或黄燥，脉弦细数。治以滋至气，兼顾至神、至液，并育养肺肝二脏。方选盗汗方（《症状辨证与治疗》方：麦冬、生地黄、地骨皮、穞豆衣、浮小麦、糯稻根须、瘪桃干）合三之盗汗方（作者验方：鳖甲、胡黄连、白芍、北沙参、生代赭石、桑叶、麻黄根、绞股蓝）。若咳嗽剧者，可去瘪桃干、穞豆衣，加川贝母、炙枇杷叶止咳祛痰；痰中带血者，可去穞豆衣、浮小麦、瘪桃干，加侧柏叶炭、花蕊石、生白及止血安络。

3. 至气失调，肝脾郁热之盗汗频出

本病多因素体湿盛，肝气不调，肝脾不和，湿从热化，气从火化，至气失调，肝脾之火热伏而不出，逼津外泄所致。症见盗汗频出，反复不休，兼口干而腻，胁脘不舒，大便较结，小便色黄，四肢酸倦等，舌质偏红，苔黄而糙，脉象弦滑。治以清肝和脾，调和至气。方选四之盗汗方（作者验方：白蒺藜、栀子、黄芩、黄连、桑叶、白术、茵陈、麻黄根、瘪桃干）。若兼气阴不足，营血亏损，卫表不固，可用当归六黄汤（《兰台秘藏》方：当归、生地黄、熟地黄、黄芩、黄柏、黄连、黄芪）适加糯稻根须、浮小麦，养阴清火，益血止汗。

三、全身困乏

全身困乏，又称“全身脱力”，是指遍体无力，疲乏不堪，少气声低，不欲语言。其轻者，常称神疲乏力，或肢体懈怠。《内经》对其称谓有多种，如《灵枢·海论》称为“怠惰”、《灵枢·寒热病》称为“体惰”、《素问·平人气象论》称为“解㑊”等。后世所称更是繁多，不一一详述。总之，全身困乏不是一般性的疲倦，而是重度的全身性困倦，所以它与至气天癸有密切联系，大都为天癸不足，无力调控脏腑所引起。

1. 至气不足，肺气虚弱之全身困乏

本病多为素体虚弱，肺气不足，宗气亏损，至气失充；或寒饮伏肺，阳气受伤，至气不足，肺失调控，寒痰内阻，肺气更虚所致。症见全身困乏，以上午、中午尤为明显，且经久不愈，兼面色㿠白或虚浮，气短胸闷，咳喘痰白，洒洒恶寒，夜间入睡后稍感舒适等，舌淡苔白，脉浮滑无力。治以调补至气，益肺温阳，兼顾化饮祛痰。方选二加玉屏风汤（作者验方：黄芪、白术、炒防风、红参、附子、炙甘草、当归、茯苓、紫菀、补骨脂）。轻者，红参可用党参代替。若兼汗出者，可加麻黄根、煅牡蛎固表止汗。

2. 至气亏弱，脾气虚损之全身困乏

本病多因禀赋不足，后天调养不当，或劳累过度，饮食饥饱无常，至气亏损，无力调控于脾，中气更虚，且脾主肌肉，又主四肢，肢体失养，肌肉无力所致。症见遍身困乏，上午与中午更为神困体倦，经久不愈，兼面色㿠白或虚黄，动辄少气，饮食少思，多食腹胀，大便不实等，舌淡苔白，脉象濡弱。治以调补至气，升阳扶脾，兼顾运中启食。方选强力补气汤（作者验方：黄芪、红参、白术、升麻、葛根、当归、狗脊、补骨脂、陈皮、鸡内金、炙甘草）。症轻者，红参可用党参代替。若兼畏寒怯冷者，可加制附子、干姜温阳散寒，振奋至气；若兼嗜睡者，可加石菖蒲醒神开窍。

3. 至气虚损，肾气不足之全身困乏

本病多由禀赋不足，肾中精气亏少，化生至气匮乏；或久病体虚，肾气虚弱，至气来源不丰，调控失常所致。症见通身困乏，中午与下午尤为明显，日久不愈，兼或头脑空晕，时有耳鸣，面部虚浮㿠白或面部萎瘦苍白，腰酸膝软，小便不利或小便反多，舌质胖淡，脉虚尺弱。治以温补至气，暖肾益精。方选右归丸（《景岳全书》方：熟地黄、山药、山茱萸、鹿角胶、菟丝子、枸杞子、杜仲、肉桂、附子、当归）。若至气虚甚，极度困乏，宜加红参（或别直参）大补至气，消除疲劳；如兼脾气虚者，可加黄芪、党参补脾益气；或兼肺气不足者，可加黄芪、五味子补肺益气。

4. 至气亏损，气血两伤之全身困乏

本病多因久病体虚，气血两亏，或吐血、便血、女子血崩等失血过多，血耗则气虚，气血为机体之根本物质基础，至气亦随之不足，不能正常调控脏腑，气血生化乏源所致。症见全身困乏，整天如此，经久不愈，兼面色无华，心中虚悸，少气语低，眩晕少眠，口唇爪甲淡白，手足麻木，舌质淡，脉细弱。治宜益至气，补气血。方选十全大补汤（《太平惠民和剂局方》方：红参或党参、白术、茯苓、当归、川芎、白芍、熟地黄、黄芪、肉桂、炙甘草、生姜、大枣）。若血虚畏寒者，宜加阿胶养血以生阳气；兼肾虚腰酸者，可加杜仲、续断补肾强腰；兼至精不足者，可加巴戟天、菟丝子补至精，充至气。

四、生长迟缓

生长迟缓，亦称“发育迟缓”，包括小儿五软、疳积，青少年发育缓慢，形瘦体弱，身材矮小，女孩月经初潮迟后等。其中小儿五软，是指小儿出生后，头项、口、手、足、肌肉失去正常发育而呈现痿软无力；疳积，是指小儿形体羸瘦，毛发干枯，头大颈细，腹胀肚大，大便不调等。五软多为胎禀怯弱，肾阳不足，或后天失养，脾气虚馁为病；疳积多因脾胃伤损，或病后失调所致。《幼幼集成》对疳证做了详细分析：“凡病疳而形不魁者，气衰也；色不华者，血弱也；气衰血弱，知其脾胃必伤。有因幼少乳食，肠胃未坚，食物太早，耗伤真气而成者；有因肥甘肆进，饮食过餐，积滞日久，面黄肌削而成者；有因乳母寒热不调，喜怒房劳之后，乳哺而成者；有二三岁后，谷肉果菜恣其饮啖，因而停滞中焦，食久成积，积久成疳。复有因取积太过，耗损胃气，或因大病之后，吐泻疟痢，乳食减少，以致脾胃失养。二者虽所因不同，然皆总归于虚也。”此说所论允当，惟未及天癸。本证虽为气衰血弱，而天癸亦为不足，生长发育必赖天癸激发调控，方能生长适度。至于青少年发育缓慢，多与先天不足，后天失于调养，髓脑虚少，肾气不充，天癸正腑失养，调控失司有密切关系。

1. 脑髓不足，至气虚衰之生长迟缓

本病多因禀赋不足，后天失于摄养，脑髓亏虚，至气失充，至液、至精亦随之不足，调控脏腑失职所致。症见形体瘦弱矮小，明显瘦小于同龄孩童，面色无华，精神疲惫，头目眩晕，时有耳鸣，记忆力差，反应迟钝，畏寒惧冷，或饮食少思，毛发干枯等，舌淡脉弱。治以补脑填髓，温养至气，兼顾至神与至精。方选右归丸（《景岳全书》方：熟地黄、鹿角胶、菟丝子、当归、山茱萸、枸杞子、山药、杜仲、肉桂、制附子）加参三七、红参、黄芪。若阴虚明显者，可去肉桂、制附子，红参易生晒参，加龟板胶滋阴益精；食欲不振者，可加砂仁、鸡内金、桑螵蛸之类益脑醒中。

2. 肝肾虚弱，至气不足之生长迟缓

本病多由胎禀不足，后天调养失当，肝肾虚损，至气不足，调控脏腑失常，激发生长失司所致。症见形体瘦弱矮小，明显瘦小于同龄孩童，面色萎黄，情绪急躁，头胀头晕，少眠，记忆力较差，食欲不佳，或夜间盗汗，体力不健等，舌偏红、苔薄黄，脉细数。治以滋肾养肝，补益至气，兼顾至神与至精。方选生长十味汤方（作者验方：熟地黄、枸杞子、当归、牡丹皮、龟甲胶、生晒参、参三七、覆盆子、红花、鸡内金）。如少眠甚者，可加酸枣仁、白芍安眠宁神；食欲不启者，可加谷芽、麦芽、龙胆草醒脾悦胃；盗汗多者，去牡丹皮，加糯稻根须止汗清热。

3. 脾肾亏损，至气虚弱之生长迟缓

本病多为先天不足，后天失养，至气亏弱，或幼时多病体弱，至气虚损，调控脏腑失职，脾肾两虚，气血与精俱虚所致。症见形体瘦弱矮小，明显瘦小于同龄孩童，面色苍白，精神疲乏，语声低微，头晕耳鸣，记性不强，大便溏薄，小便频多色清白，或略有面浮跗肿，食欲不振等，舌偏淡，苔薄白，脉沉细。治以补益脾肾，调养至气，兼顾至神与至精。方选一二生长汤（作者验方：黄芪、红参或用党参、葛根、参三七、补骨脂、红花、制附子、枸杞子、当归、菟丝子、甘草）。如兼不思饮食者，可加鸡内金、仙灵脾益肾悦脾；若兼浮肿者，可加茯苓、肉桂温阳行水。

总之，生长迟缓多见于 18 岁以下少年，尤其 7 ~ 16 岁更为多见。其主要由于脑系和肾系不足或失调，天癸化生亏少，调控脏腑失常，气血精等物质来源匮乏所致。在治疗上，必须重视：第一，调补天癸，以激发人体潜能为根本；第二，益脑髓补肾气，使天癸化生有源；第三，又当气血并顾，活血生新，使生气盎然；第四，男性发育迟者，可适加淫羊藿、巴戟天，女性发育迟者，可适加紫河车、哈士蟆油，适度催化；第五，调补生长之药，宜用中小剂量，不宜大剂猛进，服药可间服间停，充分发挥自身生长力量，中病即止。

五、早衰

早衰，泛指未老先衰，外貌苍老，内在精力不足，头晕耳鸣，记忆力锐减，须发早白，牙齿浮动，面色萎黄或黧黑，皮肤松皱，肌肉瘦削；或臃肿肥胖，动辄汗出少气，性欲减退等。机体的生、长、壮、衰、老，是生命过程中必然的规律，如《灵枢·天年》说："人生十岁，五脏始定，血气已通，其气在下，故好走；二十岁，血气始盛，肌肉方长，故好趋；三十岁，五脏大定，肌肉坚固，血脉盛满，故好步；四十岁，五脏六腑，十二经脉，皆大盛以平定……百岁，五脏皆虚，神气皆去，形骸独居而终矣。"（《左传》认为人上寿为120岁）文中说明人到了40岁时，脏腑气血旺盛，精力充沛，其后随着年龄增长，脏腑逐渐虚弱，气血不断衰减，延至100多岁时，诸脏衰竭而寿终。如人在40岁上下，甚至更年轻一些，感到力不从心、精力不支、神疲乏力、寐不深熟、头晕耳鸣、健忘心悸、发白齿摇等，即是早衰的表现。早衰的成因是多方面的，如：先天不足，后天失养；或久病缠身，气血亏损；或操劳思虑太过，髓海虚损；或饮食不节，饥饱无度，脾胃受伤；或好逸恶劳，房室过度，精血亏耗等。以上原因均能使至气天癸不足，调节脏腑功能失常，气血精神津液来源匮乏而引起早衰。

1. 至气、至精亏弱，脑髓不足之早衰

本病多由禀赋不足，后天失养，或久病体弱，精血亏损，髓海虚少，至气、至精俱弱所致。症见与年龄不符之未老先衰，外貌苍老，精力不足，神疲乏力，头晕耳鸣，记忆力衰减，牙齿浮动，须发早白，面色黧黑，皮肤松皱，肌肉瘦削，舌质多淡，脉象沉弱。治以益至气，补至精，填脑髓。方选左归丸（《景岳全书》方：大熟地、山药、枸杞子、山茱萸、川牛膝、菟丝子、鹿角胶、龟板胶）加黄芪、红参、参三七、巴戟天、生鸡内金。如兼畏寒肢冷，脉微者，去牛膝，加附子温阳祛寒；若形体臃肿肥胖，痰湿甚者，去山茱萸、川牛膝、龟板胶，加半夏、茯苓、陈皮祛湿化痰；头目眩晕而痰湿甚者，适加天麻、泽泻，或半夏、茯苓，祛痰湿，止风眩。

2. 至气、至精不足，元阴、元阳亏少之早衰

本病多因先天不足，体弱多病，后天调养又失所当，至气虚弱，至精来源匮乏，加之劳累过度，精血暗耗，元阴与元阳俱亏所致。症见中年已出现形体瘦弱，精力锐减，神疲乏力，齿摇发白，耳失于聪，目失于明，口干咽燥，寐而时醒，盗汗屡作，腰酸膝软，性欲减退，或畏寒怯冷，舌淡苔光，脉细尺弱。治以至气至精同调，元阴元阳同补。方选大补阴丸（《丹溪心法》方：熟地黄、龟板、黄柏、知母、猪脊髓）加生晒参（或用西洋参）、黄芪、葛根、巴戟天、仙灵脾；亦可用右归丸（《景岳全书》方：熟地黄、山药、山茱萸、枸杞子、杜仲、肉桂、附子、菟丝子、鹿角胶、当归）加生晒参、

黄芪。如盗汗多者，可加糯稻根须、穞豆衣止汗固表；不寐剧者，可加酸枣仁、琥珀宁神安眠；若兼不思饮食者，可加鸡内金、炒谷芽悦脾醒胃。

3. 至气、至精虚损，气血亏弱之早衰

本病多由素体虚弱，气血不足，或久病不愈，气血两亏，或出血过多，气血耗损，以致至气受伤，至精亦随之亏少所引起。症见中年即有衰老貌，面色无华，或萎黄，或虚浮，皮肤松皱，肌肉瘦软，脱发或发枯，甚至腋毛、阴毛脱落，神疲体倦，动辄多汗少气，兼心悸少眠，女子经闭或血崩，舌质淡胖，脉象虚软或沉弱。治宜补至气，益至精，养气血，兼顾肝脾与肾。方选回春十味饮（作者验方：红参或生晒参、黄芪、当归、葛根、制首乌、熟地黄、巴戟天、菟丝子、仙灵脾、黄柏）。如心悸失眠甚者，可加酸枣仁、白芍宁心安神；若兼女子经闭，可加红花、丹参活血调经；如兼血崩者，宜加地榆、阿胶、海螵蛸固经止血。

六、怕冷

怕冷，是指常年怕冷，不论三伏炎热之时，还是三九严寒之季，均感畏寒怯冷，甚至怕空调，惧风扇，关窗闭户，穿夹衣，盖棉被等。广义的怕冷，常称恶寒、畏寒、形寒，有因外寒束表所致，有因寒邪直中少阴而成，有因痰饮内停为患，有因阳虚阴盛所引起，有因阳盛格阴而产生，有因疮毒内陷而形成，原因众多，不一一列举。这里重点介绍与天癸有密切联系的长期怕冷，不包括短暂的恶风寒和寒战。长期怕冷，是指 3 个月以上至数年的持续性畏寒怯冷，大都与脏腑虚弱，营血亏损，阳气不足，尤与天癸不足更为密切。现将天癸为病而引起的长期怕冷的证治分述于下，对于其他原因所致的怕冷此处不以赘述。

1. 至气亏弱，脑髓虚寒之怕冷

本病多由禀赋不足，后天失于调养，至气虚弱，阳气亏损，或久病失于将养，脑髓虚损，督脉空虚，至气亏乏，阴寒凝滞所致。症见长期怯寒怕冷，夏季高温时亦觉寒冷，脑户脊背冷感更为明显，兼精神疲乏，面色苍白，头晕耳鸣，记忆力减退等，舌质淡，脉沉细无力。治宜温补至气，益脑填髓，兼顾肾中元阳。方选参芪右归丸（作者验方：熟地黄、山药、山茱萸、枸杞子、杜仲、当归、肉桂、制附子、鹿角胶、菟丝子、红参、黄芪、参三七）。如饮食不思者，去山茱萸，加生鸡内金启食运中。

2. 至气虚损，脾肾阳虚之怕冷

本病多因素体虚弱，劳倦过度，脾肾亏损，阳气不足，至气受伤，阴寒内盛，或恣食肥甘厚味，过食生冷，脾阳损伤，再以房室不节，施泄无度，肾元虚损，至气日衰，阳气衰少，阴寒所胜所致。症见长期畏寒怯冷，夏季炎热时亦感寒冷，腰背部以下更为明显，兼神疲肢倦，面色㿠白或灰黯，大便溏泄，小便清长，手足不温，男子阳痿，女子不孕，舌淡苔白，脉沉尺弱。治以益至气，温脾肾。方选参附四神丸（作者验方：补骨脂、五味子、肉豆蔻、吴茱萸、红参、制附子、炮姜炭、黄芪、仙灵脾、茯苓、炙甘草）。症轻者，红参可用党参代替。若食欲不振者，可加鸡内金、炒谷芽运中益肾；如兼腰酸甚者，可加杜仲补肾强腰；夜间尿频尿多者，可加益智仁、桑螵蛸益肾缩尿。

3. 至气不足，气血衰少之怕冷

本病多因久病不愈，气血虚衰，至气亏损，或吐血、便血等大出血后，气血大耗，至气大伤，或心、肝、脾虚弱，气血生化不足，至气亦随之亏少，反之至气亏少又不能控制脏腑，气血生化无源所致。症见长期怕冷，秋冬较剧，春夏好转，兼神疲乏力，面色无华或㿠白，四末清冷，形体瘦弱或虚浮，动则少气或心悸，头昏少眠，舌质淡，脉濡或芤。治宜益至气，补气血，兼益至精。方选天仙十全大补汤（作者验方：红参、黄芪、当归、熟地黄、白术、茯苓、川芎、白芍、巴戟天、仙灵脾、肉桂、甘草）。症轻者，红参可用党参代替。若血虚甚者，可加阿胶增强补血；兼见阳虚者，可加制附子温振阳气。

七、畏热

畏热，又称“怕热”，是指长期不间断或偶有间断之只热不寒，热作时神烦不安，甚至脱衣坦胸等。它与烘热汗出、但热不恶寒有所不同：烘热汗出虽为天癸至神、至精失调或不足为病，但其热型以烘热汗出阵作为主，常无明显体温升高，不作时近似常人；但热不恶寒原因尚多，常见于外感病中，如邪热壅肺，或邪热阻胃，或邪热壅阻肠腑，或湿热郁蒸，或暑热炽盛，或邪热侵入营血等，均可出现但热不寒而反恶热，其热型多为持续高热，体温显著升高，病程短暂。而畏热多由天癸至气过盛，或至气阴虚阳旺，或至神、至精失调等所致，其热型自觉持续全身发热，偶或间歇发热，尤以心胸部发热为明显，常无体温升高，病程较长，可延及数年。以上三种不同类型的发热，烘热汗出与畏热多与天癸失调或不足有密切关系，其中烘热汗出多见于50岁以上之女性患者；畏热则可见于中青年或老年患者；但热不寒，多属外邪热化毒化所致，不限任何年龄，老幼皆可为患。

1. 至气阳盛，热邪内蕴之畏热

本病多因素体阳热，膏粱厚味食之过多，至气阳盛，至精偏旺，至神郁热，调控失常，气盛火多，邪热内蕴所致。症见畏热不寒，冬季严寒时亦不感寒冷，反觉心胸中时有烦热，兼口干口苦，面色黯红，情绪急躁，或头痛头胀，少眠多梦，梦境多见阳物，大便较结，小溲色赤，舌红苔黄，脉沉弦或弦疾。治以清至气，泄邪热，泻火毒。方选绞股蓝解毒汤（作者验方：绞股蓝、珠儿参、黄连、黄柏、黄芩、栀子、丹参、生甘草）。大便秘结者，可加大黄调天癸，通大便。此方中病即止，不可久服；过服者亦能损阳气，使至气不足。

2. 至气郁热，气阴不足之畏热

本病多由素体不足，气弱阴虚，至气郁热，至液亏损，调节失常所致。症见畏热不恶寒，兼情绪急躁，汗出心悸，手指震颤，口干多食，形体消瘦等，舌质红，苔黄燥，脉弦细数无力。治宜清至气，调至液，益气阴，兼以调理心、肝、肾、胃等脏腑。方选黄芪夏枯草汤（作者验方：生黄芪、玄参、生地黄、生白芍、夏枯草、白蒺藜、绿萼梅、黄连）。若心悸、失眠剧者，可加酸枣仁、茯苓宁心安神；汗出多者，可加五味子、糯稻根须固表止汗；易饥多食者，可加生石膏、栀子清胃泻火。

3. 至气火扰，阳精亢盛之畏热

本病多为禀体热盛，火毒内蕴，扰及至气，阳精旺盛，热壅火炎所致。症见畏热不恶寒，兼皮肤红赤，形体粗壮，心烦急躁，口干唇红，大便多闭，小溲色黄，舌质红、苔黄燥，脉多弦数。治以清至气，抑阳精，泄热毒。方选阳精清泻汤（作者验方：丹参、紫草、制大黄、炒山栀、青皮、当归、枸杞子、生赤芍、败酱草、生甘草）加绞股蓝、升麻。若口干咽燥甚者，可加生石膏、天花粉、石斛清热生津；兼见痤疮脓头丘疹者，可加蒲公英、紫花地丁清热解毒。

八、经常感冒

感冒，又称“伤风”或“冒风”，临床常以头痛、鼻塞、流涕、喷嚏、恶寒、发热、脉浮为主症。一般病程 3～7 天，在病程中极少传变，但常有兼夹之症。而时疫感冒多为疫疠毒邪所致，则易传变，又相互传染，不同于普通之感冒。感冒之名，见于北宋杨士瀛《仁斋直指方》述《太平惠民和剂局方》参苏饮时指出：“治感冒风邪，发热头疼，咳嗽声重，涕唾稠黏。”但在此前，早已有类似感冒的记载，如《素问·骨空论》说：“风者百病之始也……风从外入，令人振寒而出，头痛，身重，恶寒。”《金匮要略·腹满寒疝宿食病脉证治》说：“夫中寒家，喜欠，其人清涕出，发热色和者，善嚏。”《诸病源候论·风热论》说：“风热之气，先从皮毛入于肺也。……其状使人恶风寒战，目欲脱，涕唾出。……有青黄脓涕……”可见，古代对感冒成因和证候的认识已有了风寒、风热等区别。

感冒虽不属大病，但亦有虚实之分、寒热之不同，故实证有风寒外客、风热外袭、表寒里热，本虚标实证有气虚感邪、阳虚感邪、血虚感邪和阴虚感邪。经常感冒，是指感冒愈后数日又作，作而小愈，愈而又发，反复不已，长年累月如此而言。本病不但与气血阴阳不足有关，而且与天癸有密切联系，尤其与至气天癸不足或失调有至关重要的关系。现将天癸与经常感冒不愈者的关系与证治分述于下。

1. 至气不足，肺卫不固之经常感冒

本病多由禀赋虚弱，至气不足，调控失常，肺气亏虚，卫外不固，外邪乘虚而入所致。症见时常感冒，恶寒畏风，或微发热，头痛，鼻塞，喷嚏，兼平时神疲乏力，面色少华，动辄汗出等，舌苔薄白，脉浮少力。治以益至气，补肺气，固表御邪。方选类玉屏风汤（作者验方：黄芪、乌梅、补骨脂、葛根、桂枝、白芍、防风、生姜、大枣）。兼见咽痒咳嗽者，可加桔梗、生甘草利咽止咳；若咽红疼痛，身热少汗者，去补骨脂，加荆芥、鱼腥草、板蓝根解表清热。感冒症状消失后，仍服黄芪葛萸汤原方（作者验方：黄芪、葛根、山茱萸、防风、茯苓、菟丝子、甘草、生姜、大枣。）固本御邪，以防复感。

2. 至气虚弱，肺肾两亏之经常感冒

本病多因先天不足，后天失养，体虚多病，至气虚弱，调节失常，肺肾亏损，卫表不固，纳气无力所致。症见反复感冒，畏风恶寒，流涕，喷嚏，或微发热，兼平时精神疲乏，或有气短微咳等，脉浮少神。治宜益至气，补肺肾，兼以和表。方选黄芪葛萸汤（方见上）。若发热咽痛者，可加板蓝根、鱼腥草清热利咽；兼见咳嗽咽痒者，可加桔梗、牛蒡子止咳化痰；如肺阴不足者，可加麦冬、天花粉润肺清热。感冒症状消失后，仍服类玉屏风汤原方（方见上）培本拒邪，以杜再患。

3. 至气亏虚，肺脾并弱之经常感冒

本病多为幼年素体虚弱，将养不当，过饥过饱，劳倦过度，寒温失调，至气亏损，肺脾两伤，肌腠不密，外邪乘虚而入所致。症见经常感冒，畏风憎寒，头痛，鼻塞，喷嚏，或微发热，肌肉筋脉酸痛，兼平时面色㿠白，神疲乏力等，舌苔薄白，脉浮濡。治宜益至气，补肺脾，固肌表。方选玉屏风散（《世医得效方》方：黄芪、白术、防风）加五味子、茯苓、补骨脂、羌活、甘草、生姜、大枣。若发热口微渴者，可加黄芩、天花粉，或鱼腥草、生石膏清热止渴；兼见咽痒咳嗽者，可加桔梗、杏仁宣通肺气。

经常感冒是机体抗病能力薄弱，外邪乘虚而入，周而复始的正邪相争，正不胜邪者，可以诱发诸多病证，如肺系病、心系病、肾系病等。但在临床观察中亦有一现象，凡反复感冒者，其患肺部、咽喉、鼻腔肿瘤较少见，这可能由于至气、肺气不断地抗击病邪，使肺系各部气血畅通，不异变为瘀毒、痰毒所致。此是观察现象所得，有待进一步仔细研究。

九、长期鼻鼽

鼻鼽之名，始见于《素问·脉解》，曰："所谓客孙脉，则头痛、鼻鼽、腹肿者。"《素问玄机原病式》解释说："鼽者，鼻出清涕也。"长期鼻鼽，是指疾病经久不愈或反复发作，鼻腔作痒，喷嚏不已，鼻塞，清涕不时流出等。它与鼻渊不同，《素问·气厥论》说："鼻渊者，浊涕下不止也。"《外科正宗》说："脑漏者，又名鼻渊。……其患鼻流浊涕，或流黄水，点点滴滴，长湿无干。"该文指出了鼻渊是鼻流浊涕或流黄水，而鼻鼽是流清涕，且兼鼻痒喷嚏之区别。长期鼻鼽，虽不属重病大疾，但患者颇为难受，其发病大都责之于肺经寒邪所致，其实与至气天癸有密切关系，若天癸正常，调控脏腑如常，肺气充足，即能防御风寒入侵，所以调理天癸十分重要。另外，长期鼻鼽除肺脏病变外，与脾、肾亦有联系。

1. 至气不足，肺气虚弱之长期鼻鼽

本病多由素体虚弱，至气不足，调控脏腑失常，肺气亏虚，肺合皮毛，鼻为肺之通道，卫外不固，鼻孔御邪无力，虚邪阻肺所致。症见长期反复鼻流清涕如水，常伴不时喷嚏，鼻腔作痒，兼面色少华，畏寒，不耐劳力，动辄易汗出等，舌淡苔白，脉浮缓或濡或虚。治宜益至气，补肺气，兼顾固表散寒，宣通鼻窍。方选鼻鼽一方（作者验方：黄芪、辛夷、乌梅、诃子肉、灵芝、白芷、豨莶草、防风、补骨脂、蜂蜜兑服）。若兼营卫不和，可加桂枝、白芍调和营卫；鼻流清水极多者，可加益智仁、石榴皮收涎止涕。

2. 至气亏弱，肺脾两虚之长期鼻鼽

本病多因禀赋不足，思虑劳倦，至气亏损，肺脾两伤，风寒之邪乘虚而入所致。症见长期反复鼻流清涕如水，遇风冷即发，作时常伴不时喷嚏，鼻中觉痒，兼面色㿠白，神疲乏力，动辄气短汗出，畏寒怕冷，大便不实，舌淡苔白，脉缓无力。治宜益至气，补肺脾，兼顾固表实肌，通和鼻窍。方选鼻鼽二方（作者验方：党参、黄芪、当归、白术、益智仁、辛夷、乌梅、升麻、五味子、藁本）。症重者，党参用红参代替。若卫表不和，兼有时时恶风者，可加桂枝、白芍和表疏风；鼻流清水量多、食欲不振者，可加鸡内金、桑螵蛸收涕固涎。

3. 至气虚损，肺肾同亏之长期鼻鼽

本病多为先天不足，后天将养失宜，至气亏虚，肺肾虚弱，防御外邪无力所致。症见长期反复鼻流清涕如水，遇风冷即作，不时喷嚏，鼻中作痒，兼头脑觉冷，耳鸣腰酸，气少喘咳，精神萎靡不振，畏寒溲清，舌淡苔白或滑，脉象沉弱。治宜益至气，补肾肺，兼顾护脑暖督。方选鼻鼽三方（作者验方：黄芪、淫羊藿、补骨脂、菟丝子、五味子、乌梅、山茱萸、辛夷、葛根、刺蒺藜）。若阳虚甚者，可加附子、细辛温阳通窍；如寒邪郁滞，鼻塞不通者，可加麻黄、苍耳子散寒邪，通鼻窍；鼻流清涕甚多者，可加益智仁、桑螵蛸固涎收涕。

治疗鼻鼽还须注意以下有关事宜：①鼻鼽属于慢性或间歇反复不愈的病证，其治疗过程尚长，所用方药尽量选用有益无害之药，避免损害脏器，如苍耳子、细辛、鹅不食草、麻黄等只能短期应用，不能长期投服；还应掌握这些药与防毒、减毒药的配伍。②不能长久服用表散发汗药，如麻黄、桂枝、防风、荆芥、薄荷、白芷等，因鼻鼽多为正虚夹寒之证，只能初期适度表散祛邪，不能无休止应用该法，否则妄汗而伤津耗血在所难免。

此外，长期鼻鼽均由正气不足，口鼻与皮毛不固，如遇风冷即可引起发病。但在临床观察中有一值得关注的现象，凡长期反复鼻鼽者，患肺部、咽喉、鼻腔肿瘤较少见，这可能由至气不断调控肺系，抗击病邪所致。这只是一种现象，有待进一步仔细观察研究。

十、反复瘾疹

瘾疹，始见于《素问·四时刺逆从论》。《诸病源候论》则将其分为“白疹与赤疹”，又提出“瘖瘟”之名。《备急千金要方》又称“风团”等。瘾疹是指皮肤出现大小不等之疹块，小如米粒、绿豆，大如核桃、手掌，甚至成片隆起风团，剧烈瘙痒，时隐时现，一日数发。反复者，是指经年累月不停发作。急性者一般 5 ~ 10 天即可停发。重者还可损及胃肠和咽喉，出现恶心呕吐、腹痛泄泻及胸闷气窒等症状。本病成因，有风热，有风寒，有血热，有血瘀，有气血两虚等为患，但咸有湿热内阻、风毒内伏、禀赋不耐等不可忽视的因素，尤其与天癸至气的调控失常更有密切关系。现将反复瘾疹的因与治阐述于下。

1. 至气失调，风热湿毒相合之反复瘾疹

本病多因禀赋不耐，至气不调，湿热毒内蕴，风邪时气相加，外溢肌肤所致。症见反复皮疹，呈红色或粉红色，堆连成片，迅速泛发于周身，剧烈瘙痒难忍，遇热加剧，得冷缓解，兼头痛，发热，心烦不安，口渴等，舌红苔黄，脉浮数或弦疾。治以清泄至气，疏解风毒。方选瘾疹一方（作者验方：绞股蓝、大青叶、紫背浮萍、蝉蜕、蛇蜕、苦参、乌梅、葛根、黄芩、生地黄、白蒺藜）。如热盛口渴欲饮者，可加生石膏、天花粉清热生津；若兼湿邪偏盛，皮疹多见于下半身者，可加土茯苓、薏苡仁渗湿解毒。

2. 至气不调，风寒瘀毒互阻之反复瘾疹

本病多因素体特异，寒温不耐，至气失调，风寒毒内客，气滞血瘀，风寒瘀毒外溢肌肤所致。症见长期风块样扁平丘疹，初起疹色较淡，随后逐渐加深呈黯红，腰部和表带受压处近似瘀斑，遇风冷加剧，得温暖则缓，舌有瘀点，苔多薄白，寸脉浮缓、尺脉沉涩。治宜调至气，祛寒邪，化瘀解毒。方选瘾疹二方（作者验方：制附子、桂枝、防风、乌梢蛇、当归、红花、桃仁、赤芍、丹参、白蒺藜、蜂蜜分冲）。若表寒甚者，去附子、蜂蜜，加麻黄、荆芥散寒解表；血瘀兼血虚者，去附子、蜂蜜，加何首乌、胡麻养血祛风；瘾疹经久不减者，可加白花蛇、黄连祛顽风，攻毒邪。

3. 至气不足，气血两虚，风毒交杂之反复瘾疹

本病多因素体特异，气血两虚，至气不足，不耐天之六气，虚邪侵入，风毒内蕴所致。症见反复皮疹，长年日久，时发时退，劳倦时作，面色少华，兼心悸少眠，舌淡红，苔薄净，脉象细弱。治以益至气，补气血，祛风散毒。方选瘾疹三方（作者验方：党参或生晒参、当归、何首乌、胡麻、白蒺藜、黄芪、生地黄、蝉蜕、防风、乌梅、甘草）。如血虚内热甚者，去黄芪、防风，加地骨皮、大青叶滋阴清热；如瘾疹顽固不退

者，可加乌梢蛇或白花蛇、浮萍祛内外之风毒。

4. 至气失和，冲任不调，风毒相加之反复瘾疹

本病多由素体不足，至气失和，至精失养，冲任不调，风毒内客所致。症见女性每次月经前两三天皮疹发作，反复周期性出现，丘疹以少腹、腰骶、大腿内侧为多，经净后消失，舌多紫黯，苔多薄净，脉象弦细。治以调天癸至气、至精，和冲任二脉。方选瘾疹四方（作者验方：当归、赤芍、丹参、淫羊藿、仙茅、黄柏、牛膝、益母草、土茯苓、荆芥、生甘草）。如皮疹紫红奇痒者，去仙茅、淫羊藿，加蒲公英、地肤子、菟丝子清热祛湿，解毒止痒。

瘾疹虽不属重病大疾，但顽固难愈则为屡见不鲜。治之得法，亦可速愈或缓缓消除；治之不得法，则全无效果。临床常见应用虫蛇类药，如全蝎、蜈蚣、白花蛇、乌梢蛇、蛇蜕、僵蚕、地龙、蝉蜕等治疗大都有明显疗效，但少数患者相反，用其症状反而增剧，因为这类药既有搜风止痒之效，又有动风诱发瘾疹的一面，所以不可不知。顽固性瘾疹，临床适加益天癸之药，如菟丝子、覆盆子、人参、葛根、巴戟天、楮实子等，往往可以提高疗效。

十一、顽固口疮

口疮，又名“口疡”，始见于《素问·气交变大论》，曰：“岁金不及，炎火乃行……民病口疮。”《素问·五常政大论》说：“少阳司天，火气下临……咳嚏鼽衄鼻窒口疡。”前者认为口疮发病与气候失常有关，后者只责之火邪为患。本病后世又称“口舌生疮”“口破”“口疳”“口糜”等，其中“口疳”与小儿疳积所引发的口疮、“口糜”较口疮点状溃决为重而呈口中成片糜烂如腐不同。目前临床上往往将溃疡面小者称为“口疮”或“口舌生疮”，将溃疡面大者称为“口糜”或“口内糜烂”或“口中糜腐”。顽固口疮，是指长期顽固不愈或反复发作口舌点状或成片疮疡或溃烂，灼痛时作。口疮成因颇多，有心火上炎，有肺热壅盛，有胃热上冲，有脾经积热，有肝郁气火，有脾胃虚火，有肾阴不足，有脾阳虚弱，有肾阳虚衰等；又有多脏兼病，寒火相夹，湿热互阻，虚实互杂之不同病因、病机、证候繁多，常见的可概括为心脾积热、肺胃邪热、阴虚火旺、阳虚浮火四种。但不论何因，其毒邪必有内伏，所治之法祛毒必不可少。心脾积热、肺胃邪热，多因暴饮暴食，过食甘肥辛辣、煎炒炙煿，嗜酒无度，或肺胃外感邪热，上蒸于口等所致；病程大都较短，复发少见。阴虚火旺、阳虚浮火，多为素体阴虚，至气不调，至液不足，肝肾阴亏，脾胃阴伤，虚火上炎；或素体阳虚，至气虚衰，肾阳衰弱，脾阳虚寒，无根之火浮越于上所致。病程都为经年累月，反复发作，顽固不愈，与天癸不足或失调有密切关系。

1. 至气不调，至液亏损，肝肾阴亏，虚火上炎之顽固口疮

本病多因禀赋不足，久病缠身，至气不调，至液亏耗，调节肝肾失常，肾阴不足，

肝失所养，肝肾阴虚，虚火上炎所致。症见口疮反复发作，顽固不愈，多见于舌根部或舌之两侧及口颊，疮面色红，兼头晕耳鸣，性情急躁，口干咽燥，腰膝酸软，舌红少苔，脉细弦数。治宜和调至气，清养至液，滋肾益精，兼以解毒泻火。方选反复口疮汤一方（作者验方：知母、玄参、黄柏、炙龟甲、生地黄、生白芍、胡黄连、肉桂、人中白、绞股蓝、生甘草）。如眩晕耳鸣剧者，可加枸杞子、白蒺藜增强滋肾益肝、定眩止鸣作用；兼见盗汗者，可加穞豆衣、糯稻根须滋阴益液，清热止汗。

2. 至气失调，至液亏损，脾胃阴伤，虚火上炎之顽固口疮

本病多由素体阴亏，至气不调，至液不足，调节脾胃失常，湿热久郁，化火酿毒，阴液受伤，虚火内生；或长期饮食不节，过食辛辣煎炒，酒烟过度，损及至气、至液，脾胃受伤，湿热毒内蕴，阴液亏耗，虚火旺盛，上扰于口所致。症见口疮反复发作，积年不愈，多发于颊黏膜、唇内侧，疮面色红，兼口燥咽干，手足心热，形体消瘦，少思饮食，大便干结，小溲短黄，舌红苔光，脉细数或濡数。治宜和调至气，清养至液，益脾润胃，兼以解毒祛火。方选反复口疮汤二方（作者验方：石斛、生白芍、生地黄、黄连、绞股蓝、天花粉、人中白、生晒参或用北沙参、炮姜炭、蜂蜜冲服、生鸡内金、谷芽）。如兼心热者，可加竹叶、栀子清心泄热；若夹湿热内积者，去生地黄、白芍、蜂蜜，加藿香、栀子、大黄清热化湿。

3. 至气不足，脾阳虚寒，火浮于上之顽固口疮

本病多因素体阳虚，至气不足，脾阳亏弱，阴寒内盛，虚阳上浮；或长期过食寒冷之物，至气受伤，脾阳亏损，阴寒偏胜，虚阳上越所致。症见口疮反复发作，经年不瘥，多发于舌体四畔、颊内黏膜，疮面大而深，溃烂色白，周围不红肿；兼或大便溏薄，口淡纳少，神疲乏力，四末清凉，面色苍白。舌胖而淡，脉沉细而弱。治宜暖至气，温脾阳，敛浮火，生肌解毒。方选反复口疮汤三方（作者验方：制附子、炮姜炭、红参或党参、白术、黄芪、砂仁、炙甘草、黄连、人中白、炙鸡内金）。若兼肾阳不足者，可加肉桂温肾振阳；兼有瘀血者，可加三七祛瘀生肌。

4. 至气虚弱，肾阳衰虚，火越于上之顽固口疮

本病多由素体不足，久病不愈，至气亏弱，肾阳虚衰，阴寒偏盛；或操劳过度，精气暗耗，肾阳不足，阴寒所胜，无根之火，浮越于上所致。症见口疮反复发作，长期不愈，多发于舌根及咽部，疮面较大而深，溃烂色白，四周不红肿，兼腰膝酸软，头晕耳鸣，精神衰疲，面色黧黑或灰白，畏寒怯冷，舌淡或淡紫，脉沉细尺弱。治宜暖至气，温肾阳，引火归原，兼以解毒。方选反复口疮汤四方（作者验方：肉桂、制附子、鹿角霜或鹿角胶烊化冲服、熟地黄、山茱萸、砂仁、炙甘草、黄柏、黄连、人中白）。如兼瘀血内阻，可加三七、蒲黄祛瘀生新，生肌敛疮；兼见脾阳虚者，可加炮姜、白术温脾祛寒。

虚证口疮在临床中亦常见旧病夹新感（即本病加标病）。如阴虚本病口疮，疮面多淡红，四周红肿不明显，疮口疼痛较轻，若出现疮面鲜红或深红，四周红肿明显，疮口灼痛剧烈，则必有新感火热相加，在阴虚方中宜加牡丹皮、升麻、金银花、栀子、蒲公英、白花蛇舌草之类直折火热毒邪；若阳虚本病口疮，疮面多白色，周围不红肿，疮口疼痛较轻，如出现疮面黄浊分泌物增多，四周有红肿，疮口疼痛增剧，则必有新邪湿热存在，在阳虚方中宜加黄芩、栀子、苍术、茯苓之类兼化湿热之邪。余者仿此加减运用，病在变，药亦宜变，不可固执不变。

第三节　至液天癸病的特殊主症

一、特异水肿

特异水肿，又称“肤胀”或“气肿”，是指无心水、肺水、脾水、肝水、肾水等病外，出现津液输布失常，水液潴留，外溢肌肤，水肿时轻时重，反复发作，甚至经年不消，轻者按后留有压痕，重者凹陷没指而言。特异水肿，多为脏腑无实质性病变，而以天癸至液、至气失调，导致肝气疏泄失职，脾运失常，肾脬气化不利，大都以气机、气化失调为病。水肿中除五脏水肿外，还有气血虚少和瘀阻脉络。气血虚少水肿多见于面部及下肢，肿势较轻，瘀阻脉络，多见下肢局部肿胀，且有皮色紫红胀痛。其治法，不论何种水肿，历代医家均宗《内经》提出的“开鬼门”“洁净府”“去菀陈莝”三条基本原则，再结合具体病情，大致有以下诸法：一为利尿，二为发汗，三为温化，四为健脾益气，五为育阴利水，六为燥湿调气，七为泻下逐水，八为清热解毒，九为活血化瘀等，而以调治天癸，尚少道及。现将特异水肿从天癸论治分述于下。

1. 至液阻滞，至气不调，脾运失于调节之特异水肿

本病多因素体不足，气血不畅，水湿内停，至液阻滞，至气不畅，调控脾主运化失常；或劳倦过度，至液、至气失调，脾气亏损，湿聚为水所致。症见水肿以四肢明显，按之凹陷没指，经查心、肝、肾等无器质性病变，兼神疲身困，常有思睡，形体丰满，多见于女子，月经愆期，量少色淡，经后肿甚，劳倦时肿势加剧，舌淡胖，苔白或腻，脉缓弱或细弱。治宜利至液，调至气，温脾气，导水湿，兼理冲任。方选特异水肿汤一方（作者验方：黄芪、制附子、白术、槟榔、大腹皮、桂枝、茯苓、茯苓皮、当归、仙灵脾、葛根、甘草）。月经量少者，可加益母草、泽兰活血行水；身困体倦甚者，可加党参或红参益脾补气；水湿壅盛者，可加泽泻、生姜皮行水消肿。

2. 至气失调，至液郁滞，肝脾失于调和之特异水肿

本病多由素体肝木偏盛，至气不调，至液郁阻，肝脾不和，肝失疏泄，脾失健运，水与气互结，外溢肌肤所致。症见周期性水肿，遍及全身，且有发胀感，甚则手指难于

握拳，肿胀多不呈指陷性，多见于女子，月经不调，经期前后水肿加剧，兼胸闷胁胀，情志抑郁或易于激动，乳房胀痛，舌淡紫或黯红，脉沉细弦。治宜调至气，利至液，理冲任，疏肝脾，行水气。方选特异水肿汤二方（作者验方：当归、香附、益母草、青皮、大腹皮、枳壳、白术、络石藤、泽兰、水红花子、茯苓、茯苓皮、生姜皮）。如月经延后、经量少者，可加红花调经活血；若乳房胀痛，可加橘叶疏肝舒乳；兼有失眠心烦者，去水红花子、大腹皮，加栀子、琥珀清火安神。

3. 至液内阻，至气不足，肾水失于调控之特异水肿

本病多为禀赋不足，肾气虚弱，至气亏少，至液停滞，调节肾主水液失常，水邪外溢肌肤所致。症见水肿反复不愈，腰以下为甚，按之没指，兼腰膝酸软，精神衰惫，头晕耳鸣，女子月经不调，经量较少，经期前后水肿加剧，舌淡红或黯红，脉沉细尺弱。治宜益至气，温至液；兼护至精，补肾利水。方选特异水肿汤三方（作者验方：仙灵脾、巴戟天、黄芪、益母草、牛膝、桑寄生、当归、车前子、肉桂、茯苓皮、泽兰）。如阳气不足，手足不温者，可加制附子温阳祛寒；若兼阴虚者，去肉桂、黄芪，加生地黄、黄柏滋阴降火。

此外，慢性肾病的水肿，除祛风湿、解毒邪、化瘀血、降浊邪、补肾气等治法外，临床亦常用补益或调理天癸，尤其调控至气、至液及至精，往往可以获得良好的效果。

二、尿液过少

尿液过少，是指小便量少，甚则短少点滴。它与癃闭中癃证相似。癃闭为一病两证：癃证常以小便不利，点滴而出为主症；闭证以小便闭塞，点滴不通为主症。其又与淋证不同：淋证以小便频急，淋沥不尽，尿道涩痛为主症。尿液过少，可见于多种疾病，如西医所称的神经性尿闭、膀胱括约肌痉挛、尿路结石、尿道狭窄、前列腺增生症、脊髓炎、尿毒症等均可出现尿潴留及无尿症。此处之尿液过少，主要指与天癸有密切联系的如前列腺增生、肾功能衰竭等，不是指所有疾病均可发生尿少或尿闭症。

正常人小便的通畅，尿量的正常，有赖于三焦气化的正常，天癸至气、至液调控的正常，再通过肾的开阖作用，使体内水液平衡，分布与排泄有度。当然与其他的脏腑亦有关联，如胃的受纳、脾的转输、肺的肃降、膀胱贮尿与排放等。现将与天癸相关的尿液过少的证治分述于下。

1. 至液阻滞，至气失举，中气下陷之尿液过少

本病多因久病体弱，至气失升，至液停滞，调控脾胃失常，中气虚弱，水液转输无力；或劳累过度，饮食不节，至气受伤，至液内阻，调节脾胃失司，中气不足，无力转运水液所致。诚如《灵枢·口问》说："中气不足，溲便为之变。"所以天癸至气虚弱，至液失调，脾气亏虚，可以引起尿液过少。症见尿液量少，劳倦后更为明显，或时欲小便而不得出，或点滴不畅达，兼小腹坠胀，神疲乏力，舌质淡，苔薄白，脉象细弱。治

宜益至气，调至液，补中气，升阳降阴。方选补中益气汤（《脾胃论》方：人参、黄芪、白术、甘草、当归、陈皮、升麻、柴胡）合春泽汤（《医宗金鉴》方：猪苓、茯苓、泽泻、白术、人参、桂枝、甘草）加减，以补中益气汤升清气，脾气升运则浊阴易降为本，合以春泽汤化气利水为标。如脾阳不足者，可用尿少汤一方（作者验方：黄芪、红参、白术、制附子、茯苓、桂枝、升麻、桔梗、通草、鹿角、甘草）。症轻者，红参可用党参代替。若大便结者，可加桃仁、火麻仁通便降浊；舌有瘀点者，可加丹参化瘀通络。

2. 至液内停，至气虚弱，命门火衰之尿液过少

本病多因年老体弱或久病体虚，天癸至气至精虚衰，至液失调，肾阳不足，命门火衰，气化无权所致。症见尿液过少，点滴不爽，排出无力，阴器冰冷；兼或面色苍白或黧黑，精神疲惫，畏寒怯冷，腰膝酸冷无力。舌质淡，苔薄白，脉沉细尺弱。治宜补至气，益至精，调至液，温肾壮火，通利小便。方选济生肾气丸（《严氏济生方》：地黄、山药、山茱萸、牡丹皮、茯苓、泽泻、附子、桂枝、牛膝、车前子）。若天癸虚甚者，可用尿少汤二方（作者验方：肉桂、制附子、熟地黄、巴戟天、肉苁蓉、沉香、鹿角、茯苓、猪苓、甘草）。若夹有湿浊瘀痰者，可加王不留行、路路通祛瘀痰，利湿浊。

3. 至液不足，至气不调，肾阴亏虚之尿液过少

本病多由素体不足或久病阴虚，至液亏损，至气不调，下焦积热，日久不愈，耗伤肾阴，无阴则阳无以化，气化无力所致。症见尿液过少，时欲小便而不得尿多，兼咽干心烦，手足心热，头晕耳鸣，腰膝酸软，舌质光红，脉象细数。治宜益至液，调至气，滋肾阴，利小便。方选六味地黄丸（《小儿药证直诀》方：熟地黄、山药、茯苓、牡丹皮、泽泻、山茱萸）合猪苓汤（《伤寒论》方：猪苓、茯苓、泽泻、阿胶、滑石）加减。若气化不利者，可加肉桂化气利尿；夹有湿热内结者，熟地黄易生地黄，酌加车前子、牛膝清热化湿。

三、尿液过多

尿液过多，是指每次排尿量增多，或每天排尿次数增多，或夜尿增多，尿量总数明显超过常人。它与淋证、小便失禁、遗尿不同。淋证，常以尿急、尿频、尿痛、尿不畅、尿量少为主症，而本病无上述排尿痛苦现象；小便失禁，是常在意识清楚下不能控制排尿，而尿液自行流出，但本病能自控排尿；遗尿，是在睡眠中不知不觉小便自出，醒后方知尿遗，而本病无此征象。本病可见于消渴，尤其下消证，以及老年夜间多尿症（《罗氏会约医镜》说：“少年者，阴阳两足，夜少小便，及至老年，夜多小便者，水火俱不足也。”）近似西医学的某些糖尿病、尿崩症、前列腺增生症等。现将尿液过多与天癸至液、至气有密切联系的证治阐述于下。

1. 至液亏耗，至气偏盛，肺胃燥热之尿液过多

本病多由禀赋不足，内热偏旺，或过食辛辣厚味热性之物，津液受伤，至液亏损，至气不调，水液转输失于调控所致。症见小便频数量多，尿色混黄，兼口渴善饥，形体日渐消瘦，舌质红，苔黄燥，脉多滑数（多见于糖尿病的初中期阶段）。治宜清至气，益至液，滋养肺胃。方选白虎加人参汤（《伤寒论》方：知母、石膏、粳米、甘草、人参）合玉液汤（《医学衷中参西录》方：生山药、生黄芪、知母、生鸡内金、葛根、五味子、天花粉）。若气火甚者，可重加桑叶清天癸至气，护天癸至液，且又善清肺胃燥热；胃火炽盛，胃津耗伤者，可加黄连、石斛清胃火，养胃阴。

2. 至液不足，至气失常，肝肾阴虚之尿液过多

本病多因禀赋不足，阴液亏少，至液欠足，至气失调，或久病阴虚，至气不和，至液虚损，调控肝肾失司，肝之疏泄过度，肾之固涩失常，津液直趋膀胱所致。症见小便频数，尿量甚多，兼腰膝酸软，头晕耳鸣，咽干口渴，皮肤干燥等，舌红苔光或苔黄干中剥，脉象细数（多见于2型糖尿病、尿崩症之中后期）。治宜益至液，和至气，滋补肝肾，固涩尿液。方选知柏地黄丸（《医宗金鉴》方：知母、黄柏、熟地黄、山药、茯苓、牡丹皮、泽泻、山茱萸）合不得意固尿汤（作者验方：牡蛎、龙骨、五味子、五倍子、桑螵蛸、乌梅、葛根、甘草），去茯苓、泽泻，熟地黄易生地黄。若夹瘀血者，可加丹参活血化瘀。

3. 至气虚弱，至液损伤，下焦失固之尿液过多

本病多为禀赋不足，气液虚少，气虚不能摄液，液亏不能生气，天癸至液、至气受伤，调控脾胃肾脬失常，水液直趋下焦所致。症见尿量甚多，尿次频多，兼口渴引饮，连续不断，腰膝酸软，面色苍白，四肢不温，舌质淡，苔薄白，脉沉细尺弱（多见于尿崩症中后期）。治以益至气，滋至液，固肾涩液。方选又不得意固尿汤（作者验方：黄芪、五味子、龙骨、牡蛎、桑螵蛸、五倍子、乌梅、葛根、甘草、制附子、石斛）。若脑髓不足，肾精亏虚者，可加鹿茸或鹿角胶、枸杞子益脑补肾。

4. 至精阴阳失调，至气至液亏损，脾肾阳虚之尿液过多

本病多由年老体弱，或久病体亏，或劳神耗气，至精阴阳失衡，至气至液亏虚，调控肾脬失常所致。症见男性中老年患者，尤其老年患者，尿频量多，夜尿尤甚，兼精神疲乏，腰腿酸楚，头晕耳鸣，大便溏薄，四肢欠温，舌淡苔白，脉沉细无力（多见于前列腺增生等）。治宜益至气至液，平调至精阴阳，兼以温脾补肾。方选补骨脂汤（作者验方：补骨脂、覆盆子、益智仁、生鸡内金、乌药、桑螵蛸、山药、萆薢、牛膝、炮山甲、蓬莪术、甘草）。如兼寒湿化热化毒者，可加马鞭草、败酱草清热解毒。

5. 至精阴阳不调，至气至液虚少，火衰气寒之尿液过多

本病多因年老体衰，肾阳虚弱，命门火衰，至精虚少或阴阳不调，至气至液俱亏，

水液调节无力，气不摄液所致。症见男性老年患者尿多而频，尤以夜尿为甚，兼畏寒怯冷，脑户畏风，四肢厥冷，腰脚无力，大便秘结，头晕耳鸣，舌质淡，脉沉细微（多见于前列腺增生症等）。治宜调补诸天癸，兼以温肾补火，方选加味缩泉丸（作者验方：益智仁、制附子、肉桂、炙甘草、乌药、山药、五味子、补骨脂、苁蓉、山萸肉、鹿角霜、牛膝）。如兼痰瘀内阻者，可加白芥子、三七消痰化瘀。

四、肥胖

肥胖，是指体形胖肥，超乎常人。《素问·通评虚实论》称："甘肥贵人，则膏粱之疾也。"金元时期李东垣认识到肥胖与脾胃有直接关系：脾胃俱旺，能食而肥；亦有脾胃俱虚，少食而肥。朱丹溪认识到，肥胖妇人，躯脂满溢，闭塞子宫，可致不孕。肥胖的成因，不仅与脏腑之气血运行不畅，痰瘀内阻有关，而且与天癸至气、至液有密切联系，天癸不足或调控脏腑失司，精微、水液不能正常转输，肥胖自然形成。

1. 至液不调，至气不和，痰湿壅滞之肥胖

本病多因禀赋湿盛，后天调养失当，或饮食不节，过食肥甘之物，或劳逸失调，安逸少动，至液失利，至气不和，调节脾胃失司，湿痰内阻，躯脂满溢所致。症见体态肥胖臃肿，兼神疲乏力，头昏胸闷，纳食减少，口味淡腻，恶心痰多，脘腹胀满，大便溏薄，舌淡胖，苔白腻，脉濡缓。治宜调和至气至液，化湿祛痰。方选黄芪平陈汤（作者验方：黄芪、党参或红参、补骨脂、苍术、白术、半夏、陈皮、茯苓、泽泻）。若兼寒邪者，可加干姜、桂枝温阳散寒；清阳失升，头重而眩者，可加荷叶、天麻升阳止眩；脘腹满胀而大便不通畅者，可加厚朴、莱菔子理气化滞；湿痰久阻，气血不畅，瘀血夹杂者，可加山楂、蓬莪术活血化瘀；若湿痰久而化热，累及至神，肝火偏旺，心烦不安，舌苔黄腻，脉象弦滑者，去参、术，加龙胆草、黄连、栀子安至神，清肝火；如湿痰内阻，累及冲任二脉，女子月经延后，经量减少者，可加香附、当归、川芎调理冲任。

2. 至气不足，至液不运，寒浊内停之肥胖

本病多由素体阳气不振，阴寒偏盛，至气虚弱，至液失运，调控脾肾失常，或过食肥甘生冷之物，损伤脾阳，久而伤及肾阳，寒浊内停，脂肥自生所致。症见体态肥胖虚浮，兼精神疲惫，腰脚酸软，畏寒怯冷，四肢清凉，大便不实，嗜卧，白天少尿，夜尿频多，男子阳痿，女子月经延后，甚至闭经，舌淡胖，苔薄白，脉象沉细。治宜益至气，温至液，暖脾肾，化寒浊，兼顾至精。方选芪附巴仙汤（作者验方：黄芪、制附子、红参或党参、白术、仙灵脾、补骨脂、巴戟天、泽泻、茯苓、当归、益母草）。如兼寒凝气滞，瘀血内阻，肥胖不虚白而呈灰苍，面色紫红，胸闷胁胀，舌黯紫，脉沉涩者，去参、术，加丹参、降香、苏木活血化瘀；若脉沉细转为沉弦，心烦易怒者，去附子、益母草、参、术，加牡丹皮、栀子、黄柏、枸杞子清火滋阴，平衡阴阳。

3. 至气亏虚，至液失运，中气不足之肥胖

本病多为素体虚弱，至气至液失调，脾胃不健，中气不足，水谷精微不归正化，湿聚酿脂；或先天所因，父母遗传，再以后天调养失当，饥饱无度，劳逸失宜，中气虚弱，不长肌肉，而生肥脂所致。症见体态肥胖虚白，兼神疲体倦，少气懒言，动辄自汗，腹中有下坠感，不能久站，舌质淡，苔薄净，脉象细弱。治宜补至气，调至液，益中气。方选补中益气汤（《脾胃论》方：黄芪、甘草、人参、当归、陈皮、白术、升麻、柴胡）。如兼阳气不足者，可加制附子温阳以助中气；兼夹阴浊不降，大便秘结者，可加枳实、大黄降浊以升清。

此外，肥胖一病，除药物治疗外，从幼儿时就当引起注意，饮食适当，不可饥饱无度，荤素菜搭配合宜，加强体育锻炼，增强体质。成年人亦如此，生活有规律，不可过劳过逸，暴食贪饮，以免中年“发福”。

五、消瘦

消瘦，是指体态消瘦，肌肉削弱，甚则骨瘦如柴。《内经》有称“破䐃”“脱肉”，《难经》有称“肌肉消瘦”等。历代医籍称谓甚多，如“大肉消脱”“脱形”“破䐃脱肉”“羸瘦”等。由于禀赋不同，形态胖瘦有一定的差异，若形体较瘦，而精神饱满，精力充沛，虽体瘦亦非病变。此又与痿证不同。痿证是以肢体筋脉弛缓、手足肌肉痿软无力，尤以下肢不能随意运动及行走为多见，局限于四肢肌肉萎缩，而消瘦是全身性肌肉瘦削，不影响运动和行走，两者有明显区别。引起消瘦的原因众多，有脾胃虚弱，有肝肾阴虚，有肺阴不足，有胃热炽盛，有肝火亢盛，有虫积疳证等。其中肝肾阴虚、胃热炽盛、肝火亢盛等尤与天癸至液至气不足和失调有密切关系，现将三者阐述于下。

1. 至液亏损，至气失调，肝肾阴虚之消瘦

本病多由素体不足，阳盛阴虚，至液亏耗，至气偏旺，调节肝肾失常；或劳逸失调，房事不节，至液至精亏损，肝肾阴虚所致。症见形体日渐消瘦，兼心烦易怒，头晕耳鸣，腰膝酸软，骨蒸潮热，五心觉热，口干咽燥等，舌红少苔，脉象细数。治宜滋养至液，兼益肝肾。方选至液滋养汤（作者验方：石斛、麦冬、白芍、枸杞子、覆盆子、生地黄、知母、桑叶、葛根、绞股蓝、生甘草）。若潮热、盗汗甚者，可加鳖甲、银柴胡、糯稻根须退蒸止汗；腰酸膝软，遗精滑泄者，可加山茱萸、芡实、龙骨益肾固精；如兼尿多而频者，可加桑螵蛸、山药固肾缩尿。

2. 至液不足，至气不和，胃火炽盛之消瘦

本病多因平素嗜食辛热甘肥，生热化火，至液受伤，至气不畅，调控脾胃失常，火热壅阻于胃；或外感热邪入里，至液受灼，火热入胃，消铄津液所致。症见形体消瘦，兼口渴喜冷饮，多食善饥，胸中烦热，口臭，牙龈肿痛，大便燥结，舌质红，苔黄燥，脉滑数或弦疾。治宜益至液，清至气，泻火清胃。方选玉女煎（《景岳全书》方：麦冬、

地黄、石膏、知母、牛膝）加黄连、栀子、天花粉、桑叶。若大便秘结者，可加大黄、芒硝、玄参泻火护阴。

3. 至液耗伤，至气不调，肝火亢盛之消瘦

本病多为素体内热，再以情志不遂，气机不畅，至气不和，至液受伤，不能调节肝之疏泄，肝郁化火，肝火亢盛，或风热火邪内犯，伤及至液至气，调控肝脏失职，风火内炽所致。症见形体消瘦，兼烦躁不安，性急易怒，头晕胀痛，胁肋灼痛，口苦目赤，溲赤便结，或眼球突出，手指震颤，烦热多汗，舌红苔黄，脉象弦数。治宜益至液，清至气，泻肝火。方选生脉饮（《内外伤辨惑论》方：人参、麦冬、五味子）合龙胆泻肝汤（《兰室秘藏》方：龙胆草、柴胡、当归、生地黄、车前子、泽泻、木通）。如大便秘结不通者，可加大黄、玄参通便保津；口渴烦热者，可加石膏、知母清热生津；手指颤抖者，可加石决明、钩藤息风止抖。

六、手足心热

手足心热，是指两手心、两足心发热。如再增之自觉心胸烦热，则称“五心烦热”；亦有额部触之灼热，称为“五心发热”。手足心热，亦可出现两手心灼热而两足心不发热，反而两足觉冷；或两足心灼热而两手心不发热，反而两手清凉。这说明手足心热的病变机理并不全是阴虚内热，它有实证发热，有阴虚发热，有虚实夹杂、寒热并存的证候。一般手足心热的成因，有外感失治致邪伏阴分，有阴虚内热，有血虚内热，有火郁发热，有肝厥肾亏足心发热，有上盛下寒手心发热等。手足心热的发生不仅与脏腑有密切关联，而且与天癸至液至气不足及失调有直接关系，尤其与阴虚发热、火郁发热、虚实寒热夹杂发热更为密切。

1. 至液不足，至气失调，脏腑阴虚火旺之手足心热

本病多由禀赋不足，阴亏阳旺，至气偏亢，至液亏损，调控脏腑失常，或肺阴不足，或肝肾阴虚，阴不胜阳，虚火内扰所致。症见手足心热，午后为甚，手喜握冷物，卧时手足常伸被外，兼心胸烦热，口干咽燥，盗汗时作，肺阴不足明显者，还可出现干咳少痰，两颧潮红；如肝肾阴虚甚者，还可出现头晕耳鸣，腰膝酸软，时有遗精等。舌多殷红，苔多光剥，脉象细数。治宜益至液，调至气，滋肝肾，退虚热。方选杞菊地黄丸（《医级》方：熟地黄、山萸肉、山药、泽泻、茯苓、牡丹皮、枸杞子、菊花）加绞股蓝。如肾虚火旺甚者，可用知柏地黄丸（《医宗金鉴》方：熟地黄、山萸肉、山药、泽泻、茯苓、牡丹皮、知母、黄柏）滋肾降火。若虚热内蒸甚者，可用清骨散（《证治准绳》方：银柴胡、胡黄连、秦艽、鳖甲、地骨皮、青蒿、知母、甘草）合大补阴丸（《丹溪心法》方：黄柏、知母、熟地黄、龟板、猪脊髓）滋阴退蒸；如肺阴不足，干咳少痰，或痰中带血甚者，可用二冬二母汤（《症因脉治》方：天冬、麦冬、知母、贝母）加四叶参、鱼腥草、北沙参、玄参、侧柏叶、桑叶、白及润肺清热。

2. 至气郁滞，至液失调，气郁火旺之手足心热

本病多因素体阳盛，气机不畅，至气郁阻，至液不调，肝郁火旺；或过食寒冷，抑遏胃阳，不得泄越所致。如肝郁火旺，常见手足心灼热，兼胸胁不舒，情志不畅，急躁易怒，头胀，口苦，溲赤，女子则经行不畅、经前乳房胀痛，舌红苔黄，脉弦数。治以调理至气至液，清泻肝经郁火，兼理冲任二脉。方选丹栀逍遥散（《内科摘要》方：柴胡、当归、白芍、白术、茯苓、牡丹皮、栀子、薄荷、煨姜）加绞股蓝、玫瑰花、麦芽。若胃阳被遏，则常见手足心泛热，心胸烦热，四肢亦热，神疲少汗，舌苔黄糙腻，脉滑数重按少力，治以和调至气至液，益胃升阳散火，方选升阳益胃汤（《脾胃论》方：黄芪、人参、半夏、甘草、白芍、防风、羌活、独活、柴胡、橘皮、泽泻、黄连、茯苓、白术）。

3. 至气至液不调，虚实寒热夹杂之手心热而足觉冷或足心热而手觉冷

本病多为素体不足，阴阳不相顺接，至液至气不和，调控脏腑失司所致。如上实下虚，常由肝经气郁，阳气不布，而又肾阴亏耗，虚热内扰，其源为至液至气失于和调。临床常见足心发热而手心不热，手指清冷，兼胸胁不舒，怫郁不畅，少欢乐，头晕耳鸣，腰膝酸软，或夜间两下肢觉热，或腰以下盗汗，舌多红，苔多薄，脉寸关弦滑、尺部细数。治以调理至气至液，益肾疏肝。方选逍遥散（《太平惠民和剂局方》方：柴胡、当归、白芍、白术、茯苓、甘草、煨姜、薄荷）合六味地黄丸（《小儿药证直诀》方：熟地黄、山药、茯苓、牡丹皮、泽泻、山茱萸）加龙骨、牡蛎。若上热下寒，常因心肝火旺，情志不遂，气火上盛，而又脾肾虚寒，下焦真阳不足，其源亦为至气至液至精失于调节。临床常见手心手指俱热，而足心不热，下肢觉冷，兼心烦易怒，口苦，头胀，大便溏薄，腰酸膝软，不耐劳倦，舌尖边紫红质胖，苔黄白相间，脉寸弦滑有力、关尺沉滑细弱。治以调和至气至液至精，清心泻肝，平调上下。方选龙胆泻肝汤（《兰室秘藏》方：龙胆草、柴胡、当归、生地黄、车前子、泽泻、木通）合肾气丸（《金匮要略》方：熟地黄、山药、茯苓、牡丹皮、泽泻、山茱萸、桂枝、附子）加龙骨、牡蛎。

手足心热较剧者（即手足心灼热，心胸烦热），不论何种证候，均宜适加清热益阴解毒之品，如绞股蓝、四叶参、白花蛇舌草、白芍之类，可以提高疗效。

七、夜间口干

夜间口干，又称“夜间口燥”，是指夜间入眠后不张口而觉口中干燥无津，甚至连及咽部干涩少津。它与口渴不同。口渴多为渴欲饮水，甚则大渴引饮，故历代医籍中称“烦渴”“大渴”；而本病虽口中干燥无津，但不欲大口饮水，少少湿润即可，或以口舌活动后即能湿润不燥。夜间口干虽与脏腑有直接关系，但与天癸至液至气有更密切的联系。天癸调控脏腑，调节气血津液的输布，所以本病辨治不能全责之于脏腑，而是不可忽视天癸的调控。

1. 至液不足，至气失运，脾胃津亏之夜间口干

本病多由素体不足，至液亏虚，至气失调，再过食辛辣香燥刺激之物，津液受伤，或嗜食膏粱肥甘厚味，湿热内阻，久郁化火耗津，或年老脾胃虚损，津液亏少，夜间至液至气调控脏腑缓慢，津液上承不足所致。症见夜间口干舌燥，略干中带涩，不欲多饮，稍润口舌，即感口中湿润，兼大便干结，饮食不思，肌肤干燥，口唇干红，舌嫩红，苔中光，脉多沉细。治以益至液，和至气，滋脾胃，生津液。方选补中生津汤（作者验方：石斛、绞股蓝、麦冬、生白芍、北沙参、玄参、生晒参、马齿苋、生甘草）。若脾虚不能为胃行其津液，神疲少力，夜间口干，干而少饮，舌淡红，苔少津，脉浮虚或细弱，治以益至气，调至液，益脾气，生化津液，方选运脾化津汤（作者验方：炙黄芪、白茯苓、生山药、葛根、生晒参、川石斛、麦冬、无花果）。

2. 至液亏少，至气不和，肺阴不足之夜间口干

本病多由素体虚弱，至液不足，至气不和，调控肺脏失司，肺阴受伤；或外感燥热之邪，伤及至液至气，调节肺津失常，肺中阴液不足所致。症见夜间口干咽燥甚于白天，口干不喜多饮，少少饮之即感口润咽舒，兼干咳少痰，鼻干唇燥，皮肤干燥，大便干结，舌多红，苔黄干，脉细数或弦滑。治宜滋至液，清至气，养肺阴，兼清痰热毒邪。方选润肺搜毒汤（作者验方：四叶参、绞股蓝、麦冬、北沙参、玄参、石斛、炙枇杷叶、鱼腥草、天花粉、甘草）。如口干欲饮者，可加知母、石膏清热生津。

3. 至液虚损，至气失调，肝肾阴虚之夜间口干

本病多为禀赋不足，至液亏少，至气不和，调控肝肾失常，阴液不足，虚火内扰，或久病精血虚损，伤及至液至气，调节肝肾失司，阴亏火旺，消铄津液所致。症见夜间口干咽燥，反复不愈，兼虚烦不眠，头目眩晕，腰膝酸软，手足心热，甚则骨蒸潮热，舌小瘦红，苔薄净，脉细弦或细数。治宜益至液，调至气，滋肝肾。方选麦味地黄丸（《医级》方：熟地黄、山萸肉、山药、泽泻、牡丹皮、白茯苓、麦冬、五味子）。如口干甚者，可加知母、石斛增强生津养液；眩晕耳鸣者，可加枸杞子、菊花；若阴虚及阳，既有口干，又畏寒肢冷者，可加制附子、肉桂少许以助阳气，酌加石斛以生津液，阴阳并顾，相互资生。

八、口渴时饮

口渴时饮，是指口渴不间断或稍隔片刻即思饮水，饮水量多者大渴引饮，少者频频小饮。它与口干有所不同，口干多指口中津液不足，不一定有饮水的要求，而口渴有明显的饮水欲望。口渴时饮与一般的因病偶然口渴亦有区别，偶然口渴往往与天癸关系不大，大概由感受外邪或饮食积滞化热所致。其他如天气炎热、剧烈运动，以及过食太咸饮食等而引起的口渴引饮，不属于病变，而是生机所需要的补充水液。现将与天癸至液至气有密切关系的口渴时饮的证治分述于下。

1. 至液亏耗，至气偏亢，肺胃津伤之口渴时饮

本病多由素体阳盛，偏食辛辣燥烈刺激之物，或嗜食肥甘厚味，饮酒过度，郁热内蕴，伤及至液至气，调节脏腑失常，火热壅滞，耗伤肺胃津液所致。症见口渴频频大饮，兼胸中烦热，消谷善饥，小便频多，尿色混黄，形体日渐消瘦，舌质红，苔黄燥或中光剥，脉滑数少力。治宜益至液，和至气，清肺养胃。方选白虎加人参汤（《伤寒论》方：知母、石膏、粳米、甘草、人参）加桑叶、天花粉、绞股蓝、玄参、五味子、丹参。如神疲乏力，损及气者，可用玉泉丸（《杂病源流犀烛》方：天花粉、葛根、生黄芪、炙黄芪、麦冬、人参、甘草、乌梅、茯苓）养阴益气。

2. 至气不足，至液亏损，气阴两伤之口渴时饮

本病多为禀赋不足，阴亏气弱，至液亏虚，至气失充，调节脏腑失常，情志不畅，郁火内炽，上灼胃津，下耗肾液，津液亏耗，气随液竭，气阴两亏所致。症见口渴时饮，饮水量中等，无烦热大渴引饮现象，兼纳谷增多，小溲量多，形体消瘦，神疲乏力，少气懒言，动辄汗出，或心悸气短，头晕失眠，舌嫩红，苔光干，脉细数无力。治宜滋养至气至液，补肾益胃，生津益气，兼顾心肝脾诸脏。方选生脉饮（《内外伤辨惑论》方：人参、麦冬、五味子）合六味地黄丸（《小儿药证直诀》方：熟地黄、山茱萸、山药、泽泻、牡丹皮、茯苓）。气虚甚者，可加生黄芪、葛根增强补气生津；如气阴虚致瘀或久瘀化热致渴者，可加丹参、川芎化瘀活血；或小便夜间频多者，可加桑螵蛸、覆盆子益肾缩尿；小便甚多者，可重用生甘草，适配白茅根、羚羊角缩尿清热，息风解毒。

3. 至气虚衰，至液不足，阴阳并虚之口渴时饮

本病多为先天禀赋不足，至气亏虚，至液失充，调控脾肾失司；或久病不愈，损及阴阳，无阴则阳无以生，无阳则阴无以化，阳气阴液俱亏，水液转输失常所致。症见口渴时饮，饮而不多，兼面色黧黑，面容憔悴，耳轮干枯，腰膝无力，四肢不温，畏寒怯冷，小便频多色清，大便不实，舌淡嫩，苔白干，脉沉细无力。治以温养至液至气，补阳益阴，脾肾两顾。方选桂附地黄丸（《医宗金鉴》方：熟地黄、山萸肉、山药、牡丹皮、泽泻、茯苓、肉桂、制附子）合芪葛生脉饮（作者验方：生黄芪、葛根、人参可用生晒参或西洋参、麦冬、北五味子）。如咽干舌燥甚者，可加石斛、玄参增强生津润燥；若小便频多，日久不愈者，可加桑螵蛸、菟丝子益肾缩尿；大便溏薄者，可加补骨脂、五倍子涩肠止泻。

九、口目顽燥

口目顽燥，是指以口中干燥、眼目干涩为主的长久而顽固不愈的津少干燥。它与秋燥有所不同。秋燥多为秋季外感燥邪，肺津或肺阴受伤所引起的以肺为主的病变。本病四季皆有，不局限于秋季所发，不局限于外感所致，亦不局限于以肺部病变为主，可五

脏俱病；同时，它与天癸至液至气有密切联系，尤其与至液更为密切。现将与天癸相关的口目顽燥的证治分述于下。

1. 至液不足，肝肾阴虚之口目顽燥

本病多由禀赋亏弱，阴虚阳亢，至液受伤，调控肝肾失常；或久病体亏，至液不足，无力调节肝肾阴液，津液不能上承所致。症见口燥咽干，甚则涎唾皆无，进食困难，两目干涩无泪，甚则涩痛，视物模糊，兼头晕耳鸣，五心烦热，失眠多梦，腰膝酸软，四肢关节隐隐作痛，舌红少苔或光剥质干，脉象细数或细弦。治宜益至液，滋肝肾。方选至液滋养汤（作者验方：石斛、麦冬、白芍、枸杞子、覆盆子、生地黄、知母、桑叶、葛根、绞股蓝、甘草）。如至液不足损及至气者，可加黄芪、女贞子，益至气至液；如阴损及阳者，可加肉桂、熟地黄，温阳益阴。

2. 至液亏损，肺胃阴虚之口目顽燥

本病多因素体阳盛，至液不足，至气不和，调节肺胃失常，津亏阴虚；或外感燥邪，伤及至液；或嗜食辛辣之物，酗酒过度，损及至液，肺胃阴液损耗所致。症见口燥无津，唇干咽涩，日久不愈，两目亦干，兼鼻中干燥，干咳少痰，胸闷心烦，四肢关节隐痛，舌质红，苔黄干，脉寸关滑数。治以益至液，清至气，润肺养胃。方选清燥救肺汤（《医门法律》方：石膏、冬桑叶、甘草、人参、胡麻仁、真阿胶、麦冬、杏仁、枇杷叶）。如燥热口渴甚者，可加知母、天花粉生津止渴；若燥热经久耗血伤气者，可加白芍、黄芪养阴血，益元气。

3. 至气至液俱亏，脾肾阳虚之口目顽燥

本病多因禀赋阳气不足，后天调养失当，至气亏虚，至液虚少，调控脾肾失常；或久病体弱，阴阳不足，至气至液咸虚，使致脾肾阳虚，津液不能上承所致。症见口燥少津，渴喜热饮，饮而量少，两目干涩，兼精神疲惫，畏寒肢冷，面色苍白，腰膝酸冷无力，大便溏薄，小便清长，舌淡少津，脉象沉弱。治以温养至气至液，温补脾肾阳气。方选桂附地黄丸（《医宗金鉴》方：熟地黄、山萸肉、山药、牡丹皮、泽泻、茯苓、肉桂、制附子）合黄芪理中汤（作者验方：红参或生晒参、干姜或炮姜、炙甘草、白术、炙黄芪、制女贞）。如目干涩痛剧者，酌加枸杞子、菊花益肝明目。

4. 至液至气失调，脾胃热邪壅阻之口目顽燥

本病多由素体阳盛，至液至气失和，调控脾胃失常，热邪内阻；或饮食不节，过食肥甘厚味，湿热内蕴，至气至液不调，脾胃失常，湿从热化，津液受灼所致。症见口中干燥无津，反复发作，两目热干，兼口苦口臭，牙龈肿痛，大便秘结，小便色黄等，舌质红，苔黄干，脉象滑数。治以益至液，和至气，清脾胃，护津液。方选增液承气汤（《温病条辨》方：玄参、麦冬、生地黄、大黄、芒硝）合清胃散（《兰室秘藏》方：当归身、黄连、生地黄、牡丹皮、升麻）。如兼两目干燥涩痛，视物模糊不清者，可加密

蒙花、女贞子清肝明目；口渴甚者，可加生石膏、知母、绞股蓝以增强清热生津之功。

十、乳头溢液

乳头溢液，又称“溢乳”，是指不因产育而乳汁自出，一般多见于20岁以上的女性双侧乳头或一侧乳头点滴而下乳液。它与产后乳汁自出或乳泣有所不同。产后乳汁自出，多为未及时授乳，乳汁盈满而外溢；或母体气血尚盛，乳汁过多而出者，如《诸病源候论·产后乳汁溢候》说“经血盛者，则津液有余”，说明这种乳汁外溢属于生理性的。乳泣，多见于妊娠期间乳汁自然流出，故宋代陈迁《妇科秘兰全书》说：“妊娠乳自流出者，谓之乳泣。”乳房属胃，乳头属肝，乳汁为血所化生，赖气以行，其生化与蓄溢正常与否，和经血同理，除与脾胃功能和肝气疏泄的影响有关外，还与天癸至气、至液、至神、至精有密切联系。天癸有调控脾胃肝肾之功用，所以本病调整平衡天癸是十分重要的。

1. 至气至液不足与失调，气血两亏之乳头溢液

本病多由禀赋亏弱，气血素虚，髓脑不足，损及至气至液，或久病体弱，至气至液不足与失调，气血并亏，肝胃失养，疏泄太过所致。症见乳头时有液体自然流出，色白质清量少，乳房柔软而无胀感，兼神疲乏力，食欲不振，舌淡少苔，脉象细弱。治宜调养至气至液，补益气血，佐以固摄。方选芪味八珍汤（作者验方：黄芪、五味子、芡实、党参、熟地黄、白术、白芍、当归、茯苓、川芎、炙甘草）。如溢液多者，可加煅龙骨、煅牡蛎固涩收液；饮食不思者，可加炙鸡内金、炒麦芽、炒谷芽悦胃醒脾，兼能舒乳止溢。

2. 至气至液不调，肝经郁热之乳头溢液

本病多因素体阳盛，肝热内蕴，损及至气至液，或情怀不畅，气郁化火，伤及至液至气；或过食辛辣燥热之物，津液受伤，肝经热郁，至液至气失调所致。症见乳头常有液体自然流出，色黄白相间，质浓稠，量较少，乳房胀痛，兼情志抑郁，烦躁易怒，胸胁胀痛，口干咽燥，少眠多梦，舌黯红，苔薄黄，脉弦细数。治宜平调至气至液，疏肝清热，兼以清和胃气。方选增损逍遥散（作者验方：当归、白芍、白术、茯苓、柴胡、栀子、白蒺藜、乌梅、夏枯草、牡蛎、甘草）。如内热津伤甚者，可加生地黄、麦冬、五味子清热生津；乳房胀痛甚者，可加橘叶、炒麦芽疏肝舒乳；乳房胀痛有块者，可加蒲公英、瓜蒌清热散结。

3. 至液至气至精受伤，肝肾两亏之乳头溢液

本病多为禀赋不足，天癸失充；或久病体弱，至液至气失调，阴精不足，调节肝肾胃失常；或产时出血过多，产后失于调养，元气阴精耗损，至液至气阴精亏少，调节肝肾胃失司所致。症见双侧乳头时有少量液体自然流出，或挤压乳房时亦可流出少量乳汁，色多白，质多清，乳房松软不胀（近似西医学所谓非垂体瘤性溢乳），兼月经不调，

经量减少，甚至闭经，阴户干燥，腰膝无力，头晕少眠，舌淡红，脉细弱。治宜益至液至精，调和至气，补益肝肾。方选补肾敛乳汤（作者验方：补骨脂、覆盆子、菟丝子、白芍、莲须、芡实、五倍子、五味子、当归、黄芪、白蒺藜、麦芽）。如失眠剧者，可加酸枣仁、夜交藤养血安神；兼烘热汗出者，可加黄柏、煅牡蛎调和阴阳。

乳头溢液的原因很多，如出现血性分泌物等，尤其要注意排除恶性肿瘤，所以在辨证论治的同时，要借助现代科技手段，如乳房 X 线检查、B 超检查、CT 检查、血液化验等，以排除垂体肿瘤、乳房肿瘤。一般因垂体肿瘤而引起的血催乳素增高的溢乳症，大都发生于非哺乳期妇女，呈持续性泌乳；常伴有闭经，或不规则月经，形态多肥胖，汗毛生长旺盛和皮脂溢出表现；尿促性腺激素大都降低，血中催乳素明显升高，雌激素缺乏；X 线检查或头颅 CT 检查有垂体瘤存在和生殖器官萎缩征象。非垂体瘤引起者，多见于哺乳期断奶后数周或数月后又出现持续性双侧溢乳；或发育较晚，营养较差，月经不调，甚至闭经，生殖器官呈萎缩状态，阴道短，干燥无黏液，易出血；化验检查为尿促性腺激素低，雌激素低，血催乳素明显升高；X 线检查蝶鞍不扩大，无垂体瘤。以上所附之言仅供参考印证。

十一、持续脱发

持续脱发，是指头发不论春夏秋冬何季均能脱落，或缓缓头发脱落，有满头发少稀疏者，有头顶完全脱落者，或骤然局限性斑片状脱落者。若遇秋季燥气偏盛，暗耗人之阴血而引起短暂少量头部整体性脱发，虽亦属病变，但随着气候转凉，燥气消除，阴血渐能恢复，一般无须治疗，以饮食果瓜养之即可。发为血之余，精血充足，头发自然泽润牢固不易脱落，故《诸病源候论》说："血盛则荣于须发，故须发美。若血气衰弱，经脉虚竭，不能荣润，故须发秃落。"毛发的生长及泽润，主要依靠脏腑气血精津液的濡养，但与天癸亦有密切联系。脏腑受天癸调控，至神如常，至气通畅，至液调和，至精平衡，头发才能不疏不枯，荣润光亮，仪态堂然。现将脱发与天癸有密切关系的病因病机、辨证治疗分述于下。

1. 至液至气失调，脾胃湿热之持续脱发

本病多由素体湿盛，至液至气不和，调节脾胃失常；或饮食不节，嗜食肥甘厚味，脾胃损伤，至液至气失和，聚湿生热，湿热上蒸，络脉被阻，发根受伤所致。症见头发稀疏脱落，常从头顶开始，继而弥漫整个头顶，严重者还可头顶脱光（类似俗称脂溢性脱发），兼头皮油腻或头垢明显，状如搽油或水浸，甚则数根头发彼此粘在一起，口苦咽干，胸闷脘痞，或心烦不安，大便不畅，小便色黄，舌质红，苔黄腻，脉多弦滑。治宜调至液至气，清脾胃湿热，兼以通络祛脂。方选泽泻化脂护发汤（作者验方：泽泻、茯苓、山楂、苍术、茵陈、蒲公英、紫花地丁、绞股蓝、龙胆草、白鲜皮、生甘草）。如脱发日久不减者，可加当归、制首乌养血生发；若病久郁火内甚，阴血耗伤，风毒内

阻，头发干枯，均匀稀疏脱落或前额顶处较为明显，自觉头部烘热，头皮燥痒，搔之白屑尚多，宜用养血消风护发汤（作者验方：当归、制首乌、生地黄、牡丹皮、白蒺藜、苦参、玄参、大青叶、制女贞子、旱莲草、侧柏叶、野菊花）养血清热，祛风固发。

2. 至液不足，至神不调，肝脾血虚之持续脱发

本病多因禀赋不足，至液亏少，至神失调，肝脾血虚，毛发失养；或思虑谋划太过，劳力疲乏过度；或脾胃薄弱，精微来源不足；或年老体弱，气血衰少，至液亏损，至神不安，调控肝脾失司，阴血无力上行固发荣发所致。症见头发干枯，以整体稀疏脱发为主，或前额顶处较为明显（近似俗称之亚健康状态脱发，或精神性脱发，或营养代谢性脱发，或老年衰弱性脱发等）；兼或神疲乏力，少眠多梦，头晕目干，胸胁不舒，面色少华等。舌淡红，苔薄净，脉细弦弱。治宜益至液，调至神，补脾益肝，养血固发。方选养血益气固发汤（作者验方：当归、制首乌、白芍、熟地黄、黄芪、党参、白术、茯苓、蛇舌草、绞股蓝、丹参、侧柏叶）。如失眠剧者，加酸枣仁、夜交藤安神养血；头皮油润者，去黄芪、党参、白术，熟地黄易生地黄，加山楂、泽泻祛脂化湿；油腻甚者，还可加红曲、生姜皮增强祛除皮脂作用；头皮干燥者，可加胡麻仁、地骨皮滋阴润燥。

3. 至精至液失调，肝肾不足之持续脱发

本病多由禀赋不足或先天遗传，至精至液失常，调节肝肾失司，肝阴不足，肾精亏少，相火偏旺；或久病体弱，肝肾两亏，或房事不节，相火亢盛；亦有冲任不调，产后出血过多，至精受伤；亦有年老绝经后，至精衰少所致者。但至精有阴阳之分，男子以至精之阳精为主，女子则以至精之阴精为主，至精必须平衡，不能太过不及，否则均可引起病变。肝肾不足，阳精过盛者，症见男子脱发严重，一般从前额及两侧开始，头发细软稀疏，逐渐加重，头顶全部脱落，头皮光亮，兼头晕目眩，腰膝酸软，失眠健忘等，舌质红，苔净或光剥，脉象细数。治宜益肝肾，抑阳精。方选抑阳精固发汤（作者验方：生地黄、枸杞子、制首乌、当归、牡丹皮、丹参、蒲公英、白蒺藜、乌梅）。肝肾不足，阴精亏损或失调者，症见女子头发黄干，稀疏而软，整体脱发，严重者头顶大部分脱落，兼面色无华，精神疲惫，畏寒肢冷，少眠多梦；或烘热汗出，心烦不安，月经延后，经量较少，甚则经闭不潮，白带极少，阴户干燥等，舌淡红，苔薄白，脉象细弱。治以补肝肾，调阴精。方选调阴精护发汤（作者验方：山萸肉、熟地黄、当归、制首乌、覆盆子、菟丝子、仙灵脾、补骨脂、胡芦巴、黄柏、茯苓、茺蔚子）。如兼气血虚甚者，可加黄芪、党参、阿胶补气益血；阴阳失衡而烘热汗出剧者，可加牡蛎、龙骨、柴胡调和阴阳。

至于斑秃，以下仅作简略介绍，供参考用之。斑秃常称“游风”或俗称“鬼舐头”，其发病多责之于阴血不足，腠理不密，风邪乘虚而入；或情志不遂，气血失和；或禀赋

不足，气血亏少。其治疗大都以调补肝肾、养血祛风为主，兼顾活血通络。方如补肾养血丹（《肘后积余集》方：熟地黄、当归、白芍、川芎、木瓜、菟丝子、羌活、红花、桃仁、何首乌、黑芝麻、桑叶、天麻）等。同时常配外治法，如用骨碎补、艾叶等浸入白酒1～2周，过滤后外搽患处，可增强疗效。

第四节　至精天癸病的特殊主症

至精天癸有至精阳精（亦称“天癸阳精”）与至精阴精（亦称“天癸阴精”）之分。至精阳精病变多见于男性，少数病变亦可影响女性；至精阴精病变则见于女性，极少影响男性。以下前8种特殊主症，多属于天癸阳精或不足，或太过，或失调所引起；后8种特殊主症，则属于天癸阴精或不足，或太过，或失调所产生。

一、男性性欲减退

男性性欲减退，是指一般除未成年者及老年人外，性行为要求减退，甚至无性行为要求而言。它与阳痿、早泄有所不同：阳痿是指有性行为要求，但玉茎痿弱细软；早泄亦有性行为要求，但入玉道瞬间或未进玉门，精液外泄。男性性欲减退多责之于脏腑亏损，实则天癸不足或失调是其根源。

1. 至精阳精不足，肾中精气亏少之男性性欲减退

本病多由先天禀赋不足，天癸阳精失充；或久病体弱，天癸阳精虚损，肾中精气亏少；或年少恣情纵欲，耗精伤元，天癸阳精受伤，肾气不足所致。症见性欲减退，甚则无性行为要求；兼或精神萎靡，头晕耳鸣，腰酸膝软，畏寒怕冷，面色黧黑，小便无力，点滴而下。舌淡苔薄，脉象细弱。治以益阳精，补肾气，兼顾阴精。方选大补元煎（《景岳全书》方：人参、山药、杜仲、熟地黄、当归、枸杞子、山茱萸、炙甘草）合五子衍宗丸（《摄生众妙方》方：枸杞子、菟丝子、覆盆子、五味子、车前子）加仙灵脾、巴戟天。如阳虚甚者，可加制附子、鹿角胶温阳补虚。

2. 至精阳精受伤，心脾气血两虚之男性性欲减退

本病多因素体虚弱，气血亏损，天癸阳精不足；或劳累过度，脾气受伤，心血暗耗，天癸阳精虚损所致。症见男性性欲减退，甚则无性行为要求；兼或神疲体倦，动辄汗出，心悸少寐，遇事善忘，面色无华，纳食减少，大便不实。舌淡嫩，苔薄白，脉细无力。治宜益阳精，补心脾，养气血。方选天仙归脾汤（作者验方：仙灵脾、巴戟天、黄芪、党参、白术、茯苓、龙眼肉、酸枣仁、木香、甘草、当归、远志）。如兼阳虚畏冷者，可加附子、肉桂温阳祛寒；兼阴虚舌光者，可加石斛、麦冬滋养阴液；若自汗多者，可加煅龙骨、煅牡蛎固涩止汗。

3. 至精阳精失调，肝气郁结之男性性欲减退

本病多为素体不足，肝气不畅，天癸阳精失调；或七情太过，精神刺激，肝失疏泄，天癸阳精不调，累及天癸至神所致。症见男子性欲淡漠，甚或全无性行为要求；兼抑郁沉闷，精神不振，胸胁胀痛，少眠多梦。舌质黯红，脉多弦滑。治宜调和阳精，疏解肝郁，兼宁至神。方选忘忧散（《辨证录》方：柴胡、郁金、当归、白术、白芍、陈皮、茯神、远志、麦冬、牡丹皮、巴戟天、白芥子、神曲）。若禀赋不足，天癸阳精失充者，可去白芥子、麦冬，加菟丝子、覆盆子调补阳精，兼益阴精。

二、阳痿

阳痿，是指男性一般未过“八八”天癸未尽之年，阴茎痿弱不起，或勃而不坚，或坚而短暂，不能正常进行房事而言。阳痿之名，在《素问·阴阳应象大论》《素问·五常政大论》《灵枢·邪气脏腑病形》，以及《诸病源候论》《外台秘要》等书中称为“阴痿”，而《灵枢·经筋》称“阴器不用”，《素问·痿论》称“宗筋弛纵”，《严氏济生方》称“阳事不举”。《景岳全书》说“阴痿者，阳事不举”，指出阴痿即阳痿，并以阳痿名篇，以阳痿为正式病名。阳痿的成因，历来多责之脏腑病变，较少涉及天癸，但引起脏腑的虚损及失调，与天癸的调控有着直接关系。天癸调控正常，脏腑就不会偏盛偏衰，气与血充足，运行畅达，神与精宁盈，藏泄有度，津与液有源，输布如常，自然阳痿不易袭来。

1. 至精阳精亏损，至神失宁，肾阳虚衰之阳痿

本病多由禀赋虚弱，天癸阳精不足，至气亏少，至神不宁，肾阳虚弱；或房事不节，施泄过度；或少年误犯手淫，精气耗损，阳精亏虚所致。症见阳痿日久不愈；兼阴冷明显，精神疲惫，面色㿠白，头晕耳鸣，畏寒肢冷，腰酸膝软，小便余沥不净。舌质淡胖，脉沉细尺弱。治宜益阳精，宁至神，补肾阳。方选赞育丹（《景岳全书》方：熟地黄、白术、当归、枸杞子、杜仲、仙茅、仙灵脾、巴戟天、山茱萸、肉苁蓉、炒韭子、蛇床子、肉桂）。如兼少眠心悸者，去白术、韭子，加酸枣仁、五味子安眠宁心；若阳虚甚者，可加制附子温振阳气；阳痿剧者，可加雄蚕蛾、蜈蚣起痿兴阳。但本方兴阳之药较多，中病即止，不可过服，否则祸害接踵而来。

2. 至精阳精不足，至神不安，心脾两虚之阳痿

本病多因素体不足，加之用心过度，思虑积久，天癸至神不宁，天癸阳精受伤，无力调控心脾，气血来源匮乏，宗筋失养所致。症见阳事不举；兼神疲乏力，心悸少寐，面色无华，少思饮食。舌质淡，苔薄腻，脉多细弱。治宜益阳精，宁至神，补心脾。方选天仙归脾汤（作者验方：仙灵脾、巴戟天、黄芪、党参、白术、茯苓、龙眼肉、酸枣仁、当归、远志、木香、甘草）。若阳痿剧者，可加雄蚕蛾、蜈蚣激发阳精。

3. 至精阳精顿伤，至神逆乱，肾胆俱损之阳痿

本病多因禀赋虚弱，肝肾不足，再于惊恐伤肾，胆气不宁；或突然惊吓，肾伤气下，胆失宁和，至神被扰，阳精顿伤所致。症见骤然阳痿不振，举而不坚，多在临房之时，而平时阴茎尚能勃起；兼胆怯多疑，心悸易惊，寐不安宁，精神不振。舌苔薄腻，脉象弦细。治宜宁至神，益阳精，补肾气，和胆志。方选启阳娱心丹（《辨证录》方：人参、远志、茯神、石菖蒲、甘草、橘红、砂仁、柴胡、菟丝子、白术、生枣仁、当归、白芍、山药、神曲）。若兼胆经痰热者，可加胆南星、黄连清热祛痰。

4. 至精阳精失畅，至液不用，肝肾湿热之阳痿

本病多因素体湿盛，脾胃不健，聚湿化热，天癸阳精不调，至液不畅，调控肝肾失常；或饮食不节，恣食厚味，嗜饮醇酒，损及阳精与至液，肝肾两伤，湿热下注，宗筋弛纵所致。症见阴茎痿软；兼阴囊潮湿或痒痛，下肢酸软，小便短黄。舌苔黄腻或黄糙，脉弦数或滑数。治宜调和至精至液，疏肝益肾，清热利湿。方选起痿龙胆泻肝汤（作者验方：楮实子、淫羊藿、黄柏、龙胆草、黄芩、山栀、泽泻、通草、车前子、当归、柴胡、生地黄、甘草）。可配用外洗方（蛇床子、苦参、艾叶、白鲜皮、滑石）煎汤坐浴外洗，以增强疗效。若兼肝肾阴伤，虚火妄动，出现梦中兴阳，兴则遗精，五心烦热，寐后盗汗，舌红少津，脉细弦数，宜用知柏地黄丸（《医宗金鉴》方：知母、黄柏、地黄、山茱萸、山药、茯苓、泽泻、牡丹皮）加楮实子、覆盆子滋阴降火，平调阴精与阳精。

三、精少

精少，又称“少精”，《诸病源候论·虚劳少精候》说：“肾主骨髓，而藏于精。虚劳肾气虚弱，故精液少也。”所以精当属精液，少当属量少。精少是指交接时泄精量少，甚者只有一二滴而言，故《辨证录·种嗣门》说：“男子有泄精之时，只有一二点之精，此等之人，亦不能生子。”说明精少不仅是病变，而且对生育有直接影响。正常的精液为白色或灰白色不透明的液体，一般一次射精量为 2.5 ~ 5mL，排出体外 30 分钟左右即自行液化，每毫升精液含精子 0.6 亿 ~ 2 亿个，活动精子数占 60% 以上，畸形精子不超过 20%。一般认为精液少于 2mL，每毫升精液中精子个数少于 0.6 亿者为少精症，每毫升精液中精子个数少于 0.2 亿者则很难令女性受孕，所以精少是男性不育的主要成因。引起精少的原因，不仅与脏腑有密切联系，而且与天癸有更至密的关系。因此，在辨治精少病变时，要重视天癸的特殊作用。

1. 至精阳精失充，肾气虚弱之精少

本病多由先天禀赋不足，天癸阳精不充，肾气亏损；或房事不节，施泄过度，精气虚损，阳精受伤；或恶习手淫，精液精气俱伤，阳精亏损，肾气虚弱所致。症见泄精时量少，甚则数滴而已；兼精神疲惫，腰酸膝软，性欲减退，头晕耳鸣。舌淡红，脉细

弱。治宜益阳精，补肾气；并嘱寡欲护精，洁身保体。方选十子聚精汤（作者验方：菟丝子、金樱子、枸杞子、五味子、覆盆子、楮实子、桑椹子、女贞子、沙苑子、车前子、仙灵脾、鹿角胶）。若偏于阳虚畏寒肢冷者，可加附子、巴戟天补阳益精。

2. 至精阳精偏亢，肾阴亏损之精少

本病多因禀赋不足，肾阴亏虚，精血失充，天癸阳精偏亢；或房事过早，耗精过多，阴亏阳盛，阳精偏亢所致。症见泄精时量少，甚则数滴而已，精道中且有热感；兼头晕耳鸣，五心觉热，时有盗汗，心烦少眠，腰酸膝软，婚后不育，性欲不减，大便较结，小溲色黄。舌质红，苔光干，脉象细数。治宜调阳精，益阴精，补肾阴，平相火；并嘱少思寡欲，护精养身。方选增补知柏地黄汤（作者验方：覆盆子、枸杞子、龟甲胶、地黄、山茱萸、山药、茯苓、牡丹皮、泽泻、知母、黄柏）。腰酸剧者，可加续断益肾强腰；少眠心烦甚者，可加酸枣仁宁心安神，辅益至神。

3. 至精阳精不健，脾虚湿阻之精少

本病多因素体不足，脾气已虚，湿邪内阻，天癸阳精失健，精液化生虚少；或劳逸失调，过劳过逸均能伤脾损气，湿邪内生，天癸阳精受伤，精液化源不足所致。症见泄精时量少而稀，泄精后精神疲惫不堪；兼或平时常有神疲乏力，面色少华或㿠白，婚后不育，饮食少思，脘腹痞胀，大便溏薄。舌淡红，苔白腻，脉缓滑无力。治宜益阳精，健脾胃，兼以化湿。方选益精十味汤（作者验方：黄芪、党参、白术、葛根、升麻、仙灵脾、菟丝子、鸡内金、陈皮、甘草）。症势重者，党参用红参代替。如湿邪甚者，可加茯苓、厚朴化湿理气；湿郁化热，口苦苔黄腻者，则加黄连、厚朴清热燥湿；脾虚而气血明显不足者，可加当归、何首乌增强补血，血足亦能生气。

4. 至精阳精失调，肝郁血滞之精少

本病多因素体不足，性禀惊恐恼怒，肝失条达，天癸阳精不调；或思虑忧怒太过，精神压力过大，情绪紧张，肝气郁阻，血行不畅，天癸阳精失调，精液生化不足所致。症见泄精时量少而欠畅达；兼或胸胁作胀，情志抑郁，婚后不育，性欲减退，头目昏眩，心烦少眠。舌质紫红，脉象弦滑。治宜调阳精，疏肝气，活血化瘀。方选解郁生精汤（作者验方：柴胡、白芍、当归、红花、桃仁、黄芪、菟丝子、覆盆子、五味子、淫羊藿、枸杞子、合欢皮）。如兼久郁化热，久热酿毒，热毒阻于精室者，可加败酱草、蒲公英、紫花地丁清热解毒，辅益天癸。

四、精冷

精冷，又称“精寒”，是指所泄精液清冷。精冷常易影响生育，故《辨证录·种嗣门》说：“男子有泄精之时，寒气逼人，自难得子……精寒不能骤复，必难受胎矣。”精冷虽属脏腑不足，命门与心包火衰所致，但与天癸阳精亏损有直接关系，不可不明。

1. 至精阳精不足，脾肾气虚之精冷

本病多由素体虚弱，脾肾亏损，脾虚则气血乏源，肾虚则精血空虚，天癸阳精不足；或房事过度，阳精亏损，阴寒内生，脾肾两伤所致。症见精液稀薄清冷，一般精量多者较少；兼或滑精，或早泄，或阳痿，神疲乏力，面色无华，头晕耳鸣，腰膝酸软，纳少便溏，小便余沥。舌淡嫩、苔薄白，脉细弱。治宜益阳精，补脾肾。方选益精十味汤（作者验方：黄芪、党参、白术、仙灵脾、菟丝子、葛根、升麻、鸡内金、陈皮、甘草）。症势重者，党参用红参代替。如精冷甚者，可加鹿角胶、补骨脂温阳益精；若肾中精气亏甚者，可用生髓育麟丹（《辨证录》方：人参、麦冬、肉苁蓉、山茱萸、山药、熟地黄、桑椹、鹿茸、龟板胶、枸杞子、鱼鳔、菟丝子、北五味子、当归、紫河车、柏子仁）益至精，补肾精。

2. 至精阳精虚寒，命门心包火衰之精冷

本病多因先天禀赋不足，后天失养，天癸阳精虚寒，肾阳亏损，命门火衰，心包火弱所致。症见精液稀薄清冷，量少或夹黏冻样稠块；兼或阳痿，或滑精，或早泄，婚后不育，自觉阴部及两股内侧寒冷，畏寒肢冷，面色苍白，精神衰疲，腰膝酸冷，小便清长或余沥不尽，大便溏薄或冷秘。舌淡胖，脉细微。治宜温阳精，补命火，益心包，上下交济。方选温精毓子丹（《辨证录》方：人参、肉桂、五味子、菟丝子、白术、黄芪、当归、远志、炒枣仁、鹿茸、肉苁蓉、补骨脂、茯神、柏子仁、砂仁、肉果）。如阳虚寒甚者，可加制附子温阳祛寒；阳痿经久不已者，可加仙灵脾、雄蚕蛾起阳振痿。

五、阴冷

阴冷，又称“阴寒”，是指男子前阴（包括阴茎、阴囊）自觉寒冷而言。《金匮要略·血痹虚劳病脉证并治》称“阴头寒”，《诸病源候论·虚劳阴冷候》《张氏医通》《沈氏尊生书》等称为“阴冷”。男子阴冷与女子阴冷有所不同，男子阴冷多为阳精虚寒或失调，女子阴冷多为阴精阳弱寒湿为主，故《脉经》引《金匮要略》说：“妇人阴寒，温阴中坐药，蛇床子散主之。”现将男子阴冷之证治分述于下。

1. 至精阳精虚寒，命门火衰之阴冷

本病多因素体不足，或久病不愈，或房事不节，损伤肾阳，致命门火衰，天癸阳精虚寒，阴寒所胜所致。症见阴器寒冷，经久不已；兼或精神衰疲，畏寒肢冷，腰膝酸冷无力，面色㿠白或苍白，五更泄泻，小便清长，阳事不举，遗精滑泄，精液清冷。舌淡胖，脉沉迟或虚缓。治宜温阳精，补命火。方选十补丸（《杂病源流犀烛》方：附子、巴戟天、胡芦巴、肉桂、补骨脂、木香、川楝子、延胡索、毕澄茄、茴香）。如腰膝酸冷甚者，可加杜仲、续断补肾强腰；肾中精气虚甚者，可去川楝子、延胡索、木香，加熟地黄、山茱萸、菟丝子补精气，益肾阳；若遗精滑泄时作者，可去川楝子、延胡索，加龙骨、牡蛎、金樱子涩精止滑。

2. 至精阳精失调，肝经湿热之阴冷

本病多因素体阳旺湿盛，或过食肥甘厚味，酗酒习以为常，湿热内蕴，循肝经至阴器，阳气闭阻不通所致。症见阴器湿冷而汗出；兼或阴囊湿痒，腥臭，小便色黄，大便干结，烦闷口苦，阳痿，遗精。舌苔黄干腻，脉弦滑或弦数。治宜调阳精，清肝火。方选清魂汤（《兰室秘藏》方：柴胡、生甘草、酒黄柏、升麻、泽泻、当归尾、羌活、麻黄根、汉防己、龙胆草、茯苓、红花、五味子）。或配合外用蛇床子、川椒、黄连、滑石煎汤外洗或坐浴，能增强疗效。如阴囊湿痒甚者，可加土茯苓、白鲜皮祛湿止痒；大便秘结者，可加大黄、火麻仁清润通便；如兼尿频、尿急、尿不畅者，可去羌活、升麻、汉防己、五味子，加萹蓄、败酱草、车前子、海金沙清热利湿、通淋解毒。

六、阳强

阳强，亦称“阴强”，是指阴茎异常勃起，有持续数小时，甚至数日，乃至有逾月，久举不衰而言。其历代称谓尚多，《灵枢·经筋》称“纵挺不收”，《灵枢·经脉》《针灸甲乙经》作“阴挺长”，《诸病源候论》《备急千金要方》《世医得效方》谓“强中”，《医学纲目》《类证治裁》名“阴纵”“阴纵不收”，《杂病源流犀烛》呼“阴挺”“茎强”“茎强不痿”，《石室秘录》《本草经疏》名其“阳强不倒”等。

1. 至精阳精偏亢，肝火盛实之阳强

古时常因长期服饵金石丹药以求长生，却不知金石丹药之毒易致肝火亢盛，久而久之，阳强施泄过度，不仅伤身，还能殒命。引起阳精偏亢，肝火盛实之阳强者，多因素体阳盛，阳精偏亢，肝火盛实；或嗜食狗羊牛红肉，阳热内盛，肝火内炽，阳精偏亢所致。症见阴茎异常勃起且坚硬，久而不痿，阴茎色紫红且胀痛；兼或烦躁易怒，面红目赤，口干唇红，小便短赤或尿急，大便秘结，舌苔黄，脉弦数。治以清阳精，泻肝火。方选紫丹龙胆泻肝汤（作者验方：紫草、丹参、龙胆草、柴胡、泽泻、车前草、川木通、生地黄、当归尾、栀子、黄芩、甘草）。如大便秘结者，亦可用阳精清泻汤（作者验方：丹参、紫草、大黄、山栀、青皮、当归、枸杞子、赤芍、败酱草、甘草）。

2. 阳精虚火内动，肾阴亏耗之阳强

本病多由素体阴亏，肾精不足，阳精虚火内扰；或房事不节，肾阴虚损，阳精虚火扰动所致。症见阴茎易举，持续难倒，但若合房，则未及交即痿或精泄，或不时精自出；兼或心烦不安，手足心热，口咽干燥，小便色黄，大便干结。舌质红，脉细数。治宜滋阳精，益阴精。方选樱芡地黄汤（作者验方：金樱子、芡实、生地黄、山药、山茱萸、白茯苓、泽泻、牡丹皮、黄柏、知母）。如小便短黄，溺道涩痛者，可加车前子、琥珀利尿通淋，益肾宁心。

3. 阳精郁阻不畅，败精阻窍之阳强

本病多由阳精失调，欲念时起，败精内阻；或房事忍精不射，败精阻窍；或肝气失于疏泄，精窍不通，败精阻于精室所致。症见欲念时起，阳强时作，阴茎胀痛，溺道刺痒，合房时射精少，甚至不射精；兼或小腹拘急，或胸胁作胀。舌紫黯，脉沉弦。治当调阳精，疏肝气，化瘀阻。方选舒阳汤（作者验方：黄连、山栀、地龙、急性子、三七粉、当归、鹿衔草、怀牛膝、黄柏、肉桂、补骨脂）。如不射精者，可加柴胡、漏芦、王不留行疏肝散结；阳强频作者，可加覆盆子、知母益阴精，降相火。

七、体毛增多

体毛增多，与多毛症有所不同。多毛症，其毛发多比同年龄同性别的正常人长得又粗、又长、又多，或毫毛处有过多的终毛生长。《诸病源候论》则称其“异毛恶发”。体毛增多，此处仅指女性唇上生须、胫部等体毛浓黑而密，而不包括全身性多毛症。因多毛症的原因广泛，有先天遗传，有后天多种病变所引起，如瘿气、肿瘤、天癸病等。体毛增多，虽为先天禀赋异常，后天气血逆乱，与肺脾肾胃及冲任失常有关，但与天癸阳精过盛关系密切。

1. 至精阳精亢盛，肺胃郁热之体毛增多

本病多由先天禀赋阳盛，天癸阳精过亢；或饮食不节，嗜食羊牛等畜禽肉类和辛辣油炸烧烤之物，阳精偏亢，肺胃郁热内阻，累及冲脉，气血逆乱，下不能和调经血，反而转荣口唇及其毛发所致。症见女性口唇上方生须，胫部等处体毛浓黑，常始于青春期；兼或月经不调，口渴唇红，大便秘结。舌质红，苔干少津，脉洪数。治宜抑阳精，益阴精，清肺胃，和冲任。方选清阳和阴祛毛汤（作者验方：丹参、紫草、大黄、天冬、白芍、葛根、天花粉、生牡蛎、石斛、牡丹皮、当归、生甘草）。亦可配合外用海浮石、升麻、生牡蛎研细末，用棉球蘸药粉轻擦患处，可增强疗效。忌食辛辣、虾、狗羊牛肉之类，多吃水果和蔬菜。

2. 阳精虚火内动，肾精亏耗之体毛增多

本病多因禀赋不足，阴虚阳亢，阳精虚火内动，气血错乱；或肝肾两虚，精血亏损，阳精虚火妄动，气血逆乱，须毛错生所致。症见女性青年上唇生须，或他处体毛增多；兼或口咽干燥，口唇绯红，大便干结。舌红苔光或中有裂纹，脉象细数。治以清润阳精，滋养阴精，平和气血。方选滋阴祛毛汤（作者验方：玄参、女贞子、覆盆子、麦冬、生地黄、绞股蓝、知母、黄柏、菊花、桑叶、生甘草）。亦可配合外用生蛤壳、生牡蛎、天花粉研细末，用棉球蘸药粉轻擦患处，以微红为度，每日 1 次，可增强疗效。

体毛增多，大都不能短时间取效，往往需要治疗 1 个月以上才能获效，甚至更长一些时间。同时还要注意月经有否失调，亦当照顾；饮食清淡，少食厚味，亦宜重视。

八、痤疮

痤疮名称较多，有粉刺、酒刺、肺风疮、肺风粉刺、面疮等，好发于面部（尤为前额、面颊、颏部）、背部和胸部，皮损包括白头及黑头粉刺、丘疹、脓疱、结节、囊肿。

皮伤重者，还可遗留瘢痕，影响容貌。

痤疮的形成，大都责之风热、湿热、痰火，并肺、脾与胃、肝与胆及冲任二脉为病，但与天癸阳精过旺有直接关系，故多见于生机盎然，气血旺盛的青春期，男女均可罹患。

1. 至精阳精偏胜，肺经风热郁阻之痤疮

本病多由禀赋阳盛，天癸阳精偏吐，气血郁热，累及肺经，热毒内生，外溢肌肤所致。症见丘疹焮红，或夹脓丘疹，或夹有白头或黑头粉刺，兼或颜面潮红，舌红苔黄，脉滑数或浮数或弦数。治宜清阳精，泄肺热，祛火毒。方选痤疮汤一方（作者验方：丹参、连翘、枇杷叶、绞股蓝、桑白皮、黄芩、白花蛇舌草、鱼腥草、生甘草）。如有白头或黑头粉刺者，可加皂角刺、鳖甲软坚散结；大便秘者，可加大黄、虎杖通便导热，兼抑阳精；热毒盛者，可加蒲公英、水牛角片清热解毒。

2. 至精阳精亢盛，营血热毒壅滞之痤疮

本病多因素体阳盛，天癸阳精炽热，心经火盛，营血热毒；或长期嗜食肥甘厚味，辛辣炙煿之物，天癸阳精亢盛，热毒内生所致。症见丘疹红肿疼痛，夹有脓疱；兼或心烦不安，大便秘结，小溲短赤。舌质红或殷红，苔黄燥，脉疾数。治宜清泻阳精，凉血活血，解毒散结。方选痤疮汤二方（作者验方：黄连、连翘、水牛角片、赤芍、当归、丹参、苦参、大黄、蒲公英、紫花地丁、金银花、生甘草）。如大便通畅者，可去大黄，加白花蛇舌草增强清热解毒，散结消肿；如丘疹紫红肿硬不消者，可去苦参、大黄、水牛角片，加乳香、没药活血化瘀，软坚散肿。

3. 至精阳精失调，脾胃湿热内盛之痤疮

本病多因素体湿热偏盛，脾胃不健，天癸阳精失调；或平时饮食不节，过食肥甘厚味，天癸阳精失衡，脾胃运化失常，湿热内生，外溢肌肤所致。症见丘疹色红，或脓丘疹；兼或脘腹痞胀，纳呆，口苦腻，口臭，大便秘结，小便色黄。舌质红，苔黄腻，脉滑数。治宜调阳精，清脾胃，化湿热。方选痤疮汤三方（作者验方：黄连、黄芩、栀子、黄柏、大黄、丹参、葛根、连翘、蒲公英、白花蛇舌草、白茯苓、生甘草）。若湿热久阻，酿痰成瘀，气血阻滞，丘疹黯红，反复发作，或成结节，或成囊肿；兼或纳呆便溏，神疲乏力，舌淡胖，苔薄白，脉缓滑。方用痤疮汤四方（作者验方：党参、茯苓、当归、蓬莪术、鳖甲、穿山甲、白芥子、蒲公英、乳香、没药、紫花地丁）。

4. 至精阳精不和，冲任气血郁阻之痤疮

本病多由禀赋阳胜，天癸阳精阴精失于平衡；或饮食失度，过食阳热之物，如牛羊狗肉之类，天癸偏盛，冲任不调所致。症见青年女性月经前面部丘疹加重，色红而密，月经净后，丘疹缓解，隐退不红；兼或面色红油，口干而苦，月经失调，经量失常。舌尖边红，苔薄黄，脉象弦滑。治宜和调阴阳二精，兼理冲任二脉。方选痤疮汤五方（作者验方：当归、丹参、牡丹皮、赤芍、栀子、白花蛇舌草、龙胆草、柴胡、茯苓、白术、甘草）。如大便秘结者，可加大黄、虎杖通便泄热，兼和阴精；月经量少者，可加红花、泽兰祛瘀调经；若痛经者，可加失笑散（蒲黄、五灵脂）、延胡索化瘀止痛。

九、女性性欲冷淡

性欲是一种自然生理现象和生理要求，如果女性长时间缺乏对性活动的主观愿望和意愿，即为性欲冷淡表现。性欲冷淡，亦称“性欲低下”“性欲淡漠”“性欲缺失”等。本症的形成，原因颇多，有心理的、有疾病的、有夫妻感情的、有性生活缺知的，以及家庭生活、工作压力、经济困惑等均可引起此症。现就与天癸有直接关系所引发本症的辨证论治分述于下。

1. 阴精阳精俱弱，肾中阳气不足之女性性欲冷淡

本病多由素体不足，天癸阴阳精失充；或久患肾肝脾病，或痛经诸恙，影响阴阳精的生成和运行，肾阳不足，命门火弱所致。症见女性长期性欲低下，甚至全无性活动欲望；兼或精神疲惫，面色晦黯，腰酸膝软，小腹觉冷，下肢不温，夜尿频多，阴户或有冷感，白带清稀或无带，阴中干涩。舌质淡，苔薄白，脉沉细尺弱。治宜益阴阳精，补肾阳，温命火。方选右归法汤（作者验方：仙灵脾、巴戟天、熟地黄、山茱萸、鹿角胶、菟丝子、肉桂、制附子、补骨脂、柴胡、龙骨、甘草）。腰部酸软无力甚者，可加杜仲、续断益肾强腰；白带清稀甚多者，可加山药、芡实收涩止带。

2. 阴精不足，阳精不调，肾阴虚损之女性性欲冷淡

本病多因素体阳盛阴虚，气机不畅，阴精亏少，阳精郁滞，肾阴不足；或七情太过，郁火内阻，阴精受伤，阳精失和，肾阴亏损；或久病肾阴亏虚，损及阴精，累连阳精以及房劳多产所致。症见女性性欲淡漠，白带甚少，阴中干涩，性交疼痛，性交后体倦腰酸；兼或头晕耳鸣，口干咽燥，手足心热。舌淡红，少苔或中光，脉细数无力。治宜益阴精，和阳精，补肾阴。方选左归法汤（作者验方：仙灵脾、生地黄、山茱萸、枸杞子、覆盆子、菟丝子、龟甲胶、黄柏、锁阳、青蒿、合欢皮）。如兼不寐者，可加酸枣仁宁心安神；兼或盗汗频作者，可去锁阳，加浮小麦、糯稻根须固表止汗。

3. 阴精阳精失和，肝气郁结之女性性欲冷淡

本病多为性格内向，禀性清高；或七情太过，多思多悲，多忧多恐，阴精阳精失和，至神不调，肝气不畅，肾气内伤所致。症见女性长期性欲冷淡；兼或胸闷胁胀，抑郁寡欢，心烦少言；或恼怒烦躁，头胀少眠，月经不调，经前乳房胀痛，甚或性交时阴中疼痛。舌黯滞，苔薄白，脉多细弦。治宜调和阴阳二精，疏理条达肝气。方选逍遥法汤（作者验方：柴胡、白蒺藜、菟丝子、淫羊藿、当归、白芍、香附、白术、玫瑰花、麦芽、栀子、甘草）。如不寐心烦甚者，可加酸枣仁、琥珀宁心安神；经前乳房胀痛剧者，可加橘叶、橘核疏肝气，舒乳络。本症除药物治疗外，还须劝导安慰，家庭和睦体贴，缓缓图治。

4. 阴精阳精不足，气血虚弱之女性性欲冷淡

本病多因素体虚弱，脾胃不健，气血来源不足，天癸阴阳精虚少；或崩漏不止、产后出血过多，阴阳精俱虚所致。症见女性长期性欲冷淡，交媾后体乏不支；兼或面色无华，毛发稀疏无泽，心悸少眠，气促乏力，畏寒怯冷，皮肤干燥，月经延迟，经量少；甚至闭经，白带甚少，阴中干涩。唇舌淡白，脉象细弱。治宜益至精，补气血。方选十全大补法汤（作者验方：仙灵脾、巴戟天、人参、肉桂、熟地黄、当归、黄芪、阿胶、白芍、白术、茯苓、甘草）。如失眠甚者，可加酸枣仁、夜交藤安神益血；阴户干涩无带者，可加菟丝子、覆盆子益天癸，润阴中。

十、月经量少

月经量少，又称"月经过少"或"经水涩少"或"经量过少"或"经水少"等，是指月经周期基本正常，经血排出量明显减少，甚至点滴即净，或行经时间过短，不足2天，经总量显著少于正常而言。月经量少的发生原因，《脉经》认为"亡其津液"，《万氏妇人科》认为"瘦人经水来少者，责其因虚也""肥人经水来少者，责其痰碍经隧也"，《医学入门》认为"内寒血涩可致经水来少"，杨志一《妇科经验良方》则为"经行不利，是专指过少而言，或平素身体虚弱，气血不充，致卵巢分泌失职；或暂时感受病证，致生障碍，如寒湿之停滞，故排泄之量减少，而时间短促"。

月经量少，有虚实各异。虚者或因精亏血少，或因化源不足，血海亏虚；实者多因瘀血内停，或痰湿壅盛，阻碍经隧。西医学认为本症的形成，与幼稚子宫、子宫发育不良、反复流产以及子宫内膜结核、子宫内膜粘连等有关。此外，其他内分泌疾患也可引起本症，如甲状腺病变、肾上腺病变、单纯性肥胖症。现将与天癸相关的月经过少的原因和证治阐述于下。

1. 阴精虚少，阳精不足，肾气亏弱之月经量少

本病多由先天不足，天癸阴精虚少，阳精不足，至气亏弱，肾气虚损，精血不充，冲任不盛；或童少年时，调养失当，天癸失充，肾气不足所致。症见月经量少，经久不已，色淡质薄；兼或腰骶酸冷，小腹觉冷，夜尿频多；或乳房、外阴发育不佳，宫体小，月经初潮迟。舌体瘦薄、质淡红，苔薄白，脉沉细弱。治宜益至精，补肾气。方选右归法汤（作者验方：仙灵脾、巴戟天、熟地黄、山茱萸、枸杞子、鹿角胶、菟丝子、肉桂、制附子、柴胡、龙骨、甘草）去龙骨，加当归、覆盆子。如夜尿甚多者，可去肉桂、柴胡，加益智仁、补骨脂补肾缩尿，兼益阴精；若经色红，舌红苔光，脉细微数者，去肉桂、附子、鹿角胶，熟地黄易生地黄，加玄参、牡丹皮、黄柏、知母滋阴清火。

2. 阴精不足，至气亏损，营血虚少之月经量少

本病多因素体虚弱，营血不足，阴精亏损，至气受伤；或久病失养或大病亡血伤津

或堕胎多产，营血耗损，阴精虚少，至气不足；或饮食劳倦伤脾，化源匮乏，阴精至气俱伤，血海空虚所致。症见月经量少，或由常量而逐渐减少，甚或点滴即罢，经色淡红，质稀薄；兼或经行小腹绵绵作痛，面色萎黄，头晕眼花，心悸气短，爪甲无华。舌淡红，苔薄白，脉细弱。治宜益阴精，补至气，滋营血。方选滋血汤（《证治准绳·女科》方：人参、山药、黄芪、茯苓、川芎、白芍、熟地黄、当归）。如兼平时白带甚少，阴户干涩，口干咽燥，手足心热，可配用左归法汤（作者验方：仙灵脾、生地黄、山茱萸、枸杞子、覆盆子、菟丝子、龟甲胶、黄柏、锁阳、青蒿、合欢皮）增强益阴精，和阳精，调至神作用。

3. 阴精郁滞，胞脉瘀阻，冲任失调之月经量少

本病多为情志不畅，气血不和，阴精郁阻；或经行、产后调摄不慎，寒邪客于胞宫，寒与血搏结，累及阴精，冲任不调所致。症见月经量少，质紫黯，下而不畅，或夹小血块，兼小腹疼痛或刺痛，舌紫黯或夹瘀点瘀斑，脉沉弦或沉涩。治宜调阴精，理冲任，化瘀血。方选桃红四物法汤（作者验方：当归、赤芍、川芎、生地黄、桃仁、红花、蒲黄、五灵脂、艾叶、小茴香）。如小腹冷痛者，可加吴茱萸、肉桂温经散寒；若小腹胀痛者，可去生地黄，加香附、延胡索、青皮调气止痛。

4. 阴精不调，痰湿阻胞，冲任失畅之月经量少

本病多因素体湿盛，脾运失健，隔二所伤，湿聚化痰，湿痰内阻，阴精不调，胞宫受阻，冲任不畅；或饮食失节，不劳过逸，湿痰内生，阴精被阻，胞宫壅滞，冲任气血不畅所致。症见月经量少，色淡质稀，或黏腻杂夹黏液；兼或形体肥胖，胸脘痞闷，倦怠乏力，平时白带黏稠量多。舌质淡胖、边有齿痕，苔多白腻，脉缓滑。治宜调阴精，理冲任，化痰湿。方选苍夏归附汤（作者验方：苍术、半夏、当归、香附、黄芪、茯苓、陈皮、枳壳、胆南星、白芥子、山楂、益母草、甘草）。如脾虚甚者，可加党参、白术益气健脾；白带多者，可加芡实、莲须固涩止带；胸脘痞满，不思饮食，可加鸡内金、麦芽健脾和胃，消食快中；大便秘结者，可加厚朴、大黄通便理肠。并嘱饮食清淡，少食肥甘厚味，少进生冷寒凉之物；鼓励适当活动，加强锻炼，增强体质，亦是十分重要的。

十一、月经量多

月经量多，又称“月经过多”，或“经水过多”或“月水过多”等，是指月经血量较常量明显增多，月经周期与持续时间基本正常而言。月经量多既可单独出现，又可常与周期、经期异常合并出现，如合并出现，当以综合分析，合理论治，全面照顾。

月经量多，《金匮要略》称“月水来多过”。《丹溪心法》谓其症起于血热、痰多、血虚。《万氏妇人科》则责之血热，故说“经水来太多者，不论肥瘦皆属热也”。《证治准绳·女科》认为以虚所致，故说“经水过多，为虚热，为气虚不能摄血也”。《妇科玉

尺》以形体肥瘦论寒热虚实，故说“平日肥壮，不发热者，体虚寒也”“平日瘦弱，常发热者，由火旺也”。本症的形成，虽然有众多的原因，但不外乎脾、肝、肾和胞宫、冲任、奇经为病，其中还有重要的天癸调控作用。天癸不足或不调，可直接影响脏腑与奇经，使月经量增多，甚至还可引发其他妇科疾病。西医学认为，月经过多可见于有排卵型功能失调性子宫出血、子宫肥大、子宫肌瘤等的患者，但人流术后、安置宫内节育器后亦可能引起月经过多，仅供参考或做有益思维联系。

1. 至气不足，至精已伤，气虚不固之月经量多

本病多由素体虚弱，至气失充，至精亏少，中气不足；或饮食失节，劳倦过度，脾胃损伤，至气亏损，至精虚少，中气下陷，气不摄血，冲任不固所致。症见经行量明显增多，色淡红，质清稀；兼或面色㿠白，气短乏力，小腹绵绵作痛。舌质淡，苔薄白，脉多细弱。治宜益天癸，补中气，固冲任。方选补气摄血汤（作者验方：红参或党参、黄芪、白术、升麻、甘草、当归炭、阿胶、海螵蛸、茜草炭、龙骨）。如兼腰部酸软者，可加续断以强腰；小腹冷坠者，可加炮姜以暖宫。

2. 阴精热盛，阳精火旺，血热妄行之月经量多

本病多因素体阳盛，阴精热炽；或平时过食辛辣之物，肝胃郁热，阴精阳精失调；或七情刺激，五志化火，心肝火旺，阴精阳精俱热，扰动血海，血热妄行所致。症见经量过多，色鲜红或紫红，有光泽，质黏稠，或有小血块；兼或烦热不安，面赤口干，便结溲黄。舌红苔黄，脉弦数或滑疾。治宜清至精，泄肝热，益肾阴，固冲止血。方选清经散（《傅青主女科》方：牡丹皮、地骨皮、白芍、熟地黄、青蒿、黄柏、茯苓），熟地黄易生地黄，加地榆、侧柏叶、贯众炭。如大便秘结者，可加大黄、玄参通便清热；若肾阴虚甚者，加龟甲胶、墨旱莲滋阴止血。

3. 阳精不足，阴精偏盛，瘀阻络伤之月经量多

本病多为情志抑郁或恚怒伤肝，天癸失调，气滞血瘀；或经期、产后感受寒邪，天癸受伤，瘀阻胞宫，阴络损伤所致。症见经血量多，紫黑有块，兼或小腹疼痛拒按，舌质黯红或有瘀点瘀斑，脉沉弦或细涩。治宜和调天癸，活血化瘀，止血调经。方选桃红四物汤（《医宗金鉴》方：当归、熟地黄、芍药、川芎、桃仁、红花）合失笑散（《苏沈良方》方：五灵脂、蒲黄）。如兼心烦不安，胁肋胀痛者，可加香附、栀子调气除烦。

十二、经前腹痛

经前腹痛，是指每次月经行经前（或兼经期）小腹疼痛而言。历代医家对此症论述亦尚多：如《金匮要略·妇人杂病脉证并治》说“经水不利，少腹满痛”，指出经行不畅，可以引起小腹疼痛。《诸病源候论·月水来腹痛候》说“月水来腹痛者，由劳伤气血，以致体虚，受风冷之气，客于胞络，损冲任之脉”，明确表明了经来腹痛是由于气血虚少，风冷侵袭胞宫，伤及冲任所致。《妇科大全良方》认为经行腹痛，有感寒者，

有气郁者，有血结者。《格致余论》指出月经“将行而痛者，气之滞也”。《丹溪心法》更进一步指出“经水将来作痛者，血实也”“临行时腰腹疼痛，乃是郁滞，有瘀血也”。《景岳全书·妇人规》所述尤为详细，如“经行腹痛，证有虚实。实者或因寒滞，或因血滞，或因气滞，或因热滞；虚者有因血虚，有因气虚。但实痛者多痛于未行之前，经通而痛自减”。总之，随着时代的发展，对月经的行经前腹痛，与其他病证一样，认识越来越明确，但与天癸的关系尚少论及。

1. 天癸不调，气滞血瘀之经前腹痛

本病多因素禀内向，复伤情志，肝气抑郁，至精失调，至气失和，冲任阻滞，气机不利，经血运行不畅所致。症见经前或经期过程前一二日小腹胀痛，经血量少，行而不畅，经色紫黯有血块，血块排出后疼痛减轻，经净后无疼痛；兼或经前乳房胀痛，胸闷不舒。舌质紫黯或有瘀点，脉象多弦。治宜调理天癸，和阴阳精，疏通冲任，活血化瘀。方选经前腹痛一汤（作者验方：当归、川芎、红花、三七、五灵脂、蒲黄、延胡索、姜黄、橘核、菟丝子、牡丹皮、甘草）。如兼二阴前后坠胀者，可加柴胡、枳壳通理气机；若经质黏稠，口苦溲热者，可加山栀、夏枯草、益母草清经泄热；膜样痛经者，可加蓬莪术、血竭破血化瘀。

2. 天癸阻遏，寒湿凝滞之经前腹痛

本病多因经前经期感寒饮冷，或冒雨涉水，或久居湿地，寒湿阻遏天癸，调控失常，胞宫湿冷，经血凝滞所致。症见经前或及经期小腹冷痛，甚则绞痛，得热痛减，经量较少，色紫黯有块；兼或畏寒肢冷，面色苍白或青灰。舌苔白腻，质紫黯，脉沉紧。治宜温调天癸，祛寒化湿，暖胞止痛。方选经前腹痛二汤（作者验方：当归、紫石英、刘寄奴、胡芦巴、吴茱萸、肉桂、艾叶、延胡索、赤芍）。如经量少者，可加五灵脂、红花活血化瘀。亦可用少腹逐瘀汤（《医林改错》方：小茴香、干姜、元胡、没药、当归、川芎、官桂、赤芍、蒲黄、五灵脂）散寒除湿，温经止痛。

3. 天癸失和，湿热蕴结之经前腹痛

本病多为素体湿盛，脾气不足，湿热内蕴，天癸不调，胞宫邪阻，气机郁滞；或经期产后外感湿热，盘踞冲任胞中，累及天癸，气血与邪互结，经血不利所致。症见经前兼或经期小腹灼痛而胀，按之痛增，腰骶部胀痛不适，经血黯红，质稠有块或夹黏涎；兼或平时小腹疼痛，带下量多，色黄而稠，低热时作，小便黄赤。舌质红，苔黄腻，脉弦数或滑疾。治宜和调天癸，清理胞宫，解毒止带。方选经前腹痛三汤（作者验方：当归、牡丹皮、黄柏、生地黄、覆盆子、败酱草、红藤、桃仁、红花、延胡索、蓬莪术、椿根皮）。如腰痛剧者，可加桑寄生、续断强腰止痛。

4. 天癸亏弱，阳虚宫寒之经前腹痛

本病多由先天禀赋不足，或后天房劳多产，或久病体弱，肾阳亏损，天癸虚弱，阴寒内盛，胞宫失于温煦所致。症见经前兼或经期小腹冷痛，连及腰骶，喜温喜按，经量少，质稀薄，色淡黯；兼或腰膝酸冷，小便清长，大便溏薄。舌质淡，苔白滑，脉象细弱。治宜温养天癸，暖宫祛寒，兼益肾阳。方选经前腹痛四汤（作者验方：当归、吴茱萸、白芍、紫石英、仙灵脾、补骨脂、小茴香、制附子、鹿衔草、杜仲、川芎、甘草）。如大便溏泄者，可加炮姜温中止泻；小便频多者，可加益智仁温肾缩尿。

十三、经后腹痛

经后腹痛，是指月经净后或经行后期小腹隐隐作痛而言。《格致余论》认为月经“来后作痛者，气血俱虚也”。《景岳全书·妇人规》说“经行腹痛，证有虚实”“虚者有因血虚，有因气虚”“虚痛者多痛于既行之后，血去而痛未止，或血去而痛益甚”。《医宗金鉴·女科心法要诀》说“腹痛经后气血弱，痛在经前气血凝”。上述诸书对经后腹痛都认为是由气血虚弱，不能温养胞宫所引起。本症以虚为主，脾胃肝肾为病，无可置疑，但与天癸有密切相关者尚少言及。

1. 天癸不足，气血虚少之经后腹痛

本病多由脾胃素虚，化源不足，或大病久疾后气血俱虚，或大失血后，天癸亏损，冲任虚弱，行经后气血愈虚，胞宫失养所致。症见经后或行经后期小腹隐隐作痛，或空痛，喜按，或小腹及阴部有空坠感，月经量少，色淡质稀；兼或面色无华，神疲乏力等。舌质淡，脉细弱。治宜益天癸，补气血，调冲任。方选仙芪当归汤（作者验方：仙灵脾、党参、黄芪、当归、白芍、熟地黄、砂仁、川芎、炙甘草）。如兼心悸少眠者，可加酸枣仁、茯神宁心安神；小腹隐痛且有冷感者，可加肉桂暖胞散寒；小腹及阴部坠感明显者，可加升麻提升中气；大便溏薄者，可加白术、山药健脾实便。

2. 天癸损伤，肝肾虚弱之经后腹痛

本病多因禀赋不足，肝肾亏虚，精血来源匮乏，天癸至精受损；或房劳多产，损及肝肾，天癸至精不足，冲任亏损，胞脉失养所致。症见经后或行经后期小腹隐隐作痛，喜按，腰骶部酸痛，经量少，色淡黯，质稀薄；兼或头晕耳鸣，腿膝无力。舌质淡红，脉沉细尺弱。治宜调养天癸，补益肝肾，兼理冲任。方选巴菟当归汤（作者验方：巴戟天、菟丝子、当归、白芍、山茱萸、杜仲、熟地黄、制香附、茺蔚子、甘草）。如畏寒怯冷，肢末清凉者，可加仙茅、制附子温至精，补肾阳；夜尿频多者，可加乌药、益智仁温肾缩尿；若兼手足心热，午后潮热，盗汗时作者，可加地骨皮、鳖甲、糯稻根须滋阴退热；眩晕耳鸣甚者，可加枸杞子、白蒺藜益肝肾，止晕鸣。

十四、多带

带下病首见于《素问·骨空论》：“任脉为病……女子带下瘕聚。”带下的含义有广狭之分：广义带下是指带脉以下的女子疾病，亦即包括妇科一切疾病；狭义带下则仅指阴道不正常的白带（即白带量、色、质、气味异常）。带下病的名称，历代医籍各有不同。

如《神农本草经》称“沃”（白沃、赤沃）、或“漏下赤白”。《脉经》称“五崩”。《针灸甲乙经》称“沥”。《金匮要略》又称“下白物”。《诸病源候论》则称“五色带”（即白带、赤带、黄带、青带、黑带）。《备急千金要方》有列“赤白带下”等。多带，又称“白带过多”，是指女性除生理阶段性白带略多外，平时白带过多，绵绵不断，兼或色、质、气味异常而言。引起多带的原因有天癸至精不足或失调，有天癸至神失宁，调控脾、肾、肝及带脉失常所致；亦有感受湿热毒邪，伤害脾、肾、带脉所产生。现就天癸为病的白带过多的证治分述于后。

1. 阴精偏胜，阳精不足，脾虚湿阻之多带

本病多由素体湿盛，脾气虚弱，阴湿内阻；或劳倦伤脾，湿邪偏盛；或饮食不节，脾气损伤，湿邪内蕴，继而天癸受伤，阳精不足，阴精偏胜，损伤任带所致。症见带下量多，色白或淡黄，质黏稠，无臭气，绵绵不断；兼或面色㿠白或萎黄，神疲乏力，饮食少思，大便溏薄。舌质淡，苔薄白，脉濡缓或沉弱。治宜益阳精，调阴精，补脾化湿。方选仙菟止带汤（作者验方：仙灵脾、菟丝子、党参、白术、芡实、山药、鸡内金、茯苓、刺猬皮、莲须）。如兼腰酸者，可加杜仲以壮腰；脾阳不足者，可加炮姜以暖脾；带脉不举，腰腹重坠者，可加黄芪、柴胡、升麻辈升举带脉。

2. 阴精失调，阳精虚损，肾气亏弱之多带

本病多由素体虚弱，阳精不足，阴精失调，或偏胜或不及；或产育过多，任脉与胞宫受伤，阳精亏少，阴精偏多，肾气不足，封藏失司，带脉失约所致。症见白带量多，质稀清冷，终日淋漓；兼或腰酸、腰痛、腰无力，精神衰惫，面色黧黑或灰白，头晕耳鸣，小便频多夜间尤甚，或小腹有寒冷感。舌质淡，苔薄白，脉沉细尺弱。治宜补阳精，调阴精，益肾举带。方选二鹿止带汤（作者验方：鹿角胶、鹿角霜、菟丝子、巴戟天、杜仲、续断、桑螵蛸、金樱子、益智仁、乌药）。如肾阳亏损，四肢清凉，畏寒怯冷者，可加制附子、肉桂温阳益肾；若滑脱带下者，可加红参、鹿茸、龙骨、牡蛎大补元气，收涩固脱。

3. 阴精受伤，阳精不足，任带湿热之多带

本病多为素体不足，阴精阳精亏损，任带湿热内蕴；或房事不节，任带损伤，累及天癸，阴阳二精亏虚，湿热内聚所致。症见白带量多，均匀呈乳状或灰白色水样，有浓重鱼腥或腐臭气，多见于育龄妇女；常兼月经不调，或闭与漏交替，或经量减少，经期延长，或略有阴痒不适等。舌质红，苔黄腻，脉弦数少力。治宜益阴阳精，调任举带，清化湿热。方选消补止带汤（作者验方：菟丝子、覆盆子、当归、黄柏、牡丹皮、柴胡、蒲公英、紫花地丁、椿根皮、车前子、茯苓）。如腰酸者，可加桑寄生、续断益肾强腰；兼见白带夹有赤色者，可加生地黄、地榆清热凉血。阴痒甚者，亦可配用外洗方，药如蛇床子、苦参、黄柏、地肤子，煎汤坐浴，能增强祛痒作用。

十五、少带

少带，又称“白带过少”，是指白带分泌极少，甚至近乎无白带而言。白带为天癸作用于任带二脉所化生的产物，所以健康女子，终有阴下微微湿润之物。如天癸阴精不足或失调，即可引起白带量的异常。少带之症多见于40岁以上之妇人，尤其50岁上下者更为常见。40岁以下者，大病之后，久病不愈亦可见之。但本症以虚证为主，间或虚实夹杂。

1. 阴精不足，阳精偏胜，任带失调之少带

本病多为素体虚弱，阴精失充，阳精过盛；或饮食失常，调摄失当，阴精不足，阳精反甚，阴阳失于平和，胞宫失养，任脉亏损，带脉受伤所致。症见白带甚少，近乎无带下；兼或月经不调，或提前或延后，经量较少，色呈淡黯，腰酸膝软，性欲淡漠，性交阴痛，小便色黄；或面部痤疮。舌质红，苔薄黄，脉细弦。治宜益阴精，抑阳精，调任理带。方选益带汤（作者验方：生晒参、绞股蓝、覆盆子、刺蒺藜、桑叶、葛根、五味子、车前子、黄柏、甘草）。症轻者，生晒参可用太子参代替。如腰膝酸软甚者，可加续断、桑寄生益肾强腰；若阴精亏竭者，可加紫河车、哈士蟆油填补阴精；阳精偏盛，痤疮时作，可加丹参、蒲公英、紫花地丁抑阳精，解热毒；月经不调者，可加当归、川芎调理月经。

2. 阴精已衰，阳精亦虚，任带俱弱之少带

本病多为禀赋不足，肾气虚弱，脑髓亏损，天癸至精衰少；或大病之后，久病体弱，精血不足，至精亏虚，任带并衰所致。症见白带全无或甚少，阴部干燥不适；兼或腰膝乏力，精神疲惫；或烘热汗出，腰背觉冷，躁烦不安，性欲冷淡，交媾阴痛，月经常易延后，经色淡黯。舌质淡，苔薄白，脉沉细。治宜益阴阳精，温补任带。方选温带汤（作者验方：仙灵脾、巴戟天、仙茅、菟丝子、补骨脂、杜仲、当归、黄柏、五味子、甘草）。若兼畏寒怯冷者，可加制附子、鹿角胶温补阳气；如阴冷而夜尿多者，可加锁阳、益智仁、乌药温肾缩尿；躁烦不安者，可加龙骨、牡蛎宁神止躁。

十六、阴户干涩

阴户干涩，又称“阴中干燥”，是指阴道中分泌物减少，甚至无分泌物，时有阴中干涩不适感而言。阴户之病，常与肝肾不足或肝肾湿热，冲任虚弱或冲任失调，胞宫虚损或胞宫湿毒，以及带脉亏虚或带脉湿热等均有相关联系，尤其与天癸至精更为密切。阴户干涩之症，多见于50岁左右者，40岁以上者亦有见之。本症以虚证为主，而虚证又可分虚热与虚寒或阴阳两虚之别。

1. 阴精亏损，肝肾虚弱，冲任不足之阴户干涩

本病多因素体不足，肝肾虚弱，阴精不足；或房事不节，多产堕胎，阴精损伤；或产时失血过多，血脱精伤，肝肾失养，冲任虚损所致。症见阴户干涩，阴中时有不适

感；兼或月经量少，延后或数月未至，腰酸腿软，形体瘦弱，精神疲惫，面色少华，毛发脱落，烘热汗出，心烦少寐，舌黯淡，脉沉弱或细数无力。治宜益阴精，滋肝肾，补冲任。方选阴精滋养汤（作者验方：生晒参、生甘草、麦冬、桑叶、覆盆子、白芍、赤芍、当归、石斛、茺蔚子、葛根、枸杞子）。如阴精虚弱，损及阳精者，可去赤芍、桑叶，加仙灵脾、黄柏阴阳精并补；阴精虚竭者，可加紫河车、哈士蟆油峻补阴精；若腰酸腿软甚者，可加续断、桑寄生补肾强腰；如头发枯槁，阴毛脱落者，可加阿胶、鹿角胶、紫河车、菟丝子填精益血；烘热不寐者，可去赤芍、生晒参、茺蔚子，加龙骨、牡蛎、酸枣仁平衡阴阳，宁心安神。

2. 阴精已衰，阳精亦亏，冲任空虚之阴户干涩

本病多因禀赋不足，天癸失充，肾气虚弱，冲任亏损；或久病体虚，至精损伤，冲任空虚；或产后出血过多，至精大伤，无力调节血海胞宫所致。症见阴户干涩，或阴中有冷感；兼或月经量少，延后或闭经，腰酸膝软，畏寒怯冷，毛发脱落，性欲减退，甚或无性欲，精神衰疲，面色㿠白或苍白。舌质淡，脉沉弱。治宜温阴精，补阳精，益冲任。方选阴精温阳汤（作者验方：补骨脂、骨碎补、续断、当归、紫石英、黄芪、吴茱萸、红花、甘草、川芎、小茴香）合温带汤（作者验方：仙灵脾、巴戟天、仙茅、菟丝子、补骨脂、杜仲、当归、黄柏、五味子、甘草）。上述二方如药物相同者，只选一味，亦不需加重用量。如阴精虚甚者，可去吴茱萸、紫石英、仙茅、川芎、小茴香，加熟地黄、山茱萸、龟甲胶、鹿角胶大补精血。

第七章 | 天癸合病并病兼病之辨治

天癸是机体独特而有神异作用的物质，其功用范围甚为广泛，可涉及整个生命的全过程。多脏腑、多系统相互联系，以及生长壮健、生育繁衍、疾病产生、年老衰弱等，均与天癸正常与否有至密关系，所以天癸失常，可以引起多种病证。由于天癸病证众多，其病因病机、临床表现亦随之多种多样，更有二病同生，或先病未愈后病继发，或与天癸无关的兼病同时存在，咸宜仔细分析，综合统一，权衡利弊，治一或治二，孰先或孰后，兼病或治否，故列合病并病兼病不尽相同的辨治方法。

第一节　天癸合病之辨治

合病的“病”，这里仅指疾病中的主症，尤其是特殊主症，有时亦包括疾病。天癸合病，是指在天癸范围内同时发生两种以上的症状，即疾病的主症或特殊主症，如烦躁与不寐同时发生、或嗜眠与困乏同时出现、烘热汗出与健忘同时发生、自汗与畏寒同时出现等。而且在天癸病中所出现的各种主症、特殊主症，常有真假、轻重、交错的现象，有类似相同者，有绝对相同者，有类似不相同者，有绝对不相同者。类似相同（即同中有异，不全相同）、类似不相同（即异中有同，不全相同），大都在天癸病变的初期或缓解期或交错期阶段；绝对相同、绝对不相同，大都在天癸病变的中期或中极期阶段。例如同是烦躁与不寐，有貌如烦躁而不甚，有真实烦躁而病极，有状如不寐而实不深睡，有不寐而通宵不入眠，此必须明辨之一也。其二，在天癸病中必须分清主症与特殊主症。主症为病变所反映的中心症状，可见于天癸病中，亦可见于非天癸疾病；特殊主症往往多见于天癸病中，其他疾病相对少见。如烦躁、不寐、嗜睡、汗出、口疮等多是各种疾病的主症；若出现反复烦躁、长期不寐、间歇嗜睡、烘热汗出、顽固口疮等，多属于天癸病的特殊主症。其三，必须分清天癸之至神、至气、至液、至精，以及分别至精中的阴精与阳精，方能认识天癸病变的本质。如反复烦躁、间歇嗜眠、记忆锐减等多以至神病变为主；自汗久出、全身困乏、生长迟缓等多以至气病变为主；特异水肿、尿液过多、口目干燥等多以至液病变为主；阳痿、精少、体毛增多等多以至精之阳精病变；月经不调、白带甚少、阴户干燥等多以至精之阴精病变。所以辨治天癸合病，必须详细了解以上天癸病变的相关内容。除此之外，还要注意在病证中往往涉及天癸内在多方面的变化和相互影响。如反复烦躁与长期不寐，既可由至神与至气病变所引起，又可由至神与至精病变所发生。因此，在辨证明确的基础上，确立合病的治疗，或以同时合治或以同时分治，譬如两病证均由至神至精病变引起心神不宁，可用一法合治，调治至神至精即可向愈；又若两病证中一由至神至气发生病变，一由至神至液发生病变，则用互相不对立且寓有相反相成之两法分而治之。天癸病证众多，其合病亦随之多见，兹列举数则如下，余者可参考印证第六章天癸病特殊主症述要及临床运用门第十六章至二十章各科病证。

一、反复烦躁与长期不寐之合病

前面虽有论及，但未系统阐述，故与此名虽重复但内容有所不同。

天癸病变所引起的烦躁多为反复发作为主，烦躁以烦为主，病变原因有单一至神为病，有伴随至气、或至液、或至精交错为病，但以至神病变为核心。不论至气、或至液、或至精病变引起的烦躁，其首先必须损及至神，才能出现烦躁，亦即至神病变能直接发生烦躁，而至气、至液、至精只能间接引发烦躁。

不寐即失眠，不寐病因较多，而天癸病变所引起的不寐则以长期渐进、或反复发作、或时缓时剧、或难以入睡、或梦眠不安为临床特征，其病变原因有单一的至神为病，又有至气或至液或至精病变伤及至神而引发不寐，所以至神病变能直接发生不寐，而至气、至液、至精只能间接引发不寐。同时，天癸发生病变，不仅天癸内部失调，而且不能正常调控脏腑，使脏腑功能紊乱，促使疾病形成。

反复烦躁与长期不寐同时出现，症见烦躁时作时休、经久不愈，不寐反复不已、或彻夜不眠、寐而多醒等，可以同治，亦可以异治。

因反复烦躁与长期不寐均属天癸至神为主要病变，可以统一同治。属于至神阳热者，治宜清泄阳热、宁谧至神，兼以凉肝息风、宁心安神，方选至神清心汤（作者验方：山栀、柴胡、僵蚕、白芍、墓头回、百合、合欢皮、蝉蜕、甘草）。阳热甚者，可加黄连、生赭石、琥珀以增强清镇安宁。属于至神阴虚者，治宜滋阴降火、清养至神，方选至神滋养汤（作者验方：龟甲、酸枣仁、白芍、茯苓、丹参、生地黄、黄柏、山栀、琥珀）。至神散逸者，可加淮小麦、生龙骨清和摄神。

若反复烦躁与长期不寐虽同时出现，但烦躁间隔时间长，烦时烘热汗出，不寐难以入眠，或寐后乱梦惊扰，此虽同为烦躁与不寐之合病，但其病因病机有所不同。烦躁则属天癸至精不足，累及至神，阴阳失衡为主所致；不寐则属至神不宁，心胆痰热为主所致。其治法当以异治，分而疗之，治宜调至精、和阴阳、安至神、清心胆，方选烘热滋阴汤（作者验方：仙灵脾、黄柏、枸杞子、菟丝子、覆盆子、刺蒺藜、夜交藤、龙骨、牡蛎、白芍、甘草）合黄连温胆汤（《六因条辨》方：黄连、竹茹、枳实、半夏、橘红、茯苓、甘草、生姜）去生姜、刺蒺藜等，酌加酸枣仁、琥珀。

二、记忆锐减与全身困乏之合病

记忆锐减，除记忆急剧减退外，常伴有言谈不知首尾、或书写错字别字处处皆是、睡眠失常、或失眠或嗜眠、精神疲乏等症。大都由于脑髓空虚，至神失养，至气受累，调控心肾失司所致；亦有痰瘀内阻，至神受伤者。

全身困乏，除全身脱力外，常兼有少气声低、不欲语言、时有思睡、面色㿠白或虚浮、头目昏重、纳少便溏等症。大都由于天癸至气亏损，累及至神，调控脏腑失常，气血不足所致。

如两病证都有至神、至气不足之病变，即可合治，统一疗之，方如至神补气强记汤（作者验方：黄芪、葛根、红参、三七、灵芝、五味子、石菖蒲、肉苁蓉、甘草）或强力补气汤（作者验方：黄芪、红参、白术、升麻、葛根、当归、狗脊、补骨脂、陈皮、鸡内金、甘草）。若两病证中，一为阴伤而致至神亏损引起的记忆锐减，一为亡血而致至气虚弱引起的全身困乏，这宜异治，分而治之，方如至神滋阴强记汤（作者验方：枸杞子、地骨皮、白芍、龟甲、生地黄、丹参、覆盆子、黄柏、葛根、石菖蒲、远志）合阿胶补气汤（作者验方：阿胶、当归、黄芪、生晒参或用红参）。阿胶补血更能益气，血足气能倍生，故名曰阿胶补气汤。

三、惊慌胆怯与手足心热之合病

惊慌胆怯，常伴少寐多梦、胸胁郁闷、心烦不安、少思饮食、神疲少力等症。大都由于至神失调，髓海不足，肾虚肝郁所致；亦有至神不调，心胆气虚；亦有至神受伤，魂魄不宁者。

手足心热，常还兼心胸烦热、口干咽燥、盗汗时作、头晕耳鸣等症。大都由于至液不足，至气失调，调控脏腑失司，阴虚火旺所致；亦有至气郁滞，至液失调，气郁火旺者。

如两病证相合比较，前者以至神病变为主，后者以至液不足、至气失调病变为主，但两者多有虚实夹杂的存在，可用分而合之的治法，方如祛怯至神汤（作者验方：柴胡、五味子、白芍、覆盆子、酸枣仁、龙骨、牡蛎、胆南星、石菖蒲、远志、党参、琥珀、甘草）合知柏地黄丸（《医宗金鉴》方：熟地黄、山茱萸、山药、泽泻、茯苓、牡丹皮、知母）加减。

第二节　天癸并病之辨治

并病的“病”，与本章第一节同义，是指疾病中的主症，尤其是特殊主症，有时亦包括疾病。天癸并病，即天癸并发病，是指在天癸病变范围内，前一病证未罢，后一病证又出现。如先发不寐经久不愈，后又继发抑郁忧虑；或先发烘热汗出，后又继发烦躁不安；或先发自汗久作，后又继发怕冷怯寒。这是天癸一增一的并病。天癸并病，亦有先发两病，后又继发一病，如先出现烦躁、不寐，后又出现烘热汗出，或先出现烦躁，后又出现烘热汗出、不寐，这是天癸二增一或一增二的并病。在辨治上，首先必须分清各病证的病因病机，以及各病证的相互内在联系，方能做出合理的治疗。其治法可分先病与后病一法同治，或先病与后病二法或三法分治。兹举例如下，余者以此推求。

天癸至神为病，若先以烦躁不安，以烦为主，反复发作；继而续发不寐，经久不愈之并病。当先诊以舌脉之体征，洞察病变之实情，推究兼症，获得旁证。分辨烦躁之症是否属于至神气郁所致，或至神火热引起，或至神阴虚产生，或至神痰瘀为患；不寐之症是否属于至神郁热为病，或至神怯郁所致，或至神阴虚引起，或至神气虚所发生。同时还须分析烦躁、不寐是否与至精、至气、至液诸天癸病变有联系。因为天癸四大病变，往往相互影响，相互促进，内在机理较为复杂，亦当引起重视，避免遗漏，杜绝并病辨治之辨而不全，治而少效。先病烦躁症未愈，后又继发不寐症，二症并病，并见舌质红、苔黄糙，脉寸关弦滑、尺部呈沉者，则属至神火热、至神郁热范畴，宜用先病与后病一法同治，方选至神清安汤（作者验方：山栀、柴胡、僵蚕、白芍、墓头回、百合、合欢皮、蝉蜕、甘草）。症势剧者，可适加生龙骨、琥珀等；如兼至气热盛者，可加石膏、竹叶；至液热盛者，可加知母、马齿苋；至精阳精热盛者，可加丹参、野菊；至精阴精热盛者，可加桑叶、鱼腥草。

又如先病烦躁、不寐经久不愈，后又出现惊慌胆怯之并病，兼见舌淡红、苔薄白，脉寸关弦滑、尺部细弱。前后三症合参，脉舌体征证实，较上述二症并病热象明显低下，当属至神气郁、至神怯郁、肾虚肝郁、至神失调之范畴，方选祛怯至神汤（作者验方：柴胡、五味子、酸枣仁、龙骨、牡蛎、胆南星、石菖蒲、覆盆子、白芍、远志、党参、琥珀、甘草）。如畏寒怯冷，喜悲伤欲哭者，可加桂枝、淮小麦和营卫，安魂神；若兼至气不足，可加黄芪、白术；至液郁滞者，可加茯苓、通草；至精不足，可加菟丝子、紫石英。此是二增一并病，三症一法同治。

又如先病长期不寐未愈，后又继发烘热汗出、烦躁不安之并病，兼见舌微红、苔中光，脉细弦、重按无力。前后三症合参，推究分析，其病变以至神、至精为主，当属至神阴虚、至精阴亏、至神失养之范畴，治宜至神、至精并顾，方选至神滋养汤（作者验方：炙龟甲、酸枣仁、白芍、茯苓、丹参、生地黄、黄柏、山栀、琥珀）合烘热滋阴汤（作者验方：仙灵脾、黄柏、枸杞子、菟丝子、覆盆子、白蒺藜、夜交藤、龙骨、牡蛎、白芍、甘草）同时应用。此是一增二并病，三症二法分治。

第三节 天癸兼病之辨治

兼病，是指天癸病变以外的各种病证，亦包括各种病证的重要症状而言。兼病亦即患天癸病证的同时，又罹患其他方面的疾病，这种兼病往往治疗天癸是达不到间接治愈或改善症状的，需要治疗相应兼病，才可达到治愈或改善症状的目的，所以不能应用从天癸论治的方法来治疗兼病，故列天癸兼病之辨治，并示例于下，推及其余。

天癸为病，若烘热汗出，频频发作，反复不愈，后又出现胃脘痞满、大便泄泻、时有腹痛等症，此为天癸兼病。至神失调，至精不足，阴阳不和；而又脾胃虚弱，寒食互滞，中运不健。治当天癸病、脾胃病同顾（但不可两组方药对立拮抗，既不能降低对方药性，又不能增强对方药之毒性，更不能损害对方脏腑，尽量求同，益治天癸病有益于脾胃，治脾胃病有益于天癸，同治共益，方是善法），方选烘热补阳汤（作者验方：仙灵脾、仙茅、巴戟天、菟丝子、补骨脂、当归、附子、黄柏、龙骨、牡蛎、甘草）合健脾丸（《证治准绳》方：白术、木香、黄连、茯苓、人参、甘草、神曲、陈皮、砂仁、麦芽、山楂、山药、肉豆蔻）加减。

又如，天癸为病，若顽固不寐，记忆锐减，形神不足；近又风湿痹着，四肢关节酸痛，活动不利。此属天癸兼病，至神气虚，脑髓不足；而又风湿内阻，气血不畅。治以天癸病、风湿病同疗，方选至神补气强记汤（作者验方：黄芪、葛根、红参、三七、灵芝、五味子、肉苁蓉、甘草）合蠲痹汤（《医学心悟》方：羌活、独活、桂枝、秦艽、当归、川芎、甘草、海风藤、桑枝、乳香、木香）加减。

再如，天癸为病，若自汗长期不止，全身困乏不堪；近又出现咳嗽气喘，咯痰稀薄。此为至气亏损，无力调控，脾气虚衰；而又肺气通降不利，痰饮内停。治宜天癸病、咳喘病兼顾，方选进退补中益气汤（作者验方：黄芪、红参或用生晒参、白术、当归、葛根、升麻、甘草、灵芝、煅牡蛎、麻黄根、五味子）合苓甘五味加姜辛半夏杏仁汤（《金匮要略》方：茯苓、甘草、五味子、干姜、细辛、半夏、杏仁）加减。

在天癸兼病之辨治中，还需注意急者治其标，缓者治其本。天癸病虽为本病，若病势稳定或较轻者，可以先治非天癸之急性病，待非天癸病证消除或缓解后，再治天癸本病。在先在后，通权达变。

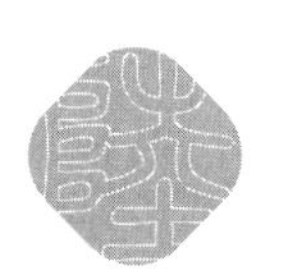

主辅疗法门

第八章 | 论治天癸意义

天癸是多种特殊物质的总称，在《内经》中首先提出其名由来，历代医家众说纷纭，观点不一，大都均围绕着《内经》注释，宗经有余，新见不足。天癸虽是物质，但可产生巨大的能量，与气血不同，天癸有激发和调控作用，往往能改变器官组织的形态和增强功用。从天癸论治的意义，有以下几个方面。

第一节　天癸是生育生长之源

一、天癸是生育之本

天癸有至神天癸、至气天癸、至液天癸、至精天癸之分。有如功用似神，但比神更强，故名曰至神；有如功用似气，但比气更壮，故名曰至气；有如功用似液，但比液更力雄，故名曰至液；有如功用似精，但比精更效捷，所以名曰至精。人之生育必须依靠天癸不断充盈，尤其是至精天癸的充足，故《素问·上古天真论》说："天癸至，任脉通，太冲脉盛，月事以时下，故有子。"又说："天癸至，精气溢泻，阴阳和，故能有子。"前者指女子天癸充盈，才能促使女性生殖器官发育和成熟，任脉通畅，冲脉旺盛，月经按时而行，所以能生育了。后者指男子天癸充足，才能促使男性生殖器官生育和成熟，精子生成，如男女交合，即能生子了。但生育天癸主要是至精天癸，余者天癸为调节或协助作用。至精天癸又有阴阳之分，女子以天癸阴精为主，阴精天癸充足，才能怀孕生子；男子以天癸阳精为主，阳精天癸充足，才能有生育能力。所以天癸是生育之根本，但生殖之天癸，又有阴阳之分，男女之别，不可不分也。

二、天癸是生长发育之关键

人体的生长发育，自出生以后除水谷精微不断营养、充盈气血、得以生长发育外，最重要的是天癸的激发作用和催化效应。通过天癸的独特功用，随着幼、少、壮年龄的增长而不断生长发育，脏腑功能增强，形体逐渐增大，骨壮筋健，肌肉丰盛，使婴幼儿成童少，童少成青壮，男子结实壮健，女子体态韵致，这都是天癸的作用。《素问·上古天真论》说："女子七岁，肾气盛，齿更发长；……三七肾气平均，故真牙生而长极；四七筋骨坚，发长极，身体盛壮。"又说："丈夫八岁，肾气实，发长齿更；……三八肾气平均，筋骨劲强，故真牙生而长极；四八筋骨隆盛，肌肉满壮。"上述所说的"肾气盛""肾气实"，实际上是指以"天癸"为主，古人将"天癸"局限于生殖之精，精又统归于肾，所以肾是十分重要的。天癸主要来源于脑系，在脑系天癸的主导下，其他有关脏腑亦能化生天癸。《内经》已经认识到了人体的生长发育与肾（此处当即天癸）有密切关系，故说女子到了7岁，男子到了8岁，"天癸"开始充盛起来，牙齿更换，毛发也长。女子到了21岁、男子到了24岁时，"天癸"平和，智齿生长，身量也长得够高了，其中男子筋骨已很坚强。女子到了28岁时筋骨坚强，毛发长到了极点，身体非常强壮；男子到了32岁时，筋骨粗壮，肌肉丰满结实。以上之说，不难看出天癸的独特作用。同时天癸在激发生长发育中，不是无休止地生长发育，而是生发与抑止双向调节，既有生长发育，又不能漫无边际地发育，故经文中有"长极"等词句与之明示。

第二节 天癸是抗老强体之根本

一、天癸是延缓衰老之重点

天癸是人体内极其重要的特殊物质，起源于先天，充盈于后天，未生之前的孕胎，已生之后的婴儿，虽有天癸，但不充足，而后随着年龄的增长，天癸逐渐充盛，骨壮肉丰，体力充沛。中年以后，天癸渐趋不足，进入老年更为亏少，至精甚至到了已竭程度。所以保护天癸不过快虚损，是延缓衰老的重点。《素问·上古天真论》说："余闻上古之人，春秋皆度百岁，而动作不衰；今时之人，年半百而动作皆衰者，时世异耶？人将失之耶？岐伯对曰：上古之人，其知道者，法于阴阳，和于术数，食饮有节，起居有常，不妄作劳，故能形与神俱，而尽终其天年，度百岁乃去。今时之人不然也，以酒为浆，以妄为常，醉以入房，以欲竭其精，以耗散其真，不知持满，不时御神，务快其心，逆于生乐，起居无节，故半百而衰也。"上述所说虽无明言天癸，实质上天癸已在其中，如文中所举"形与神""精与真"等内容与天癸有直接关系。古人对天癸的认识，大都限于生殖方面的作用，即生殖之精的作用，而天癸其他作用则归属于五脏六腑。但此段经文以养生的方法保护天癸等物质，使之动作不衰，享尽天年，度百岁而去。同时又指出保护天癸、调养天癸等重要物质，是延缓衰老的根本方法。

二、天癸是强体防病之砥柱

天癸是调节脏腑功能活动的特殊物质，天癸充盛，对脏腑的调节功能就会正常，气血来源即能充足，体健骨坚，邪无可入，病无所生，故天癸具有强体防病的重要功用。《素问·上古天真论》说："恬惔虚无，真气从之，精神内守，病安从来。"《素问·遗篇·刺法论》说:“正气存内，邪不可干。”《素问·评热病论》说:“邪之所凑，其气必虚。”上述经文虽无明确指出天癸之名，但文中所指出的“真气”“精神”“正气”“其气”与天癸有着密切的联系，虽天癸在古代医家认识中往往都是指肾中的生殖之精，但生殖之精实际上只是天癸的一部分，天癸的功用颇为广泛，主要涉及生长发育、延缓衰老、调节情志、活跃思维、增强记忆力、改善睡眠、增进饮食、强壮体质、提高抗病能力等，所以说保养和平衡好天癸，是强身健体、防病避疾的有力措施，诚如砥柱中流。

第九章 | 天癸病治法总则

天癸为病，其治则亦宗《内经》“治病必求于本”（《素问·阴阳应象大论》）、“必伏其所主，而先其所因”（《素问·至真要大论》）、“病在上，取之下；病在下，取之上；病在中，傍取之”（《素问·五常政大论》）的治疗原则，辨证求因、审因论治的整体观念。天癸的治则，大致可归纳为以下方面。

第一节　平衡阴阳为大法

一、平衡阴阳为核心

天癸与气、血、精、津、液等物质有所不同，天癸虽亦是物质，但能产生巨大的能量，快速调节脏腑功能，使脏腑过盛或过衰得以及时调整，而气血精津液等物质以补养为主。当然气与血要相对均衡，津与液也要相对平衡；精者不同，则常处于不足，故精虚证多见，精实罕见。天癸之物，不是以滋养为本，而是以调控脏腑为主，所以天癸太过即能使某些器官组织亢进，亢则害，产生病变。如至精中的阳精过盛，女子可出现体毛增多、变粗，面部或胸背痤疮，月经延期，经量减少，甚至闭经不孕；男子可出现阳强，遗精，早泄，小便短赤或频数不畅，甚至引起肿瘤等。若至精中的阴精过盛，女子可出现童年时早熟，中年后易引起乳房、子宫、宫颈等肿块或肿瘤，进入老年则绝经期延后，五十二三岁时每月经信来潮，甚至五十五岁以上时月经按时而下，且易引发肿瘤；男子可出现体毛变细稀疏，皮肤变白柔嫩，性格温和，性欲减退等。因此，在辨治天癸病时，平衡阴阳是十分重要的，能起到核心地位的作用。同时，天癸阴阳平衡还包括着运动（活动）与休止（静止）两个方面，《素问·阴阳应象大论》说：“积阳为天，积阴为地，阴静阳躁。”上述所说，在天地万物变化中，清阳之气升积于上而为天，浊阴之气凝结于下而成地；在动态方面，则比较静止的属阴，比较躁动的属阳。所以，天癸还有动静阴阳的调控。如机体某器官组织功能不足，而天癸即能迅速调节补充；若机体功能正常，气血充足，天癸即能休止，不调控，不激发，处于静止状态。

二、脏腑气血宜兼顾

天癸之物质，虽始于先天，但必须依靠后天的濡养，即通过脾胃水谷之精微和肺之清纯之气等不断营养、培育，逐步充入盈足。同时，天癸以气血为主要支持者，气血为人体之根本，新陈代谢之重点，气不化生则气老，气老即朽气，或致人虚弱衰老，或招致病害；血不化生则血老，血老即无用之老血，亦即死血，若或老血多，新血少，经络瘀阻，邪毒内生，诸病渐至，甚至引发肿瘤。所以天癸与脏腑、气血相互作用，相互依附，天癸随时调控脏腑，脏腑不断化生气血，气血又能滋养脏腑，并可濡养、传递天癸，周而复始。因此，在治疗天癸病变时，必须兼顾脏腑正常与否，气血是否充足。如天癸至精衰少，至神虚弱，女子烘热面红，月经闭绝，阴户干燥，心悸胆怯，不寐或多梦，精神疲乏，自汗、盗汗，大便溏薄，食欲衰减；男子精神衰疲，怔忡恐惧，或忧愁善悲，性欲减退，记忆力渐减，畏寒怯冷，夜尿频多等。以上除天癸不足为主要病机外，还兼以心脾肝肾虚弱和气血不足或失调为次要病机。在治法上当以主次分明，但不能忽视所兼脏腑和气血的病变。因脏腑、气血不足或失调，能直接影响治疗天癸病变的效果。此不可不知，知而不明亦无知也。

第二节　男女少老治不同

一、男女治法有差别

天癸由于分布部位、作用以及男女性别的不同，所以男与女的治法有所差异。同时，天癸的作用范围颇为广泛，在中西医思维联系上，天癸可涉及内外分泌腺、中枢神经、免疫学、遗传学和微量元素等，在各科领域中常与内分泌、肾脏、血液、消化、神经、皮肤、老年病、儿科、妇科等相关学科有着密切的联系。因此，天癸的作用是多种多样的，但不离乎或“激发”，或“催化”，或“调控”，使失常的脏腑功能迅即被调整。由于天癸种类不同，其中至精天癸男女差别尤为明显，故在治法上男女亦有差别。

男子以阳精天癸为本，以其维护男性生理特征；反之，太过不及也能为病。如阳精天癸太过，相火即能亢盛，甚至产生火毒，症见性欲亢进、阳强不痿、心烦不安、头痛面红、便结溲赤，或疮疖痈疽及邪毒内盛引发肿瘤，舌多红绛，脉多弦数；若阳精天癸不足，真阳渐即虚弱，甚至产生痰瘀内阻，症见性欲减退，甚者阳痿不举，畏寒怯冷、精神疲惫、头晕且重、大便不实、语声低柔、皮肤细白，或胸闷少气，或胸痛彻背，舌质淡紫，脉沉滑而缓。

女子则以阴精天癸为本，以其维护女性生理特征；反之，太过不及也能为病。如阴精天癸太过，冲任诸脉即能失调，胞宫气血运行不畅，甚至累及阳明胃经和厥阴肝经。症见月经周期虽然正常，但经色紫黑、经量或多或少、或拖延不净，或痛经剧疼、经血下而不畅，或腰酸腹胀，乳房胀痛，乳头触痛，甚至可引发子宫、宫颈、乳房等肿瘤，舌质多紫红，脉象多沉弦。若阴精天癸不足，冲任即可虚损，甚至伤及阳明胃脉和厥阴肝脉。症见月经不调，周期延长，四五十日一潮，或两月一汛，甚则闭经，不孕，白带颇少，阴户干燥，性欲减少，乳房松软瘦瘪，精神疲乏，舌多淡白，脉多细弱。此外，在调整天癸阳精、阴精的治法中，不能一味地递增或减少阳精或阴精，阴精之中必有阳和之物以调阴，阳精之中必有阴和之物以涵阳，阴阳之中故有阴中有阴、阳中有阳、阴中有阳、阳中有阴。前者表示事物性质的不同程度，后者表示事物的对立和统一。若单一增补女子阴精，而阴精易于有余，阳和之物反之不足，症见月经虽已调畅，但胞宫内病变难以避免。又如单一增补男子阳精，而阳精易于有余，阴和之物反之不足，症见阳强不衰、施泄无度、精液亏耗，进而或发为阳痿不举，或酿成精、尿道病变，小便频多、或尿流白物、或血精，甚至引发肿瘤等。

二、少老治宗尽不同

天癸在整个生命过程中，担负着十分重要的作用，同时天癸亦不是人出生以后一成不变的，而是随着幼少壮老、生长发育衰老的变化，天癸由不充到充足、由充足到衰少的规律变化。所以从天癸论治法则中，应当依照各个年龄段进行调治。《灵枢·天年》说："人生十岁，五脏始定，血气已通，其气在下，故好走。二十岁，血气始盛，肌肉方长，故好趋。三十岁，五脏大定，肌肉坚固，血脉盛满，故好步。四十岁，五脏六腑、十二经脉皆大盛以平定，腠理始疏，荣华颓落，发鬓斑白，平盛不摇，故好坐。五十岁，肝气始衰，肝叶始薄，胆汁始减，目始不明。六十岁，心气始衰，苦忧悲，血气懈惰，故好卧。七十岁，脾气虚，皮肤枯。八十岁，肺气衰，魄离，故言善误。九十岁，肾气焦，四脏经脉空虚。百岁，五脏皆虚，神气皆去，形骸独居而终矣。"以上所述虽未明言天癸及其在生命各个时期的变化，而实际上天癸已在其中，每个年龄段的生理特征都体现了天癸不充与充足，旺盛与衰竭的存在和作用。《素问·至真要大论》则明确提出了天癸之名及其部分作用，故说"女子……二七而天癸至，任脉通，太冲脉盛，月事以时下，故有子。……七七，任脉虚，太冲脉衰少，天癸竭，地道不通，形坏而无子也。丈夫……二八，肾气盛，天癸至，精气溢泻，阴阳和，故能有子。……七八，肝气衰，筋不能动，天癸竭，精少，肾脏衰，形体皆极"。通过上述经文温习，虽然所言不够详尽，但可证实不同年龄，天癸则多寡悬殊显著。因此，在天癸治法中，不同年龄应予不同治法。例如幼童时先天不足，形体瘦弱，食欲不启，甚至五迟（立迟、行迟、发迟、齿迟与语迟）、五软（头软、项软、手软、脚软与肉软）之证，大都治法均从补先天之肾，调后天之脾胃，但亦不能忽视调治天癸，尤其是调治至神、至气、至液天癸，激发和调节脏腑功能，充盈气血，壮骨强体，益智开慧。对于至精天癸必须适度掌握，不能孟浪滥投，以免引起生殖器官过早发育。而老年者，其治法不尽相同，因年老者不论何种天癸均已不足，脏腑功能衰减，气血亦随之亏少，气弱血瘀，老迈自然渐进，治法大凡或补气祛瘀，或补肾益肝，或脾肾双补等。此时，调补天癸亦为十分重要。其中至精天癸，女性不能过用阴精天癸之药，适当配用阳精天癸之品；但男性反之，不能过用阳精天癸之物，适当配伍阴精天癸之味，意在重建阴阳平衡，调控脏腑功能，以冀气血复生。

第十章｜天癸病治疗主法

“谨守病机，各司其属，有者求之，无者求之，盛者责之，虚者责之。”（《素问·至真要大论》）这是根据“治病必求于本”的原则，并按具体情况，分门别类，进行治疗。天癸的治疗方法，亦宗此旨，但天癸有它的特殊性，与气血精津液等的治疗有所不同。现将天癸的治法分类叙述于下。

第一节　调治至神类

至神天癸的作用既广泛又颇大，有统领全身之功，不论是五脏六腑、四肢百骸，均受其调控，所以其治法有滋阴、补阳、清热、重镇、开窍、解郁、启食等多种。

一、滋养至神法

滋养至神之法属于滋阴范畴，具有滋养脑髓、安神益智，兼以调控心、肝、肾等脏腑的作用。适用于至神天癸阴阳失衡，阴虚阳亢，阴不能敛阳的证候。临床可见头目眩晕，或头脑疼痛，时有耳鸣，记忆力减退，咽干口燥；兼或大便干结，小便短黄，多梦少寐，梦遗失精。舌苔多见光剥，质多呈紫红，脉细弦数。药用龟甲、生地黄、酸枣仁、柏子仁、白芍、百合、五味子、墨旱莲、夜交藤之类，方选至神滋养汤（作者验方：炙龟甲、生地黄、黄柏、生酸枣仁、生白芍、炒山栀、茯神、丹参、琥珀、炙甘草）。若眩晕剧烈，可加天麻、刺蒺藜、钩藤息风止晕，以和调至神天癸之风阳；如头痛较剧，可酌加制僵蚕、全蝎、川芎搜风止痛，以通至神天癸之痹阻；或兼面红潮热，心烦急躁，盗汗自汗，适加牡蛎、龙骨、柴胡敛阳清热，以平调至神天癸浮动之阳热。

二、温补至神法

温补至神之法属于补阳的治法范畴，具有温补髓海、振奋阳气，兼以调控心、肝、脾、肾等脏腑的作用。适用于至神天癸不足，髓海空虚，阳气衰弱，阴寒内盛的证候。临床可见面色苍白，畏寒怯冷，四肢不温，甚至厥冷，精神衰惫，眩晕脑冷，情绪低下，语声低弱，少言思睡，记忆力衰减；或面浮跗肿，尿少或尿多，便结或便溏。舌苔淡白，质多暗红或青紫，脉多沉细尺弱。药用鹿茸、鹿角胶、仙茅、肉苁蓉、巴戟天、炮附子、冬虫夏草、灵芝之类，方选至神温补汤（作者验方：鹿茸亦可用鹿角或鹿角胶替代、仙茅、巴戟天、炮附子、熟地黄、红参、灵芝、川芎、白茯苓、炙甘草）。如神志时清时昧，或言语错乱，可加石菖蒲、远志、三七、姜黄开窍醒脑，以启至神天癸之闭塞；或兼气虚血少，气馁血瘀，形体瘦弱，肌肤无泽，毛发稀疏，可酌加黄芪、当归、红花、何首乌之品，虽为益气补血、祛瘀通络，但实佐至神天癸以康复。

三、清宁至神法

清宁至神之法属于清热范畴，具有清泄郁热、益脑安神，兼以调控肝、胆、心等脏腑的作用。适用于至神天癸郁火内盛，脑腑失于清宁的证候。临床可见心烦易怒，头脑胀痛，不寐，或梦寐不安，胸胁不舒，难于明状，似懊侬非懊侬，或悲观失望，记忆力减退，饮食少思，口苦而干，舌尖边深红，苔多黄糙，脉寸关弦滑、尺多呈沉。药用山栀、黄连、柴胡、蝉蜕、牡丹皮、僵蚕、白芍、菊花、墓头回，或苦参、蚤休、龙胆草、淡豆豉（宜用青蒿、桑叶发酵之品）、败酱草、赤芍、侧柏叶之类，方选至神清安汤（作者验方：山栀、白芍、柴胡、蝉蜕、僵蚕、墓头回、百合、合欢皮、甘草）。如烦躁不安，神不安宁，可加黄连、生赭石、琥珀、茯神清火止躁，以安至神天癸之阳动；若郁火化毒，躁烦不寐，两目红赤，惊悸，肌肤灼热，舌红，脉数，可加苦参、蚤休、败酱草、赤芍、淡豆豉清火解毒，安神宁志，以清至神天癸之火热邪毒。此外，如外感温热病邪扰心肝，累及至神天癸，高热抽搐，颈项强直，神志昏糊，可参考温热病治法，方用紫雪丹（《太平惠民和剂局方》：石膏、寒水石、磁石、滑石、犀角易水牛屑、羚羊角屑、青木香、沉香、玄参、升麻、甘草、朴硝、硝石、麝香、朱砂、黄金、丁香）等，此处不予详述。

四、重镇至神法

重镇至神之法属于镇静安宁的治法范畴，具有抑制阳亢、安静脑腑，兼以调控心、肝等脏腑的作用。适用于至神天癸阳热亢盛，扰动脑腑，宁谧失常的证候。临床可见惊悸，烦躁，面红，不寐，眩晕，或风痫，癫狂，甚则神志昏糊，舌红苔黄，脉多弦数。药用磁石、珍珠母、龙骨、牡蛎、代赭石、紫石英、琥珀等，但此类药大都金石、介壳之品，只宜暂用，不可久服，中病即止，方选至神重宁汤（作者验方：龙骨、煅磁石、生赭石、茯神、琥珀、栀子、黄连、生白芍、炒麦芽、生甘草，肉桂少许）。如夹有痰热者，可加胆南星、竹沥制半夏、竹茹祛痰退热，以开至神天癸之郁阻；或兼内风抽动者，可加僵蚕、全蝎搜风止痉，以和至神天癸之内动。

五、开窍至神法

开窍至神之法属于清醒神志范畴，具有清脑开神、唤起知觉，甚至还有活跃思维、开拓思路、增强记忆力，兼以调控心、肝、肺、脾、肾等脏腑的作用。适用于素体虚弱，或年老体亏，气血不足，气亏则推动无力，血少则瘀阻络脉，脑腑失养，至神天癸亏损，神志欠清，或反应迟钝，记忆力减退，舌淡暗，苔薄白，脉沉缓无力。药用石菖蒲、三七、远志、荜茇、丁香，适加当归、黄芪、红花等补气、益血、化瘀之品，方选至神开窍汤（作者验方：石菖蒲、三七、姜黄、远志、肉苁蓉、当归、黄芪、葛根、红花、川芎、炙甘草）。如兼阴血不足，宜加制首乌、枸杞子益血脉，抗衰老，以养至神天癸之根本。

六、解郁至神法

解郁至神之法属于调畅气机的治法范畴，具有舒畅情怀、开郁消闷、轻松缓和，兼以调控五脏之志的作用。适用于禀赋不足，气血亏弱，至神天癸失调，气机郁结证候。临床可见胸闷胁胀，忧愁悲观，寡言少语，胆怯恐惧，噩梦惊扰，舌苔薄白，脉多弦滑。药用柴胡、香附、紫苏、薄荷、合欢花、覆盆子、菟丝子、九香虫、甘松、青皮、枳壳、郁金之类，方选至神解郁汤（作者验方：柴胡、枳壳、桔梗、合欢皮、制香附、菟丝子、九香虫、胆南星、山栀、芍药血虚用白芍，血滞用赤芍、炙甘草）。如兼痰湿偏盛，去芍药、山栀，加半夏、茯苓以增强化痰祛湿；郁火偏盛，适加龙胆草、败酱草以加强清火解郁；肝脾两虚，运乏血少，酌加白术、当归、麦芽以辅木土之虚。

七、启食至神法

启食至神之法属于醒中进食的治法范畴，是通过至神天癸的调节，具有激发脾胃潜在功能、促使启开食欲的作用。适用于脾胃虚弱，肝肾不足，至神天癸失调，长期不思饮食，甚至厌恶食物，或经用健脾开胃，宽中消食不效者，舌苔薄白，脉细弱或兼弦象。药用淫羊藿、桑螵蛸、台乌药、合欢花、鸡内金、玫瑰花、砂仁、仙茅、石斛之类，方选至神启食汤（作者验方：仙灵脾、石斛、仙茅、龙胆草、生鸡内金、炒麦芽、桑螵蛸、台乌药、合欢花、砂仁、生甘草）。亦可适加生山药、炒谷芽，以助至神天癸，兼益脾胃之气津；若至神天癸失调经久，胃呆脾滞，形体羸瘦者，可加白术、枳壳，或党参、厚朴之类，以健中运。

第二节　调和至气类

至气天癸是气中最重要的物质，具有激发、调节脏腑的功能，促进筋骨、肌肉有序生长壮健等作用，其治法有补益、温壮、升发、和降等，其中补益与温壮尤其要紧。气虚内损不补，则虚而更虚；阳虚寒盛不温，则阳更虚而寒更盛，病渐加重。

一、补益至气法

补益至气之法属于补气与补天癸的双重补益的治法范畴，具有补益、激发、调控的作用。适用于五脏不足，至气天癸虚弱，精神疲惫，面色㿠白或面色瘦黄，形体瘦小，外貌苍老，反应迟钝，舌淡少苔，脉象多虚。药用人参（生晒参）、西洋参、党参、太子参、黄芪、白术、山药、菟丝子、黄精、绞股蓝、红景天、蜂蜜、甘草、大枣之类，方选至气补益汤（作者验方：生晒参、太子参、黄芪、制黄精、茯苓、当归、绞股蓝、菟丝子、灵芝、甘草）。如兼口干唇燥，可加天冬、麦冬生津养液以滋至气阴伤；若青少年形瘦体短，可加三七、枸杞子益气阴，通络脉，以促生长。

二、温壮至气法

温壮至气之法属于温阳与壮天癸的双重治法范畴，具有唤起阳气、消除阴寒、激发天癸的作用。适用于阳气不足，阴寒偏盛，至气天癸虚弱，精神衰惫，畏寒怯冷，面色苍白，语声低沉，情绪低落，蜷卧嗜睡，二便失常，大便或溏或结，小便或频多或量少，舌淡或青紫，脉多细微。药用别直参、红参、附子、肉桂、干姜、吴茱萸之类，方选至气温壮汤（作者验方：红参、熟附子、肉桂、鹿角胶、当归、炙黄芪、炙甘草）。如口舌反复糜烂不已，疮面紫红或淡白，可加炮姜炭、黄连温中阳之本，祛上焦浮火之标，以助至气天癸之阳；若阳弱气虚，血滞络阻，天癸至气失畅，可加三七、大黄温阳益气，活血通络，以助天癸之畅通。

三、升发至气法

天癸至气，其运行规律多变，尤善升腾。升发至气之法属于升法范畴，具有升举、生发、迅激天癸的作用。适用于天癸至气失常，脾气失升，湿邪内阻，神疲困乏，头重而昏，身重肢酸，少气懒言，嗜睡，不思饮食，或面浮跗肿，大便濡软，小溲量少，舌苔薄白，脉象濡缓。药用白芷、藁本、升麻、葛根、柴胡、防风、羌活之类，方选至气升发汤（作者验方：葛根、柴胡、苍术、白芷、防风、黄芪、补骨脂、桂枝、甘草）。如禀赋不足，可加党参、巴戟天补益至气天癸。

四、和降至气法

天癸至气，或以升，或以降，但不可太过不及，所以至气天癸亦不可忽视和降之法。和降至气之法属于降法范畴，具有调和、通降、顺应天癸的作用。适用于至气天癸失于顺和通降，肝胆气逆，脾胃气机逆乱，胸闷怫郁，嗳气嘈杂，或呕恶吞酸，或呕泛痰涎，或呃逆常作，或脘腹疼痛，舌苔白腻，脉多沉滑。药用沉香、旋覆花、代赭石、丁香、柿蒂、砂仁、乌药、干姜、紫苏子、半夏、枳壳、九香虫、益智仁之类，方选至气和降汤（作者验方：沉香、益智仁、枳壳、台乌药、白术、干姜、黄连、九香虫、制半夏、茯苓、甘草）。如呕泛酸水，宜加吴茱萸、炒黄连和中顺降，止呕制酸；若呕泛痰涎，则加炒苏子、炒莱菔子化痰止呕，降气宽中；或食道中有灼热感，胃中常有饥觉，可适加炒栀子、淡豆豉吐热邪以降浊气。

第三节　调理至液类

至液天癸是液质中最为重要之物，其量虽少，但其用特大，善于激发、充养、和调脏腑，促使化生气血津液，且又能滋养天癸腑脏，故调理至液天癸，不可阙如。其治法大凡有滋养、温润和渗利、通泻四则，前两则属于补益扶正，后两则为利泻去实。

一、滋养至液法

滋养至液之法属于补阴与清热同投法范畴，具有养阴增液、降火清热、充养天癸的作用。适用于天癸阴液不足，脏腑津液亏损，形体瘦弱，口干咽燥，潮热盗汗，头晕目涩，耳鸣腰酸，舌质偏红，脉象细数。药用玉竹、知母、生地黄、石斛、白芍、麦冬、天冬、枸杞子、女贞子之类。方选至液滋养汤（作者验方：石斛、知母、麦冬、白芍、枸杞子、覆盆子、绞股蓝、葛根、生地黄、桑叶、生甘草）。如兼至液损及至气者，宜加西洋参（或生晒参）、五味子以益液养气；若胃纳不佳，脾运欠健，可加生谷芽、生麦芽、生鸡内金以悦脾醒胃。

二、温润至液法

温润至液之法属于温阳与补益同用法范畴，具有温壮阳气、滋补阴液、培益天癸的作用。适用于元阳元阴不足，至液天癸已虚，精神衰惫，畏寒怯冷，面色苍白，皮肤干燥，眼目干涩，口内糜烂，反复不已，夜间口咽少津，大便秘结，小溲频多，舌质淡白，脉象沉缓、尺部细微。药用肉苁蓉、巴戟天、肉桂、炮姜、熟地黄、当归、制首乌、益智仁之类，方选至液温润汤（作者验方：肉苁蓉、肉桂、熟地黄、当归、制首乌、益智仁、胡桃肉、台乌药、炒黄柏、炙甘草）。如畏寒肢冷甚者，亦可加熟附子、鹿角胶以增强温阳润养作用。

三、渗利至液法

渗利至液之法属于淡渗利湿法范畴，具有分利多余水邪、通调水道、恢复天癸的调控脏腑作用。适用于至液天癸失常，调控脏腑失职的证候。临床可见面浮跗肿，小便量少，身沉肢倦，形体肥胖，大便濡软，舌苔白腻，脉象濡缓。药用茯苓、猪苓、泽泻、通草、冬瓜皮、薏苡仁、白术、石韦、玉米须、防风、羌活、独活之类，方选五苓散（《伤寒论》方：猪苓、泽泻、茯苓、白术、桂枝）。如浮肿明显者，可加补骨脂、羌活、生姜皮以增强渗湿利水之功，协助至液天癸恢复水液调节功能。

四、通泻至液法

通泻至液之法属于泻下法范畴，具有攻泻积滞、畅通气血运行、恢复至液天癸的调控脏腑作用。适用于至液天癸失常，调控脏腑失职，或气血，或痰瘀，或邪毒壅阻的证候。临床可见胸腹疼痛，大便秘结，或解而不畅，疼痛不能缓解等。药用大黄、枳实、厚朴、芒硝、牵牛子、郁李仁之类，方选三一承气汤（《宣明论方》：大黄、枳实、厚朴、芒硝、甘草）加减。如瘀血阻滞，可加桃仁、地鳖虫、当归；热毒瘀阻，可加牡丹皮、红藤、败酱草；痰水热互结，可加葶苈子、杏仁、瓜蒌；若寒邪内结，则可加附子、干姜温化寒积，以助恢复至液天癸的调控功能。

第四节　调平至精类

至精天癸在人的生命中极为重要，可涉及生长发育、繁衍后代，以及衰老多病等。但至精天癸有阳精和阴精之分，所以又有调治阳精和调治阴精之不同，具体治法分述于下。

一、滋养阳精法

滋养阳精之法属于补阴与益阳兼顾，但以养阴为主，即阴生阳长之意。此法具有养阴益阳，阳壮而不亢，且有促使激发潜在生机的作用。适用于天癸阳精不足，不能激发、调控脏腑，阴液营血生化亏少的证候。临床可见男孩生长发育迟缓；成年男子阳痿早泄，形体瘦弱，精神疲乏，口干咽燥，或头晕耳鸣，情绪紧张或抑郁不乐，小便短黄或余沥不尽，舌红苔净，脉细尺弱或细弦少力。药用枸杞子、楮实子、女贞子、菟丝子、五味子、沙苑子、山茱萸、芡实之类，方选五子衍宗丸（《摄生众妙方》方：枸杞子、菟丝子、北五味、覆盆子、车前子）。如阳痿甚者，可加楮实子、仙灵脾（淫羊藿的地下根茎）益阴振阳，以起痿弱；早泄剧者，可加金樱子、芡实敛阴固精，以壮宗筋；阴液亏损，虚热偏甚者，可加天冬、麦冬或玄参、生地黄滋阴清热，隔二隔三益阳起痿。

二、温壮阳精法

温壮阳精之法属于温阳与补益并重的治法范畴，具有益天癸、壮阳精、迅发生机、立散阴寒的作用。适用于天癸阳精不足，阴寒内盛的证候。临床可见精神衰惫，畏寒怯冷，手足不温，脑冷空晕，记忆力衰退，面色苍白或黧黑，阳痿早泄，阴器寒冷，腰膝酸软，小便清长或余沥不尽，舌淡苔白，脉沉尺弱。药用冬虫夏草、海马、蛤蚧、锁阳、胡芦巴、肉苁蓉、淫羊藿、仙灵脾、巴戟天、韭菜子、蛇床子、蜈蚣、鹿茸、海狗肾、黄狗肾、阳起石之类，但此类药物不能久用长投，阳精过旺，必损阴精阴液，一病未愈，又恙旋踵，方选阳精温壮汤（作者验方：淫羊藿、仙灵脾、巴戟天、锁阳、蛇床子、蜈蚣、当归、五味子、山茱萸、炙甘草）。如阳虚寒盛，畏寒肢冷甚者，可加附子、肉桂、红参以增强温补阳气、消散阴寒；若阳精虚竭者，可加冬虫夏草或鹿茸填补阳精；阳痿甚者，可加海狗肾、海马起阳振痿；如阳虚于下，火浮于上，中焦寒盛，口舌糜烂，反复不已，舌质紫红，脉象沉微者，可加附子、肉桂、炮姜、黄柏温中兼清，斡旋阴阳；若早泄剧者，可去蜈蚣、蛇床子、仙灵脾，加芡实、金樱子、覆盆子固精止泄；如无阳痿而早泄者，可去淫羊藿、蜈蚣、蛇床子，适加枸杞子、何首乌培阴生阳。

三、清泻阳精热毒法

清泻阳精热毒之法属于清热泻火与凉血解毒并重的治法范畴，具有清泄特异内在热毒、消散非瘀非痰或夹瘀夹痰所致郁结肿毒的作用。适用于天癸阳精过甚，热毒壅盛的证候。临床可见心烦不安，口干而苦，性欲旺盛，小便色黄，大便秘结，面部痤疮，甚至连及胸背，女子还可出现体毛增多，月经不调，甚至闭经不孕，舌质多紫红，脉多弦数。药用丹参、紫草、黄芩、蒲公英、紫地丁、龙胆草、栀子、败酱草、红藤、白花蛇舌草、大黄、柴胡、连翘之类，方选阳精清泻汤（作者验方：丹参、紫草、当归、赤芍、枸杞子、大黄、山栀、败酱草、青皮、甘草）。如痤疮白头粉刺或黑头粉刺者，可加乳香、没药、连翘、皂角刺通络散结；若痤疮、脓丘疹者，可加蒲公英、紫地丁、没药、金银花以增强清热解毒之力；痤疮或有结节、或有囊肿、或有瘢痕者，可加皂角刺、生黄芪、三七散结消肿，生肌润肤；若男子精室热毒内蕴，小腹疼痛，会阴部酸胀，血精尿浊，或尿频尿急，或尿无力，尿滴沥者，可加红藤、白花蛇舌草、马鞭草、柴胡、川楝子、覆盆子、琥珀、土茯苓以增强清热解毒之力，兼以护肾疏肝，安精室，止淋浊；如女子阳精热毒偏盛，体毛增多，既粗又黑，月经不调，甚至经闭不孕，痤疮不已者，可加桃仁、牡丹皮、王不留行活血通络，凉血解毒。

四、温消阳精寒毒法

温消阳精寒毒之法属于温阳、消散与解毒并重的治法范畴，具有温中寓清、消中寓补、平衡阴阳、散寒祛毒、消散阳精瘀滞的作用。适用于天癸阳精过盛，不从热化而反从寒化，气血阻滞，毒邪内阻的证候。临床可见形体肥胖，腰酸腹冷，尿多、夜间尤甚，痤疮反复不已、疹色紫红；多毛，以性毛为主，如阴毛分布常延及肛周、腹股沟或上伸至脐腹，女性尚有上唇细须，并有月经失调，经行推迟，经量减少，甚至闭经不孕。舌淡紫，苔白，脉沉弦或涩。药用吴茱萸、川椒、益智仁、台乌药、刘寄奴、乳香、没药、马鞭草、覆盆子、丹参、黄芪、苍术、蓬莪术、鸡内金、山慈菇之类，方选阳精温消汤（作者验方：吴茱萸、刘寄奴、乳香、丹参、马鞭草、覆盆子、黄芪、蓬莪术、葛根、当归、甘草）。如腰酸腹冷甚者，可加附子、补骨脂、杜仲以增强温阳散寒，强腰壮骨之力；若夜尿频多，尿色混浊者，可加益智仁、乌药、萆薢、土茯苓温脬解毒；肥胖少力，痰湿甚者，可加制南星、苍术、姜半夏、茯苓燥湿化痰。

五、凉滋阴精法

凉滋阴精之法属于滋补养阴的治法范畴，具有滋阴养液、益气生津、培养天癸阴精的作用。适用于天癸阴精不足，阴液亏损，虚热内扰的证候。临床可见月经后期，经量减少，甚至经闭不孕，白带甚少，阴户觉干，性欲减退，口干咽燥，手足心热，精神不振，舌红苔光或苔黄燥，脉多细数。药用生晒参、西洋参、葛根、麦冬、石斛、哈士蟆油、绞股蓝、桑叶、生甘草之类，方选阴精滋养汤（作者验方：生晒参、麦冬、桑叶、粉葛根、石斛、覆盆子、枸杞子、当归、茺蔚子、赤芍、白芍、生甘草）。如内热甚者，可加牡丹皮、天花粉清热生津以调经；若血虚营亏者，可加生地黄、制首乌、哈士蟆油（另炖冲入）养血益营调天癸；若烘热汗出者，可加仙灵脾、炒黄柏、龙骨、牡蛎调天癸，和阴阳；如心烦不寐者，可加淮小麦、百合、山栀、酸枣仁清心安神，兼益天癸。

六、温补阴精法

温补阴精之法属于温补养阳的治法范畴，具有补阳益阴精、温调气与血的作用。适用于天癸阴精不足，阳气亏弱的证候。临床可见月经后期，甚至闭经不孕，白带减少，阴户觉干；或阴中及小腹有寒冷感，性欲减退，大便溏薄，精神衰疲，腰膝酸软，或畏寒怯冷，面色少华。舌淡，苔薄白，脉多沉细尺弱。药用补骨脂、骨碎补、红参、黄芪、紫河车、紫石英、炙甘草之类，方选阴精温补汤（作者验方：补骨脂、骨碎补、续断、当归、黄芪、紫石英、红花、川芎、吴茱萸、小茴香、炙甘草）。如阴精亏损甚者，可加紫河车（研粉分吞）以增强温元阳，填阴精之力。若无白带，阴户干燥甚者，可加覆盆子、菟丝子益阴精，补带脉；或疗效不显著，又可加仙灵脾、巴戟天以阳生阴，激发阴精。若腰膝酸软甚者，可加杜仲、桑寄生强腰壮膝。

七、清化阴精热毒法

清化阴精热毒之法属于清法与消法相兼的治法范畴，具有清热解毒、平降阴精、消散癥块的作用。适用于天癸阴精过盛，邪热内蕴，久郁化毒，气血互结，或痰瘀交阻的证候。临床可见痛经不已，或月经过多、色紫有块等，近似西医学所称的子宫肌瘤、子宫内膜移位以及有关生殖系恶性肿瘤；兼有口干唇燥，大便较结，小便色黄，黄带绵下，舌红苔黄，脉多弦数。药用蒲黄、水红花子、血竭、没药、丹参、益母草、败酱草、马鞭草、赤芍、桃仁、野葡萄根之类，方选阴精清化汤（作者验方：生蒲黄、败酱草、赤芍、当归、血竭、没药、水红花子、川牛膝）。如瘀血内阻，小腹疼痛剧烈，经血不畅者，可加三棱、莪术、五灵脂破瘀下血，调气止痛；若少腹疼痛，带下或黄或赤，可加红藤、椿根皮、川楝子清热解毒，缓痛止带；如乳房胀痛者，可加橘叶、橘核、麦芽舒乳散结，调气止痛；若恶性肿瘤应争取及早手术，术后以益气养血、清热解毒为主，方药如黄芪、当归、枸杞子、制女贞、太子参、白花蛇舌草、藤梨根、野葡萄根、土茯苓、半枝莲等，无须再服阴精清化汤。

八、温散阴精寒毒法

温散阴精寒毒之法属于温法与消法相兼的治法范畴，具有温热祛寒、平降阴精、解毒通络、消散癥块的作用。适用于天癸阴精过盛，阴寒内生，寒从毒化，气血互结，或痰瘀互阻的证候。临床可见痛经不已，或月经过多，色紫有块，或经量减少，血下不畅，小腹冷痛，近似西医学所称的子宫肌瘤、子宫内膜移位等病；兼有形体肥胖，口不渴，小便清白，大便不实，白带绵下，舌淡紫、苔薄白，脉沉紧。药用吴茱萸、当归、蓬莪术、五灵脂、川椒、红花、川芎、姜黄、乳香、附子、艾叶之类。方选阴精温化汤（作者验方：当归、吴茱萸、川芎、蓬莪术、红花、五灵脂、姜黄、艾叶、炙甘草）。如小腹疼痛剧烈，可加延胡索、乳香行气活血，散结止痛；若腹中寒冷甚者，可加附子、川椒温阳祛寒；如乳癖胀痛者，可加鹿角片、橘叶、丝瓜络温阳行血，通络消肿。

九、益阴精制阳精法

益阴精制阳精之法属于阴阳直接平调法范畴，不论男女均有阴阳二精，无非多寡差异不同，但有一定之数，超越不足，即能为病。本法具有直接补益阴精，抑制阳精太过，消除阳热毒邪的作用。适用于阳精过盛，热毒内生，冲任失调，气血不和的证候。临床可见月经后期，经量减少，甚至闭经不孕，白带量少，面部及胸背处痤疮，体毛增多，以及男子精室肿块恶瘤，尿频、尿急、尿血、尿痛等，舌质紫红，脉多弦滑。药用覆盆子、补骨脂、葛根、黄芪、人参、绞股蓝、马齿苋、黄芩、虎杖、大黄、金钱草、鱼腥草之类，方选阴精抑阳汤（作者验方：覆盆子、补骨脂、葛根、黄芪、甘草）。如月经后期，经量减少，或经闭不潮而偏于热证者，可加牡丹皮、桃仁、大黄、当归、蒲黄兼调冲任，行血通经；若月经后期，或经闭不潮而偏于寒证者，可加三七、当归、川芎、吴茱萸、红花兼温冲任，活血调经；如月经周期正常，但经量不多，痤疮常作，丘疹焮红，或有脓头，热毒甚者，可加黄芩、连翘、蒲公英、丹参、乳香清热解毒，直折阳精，兼益阴精。

十、益阳精抑阴精法

益阳精抑阴精之法也属于阴阳直接平调法范畴，即补益阳精、抑止阴精产生或消除阴精的治法。所以本法具有迅即峻补阳精，抑制或消散阴精的作用，但宜中病即止。适用于阴精过盛，寒毒内生，冲任失调，气血互滞的证候。临床可见女子子宫肌瘤、乳癖，甚至引发恶性肿瘤等，舌质多淡紫，脉象多弦滑；男子阳精不足，阴精偏多，皮肤细白，体毛减少，语声低柔，性欲减退，阳痿不举，或阴茎细短等。药用淫羊藿（地上茎叶）、仙灵脾（淫羊藿的地下根茎）、仙茅、巴戟天、鹿角、蛇床子、胡芦巴、蛤蚧、冬虫夏草、阳起石之类，方选阳精抑阴汤（作者验方：淫羊藿、仙灵脾、仙茅、鹿角、血竭、黄柏、橘核、蛇床子、大枣）。如痛经腹痛，经量不多，可加当归、益母草、红花辅以调经活血，祛瘀止痛；若痛经而经量多、色紫者，可加失笑散（蒲黄、五灵脂）、茜草、泽兰佐以调经祛瘀，止血缓痛；或如子宫肌瘤，亦可配用蓬莪术、蜈蚣、急性子、蛇蜕辅以散结消肿，解毒通络；或如乳癖胀痛剧者，亦可伍用橘叶、麦芽、王不留行、青皮佐以疏肝散结，消肿止痛。

第十一章 | 天癸病治疗兼法

天癸为病，其治疗之法，除主法外，还有兼法，亦即治疗主法为正法、治疗兼法为偏法。治疗主法针对主要证候或主要病证，治疗兼法针对并病、合病或兼夹之证，尤其通过治疗兼法，可以促进正法以发挥更好的疗效，取到以偏补正之功。所以天癸病的治疗兼法，亦颇为重要，兼证不去，兼邪不散，则主病难疗，主邪难消。具体有以下诸种主要治疗兼法，并逐一述之。

第一节 兼治风寒湿燥火法

一、兼疗风法

疗风之法，有内外之分，因风而病，有外风为患，又有内风罹疾，外风者属于六淫外邪之一，内风者则属于“内生五邪”之一。天癸因病，常易伤及营卫，肌表失固，遭致外风所入；或天癸因病，常易累及脏腑功能，影响化生阴液，阴不足则阳动生风，所以疗风之法可分祛外风法和息内风法。

1. 祛外风法

《素问・风论》说：“风气藏于皮肤之间，腠理开则洒然寒，闭则热而闷。”说明风邪外袭多自皮肌而侵入，从而产生外风证。风邪的性质和致病特点：一是风为阳邪，其性开泄，易袭阳位；二是风性善行而数变，游走不定，变幻无常；三是风为百病之长，又为六淫之首，诸邪常附于风而为病。所以天癸病中凡夹有外风者，必须兼顾治之。疏散外风之法，常分辛温散风与辛凉疏风。①辛温散风：性味辛温，散风发汗力胜，适用于天癸诸病中兼感外风偏寒者。症见时时恶风，汗出不畅，头痛且涨，鼻塞流涕，咽痒咳嗽，舌苔薄白，脉多浮滑。药用防风、紫苏、荆芥、白芷、苍耳子之类，方选荆防败毒散（《摄生众妙方》：防风、荆芥、羌活、独活、柴胡、前胡、桔梗、甘草、川芎、枳壳、茯苓）加减。作为兼法治疗，不需运用全方，酌加数味祛风疏表即可。同时，这些祛风之药中还有益天癸之作用。例如防风对至神天癸有安神、止痛功用，对至气天癸有扶正益气之功；紫苏对至神天癸有安神、启食作用，对天癸正腑的胞宫有舒和、安胎之功；荆芥对至神天癸有止痛功用，对至气天癸有扶正抗邪作用，对至精天癸有益阴精样作用，能保护脑髓，以及抑制癌肿生长。②辛凉疏风：性味辛凉，散风清热力强，适用于天癸诸病中兼感外风偏热者。症见恶风发热，汗出尚畅，头涨且痛，咽痛口干，咳嗽痰黄，舌尖红，苔薄黄，脉浮数。药用薄荷、桑叶、菊花、蝉蜕、葛根、牛蒡子、木贼草之类，方选桑菊饮（《温病条辨》：桑叶、菊花、薄荷、杏仁、连翘、桔梗、甘草、苇根）加减。临证可不用全方，酌选数味以兼治即可。同时，所选之药中大都与天癸有所联系。例如薄荷对至神天癸有调节营卫，促进发汗，使之达到退热作用，对天癸正腑之胞宫有显著影响，可终止早孕等；桑叶对至精天癸有益阴精作用，对至气天癸、至液天癸均有益气养液等功用；菊花对至神天癸、至气天癸、至液天癸均有调护作用，具有安神、护气、益液之功；蝉蜕对至神天癸有安神镇静功用，又对至气天癸有调节作用；葛根对至气天癸、至液天癸、至神天癸和至精天癸之阴精均有作用，具有益气生津、补脑强记、滋养阴精天癸之功用等。

2. 息内风法

内风，即风气内动，常与脏腑功能失调，气血津液失常，尤其与肝的关系更为密切，故又称肝风内动。内风病变的形成，多见于疾病过程中的阳气过盛，或阴虚不能制阳所致，临床可见动摇、眩晕、抽搐、震颤等症状。《素问・至真要大论》说："诸暴强直，皆属于风。""诸风掉眩，皆属于肝。"不仅指明了与风邪为病之同类，而且指出了与肝相关甚密。临床具体治法常可分为以下几种：①平肝息风：即平肝潜阳，息风止痉之法。适用于阴虚阳亢，水不涵木，风阳上僭。轻则可见筋惕肉瞤，肢麻震颤，眩晕欲仆，或为口眼㖞斜，或为半身不遂，甚则血随气逆，卒然仆倒，或为闭厥，或为脱厥，舌质多红，脉多弦数。药用羚羊角、石决明、钩藤、生地黄、白芍、龟甲、牡蛎、龙骨之类，方选镇肝息风汤（《医学衷中参西录》：生龟板、生白芍、怀牛膝、生赭石、生龙骨、生牡蛎、玄参、天冬、川楝子、生麦芽、茵陈、甘草）加减。临证用时，无须运用全方，可酌选数味以兼治即可。同时，所选之药大都与天癸有联系。例如，羚羊角对至神天癸有清热镇静作用；石决明对至气天癸有清热散邪作用；钩藤对至神、至气天癸有镇静去惊，清热息风，调气和血作用；生地黄、白芍对至神、至气、至液天癸有镇静止痛，去惊解痉，生津益液功用。②滋液息风：即滋阴养液，息风止动之法。适用于阴液大亏，筋脉失养，内风扰动，筋挛肉瞤，手足蠕动，舌苔多光、质多红绛，脉气虚弱。药用龟甲、生地黄、阿胶、白芍、麦冬、五味子、鳖甲之类，方选大定风珠（《温病条辨》：生龟板、生白芍、阿胶、干地黄、麻仁、五味子、生牡蛎、麦冬、生鳖甲、炙甘草、生鸡子黄）加减。临证亦毋须运用全方，酌选数味以兼治即可。同时，所选之药大都与天癸有联系。例如龟甲对至气、至液天癸有滋养和调节作用，对天癸正腑之胞宫有收缩作用；阿胶对至气、至液天癸均有补益作用；五味子对至神、至气天癸均有补益和调节作用等。此外，息内风法除上述两法外，还有清热息风、养血息风和润燥息风法，适用于热极生风证、血虚生风证和血燥生风证。热极以清热为主辅以息风，血虚以养血为主佐以息风，血燥以滋血润燥为主兼以通络息风，具体用药可参上法加减出入而用之。

二、兼散寒法

散寒之法，亦有内外之分。因寒致病，有外寒为患，又有内寒罹恙。外寒者属六淫外邪之一，内寒者则属"内生五邪"之一。天癸因病常易影响肌表防御能力，外寒则乘虚而入，或天癸因病，常易累及脏腑功能，阳气受伤，阴寒内生，故散寒之法有内外之不同。

1. 散外寒法

寒为阴邪，易伤阳气。所以，外寒之邪不仅侵袭肌表，还能直中于里，伤及脏腑阳气而成内寒，亦称里寒或中寒。外寒与内寒虽有区别，但又有互相联系，互相影响。如阳虚内寒之体易于感受外寒，而外来寒邪侵入肌表，积久不散，又能损及阳气，导致内寒。散外寒法，主要适用于寒邪伤及肌表，卫阳被遏，恶寒无汗，头痛肢疼，舌苔薄白，脉象多浮。药用麻黄、桂枝、荆芥、防风、紫苏之类，方选麻黄汤（《伤寒论》：麻黄、桂枝、杏仁、甘草）加减，或荆防败毒散（《摄生众妙方》：荆芥、防风、羌活、独活、柴胡、前胡、川芎、枳壳、桔梗、甘草）加减。临证不需投以全方，只需酌选数味以兼治即可。同时，所选之药大都与天癸有联系。例如麻黄对至神、至气天癸均有调节作用；桂枝对至神天癸有安神、止痛作用；紫苏对天癸正腑之胞宫有调和气机，安抚胎元作用等。

2. 散内寒法

散内寒法主要适用于脏腑虚损，阳气不足，寒邪内生，面色苍白，畏寒怯冷，手足不温，精神疲惫，大便溏薄，小便清长，或脘腹冷痛，喜按喜暖，食后痛缓，舌淡苔白，脉象沉迟。药用附子、干姜、红参、吴茱萸、肉桂、蜀椒之类，方选附子理中丸（《太平惠民和剂局方》：附子、干姜、白术、人参、炙甘草）加减。临证可选择数味以兼治，不需投以全方。同时，所选之药大都与天癸亦有联系。例如，附子对至神、至气天癸均有调节作用；干姜、肉桂对至气天癸有温补作用；红参对至神、至气、至精天癸均有调补功用。此外，由于恣食生冷所引起的内寒证（亦即内寒实证），多为寒邪抑遏中阳，无须补益阳气，以温阳散寒即可，药用干姜、吴茱萸、蜀椒、高良姜一类也。

三、兼利湿法

利湿之法，亦有内外之分。因湿为病，有外湿所致，又有内湿所引起；外湿者属于六淫外邪之一，内湿则属于"内生五邪"之一。湿为阴邪，其性重浊，黏腻难出，善趋于下，所以外湿与内湿虽然不同，但在发病过程中又可相互影响。如感受外湿，湿为阴邪，其性重浊黏腻，易于入里伤中；而脾阳素虚，水湿不化，亦可招致外湿的侵袭。天癸因病常易影响肌表防御能力，外湿乘虚而入，或天癸因病常易伤及脏腑，脾阳不足，阴湿内生。故利湿之法，亦有内外之迥别。

1. 利外湿法

利外湿法，亦即祛湿解表法。适用于湿邪阻于肌表，卫气失疏，恶寒发热，肢体酸疼，无汗头痛，舌苔多白，脉呈浮象。药用羌活、防风、苍术、白芷、秦艽之类，方选九味羌活汤（《此事难知》：羌活、防风、苍术、细辛、川芎、白芷、生地黄、黄芩、甘草）加减。临证可酌选数味以兼治，不需投以全方。同时，所选之药常与天癸有联系。例如羌活对至气、至液天癸有调节作用；防风对至神、至气天癸有安神止痛，提高抗病能力的作用；苍术对至神、至气、至液天癸均有一定的调节作用；秦艽对至神、至气天癸有退热、镇静、止痛、抗过敏功用。

2. 利内湿法

利内湿法，亦即燥湿健脾法。适用于脾气不足，运化不健，水湿停滞，大便溏薄，小便不利，脘腹痞胀，食欲不振，口腻或口甜，体困肢倦，或面浮跗肿，舌苔白腻，脉多濡缓。药用茯苓、白术、泽泻、厚朴、藿香之类，方选不换金正气散（《太平惠民和剂局方》：藿香、厚朴、苍术、陈皮、半夏、甘草）或五苓散（《伤寒论》：茯苓、猪苓、泽泻、白术、桂枝）加减。临证无须投以全方，酌选数味以兼治即可。此外，所选之药中，大都有益于天癸病变的调治。例如茯苓、泽泻对至气、至液天癸有间接的调节作用；厚朴、藿香对至神、至气天癸亦有一定的间接影响。

四、兼润燥法

润燥之法，亦有内外之异。润外燥法，当用于燥邪侵犯肺卫，多见于秋季气候干燥之时，为六淫外感之一；润内燥法，则用于脏腑津液不足，津伤化燥之候，属于“内生五邪”之一。大凡外感燥邪伤津，或体内津伤化燥，在治法上总以润燥为大法，无非外燥者适加辛凉达表之品，内燥者适加滋阴清里之物。

1. 润外燥法

燥为秋季主气，燥邪侵袭人体，多从口鼻而入，肺主气，司呼吸，外合皮毛，开窍于鼻，肺又为娇脏，喜润而恶燥，故燥邪最易入侵肺卫，伤损肺津，影响肺之宣发肃降功能。临床可见头痛身热，口渴咽燥，干咳少痰，或痰液胶黏难咯，或痰中带血，舌尖红，苔白燥，脉象浮数。药用桑叶、杏仁、南沙参、淡豆豉、石膏、天花粉、枇杷叶、鱼腥草之类，方选桑杏汤（《温病条辨》：桑叶、杏仁、沙参、象贝母、香豉、栀皮、梨皮）或清燥救肺汤（《医门法律》：桑叶、石膏、甘草、人参、胡麻仁、真阿胶、麦冬、杏仁、枇杷叶）加减。临证无须应用全方，酌选数味以兼治即可。同时，所选之药大都与天癸有间接或直接联系。例如桑叶对至气、至液、至精天癸均有调节或滋养作用；南沙参对至气、至液天癸有滋养作用；石膏对至神、至气、至液天癸均有清热安神等功用。

2. 润内燥法

内燥，亦称津伤化燥，多为久病伤阴耗液，或汗吐下，或亡血失精导致阴亏液少，以及温热病中热邪伤阴或湿邪化燥等所致。内燥病变虽可发生于各脏腑组织，但多见于肺、胃、大肠。临床常见肌肤干燥不泽，起皮脱屑，口燥咽干唇焦，鼻干目涩，爪甲脆折等阴虚燥热之象。如以肺燥为主，还可兼见干咳无痰，甚则咯血；以胃燥为主，可伴见舌光红无苔；若系肠燥，则兼见大便秘结，干涩不通。药用生地黄、麦冬、玄参、石斛、北沙参之类，方选养阴清肺汤（《重楼玉钥》：生地黄、麦冬、生甘草、玄参、贝母、牡丹皮、薄荷、白芍）或增液汤（《温病条辨》：生地黄、麦冬、玄参）加减。临证无须应用全方，酌选数味以兼治即可。同时，所选之药大都又与天癸相联系。例如生地黄对至气、至液天癸有滋补作用，对至神天癸有镇静和保护作用；麦冬对至气、至液天癸有滋养功用；玄参对至神天癸有安神镇静作用，对至液天癸有滋养功用等。

五、兼清火（热）法

清火（热）之法，亦有内外之别。火热之病，属外感者，多为温热邪气所致；属内生者，多由脏腑失调，阳热亢盛而成。火与热同类，热为温之渐，火为热之极，但又有所区别。热多属于外淫，火多属于内生，故有清外热（火）法和清内火（热）之异。

1. 清外火（热）法

外火（热）为阳邪，多从口鼻或肌表而入，可见于多种温热病中，如风温、湿温、暑温、中暑、秋燥等。临床常见高热、恶热，烦渴、汗出、脉洪数等症状。药用石膏、知母、栀子、黄芩、黄连、玄参、连翘、金银花之类，方选白虎汤（《伤寒论》：石膏、知母、甘草、粳米）或黄连解毒汤（《外台秘要》引崔氏方：黄芩、黄连、黄柏、栀子）加减。在天癸病中，若并发外感热病，则先治并病热证；或治以并病为主，兼顾天癸病。

2. 清内火（热）法

内火（热）为“内生五邪”之一，大都由于脏腑功能失调，阴阳偏胜所致，诚如“气有余便是火”、五志过极化火、阳气过盛化火、阴不足易火旺等。临床常见心烦不安，两颧红赤，牙疼龈肿，口干唇红，咽红干痛，目赤肿疼，或口舌糜烂，大便秘结，小便短赤。虚火内扰者，还可见骨蒸潮热，手足心热，盗汗，遗精，舌光红，脉细数等。心火者多用黄连，肺火者多用黄芩，肝火者多用龙胆草，脾火者多用大黄，肾火者多用黄柏，阴虚火旺者则常用地黄、龟甲、知母、黄柏之类。方选泻心汤（《金匮要略》：大黄、黄连、黄芩），或龙胆泻肝汤（《兰室秘藏》：柴胡、泽泻、车前子、木通、生地黄、当归、龙胆草。《医方集解》引《太平惠民和剂局方》中尚有黄芩、栀子、生甘草），或知柏地黄丸（《医宗金鉴》：熟地黄、山萸肉、山药、泽泻、牡丹皮、茯苓、知母、黄柏）等加减。临证可根据合病、并病及兼证，在突出治疗天癸病变外，适当照顾其他有关病变，使之达到标本同治，或主病兼证同疗，以期缩短病程，早日康复。

第二节　兼治气血瘀痰毒法

一、兼治气法

治气之法，主要包括理气法和补气法。理气法适用于气机失调，脏腑功能失常证；临床多见于气滞、气逆、气闭等证。补气法适用于元气虚弱，脏腑功能衰退证；临床可见精神衰惫，四肢乏力，自汗少气，面色㿠白等症状。理气法药用如陈皮、青皮、枳壳、大腹皮、沉香、木香、乌药之类，方选如天台乌药散（《医学发明》：天台乌药、木香、青皮、茴香、高良姜、槟榔、川楝子与巴豆同炒，去巴豆）加减。补气法药用如人参、党参、黄芪、白术、太子参、炙甘草之类，方选如补中益气汤（《脾胃论》：黄芪、人参、炙甘草、白术、当归、升麻、柴胡、橘皮）或参苓白术散（《太平惠民和剂局方》：人参、白术、茯苓、炒甘草、白扁豆、莲子肉、薏苡仁、缩砂仁、桔梗）等加减。临证无须应用全方，酌选数味以兼治即可。同时，上述这些治气药中，有一部分是属于治疗天癸病的主药，另一部分是属于天癸相关药。因每味药物中常有多种作用，多项调节功能，只要配伍得当，即可相得益彰。

二、兼益血法

天癸的化生，必须通过天癸之腑的作用才能生成，血液是各脏腑的物质基础，脏腑的功能活动必须凭借血液之营养，才能活动如常，天癸之腑亦如然；同时，天癸之物的独特运行，亦常凭借血液直接快速运行至所需要之处。所以血液不足，常能影响脏腑功能活动和天癸的化生及快速传递，故补益血液颇为重要。益血之法，又分补益营血法和补益精血法。补益营血法：适用于脏腑功能不足，营血化生乏源，而致营血虚少；临床可见面色无华或萎黄，头昏眼花，毛发干枯，肌肤干燥，肢体或肢端麻木等。药用当归、白芍、阿胶、龙眼肉、制首乌、鸡血藤之类，方选四物汤（《太平惠民和剂局方》：当归、白芍、川芎、熟地黄）加减。补益精血法：适用于肾精不足，肾主骨，骨生髓，精髓空虚，精血无源；临床可见面色㿠白，唇甲苍白，精神衰怠，腰膝无力，头晕耳鸣，舌质淡白，脉象虚弱。药用熟地黄、制首乌、紫河车、补骨脂、仙灵脾、菟丝子、枸杞子、山萸肉、鹿角胶、龟板胶、阿胶之类，方选左归丸（《景岳全书》：熟地黄、枸杞子、山萸肉、菟丝子、鹿角胶、龟板胶、山药、川牛膝）加减。临证亦无须应用全方，酌选数味以兼治即可。同时，上述之益血药中有一大部分是属于天癸病的主药，有一小部分是属于天癸病的相关药，只要选择恰当，主病兼证皆能尽消。

三、兼祛瘀法

瘀，指瘀血。瘀血，是指体内有血液停滞，包括离经之血积存体内，或血运不畅，阻滞于经脉及脏腑内的血液。瘀血的产生，大都受某种致病因素作用后，在疾病过程中所形成的病理产物，而这种病理产物又是某些疾病的致病因素。瘀血的形成，主要有两个方面：一是由于气虚、气滞、血寒、血热等原因，使血行不畅而凝滞为瘀血；二是由于内外损伤、气虚不能摄血、血热妄行等原因，使血离经而积于体内为瘀血。前者多属脉内瘀血，后者则为脉外瘀血，但两者又有密切联系，互为因果。祛瘀血法，适用于天癸病或从天癸论治中有瘀血停滞的证候。如瘀阻于心，可见心悸、胸闷、心痛、口唇指甲青紫；瘀阻于肺，可见胸痛、咳血；瘀阻胃肠，可见呕血、大便色黑如漆；瘀阻于肝，可见胁痛痞块；瘀阻胞宫，可见小腹疼痛、月经不调、痛经、闭经、经色紫暗成块、或见崩漏；瘀阻肢体末端，可见脱疽；瘀阻于肢体、肌肤局部，可见局部肿痛青紫等。舌质暗紫或有瘀点、瘀斑，舌下经脉曲张紫黑，脉象细涩、沉弦或结代。药用当归、川芎、蒲黄、丹参、五灵脂、红花、桃仁、地鳖虫、莪术、三棱、水蛭之类，方选下瘀汤（《金匮要略》：桃仁、地鳖虫、大黄）或血府逐瘀汤（《医林改错》：桃仁、红花、当归、川芎、赤芍、生地黄、牛膝、桔梗、柴胡、枳壳、甘草）加减。临证酌选数味以兼治即可，无须应用全方。此外，上述这些祛瘀活血药中，不少与天癸有密切联系。如丹参对天癸至精之阴精，有调补和清解天癸阳精功用；川芎对天癸正腑之胞宫，有明显增强收缩作用；红花对至气天癸，有促进泌乳和生长作用等。

四、兼化痰法

痰亦是疾病过程中所形成的病理产物。痰的病证特征，如痰滞于肺，可见咳喘咯痰；痰阻于心，心血不畅，可见胸闷心悸；痰迷心窍，则可见神昏、痴呆；痰火扰心，则发为癫狂；痰停于胃，胃失和降，可见恶心呕吐、胃脘痞满；痰在经络筋骨，则可致瘰疬痰核、或半身不遂、或阴疽流注等；痰浊上犯于头，可见眩晕、昏冒；痰气凝结咽喉，则可出现咽中梗阻、吞之不下、吐之不出之症。化痰法，适用于各类痰证，药用半夏、天南星、白芥子、白附子、象贝母、竹茹、天竺黄、海浮石之类，并适加各脏腑、经络之引经药。方选如脾肺湿痰可用二陈汤（《太平惠民和剂局方》：半夏、橘红、茯苓、甘草，或加生姜、乌梅），热痰阻于胸膈者，则用小陷胸汤（《伤寒论》：半夏、瓜蒌实、黄连）等加减。临证应主次分明，随证施治。天癸病若夹痰者，虽属兼证兼因范畴，但痰不去往往影响天癸病变的治愈，甚至还可加重病变或延长病程，所以治痰虽为兼法，亦不可等闲视之。

五、兼解毒法

解毒之法，范围甚广，这里重点指清火热毒法，作为举例而已。余者风、寒、湿、痰、瘀诸毒，可仿此对因治之。解毒法适用于火热毒邪内盛，症势急重，可见寒战、高热、烦渴，甚则神昏谵语、四肢抽搐、目睛上视、颈项强直、角弓反张，或痈疽疮疡、红肿高突、灼热疼痛。舌多红，苔黄燥，脉多滑数。药用黄连、黄芩、栀子、石膏、金银花、连翘、蒲公英、紫花地丁、野菊花、蚤休、大青叶、穿心莲、白花蛇舌草、山慈姑之类，方选清瘟败毒饮（《疫疹一得》：黄连、栀子、黄芩、石膏、生地黄、桔梗、知母、赤芍、连翘、玄参、甘草、牡丹皮、鲜竹叶、犀角现用水牛角片代之）或五味消毒饮（《医宗金鉴》：野菊花、金银花、蒲公英、紫花地丁、紫背天葵子）加减。临证用时，还必须辨明火热毒邪之证与天癸之病的孰重孰轻。毒邪证重者，急则治标，先以治毒为主；天癸病甚者，以治天癸为务，兼治毒邪。选方遣药时，尤为重要的药物优先选择，尽量选用一药二用，既能治天癸病，又能治毒邪证。

此外，在治疗兼法中，有时并非兼一种病邪，往往风寒湿并兼，痰瘀夹杂，在用药时宜当兼顾，互治而互益。

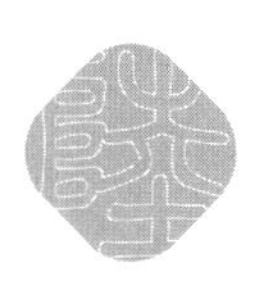

分类用药门

第十二章 | 至神天癸药

用药如用兵，医理虽高，药性不精，犹如纸上演兵，难求乎实效。药之至理不可不晓，天癸又有专药专用更是不可不明也，故而申明于先。天癸是一个独特的整体综合调控系统，内分至神、至气、至液、至精，而至神者为其首要，其用药亦当分清轻重。

凡能作用于各种天癸的化生和调节；协调五脏六腑、气血百脉之功能；和调情志，活跃思维，增强记忆力，改善睡眠；喜悦脾胃，增进饮食；增强体质，提高抗病能力；调控生长发育，延缓衰老等作用的药物，称至神天癸药。由于至神天癸功用广泛，其治疗范围也随之扩大，可分滋养至神药、温补至神药、清宁至神药、重镇至神药、开窍至神药、解郁至神药、启食至神药七个方面。至神天癸药的药性功效，不像补气药、养血药、温阳药、滋阴药等那样单一，补气都是补气药，养血全是养血药，温阳咸是温阳药，滋阴俱是滋阴药，这是根据药物作用所决定的。而至神天癸药是根据至神病变所决定的，故其药有寒有热，有补有消，唯一者就是均能治疗至神天癸病，与中药学以作用分类有明显差异。同时也必须指出，虽为至神天癸药，但某些药有双向甚至多向调节作用，可以治疗其他天癸病以及非天癸病。

第一节　滋养至神药

滋养至神药适用于至神阴虚，反复烦躁，长期不寐，记忆力锐减，烘热汗出，生长迟缓，早发衰老等病证。

酸枣仁　至神、至液、至气共有益

【古今要义】

本品为鼠李科落叶灌木或小乔木植物酸枣仁的种子。味酸甘，性平。《雷公炮制药性解》：“入心、脾、肝、胆四经。”从其作用看，还能入肾经。《神农本草经》谓：“酸枣，味酸平，主心腹寒热，邪结气聚，四肢酸痛湿痹。久服安五脏，轻身延年。”初观起来，这些病证的描绘所指，有些模糊难测现象，实际上这是天癸病变的反映。《本草汇言》认为，酸枣仁可以遍补五脏，故说："酸枣仁，均补五脏，如心气不足，惊悸怔忡，神明失守，或腠理不密，自汗盗汗；肺气不足，气短神疲，干咳无痰；肝气不足，筋骨拳挛，爪甲枯折；肾气不足，遗精梦泄，小便淋沥；脾气不足，寒热结聚，肌肉羸瘦；胆气不足，振悸畏恐，虚烦不寐等症。"其中很大一部分病证，是由天癸失常，调控脏腑失司所致，所以说本病才是天癸，标病属于脏腑。酸枣仁在天癸方面的主要功效：一为调补至神，促进睡眠；二为滋养至液，收摄汗液；三为补助至气，强壮体力；四为益至精，疗遗泄。现代研究表明：本品含皂苷，其水解成为酸枣仁皂苷 A 及 B。酸枣仁皂苷 B 水解得酸枣仁皂苷元，进一步水解得红子木内酯。另含黄酮类化合物、三萜类化合物白桦脂醇、白桦脂酸。此外，含多量脂肪油和蛋白质、维生素 C 及植物甾醇等。其药理，经动物实验有镇静催眠作用。《本草图经》说"睡多生使，不得睡炒熟"，经小鼠实验证明，生枣仁无兴奋作用，生及炒熟均有镇静作用，同时具有抗惊厥、镇痛及降体温作用。对心血管系统的作用，有心率减慢，收缩加强；有降血压，降血脂及抗动脉粥样硬化作用；有明显抗缺氧作用；有免疫增强作用。此外，还有兴奋子宫作用。

【临证应用】

（1）滋至神，益至液，疗不寐：酸枣仁可用于天癸至神不足，至液虚少，调控心肝失常。症见阳亢阴虚，神魂不宁，长期不寐，顽固不愈，或不易入睡，或眠后时醒，甚至彻夜不能安眠，舌红少苔，脉象细数等。常与白芍、生地黄、龟甲、墓头回、琥珀等同用，能增强滋养天癸、调和神魂作用。若兼烦躁不安者，可加龙骨、牡蛎敛阳和阴。其用量一般为 20 ~ 30g，生用或微炒用。

（2）和至神，益至气，定惊悸：酸枣仁可用于天癸至神不宁，至气不足，不能调节心胆。症见心失安宁，胆失温和，惊慌心悸时作，胸中有空虚感，且有胆怯多梦，舌嫩红，脉缓或结。常与党参、茯苓、五味子、三七等同用，能增强益至神至气、定惊止悸作用。如有胸痛者，酌加降香理气止痛。其用量一般为 20 ~ 25g。微炒用。

（3）调至神，益至液，止汗出：酸枣仁用于天癸至神不调，至液不足，损及至气，调控心肾肺失司。症见腠理不密，自汗盗汗，反复不止，舌淡红，苔中光，脉象浮弱。常与五味子、山茱萸、黄芪等同用，可增强调补天癸至神至液、收摄止汗作用。其用量一般为 20 ~ 25g，微炒用。

（4）安至神，补至精，除烘热：酸枣仁可用于天癸至精不足，至神不安，阴阳不和。症见烘热阵作，面红汗出，心烦少寐，多见于更年期综合征。常与仙灵脾、黄柏、菟丝子、百合等同用，可增强益至精、和至神作用。其用量一般为 20 ~ 25g，生用或微炒用。

（5）宁至神，养至液，治脏躁：酸枣仁可用于天癸至神失调，至液不足，调控心肝失常。症见神魂不宁，喜悲伤欲哭，不时呵欠，少寐多梦。常与淮小麦、甘草、大枣、白芍等同用，能增强益至神至液、安神定魂作用。若畏寒怕冷，宜再加桂枝、紫石英和阳以益阴。其用量一般为 15～20g，生用或微炒用。

（6）清至神，和至气，退瘾疹：本品可用于天癸至神郁热，至气不调，禀赋不耐，风湿热毒交阻于营血。症见反复瘾疹，皮疹色红，堆连成片，瘙痒难忍，舌红苔黄，脉多弦数。常与绞股蓝、大青叶、白蒺藜、茺蔚子等同用，能增强清至神、调至气、消瘾疹作用。其用量一般为 20～25g，宜用生药。

（7）益至神，安至精，止遗精：本品可用于天癸失调，至神不足，阳精不和，精关不固。症见梦遗滑精，心悸少气。常与茯苓、金樱子、知母、黄柏等同用，可加强益至神、安至精、降相火、固精关作用。若至神不调，至气郁结，调控肝肾失常，肝气失疏，精关闭塞不开，交而不射精者，可与柴胡、龙胆草、绞股蓝等配合，有调节至神至气、开启精关作用。其用量一般为 20～25g，遗精多用微炒用，不射精常用生药。

（8）补至神，益至气，疗困倦：本品可用于大惊大恐，或劳累过度，汗出过多，至神至气损伤，元气亏耗。症见精神衰惫，四肢困倦，少言思睡。常与黄芪、五味子、茯苓、甘草等配合，能增强益至神至气、补元气、敛阴液作用。其用量一般为 20～25g，微炒用。

（9）和至神，调至液，止疼痛：本品可用于气阴不足，至神不和，至液亏损，络脉失养。症见胃脘夜间作痛，反复不愈，多见于萎缩性胃炎、慢性肠炎、胃及十二指肠溃疡等。常与白芍、合欢皮、甘草等配伍，可增强和调至神至液、益阴养络功用。其用量一般为 15～20g，微炒用。

（10）滋至神，养至液，退骨蒸：本品可用于至神至液不足，调控肝肾失司，肝血肾精亏弱。症见骨蒸劳热，心中虚烦不得眠卧。常与生地黄、龟甲、白芍等同用，能增强滋养至神至液、补肾益肝作用。其用量一般为 20～25g，宜用生药。

（11）调至神，滋至液，止夜渴：本品可用于至神不调，至液不足，阴分亏损，津液化生匮乏。症见夜间口中无津，咽喉干燥，醒后急饮水润燥，方能转舌说话。常与石斛、知母、石膏、小麦等配合，可加强调和至神、滋养至液，促使阴分不断化生津液。其用量一般为 20～25g，宜用生药。

白芍　至神、至液调补均有效

【古今要义】

本品为毛茛科多年生草本植物芍药的根；味苦、酸、甘，性微寒；王好古曰其“入肝、脾血分”（引自《本草纲目》）。《神农本草经》谓其“主邪气腹痛，除血痹，破坚积，寒热疝瘕，止痛，利小便，利小便，益气”。白芍是芍药的一种，芍药始载于《神农本草经》中品。陶弘景始分赤、白二种。《开宝本草》载："此有两种，赤者利小便下气，白者止痛散血。"后世多将白芍用于养血敛阴，赤芍用于活血祛瘀。《本草正》说："白者味甘，性多补，故入血分，补血热之虚，泻肝火之实，退虚热，缓三消诸证于因热而致者为宜。"又说："止血虚之腹痛，敛血虚之发热，安胎热不宁。"但寒证、瘀证、新产不能任意用之，故《本草经疏》说："白芍药酸寒，凡中寒腹痛，中寒作泄，腹中冷痛，肠胃中觉冷等证忌之。"《得配本草》亦说："脾气虚寒、下痢纯血、产后三者禁用。"白芍在天癸方面的主要作用：一为调补至神，改善睡眠，缓解抽搐，消除疼痛；二为滋养至液，可稳定消渴，缓解口目干燥，收敛汗液；三为补益至气，增强体力，消除疲劳；四为调理至精，改善月经失调等。现代研究显示：本品含有芍药苷、牡丹酚、芍药花苷，还含芍药内苷、氧化芍药苷以及没食子鞣质等。此外，本品还含挥发油、脂肪油、糖、黏液质、蛋白质等。其药理经动物实验显示：本品有调节免疫的功能，对细胞免疫和体液免疫均有增强作用；对中枢神经系统有镇痛、抗惊厥、降温作用，能改善睡眠。此外，本品还有解痉、耐缺氧、抑制血栓形成、保肝及抗溃疡作用等。

【临证应用】

（1）安至神，养至液，治不寐：白芍可用于至神不足，至液亏损，调控心肝失常，肝阴虚少，肝阳偏亢所致病证。症见心神不宁，长期不寐，或不易入睡，或通夜不眠，兼心烦易怒，头痛或头晕，舌质红，苔黄燥，脉弦数等。常与酸枣仁、龟甲、琥珀、败酱草等同用，能增强安至神、益至液、养肝宁心作用。其用量一般为 20 ~ 30g，宜用生药。

（2）调至神，和至液，疗腹痛：白芍可用于至神失调，至液不畅，阴血不足，络脉失养所致病证。症见脐腹疼痛，绵绵不断，反复不愈。常与甘草、当归等同用，可加强缓急止痛作用。若胃脘疼痛，阴不和阳，空腹痛甚，则常与桂枝、甘草等配合，有益阴和阳、缓解疼痛之功。其用量一般为 20 ~ 30g，宜用炒药。

（3）和至神，调至液，止汗出：白芍可用于至神失和，至液不调，腠理不固，津液外泄所致病证。症见盗汗时作，面红潮热，舌质红，脉细数。常与浮小麦、糯稻根须、龟甲、牡蛎等同用，能增强调和至神至液、滋阴清热、收敛止汗作用。若至神至液不调，心肺虚弱，自汗时作，神疲乏力，面色㿠白，舌淡脉弱，则与炙黄芪、白术、龙骨等配合，具有调和至神至液、补益心肺、固表止汗之功。其用量一般为 15 ~ 20g，盗汗多用生药，自汗宜用炒药。

（4）益至神，补至液，治血虚：本品可用于阴血亏虚，至神至液不足所致病证。症见面色无华或萎黄，头晕健忘，心悸少眠，爪甲不荣，舌淡脉弱。常与熟地黄、当归、补骨脂等同用，能增强补益至神至液、养血益精作用。若兼身寒怯冷者，可加阿胶、鹿角胶补血填精以生阳气，并有充养至神之功。其用量一般为 15 ~ 20g，宜用炒药。

（5）调至神，益至精，止崩漏：白芍可用于至神失调，至精不足，肾气虚弱，冲任亏损所致病证。症见经血非时而下，或崩者出血量多势急，或漏者淋漓日久不净，腰膝酸软。常与菟丝子、当归、鹿角霜、续断等同用，能增强益至精、调至神、补冲任的作用。若崩中暴注者，在前药中再加煅牡蛎、海螵蛸、炮姜炭以固涩止血；漏下拖延不净者，在前药中适加生地炭、炒地榆、贯众炭以清热止血。其用量一般为 15 ~ 20g，宜用炒药。

（6）和至神，调冲任，疗痛经：本品可用于至神失和，冲任不调所致病证。症见经来小腹疼痛，心烦不安，急躁易怒，头痛少眠。常与当归、川芎、栀子等同用，能增强和至神、调冲任作用。如经量少者，可加桃仁、红花活血调经。其用量一般为 10 ~ 15g，宜用炒药。

（7）调至神，养至液，治消渴：本品可用于至神失调，至液不足所致病证。症见消渴已久，血糖增高，口干舌燥，舌质红，脉细数。常与桑叶、绞股蓝、玄参等配合，可加强调至神、养至液、生津止渴之功。其用量一般为 20 ~ 30g，宜用生药。

（8）安至神，滋至液，治抽搐：本品可用于至神不安，至液不足所致病证。症见面部肌肉抽搐，反复不愈等。常与酸枣仁、甘草等同用，能增强安至神、滋至液、止抽搐作用。如温热时病，热极动风，手足抽搐，神昏痉厥者，则与羚羊角、钩藤、僵蚕等配合，具有安至神、清热毒、止抽搐之功。其用量：属于面肌抽搐者，一般用 25 ~ 45g；温热时病，手足抽搐者，一般用 10 ~ 20g。前者多用炒药，后者多用生药。

（9）宁至神，滋至液，疗拘挛：本品可用于至神不宁，至液虚少所致病证。症见腓腨拘急，时有发作。常与酸枣仁、龟甲、甘草同用，能加强宁至神、益至液、止拘挛作用。年老骨弱者，可再加补骨脂、牡蛎补肾壮骨。本品与酸枣仁、甘草配伍，亦可治疗肌肉性痉挛综合征和不安腿综合征。其用量一般为 20 ~ 45g，多用炒药。舌红苔光，脉细数者，宜用生药。

此外，白芍有滋养至液作用，对肝脏有滋养保护和排毒之功，与枸杞子、五味子等同用，还可提高护肝阴、清热毒之效。

龟甲　至神、至液、至精俱能补

【古今要义】

本品为龟科动物乌龟的腹甲；味甘、咸，性寒；归肝、肾、心经。《神农本草经》谓其“主漏下赤白，破癥瘕，痎疟，五痔，阴蚀，湿痹，四肢重弱，小儿囟不合，久服轻身不饥”。《本草衍义补遗》谓其“补阴之功力猛，而兼去瘀血、续筋骨，治劳倦”。龟甲在天癸方面的主要功用：一为调养至神，宁心安神；二为补益至液，平降虚火；三为滋养至精，调理冲任；四为综合调补至液至气，延缓衰老。现代研究表明：龟甲含蛋白质（约 32%）、骨胶原，其中含有多种氨基酸，如天冬氨酸、苏氨酸、蛋氨酸、苯丙氨酸、亮氨酸、组氨酸、精氨酸等；另含碳酸钙约 50%。其药理经动物实验证实，有降低甲亢型大鼠的甲状腺功能、能提高细胞免疫和体液免疫功能、有降低甲亢型大鼠的肾上腺皮质功能、对子宫有明显兴奋作用、对细胞有延缓衰老的作用。

【临证应用】

（1）安至神，滋至液，疗长期不寐：龟甲可用于至神失养，至液不足，调控心肝肾失常，阴虚阳亢所致病证。症见神魂不宁，长期不寐，或不易入睡，或整夜不眠，或梦眠不安，兼心烦易怒，头痛头晕，舌红苔干，脉细弦数。常与白芍、酸枣仁、琥珀等同用，能加强安至神、益至液、宁神安眠作用。其用量一般为 15 ~ 40g，多用炙药，生药不易煎出有效成分。

（2）宁至神，养至液，疗反复盗汗：龟甲可用于至神失调，至液亏损，虚热内扰所致病证。症见眠后阴液窃出，盗汗反复发作，兼骨蒸劳热，眩晕遗精等。常与酸枣仁、浮小麦、五味子等配合，能增强调至神、益至液、止盗汗功用。盗汗累及下焦者，可再加黄柏、知母滋肾清热。其用量一般为 20 ~ 30g，多用炙药。

（3）调至神，益至精，疗筋骨痿软：龟甲可用于至神失和，至精亏少，肝肾虚损所致病证。症见筋骨痿弱，足膝痹痿，行走艰难，形神不足，头晕耳鸣。常与苍术、黄柏、补骨脂等配伍，能增强益至精、调至神、补肝肾、健筋骨作用。其用量一般为 20 ~ 30g，多用炙药。

（4）和至神，调至精，止崩漏：本品可用于至神失和，至精失调，冲任受伤，崩中漏下。如暴崩者，常与龙骨、牡蛎、炮姜炭、黄柏等配合，可增强和至神至精、固冲止血作用；若久漏不止者，则与黄柏、黄芩、生地黄、地榆炭等配伍，可加强清至神至精、泄热安冲之功。其用量一般为 15 ~ 30g，宜用炙药。

（5）调至神，和至精，止赤白带下：本品可用于至神至精失和，调控任带失常所致病证。症见赤白带下，腰酸膝软，小便色黄。常与黄柏、桑寄生、车前子、椿根皮等同用，可加强和至神至精、安任清带作用。其用量一般为 15 ~ 20g，多用炙药。

（6）安至神，益至液，治瘿气：本品可用于至神失和，至液不足所致病证。症见甲状腺肿，四肢震颤，烦躁易怒，心悸失眠，目突眼胀，畏热多汗等。常与黄柏、生地黄、玄参、五味子等同用，能增强安至神、益至液、清热消瘿作用。其用量一般为 15 ~ 25g，多用炙药。

（7）滋至神，补至精，治五迟五软：本品可用于至神至精不足，肝肾两亏，气血虚弱所致病证。症见婴幼儿（1 ~ 4 岁）筋骨无力，不能独坐、独立、行走、翻身，口流涎沫，囟门晚闭，语言较迟，甚至智力低下等。常与枸杞子、菟丝子、巴戟天等同用，能增强益至神至精、补肝肾、化生气血作用。其用量一般为 6 ~ 12g（小儿），多用炙药。

本品入煎剂，均宜捣碎先煎。

生地黄　*清养至神、至液并至精*

【古今要义】

本品为玄参科多年生草本植物地黄的干燥或新鲜块根；味甘、苦，性寒（干药味甘重于苦，鲜药味苦重于甘，其性为大寒）；归心、肝、肾经。《神农本草经》谓其“主折跌绝筋，伤中，逐血痹，填骨髓，长肌肉，作汤除寒热积聚，除痹。生者尤良”。一般认为，干生地和鲜地黄均有养阴、凉血、清热作用。唯不同者，干地黄益阴养血力佳，鲜地黄清热凉血效胜。由于鲜药不能较长时间贮存，故临床多用干生地。生地黄在天癸方面的主要功用：一为宁至神，安睡眠；二为安至神，清血热；三为养至液，退虚热；四为益至精，护阴虚；五为充至气，扶正元。现代研究表明：地黄的主要成分为环烯醚萜、单萜及其苷类，亦含有多种有机酸类及水苏糖、棉子糖、葡萄糖等。鲜地黄中含有20多种氨基酸，其中精氨酸含量最高；干地黄中有15种氨基酸，其中丙氨酸最高。此外，地黄还含有铁、锌、锰、铬等20种微量元素。药理研究显示：本品有明显的镇静作用；有提高和调节免疫功能、抗炎抗过敏作用；有对抗地塞米松对垂体－肾上腺皮质系统的抑制作用，并能促进肾上腺皮质激素的合成。地黄与糖皮质激素合用，可减少激素引起的阴虚阳亢的副作用。

【临证应用】

（1）宁至神，安神魂，疗不寐：生地黄可用于至神不宁，至液欠足，调控心肝失常所致病证。症见心神不安，肝魂不定，长期或反复不寐，心烦易怒，舌质红，脉细数。常与白芍、酸枣仁、琥珀等同用，能增强宁至神、安神魂、催眠入睡的作用。其用量一般为15～25g，多用干生药（干地黄）。

（2）安至神，清血热，止出血：生地黄可用于至神不安，调控脏腑失常，郁热内阻，扰动营血，络脉受伤所致病证。症见血行外溢，咳血衄血。常与侧柏叶、墨旱莲、栀子等同用，能加强安至神、清血热、宁络止血作用。若呕血者，多与黄连、三七、炮姜等配合，具有止血和中之功；便血者，则与槐花、地榆等配伍，具有安阴络、止便血之效；溲血者，常与白茅根、小蓟等相伍，具有清脬热、止溲血作用；崩中漏下者，多与当归炭、阿胶等同用，具有安胞宫、止崩漏作用。其用量一般为12～30g。热盛出血多者，可用鲜地黄；出血量中等或少量，或反复不止者，多用生地炭。

（3）调至神，养至液，退虚热：本品可用于至神失调，至液不足，调控肝肾心肺失司，阴液亏损，虚热内扰所致病证。症见午后潮热，手足心热，盗汗时作，形体瘦弱，舌光红，脉细数。常与地骨皮、鳖甲、知母等同用，可加强调至神、养至液、退虚热作用。其用量一般为15～20g，多用干生地。

（4）和至神，滋至液，止消渴：本品可用于至神不和，至液亏损，调节津液失常所致病证。症见消渴多饮，口干咽燥。常与玄参、麦冬、天花粉等配合，能提高调和至神、滋养至液、调节津液功用。其用量一般为 15 ~ 30g，多用干生地。

（5）益至神，补至精，治闭经：本品可用于产妇分娩时（或后）大出血，致至神受伤，至精大耗所致病证。症见月经停闭，毛发脱落等（近似席汉综合征）。常与人参、巴戟天、淫羊藿等同用，可增强益至神、补至精、调冲任之功。其用量一般为 25 ~ 45g，多用干生地。

（6）调至神，益至气，疗乏力：本品可用于至神失调，至液不足，至气匮乏所致病证。症见遍体乏力，久而不愈。常与砂仁、甘草等配合，可加强调至神、益至气、消除疲乏作用。其用量一般为 15 ~ 30g，宜用干生地。

（7）和至神，清至液，治热痹：本品又可用于至神不调，至液郁热，调节经脉气血失常，筋骨受伤，风湿热痹阻骨节所致病证。症见关节红肿疼痛，活动不利。常与小剂量桂枝等同用，能增强和调至神、清利至液、祛风蠲痹之功。其用量一般为 30 ~ 45g，多用干生地。

麦冬　*滋养至神、至液兼至气*

【古今要义】

本品为百合科植物麦冬的干燥块根；味甘、微苦，性微寒；归肺、胃、心经，依其作用还能入肾。《神农本草经》谓其“主心腹结气，伤中伤饱，胃络脉绝，羸瘦短气，久服轻身不老不饥”。《日华子本草》谓其“治五劳七伤，安魂定魂”。麦冬在天癸方面的主要作用：一为调补至神，安神定魄；二为补益至气，强心定悸；三为清养至精，延缓衰老；四为滋养至液，调节阴液。现代研究表明：麦冬的主要成分为甾体皂苷，各种类型多聚糖、高异黄酮类化合物，以及单萜糖苷、色原酮等多种类型的化合物。药理研究显示，麦冬能改善心肌收缩力和心脏泵功能，有抗休克、抗缺氧作用，有增强免疫、降血糖作用，有清除自由基和延缓衰老作用，以及胃肠道推进作用。

【临证应用】

（1）宁至神，益至液，疗不寐：麦冬可用于至神不宁，至液不足，脑府亏虚，调控心肝失常，心神不能安宅，肝魂不能内藏所致病证。症见长期不寐，反复不愈，惊慌胆怯，或兼梦遗健忘。常与酸枣仁、柏子仁、琥珀等同用，可提高安至神、益至液、宁心神、定肝魂功用。其用量一般为 15 ~ 20g，多用生药（生麦冬）。

（2）益至神，护至气，疗心悸：麦冬可用于至神失调，至气不足，至液亏损，致心中气阴两伤，瘀血内阻所致病证。症见心悸怔忡，胸闷短气，兼胸痛，神疲乏力，舌紫暗，脉细弱或结或代。常与黄芪、人参、五味子、丹参等同用，能增强调补至神至气至液、补心气、养心阴、活心血功用。其用量一般为15～25g，多用炒药，苔光少津则多用生药。

（3）和至神，益至液，止多汗：本品可用于至神失和，至液不足，至气受伤，调控心肺肾失司，腠理失密所致病证。症见汗出频作，反复不止，自汗多于盗汗，兼神疲体倦。常与黄芪、五味子、麻黄根等同用，可增强调补至神、至液、至气及敛汗固表作用。其用量一般为15～25g，多用炒药以利收汗和中。

（4）益至神，补至精，治早衰：麦冬尤善补益至精之阴精而滋养于脑，故可用于至神不足，至精亏损，至气耗伤所致病证。症见早发衰老，精神衰疲，形神不足，记忆力锐减等。常与黄芪、五味子、人参、补骨脂同用，能加强补益至神至精至气、延缓衰老作用。其用量一般为15～25g，生药、炒药均可用。纳不佳常用炒药，口干多用生药。

（5）清至神，滋至液，止消渴：本品可用于至神郁热，至液损耗，至气亏少，调控肺脾肾失职，津液输布失常所致病证。症见消渴时饮。常与玄参、天花粉、桑叶等配伍，可提高清养至神至液至气、生津养液作用。其用量一般为15～25g，多用生药。

（6）调至神，抑阳精，治阳强：本品有滋阴精，抑阳精，制不规之火作用，故可用于至神失调，阳精欲火妄动所致病证。症见阳强不痿，阴茎紫红胀痛等。常与生地黄、车前子、黄柏、丹参配合，可增强滋阴精、抑阳精、治阳强功用。其用量一般为20～30g，多用生药。

（7）和至神，益至液，疗便秘：本品可用于至神不和，至液不足，调控脾胃大肠失司所致病证。症见大便秘结，数日不行。常与生地黄、枳实等同用，可加强清调至神至液、下行通便作用。其用量一般为20～30g，多用生药。

五味子　调补至神、至液及五脏

【古今要义】

本品为木兰科多年生落叶木质植物五味子或华中五味子的成熟果实。前者习称“北五味子”，后者习称“南五味子”。其味酸、甘，性温。《药义明辨》认为本药五味俱全，归肺、心、肾经，曰：“皮肉酸甘，甘少而酸多，核辛苦，辛少而苦多，俱带咸味。”《神农本草经》谓其“主益气，咳逆上气，劳伤羸瘦，补不足，强阴，益男子精”。五味子北者效雄，南者力逊。在天癸方面的主要功用：一为益至神，好睡眠，强记忆，增活力；二为补至气，调五脏，虚即补，实能泻；三为调至精，益脑髓，理冲任；四为滋至液，护津气，缓衰老。现代研究表明：五味子主要成分为挥发性成分和木脂素类。挥发性成分主要含α－蒎烯、莰烯、β－蒎烯、γ－萜品烯等。木脂素类包括五味子素、五味子乙素、五味子丙素、去氧五味子素、戈米辛等。五味子还含有有机酸等其他成分，如枸橼酸、苹果酸、琥珀酸、多糖、维生素C和维生素E等。药理研究显示：五味子有升高心肌细胞核糖核酸的作用；有改善心肌营养和功能的作用；对血压有双向调节作用；能改善人的智力活动，提高工作效率；有直接兴奋呼吸中枢的作用；有抗肝损伤作用，能降低升高的谷丙转氨酶，增强肝脏的解毒功能；有抗氧化、抗衰老作用；能增加细胞免疫功能；有抗肾病变作用，五味子素可抑制尿蛋白排泄增加，戈米辛 A 对免疫性肾炎有抑制作用。五味子对胃液分泌有调节作用；能诱发子宫节律性收缩，但不引起挛缩，其作用性质与催产素相似，而与麦角不同。

【临证应用】

（1）益至神，养至液，疗不寐：五味子可用于至神不足，至液亏损，调控心肝失常，心神不宁，肝魂不定所致病证。症见长期不寐，兼多梦善惊，或虚烦不安。常与酸枣仁、白芍、琥珀等同用，能提高滋养至神至液、宁心疏肝安眠作用。其用量一般为 3～6g，多用蒸制药。

（2）养至神，补至气，疗心悸：五味子可用于至神不宁，至气虚弱，至液亏损，致心气损伤，心血运行不畅所致病证。症见心悸怔忡，少气乏力，脉细弱，或结代不匀。常与人参（舌淡用红参，质红用生晒参）、麦冬、黄芪等同用，可增强补益至神至气至液、调节心气心阴之不足作用。若兼胸闷胸痛，可加丹参、降香化瘀止痛。其用量一般为 4～6g，多用蒸制药。

（3）补至神，益至精，治早衰：五味子可用于至神不足，至精虚弱，致气血亏虚，脏腑虚衰所致病证。症见形神俱弱，精神衰疲，记忆力锐减，牙齿浮动等。常与枸杞子、菟丝子、黄芪、鹿角胶等同用，能增强调补至神至精、防治早发衰老作用。其用量一般为 4～6g，多用蒸制药。

（4）调至神，滋至液，治健忘：本品可用于至神不调，至液不足，脑髓亏少所致病证。症见遇事善忘，兼或头晕耳鸣。常与枸杞子、女贞子、石菖蒲、肉苁蓉等配合，可提高调补至神至液、增强记忆力作用。其用量一般为 4～8g，多用蒸制药。

（5）和至神，益至液，止汗出：本品可用于至神失于和调，至液受伤，调控脏腑失职，卫表不固所致病证。症见自汗、盗汗反复不止。自汗多者，常与黄芪、白术、牡蛎、麻黄根等同用，具有和调至神、补益至气至液、增强止自汗作用；盗汗多者，则与麦冬、浮小麦、糯稻根须、牡蛎等合用，具有和至神、益至液、增强止盗汗功用。其用量一般为 3～6g，多用蒸制药。

（6）调至神，和至液，治肝病：本品可用于至神失调，至液失和，调控肝胆失常，肝经郁热，气机不畅所致病证。症见右胁下隐痛，谷丙转氨酶升高等。常与垂盆草、栀子、白芍等同用，能增强和调至神至液、调节肝之疏泄功能，使肝内邪毒得以外泄。其用量一般为 3～6g，多用生药或蒸制药。

（7）和至神，补至气，疗肾病：本品可用于至神不和，至气不足，调控脾肾失常所致病证。症见精微外泄，水肿尿少，蛋白尿，神疲乏力。常与黄芪、淫羊藿、丹参等同用，能增强和至神、益至气、调补脾肾作用。其用量一般为 4 ~ 6g，多用蒸制药。

（8）调至气，益至气，治咳喘：本品可用于至神不调，至气虚弱，调控肺肾失司，肺不能主呼，肾不能主纳所致病证。症见咳喘经久不愈，兼或精神疲乏。常与人参、蛤蚧、紫菀等配合，可加强调和至神、补益至气、调节肺肾功能以缓解咳喘之症。其用量一般 4 ~ 6g，多用醋制药、蜜蒸制药。

[附] 柏子仁　百合　夜交藤　墨旱莲

（1）柏子仁：为柏科常绿乔木植物侧柏的种子；味甘，性平；归心、肾、大肠经。《神农本草经》谓其“主惊悸，安五脏，益气，除风湿痹。久服令人润泽美色，耳目聪明，不饥不老，轻身延年”。现代研究表明：柏子仁含柏木醇、谷甾醇和双萜类成分，又含脂肪油约 14%，并含少量挥发油、皂苷等。药理研究显示：其对脑损伤记忆障碍及记忆消除有明显改善，并有安眠、润肠、止汗作用。柏子仁在天癸方面的主要作用为安至神，益至液，和至精。临床可用于心悸失眠，或胸痛心悸，或脱发与斑秃，或梦游症，或男性脏躁等。其用量一般为 10 ~ 20g。大便溏者，宜用柏子仁霜。

（2）百合：为百合科植物卷丹、百合或细叶百合的干燥肉质鳞茎，味甘、微苦，性微寒，归心、肺经。《神农本草经》谓其“主邪气腹胀，心痛，利大小便，补中益气”。《名医别录》言“百邪鬼魅，涕泣不止，除心下急满痛，治脚气热咳。”现代研究表明：百合的主要成分有酚酸甘油脂、甾体糖苷和甾体生物碱、微量元素等。药理研究显示：其有镇咳、祛痰、平喘作用，有镇静催眠、强壮作用，有耐缺氧作用、抗过敏作用。百合在天癸方面的主要作用为益至神，调至液，助至气，广泛调节脏腑，激发潜在功能。临床可用于长期不眠，惊悸怔忡，或更年期综合征，或老年性皮肤瘙痒症，以及肺阴不足的燥咳咯血和胃阴亏损的胃脘疼痛等。其用量一般为 10 ~ 30g，多用生药。干咳者，可用蜜炙药。

（3）夜交藤：为蓼科多年生蔓生草本植物何首乌的藤茎，味甘、微苦，性平，归心、肝经。《药性集要》谓其“治不寐，风疮癞。”现代研究表明：本品含蒽醌类化合物，有大黄素、大黄酚、大黄素甲醚，均以结合型存在等。药理经动物实验显示，其有镇静催眠作用，有降脂、抗动脉硬化及预防脂肪肝等作用。夜交藤在天癸方面的主要作用为益至神，和至液，畅至气，调节心肝等功用。临床可用于失眠多梦，或遍体身痛，或皮肤痒疹等。其用量一般为 15 ~ 30g，多用生药。

（4）墨旱莲：为菊科一年生草本植物鳢肠的全草，味甘、酸，性寒，归肝、肾经。《本草纲目》谓其可“乌须发，益肾阴”。现代研究表明：本品全草含生物碱、黄酮类化合物、三萜类化合物、有机酸、有机醇等，还含蛋白质、氨基酸、皂苷等。药理研究显示：其能增强机体非特异性免疫功能，有护肝、抗诱变作用，有镇静及镇痛作用，有止血作用，有增加冠状动脉流量的作用。墨旱莲在天癸方面的主要作用为安至神，益至液，滋至精，调节心、肝、肾等功能。临床可用于长期少眠，须发早白，牙龈浮疼，或慢性肝病，或阴痒，赤白带下，以及多种出血症。其用量一般为 10 ~ 30g，多用生药。

第二节　温补至神药

温补至神药适用于至神阳虚，记忆力锐减，间歇嗜眠，神志呆滞，早发衰老，怯寒怕冷等病证。

鹿茸　益至神，补至气，壮至精

【古今要义】

本品为鹿科动物梅花鹿或马鹿等的雄鹿未骨化密生茸毛的幼角；味甘、咸，性温；归肾、肝经。《神农本草经》谓其“主漏下恶血，寒热惊痫，益气强志，生齿不老”。《本草纲目》谓其“生精补髓，益血益阳，强健筋骨，治一切虚损耳聋，目暗、眩晕、虚痢”。鹿茸在天癸方面的主要作用：一为安至神，好睡眠；二为益至气，强体力；三为补至精，缓衰老。现代研究表明：鹿茸含有多种化学成分，其中脂溶性成分中可分离出雌二醇、胆固醇、油维生素 A、雌酮、脑素、卵磷脂等。药理研究显示：其有镇静、镇痛作用；有增强机体的强壮及延缓衰老作用。本品大剂量可使心肌收缩力减弱，心率减慢，外周血管扩张，血压下降；中等剂量则加强心肌收缩力，心率加快，增加心输出量，对疲劳心脏更为明显。本品有增强免疫功能的作用；对性功能的作用，有认为能增加大鼠子宫重量，有认为马鹿茸有雄激素和雄激素样作用。

【临证应用】

（1）益至神，补至精，治不寐：鹿茸可用于至神不足，至精亏损，至液减少，调控心、肝、肾失常所致病证。症见长期不寐，兼或畏寒乏力，面色苍白。常与柏子仁、肉苁蓉等同用，可增强益至神、补至精、调至液、安睡眠作用。其用量一般为 1 ~ 3g，研粉冲服。

（2）调至神，益至精，治阳痿：鹿茸既能益至精阳精，又可益至精阴精，阴阳互生，其效缓图。本品可用于至神失调，至精不足，调控心肝肾失职所致病证。症见阴茎痿软，或早泄常作，兼或腰膝无力，精神萎靡。常与冬虫夏草等同用，能明显提高调至神、益至精、壮阳道作用。其用量一般为 1 ~ 3g，研粉冲服。

（3）和至神，益阴精，疗不孕：鹿茸可用于至神不足，至精失调，冲任虚弱所致病证。症见胞宫寒冷，婚后多年不孕，兼或月经延后，经期小腹觉冷，精神疲乏等。常与附子、肉苁蓉等同用，能增强益至精、和至神、暖胞宫、助孕育作用。其用量一般为1～3g，研粉冲服。

（4）益至神，补至气，疗困倦：鹿茸可用于至神不足，至气虚弱所致病证。症见精神困乏，四肢无力，兼或形瘦面灰。常与人参、黄芪、巴戟天等配伍，可提高益至神、补至气、抗疲劳作用。其用量一般为1～3g，研粉冲服或久煎浓服。本品服用时，宜从小量开始，缓缓增加，不宜骤用大量，以免升动风阳，伤阴伤血。

（5）养至神，补至精，疗血枯：鹿茸可用于至神不足，至精亏损，至气至液受伤，调控肝肾失职，精血化源匮乏所致病证。症见血枯虚劳（再生障碍性贫血），面色无华，唇甲苍白等。常与淫羊藿、补骨脂、紫河车等配合，能增强补益至精、至神、至气和至液作用，促使化生精血。其用量一般为1～3g，研粉冲服或久煎浓服。

（6）益至神，滋至精，治早衰：本品可用于至神不足，至精衰少，至气至液受伤所致病证。症见早发衰老，记忆力锐减，精神衰疲等。常与肉苁蓉、灵芝、人参、枸杞子同用，可提高补益至精、至神、至气和至液，以及壮体质、抗衰老作用。本品亦可用于小儿骨软行迟，囟门不合，多与菟丝子、肉苁蓉等同用，具有促进发育、坚骨健行作用。其用量一般为2～4g，小儿用0.5～1.5g，研粉冲服或久煎浓服。

此外，鹿茸还可治疗非天癸病之阴疽不敛、肾虚久泻等疾患。

杜仲　安至神，益至气，调至精

【古今要义】

本品为杜仲科落叶乔木植物杜仲的树皮；味甘、微辛，性温；归肝、肾经。《神农本草经》谓其“主腰脊痛，补中益精气，坚筋骨，强志，除阴下痒湿，小便余沥。久服轻身耐老”。《本草正》谓其“暖子宫，安胎气”。杜仲在天癸方面的主要作用：一为安至神，止躁动，好睡眠，止虚眩；二为补至气，壮体力；三为调至精，治阳痿；四为和至液，调小便。现代研究表明：杜仲含有多种木脂素及苷类、环烯醚萜类、有机酸等成分。药理研究显示：其有中枢镇静、降血压作用；有调节细胞免疫平衡功能，且有增强小鼠细胞免疫功能的作用；有兴奋垂体－肾状腺皮质系统作用；有强壮作用；对子宫有抑制作用。

【临证应用】

（1）安至神，平至气，治不寐：杜仲可用于至神失调，至气不和，调控心肝失职，神不守宅，魂不安藏所致病证。症见不寐时缓时剧，兼乍寒乍热，忽怒忽悲，或力如壮士，或力乏如虚极。常与柴胡、白芍、龙骨、牡蛎等同用，可增加安至神、平至气、安睡眠、调营卫作用。其用量一般为10～15g，多用炒药。

（2）和至神，调至液，治眩晕：杜仲可用于至神不和，至液失调，调控肝肾失常所致病证。症见头目眩晕，血压较高，兼腰膝酸痛。常与桑寄生、白蒺藜等同用，能增强和调至神至液、益肾缓肝、定眩止晕作用。其用量一般为 10 ~ 20g，多用炒药，亦有用生药者，但炒药易于煎出煎汁，可提高疗效。

（3）益至神，补至精，疗阳痿：杜仲可用于至神不足，阳精虚弱，下元虚寒所致病证。症见阳痿日久，阴器觉冷，兼腰膝无力，少眠多梦。常与淫羊藿、肉苁蓉等配合，可提高补益至神至精、散寒振阳作用。其用量一般为 10 ~ 20g，宜用炒药。

（4）补至神，益至气，疗乏力：本品用于至神至气亏损，调控心脾肾失常所致病证。症见元气、元精顿伤，乏力不堪，动弹不得，少气懒言。常与黄芪、仙灵脾、五味子等同用，能增强补益至神至气，促使元气元精尽快恢复之功。其用量一般为 15 ~ 20g，宜用炒药。

（5）调至神，和至气，安胎元：本品可用于至神欠调，至气不和，调控脏腑失常，冲任不固所致病证。症见妊娠下血，胎动不安，腰部酸软。常与续断、菟丝子等同用，能增强和调至神至气、固冲任、安胎元作用。若漏红出血者，可加生地炭、苎麻根安胎止血。其用量一般为 6 ~ 10g，多用炒药。如出血者，多用炭药。

此外，杜仲还可治非天癸病之风湿痹证、癫痫等疾患。

肉苁蓉　益至神、至气、至液、至精

【古今要义】

本品为列当科一年生寄生草本植物肉苁蓉干燥带鳞叶的肉质茎；味甘、咸，性温；归肾、大肠经。《神农本草经》谓其“主五劳七伤，补中。除痉中寒热痛，养五脏，强阴，益精气，多子，妇人癥瘕。久服轻身”。肉苁蓉在天癸方面的主要作用：一为安至神，益脑髓；二为补至气，壮体力；三为滋至液，防衰老；四为益至精，阴精阳精均可补。现代研究表明：本品含肉苁蓉苷、胡萝卜苷、甜菜碱、β – 谷甾醇、甘露醇、缬氨酸、亮氨酸等成分。药理研究显示：其有增强免疫功能、调整内分泌、促进代谢及强壮作用，促进生长发育、延缓衰老作用；有降血压，促进排便作用。

【临证应用】

（1）补至神，益至精，治耳鸣：肉苁蓉可用于至神不足，至精亏损，至液虚少，致髓海空虚，肾气虚弱所致病证。症见耳鸣时作，听力下降，兼腰膝无力，记忆力减退，精神疲惫，怯寒畏冷。常与菟丝子、五味子、三七等配合，能增强补益至神至精、益肾活血作用。血活者，能使天癸畅通运行，又能通脑络、安耳窍。其用量一般为 15 ~ 20g，多用酒制药。

（2）调至神，补至精，治阳痿：肉苁蓉可用于至神失调，至精阳精不足，肾阳虚弱，宗筋无力所致病证。症见阳痿不举，兼早泄滑精，畏寒怯冷，精神衰疲，腰膝酸软等。常与仙灵脾、鹿茸、五味子等同用，可提高调和至神、振奋阳精作用。其用量一般为 15 ~ 20g，多用酒制药。

（3）和至神，补至精，疗不孕：本品可用于至神失和，至精阴精亏损，阳精失调，致胞宫寒冷，冲任虚弱所致病证。症见经久不孕，兼或月经延后量少，小腹觉冷，性欲减退，白带清稀或带少阴中干燥等。常与紫河车、补骨脂、覆盆子、紫石英等配合，能加强调至神、益至精、促怀孕作用。其用量一般为 10 ~ 15g，多用酒制药。

（4）养至神，益至精，疗健忘：本品可用于至神虚弱，至液不足，致髓脑空虚，肾精亏损所致病证。症见记忆力减退，遇事善忘，兼头晕目干，耳鸣失眠。常与五味子、山茱萸、石菖蒲等同用。其用量一般为 10 ~ 15g，生药、酒制药均可用。

（5）理至神，养至液，疗便秘：本品可用于至神失调，至液不足，调控气血津液失常，津伤血枯所致病证。症见肠燥便秘。常与火麻仁、柏子仁、枳壳等配合，可提高调至神、养至液、润肠通便之功用。其用量一般为 20 ~ 30g，多用生药。

同时，肉苁蓉还可用于至神失调，至液亏损，至精受伤，致肾中精气不足，消渴多尿、白浊遗尿、反复不愈者。消渴多尿，常与黄芪、山茱萸等同用；白浊遗尿，多与益智仁、石菖蒲、鹿角霜等配伍。其用量一般 15 ~ 20g，多用酒制药。

[附] 鹿角胶　仙茅　灵芝

（1）鹿角胶：又名白胶，为鹿科动物马鹿或梅花鹿已骨化的角经煎熬而成的胶块；味甘、咸，性温；归肝、肾经，具有益至神、补至精作用。古人认为本品有温补肝肾、补益精血之功，多用于肾阳不足，肝经虚寒，精血亏损，虚劳羸瘦，吐衄崩漏之虚寒者。但本品对至神不足，至精亏虚，至气受伤，头晕耳鸣，畏寒怯冷，多睡少语，反应迟钝，精神疲惫，阳痿早泄，女子宫寒不孕，以及阴疽口疮久不愈者，均有疗效。其用量一般为 6 ~ 15g，开水与少量黄酒加温烊化服。

（2）仙茅：为石蒜科多年生草本植物仙茅的根茎，味辛，性热，有毒，归肾、肝、脾经。《日华子本草》谓其“治一切风气，补五劳七伤，开胃下气”。仙茅在天癸方面的主要作用：安至神，益睡眠；调至气，增体力；补至精，阴阳精俱可补。现代研究表明：本品含多种木菠萝烷型三萜及其糖苷、甲基苯酚等多糖苷类，以及黄酮苷等。药理研究显示：其有抗衰老、抗缺氧、抗高温作用；可增强下丘脑 – 垂体 – 卵巢促黄体功能，有雄激素样作用；有镇静、抗惊厥和镇痛作用；可提高免疫功能。本品在临床用之得当，往往效如桴鼓。在天癸病的临床应用中，本品常用于长期不寐，烦躁不安，早衰畏寒，记忆力锐减，困乏不堪，烘热汗出，阳痿精冷，宫冷不孕，阴干无带，小便频数等。用量一般为 6 ~ 15g，多用生药。据本草古籍记载，该品辛热有毒，不宜久服，亦当注意。

（3）灵芝：为多孔菌科植物紫芝、赤芝的全株，味甘，性平，归心、肝、肺经。《神农本草经》言："赤芝味苦、平，主胸中结，益心气，补中，增慧智，不忘。久食轻身、不老、延年、神仙。……紫芝味甘、温，主耳聋，利关节，保神，益精气，坚筋骨，好颜色。久食轻身、不老、延年。"灵芝在天癸方面的主要作用：益至神，安睡眠，强记忆，增智慧；补至气，壮体力，抗衰老，祛过敏。现代研究表明：本品含糖类、氨基酸、蛋白质、多肽、甾类、生物碱、多种酶类等成分，以及钼、锌、镉、钴、锰、铁、铜、锗等微量元素。药理研究显示：其有调节中枢神经系统、镇咳作用；有调节心率作用，有降压作用，有抗凝血、阻止血栓形成、抑止血小板聚集作用；有降血糖作用，有保肝解毒、调节免疫作用，有抗衰老、抗过敏、抗肿瘤作用。在天癸病变的临床应用中，本品常用于长期不寐，记忆力减退，精神萎靡不振，早发衰老，经常感冒，顽固口疮，鼻鼽瘾疹等，也可用于非天癸病的冠心病、慢性肝病、慢性气管炎、多发性肌炎等诸多慢性疾患。用量一般为 10 ~ 20g，多用生药。

第三节　清宁至神药

清宁至神药适用于至神郁热火邪，烦躁不寐，抑郁多怒，噩梦惊忧，贪食不止等病证。

羚羊角　至神与至气均能清和

【古今要义】

本品为牛科动物赛加羚羊（又名高鼻羚羊、大鼻羚羊）雄兽的角；味咸，性寒；归肝、心经。《神农本草经》谓其"主明目，益气起阴，去恶血注下，辟蛊毒恶鬼不祥，安心气，常不厌寐"。羚羊角在天癸方面的主要作用：一为安至神，定惊厥；二为清至气，退邪热；三为护至液，保津液。现代研究表明：赛加羚羊角主要含角质蛋白。角质蛋白经水解后，可得 10 多种氨基酸。本品尚含多种磷脂、磷酸钙、维生素 A 等成分，以及含锌、铁、铬、锰等微量元素。药理研究显示：其有镇静与抗惊厥作用；有解热、镇痛作用；有降压作用；有增加动物耐缺氧能力作用。

【临证应用】

（1）清至神，凉至气，治惊痫抽搐：羚羊角可用于至神火热，至气郁热所致病证。症见身热神昏，痉厥抽搐。常与钩藤、蝉蜕、白芍等配合，可增强清解至神、至气邪热作用。其用量一般为 1 ~ 3g，多用薄片，久煎取汁服；或锉碎研末服，每次 0.3 ~ 0.6g。小儿酌减。

（2）和至神，清至气，治头目眩晕：本品可用于至神失和，至气郁热，调控心肝失常，肝阳偏旺，心血运行不畅所致病证。症见头晕目眩，兼或烦燥失眠，或头痛如劈，血压较高，舌红少津，脉象弦劲。常与石决明、菊花、丹参等同用，能增强和至神、清至气、止眩晕、安睡眠、除烦躁功用。其用量一般为 1.5 ~ 3g，多用薄片，久煎取汁服；或锉碎研细粉吞服，每次 0.3 ~ 0.6g。

（3）凉至神，调至气，疗目赤头痛：本品性善清上泄热，息风止痛，可用于至神郁火，至气不调，不能正常调控肝胆，肝火上攻所致病证。症见目赤头痛，羞明流泪，兼或口苦溲黄。常与决明子、龙胆草、僵蚕等合用，能加强凉至神、调至气、除目赤、止头痛作用。其用量，久煎服用 1 ~ 3g；研粉吞服，每次用 0.3 ~ 0.6g。

（4）宁至神，和至气，疗面红不寐：本品善清脑而息风，可用于至神因热不宁，至气因郁不和，调控肝心失职所致病证。症见面色通红，夜不入睡，兼或心烦易怒，舌紫红，脉弦滑而尺弱。常与白芍、黄连、肉桂等配合，可提高宁至神、和至气、安睡眠之功。其用量，久煎服用 1 ~ 3g；研粉吞服，每次用 0.3 ~ 0.6g。

此外，羚羊角还可治疗非天癸病之风湿热痹、肺热咳喘等疾患。

栀子　安至神，清至气，利至液

【古今要义】

本品为茜草科常绿灌木植物栀子的成熟果实；味苦，性寒；归心、肺、三焦经。《神农本草经》谓其“主五内邪气，胃中热气，面赤酒泡皶鼻，白癞赤癞，创疡”。栀子在天癸方面的主要作用：一为清至神，安睡眠，除烦热；二为凉至气，疏脏腑，和三焦；三为护至液，清热邪，抑止病变发展。现代研究表明：栀子果实含有异栀子苷、栀酮苷、京尼平龙胆二糖苷、鸡屎藤次苷甲酯，以及黄酮类栀子素、三萜类化合物藏红花素等成分。药理研究显示：其有降低血清胆红素含量作用；有促进胰腺分泌作用；有泻下、降血压作用；有防治动脉粥样硬化作用；有镇静作用。

【临证应用】

（1）安至神，清至气，治不寐：栀子性善清热泻火，故可用于至神因火热而不安，至气郁热所致病证。症见夜不安寐，兼或口苦溲黄，噩梦惊扰。常与黄连、胆星、琥珀等同用，可增强安至神、清至气、安睡作用。其用量一般为 6 ~ 12g，多用炒药。

（2）和至气，利至气，治郁烦：本品可用于至神失于宁和，至气不畅，调控心肝失常所致病证。症见气阻郁烦，胸中闷塞难受，兼或易怒，或胆怯悲惊等。常与柴胡、白芍等配合，能增强调和至神、通利至气、消除或减轻郁烦作用。其用量一般为 10 ~ 12g，多用炒药。

（3）舒至神，调至液，疗胃痛：本品可用于至神郁热，至液不利，调控肝胃失职所致病证。症见胃脘热痛，兼或吞酸，或干呕，口苦，多梦等。常与枳壳、瓦楞子等配合，可加强舒至神、和至液、调和肝胃作用。其用量一般为 8 ~ 12g，多用炒药。

（4）宁至神，清至气，疗吐衄：本品可用于至神不宁，至气郁热，调控心肝失常，络脉损伤，血行外溢所致病证。症见咳血、吐血，兼或心烦不寐等。常与侧柏叶、黄连等配伍，能提高宁至神、清至气、调控心肝火热之邪，使致血止络安。其用量一般为 10 ~ 15g，多用炒药。

栀子性禀苦寒，除阳虚气弱者不用外，属于热证者，不论天癸病或非天癸病均可应用。如非天癸病的黄疸、淋证、咳嗽、疮疡等用之得当，疗效亦为卓著。

黄连　*凉至神，清至气，调至液*

【古今要义】

本品为毛茛科多年生草本植物黄连、三角叶黄连及云南黄连的根茎；味苦，性寒；归心、肝、胃、大肠经。《神农本草经》谓其“主热气目痛，眦伤泪出，明目，肠澼腹痛下利，妇人阴中肿痛。久服令人不忘”。黄连在天癸方面的主要作用：一为清至神，安睡眠，止烦躁；二为凉至气，缓数悸，宽胸膈；调至液，护津汁，祛湿热。现代研究表明：黄连含有小檗碱、黄连碱、掌叶防己碱等成分，还含有多种微量元素。药理研究显示：其有抗心律失常作用；对心肌缺血及心肌梗死有保护作用。小檗碱一般剂量或小剂量，能兴奋心脏，增强其收缩力，增加冠状动脉血流量；大剂量则抑制心脏，减弱其收缩。小檗碱小剂量对小鼠大脑皮层的兴奋过程有加强作用，大剂量则对抑制过程有加强作用。本品还有抗炎及增强免疫作用；有利胆作用；有抗癌作用；有抗病原微生物及抗原虫作用等。

【临证应用】

（1）安至神，清至气，治不寐：黄连苦寒，性善清热泻火，苦能燥湿，善治湿热；寒能坚阴，善治热证；又味极苦，性极寒，善于解毒。故火热侵犯天癸，使天癸不能调控脏腑，致脏腑功能紊乱之火热证，均可用黄连治之。本品可用于至神因热不安，至气因邪热而郁滞，调控心肝失常所致病证。症见不易入睡，甚至通宵不眠，口苦面红，舌尖深红，脉象弦数。常与栀子、丹参、琥珀等同用，可增强宁至神、清至气、镇静安眠作用。若肾虚于下，火盛于上，水火不济，心肾不交，不寐经久不愈，舌尖红，舌体淡，脉寸弦尺弱，则与肉桂配合，具有和调至神、交泰心肾功用。其用量一般为 3 ~ 6g（不寐而脉缓者宜轻不宜重，以 3g 为宜；不寐而脉数者宜重不宜轻，5g 以上为宜）。脉象洪数者，多用生药；脉细缓者，多用姜汁炒药。

（2）清至神，凉至气，治烦躁：本品可用于至神郁火，至气壅热，累及心、肝、胃等脏腑所致病证。症见烦躁不安，口苦口干，大便不通，舌苔黄糙，脉象滑数。常与黄芩、大黄等配伍，可提高清至神、凉至气、止烦躁作用。其用量一般为 5 ~ 9g，多用生药。

（3）宁至神，益至气，疗心悸：本品可用于至神失宁，至气不足，至液受损，致心中气阴虚弱所致病证。症见心悸时作，脉象细数或结代。常与麦冬、五味子、人参（或党参）等同用，能增强宁至神、益至气、定心悸作用。其用量一般为 3～6g（心悸而脉数者以 5g 为宜，脉迟缓者以 3g 为宜），多用炒药。

（4）凉至神，护至液，疗消渴：本品可用于至神郁热，至液不足，调控津液失常所致病证。症见消渴引饮，口燥唇红，舌红脉数。常与天花粉、知母、桑叶等配合，可增强凉至神、护至液、促使津液化生以止消渴的作用。其用量一般为 5～8g，多用生药。

（5）调至神，和至气，疗口疮：本品可用于至神失调，至气不和，调控心、肾、脾、胃失职所致病证。症见口疮常作，剧时色红疮大，疼痛难忍，舌红脉数。常与牡丹皮、生地黄、人中白、升麻等配伍，可增强清调至神、凉解至气、消除口疮之功。若阳虚于下，火浮于上，口疮反复不已，疮淡白、大而又深，舌质淡，脉沉细，常与附子、鹿角霜或肉桂、炮姜等同用，具有清上温下，调和天癸，促使顽固口疮愈合的作用。其用量一般为 3～9g（口疮而脉数者 6～9g 为宜，脉沉细缓者 3～5g 为宜），多用炒药。

黄连应用广泛，除天癸病外，还可用于非天癸病之痢疾、呕吐、痞满、泄泻及痈疽疡毒等疾患。

蝉蜕　*安至神，凉至气，和至液*

【古今要义】

本品为蝉科昆虫黑蚱羽化时脱落的皮壳；味甘、咸，性寒凉；归肺、肝经。《药性论》谓其“主治小儿浑身壮热，惊痫，兼能止渴”。蝉蜕在天癸方面的主要作用：一为安至神，好睡眠，定惊悸；二为清至气，退郁热，除瘾疹；三为利至液，祛风肿，通小便。现代研究表明：蝉蜕主要含氨基酸类，如天冬氨酸、谷氨酸、丙氨酸、胱氨酸等成分，以及蛋白质、甲壳质和微量元素。药理研究显示：其有抗惊厥作用；有镇静、镇痛作用；有抗过敏、免疫抑制作用；有抗癌作用；对红细胞有一定的保护作用。

【临证应用】

（1）清至神，凉至气，治风烦不寐：蝉蜕可用于至神火热，至气郁热，累及心肝，风阳内动所致病证。症见胸膈烦热，不寐善惊，兼或头痛而胀，舌质红，脉浮弦。常与栀子、僵蚕等同用，可增强清凉至神至气、平息肝心邪热、消除风烦不寐的作用。其用量一般为 3～10g，多用生药。

（2）安至神，清至气，治惊风夜啼：本品可用于至神不安，至气郁热，调控肝心失常所致病证。症见小儿惊风夜啼。常与僵蚕、钩藤等配合，能提高安宁至神、清泄至气、定惊息风、安静好眠作用。其用量一般为 3～6g，多用生药。

（3）调至神，凉至气，疗反复瘾疹：本品可用于至神失于调和，至气郁热，调控心肺肝失常所致病证。症见反复瘾疹，时作时休，夜间尤其，瘙痒难忍。常与大青叶、牡丹皮、茺蔚子、白蒺藜等配合，能增强调至神、凉至气、消瘾疹作用。其用量一般为3～6g，多用生药。

（4）和至神，利至液，疗风肿尿少：本品可用于至神不和，至液不利，调控肺肾失常，水液分利失职所致病证。症见风肿尿少。常与浮萍、茯苓皮等配伍，能加强和至神、利至液、促使肺肾分利水液、消肿利尿作用。其用量一般为6～15g，多用生药。

蝉蜕除治疗天癸病外，还广泛用于非天癸病之感冒、温病、麻疹、目赤翳障、破伤风等，均有较好疗效。

僵蚕　安至神，和至气，利至液

【古今要义】

本品为蚕蛾科昆虫家蚕蛾的幼虫在未吐丝前，因感染白僵菌致死的干燥体；味咸、辛，性平；归肝、肺经。《神农本草经》谓其“主小儿惊痫夜啼，去三虫，灭黑皯，令人面好色，男子阴疡病”。僵蚕在天癸方面的主要作用：一为安至神，止惊痫，定抽搐，催睡眠；二为和至气，清头目，疗火毒；三为利至液，通络脉，护津液。现代研究表明：白僵蚕含蛋白质67.44%，脂肪4.38%（脂肪中主要有棕榈酸、油酸、亚油酸等成分），尚含多种氨基酸和人体必需的铁、锌、铜、锰、铬、镍等微量元素。白僵蚕体表的白粉中含草酸铵，从白僵菌中可分离出白僵菌黄色素及高分子昆虫毒素等。药理研究显示：其有抗惊厥、镇静催眠作用；有抗凝血、降血糖作用。此外，本品还有抑菌、抑瘤作用。

【临证应用】

（1）安至神，和至气，治惊痫抽搐：僵蚕可用于至神不宁，至气不和，调控心肝失常所致病证。症见惊痫抽搐。常与全蝎、蜈蚣等同用，能增强安和至神至气、定惊止抽作用。若邪热甚者，宜再加蝉蜕、黄连；风痰甚者，则加南星、白芥子。其用量一般为6～10g。研末吞服，每次用1～1.5g，多用炒药。

（2）和至神，清至气，治头痛目赤：本品可用于至神不和，至气郁热，致心肝胆不畅，郁火内阻所致病证。症见头痛时作，两目常赤，兼或心烦少眠。常与蝉蜕、苦丁茶、菊花等配合，可增强清和至神至气、疏泄肝胆郁火作用。其用量一般为9～12g，多用生药煎服。

（3）调至神，利至液，疗风中经络：本品可用于至神不调，至液不利，致心肝气血不畅，风中脑络，经脉瘀滞所致病证。症见口眼㖞斜，语言謇涩等。常与全蝎、地龙、丹参、川芎等同用，可增强调至神、利至液、活血通络等作用。其用量一般为 9～12g，多用炒药。

（4）清至神，益至液，疗消渴善饮：本品可用于至神郁热，至液不足，至气失调，累及肺胃，津液损伤所致病证。症见消渴欲饮，咽痛少眠。常与桑叶、天花粉、玄参等配合，可提高清至神至气、益至液、调肺胃、生津液作用。其用量一般为 9～12g，多用生药煎服。

僵蚕除治疗天癸病外，还常用于非天癸病之痰核、瘰疬、咽喉肿痛、咳喘、痄腮等，不仅用之合拍，而且疗效较佳。但有极少数患者服后有过敏反应，出现皮疹。如用生姜汁拌匀，润透，再用麸皮将僵蚕炒至黄色，可减少过敏反应的发生。

[附] 山羊角　黄芩　柴胡　侧柏叶　败酱草　苦参

（1）山羊角：为牛科动物青羊、北山羊的角；味咸，性寒；归肝经。本品始见于《本草新编》山羊血条，用之活死血。《吉林中草药》谓其"镇静、退热、明目止血。治小儿惊痫，头痛，产后腹痛，经痛"。山羊角在天癸方面的主要作用有安至神、清至气、护至液。现代药理研究表明，本品有镇静、抗惊厥、镇痛、解热、抗病毒等作用。在天癸病变的临床应用中，本品可用于头目眩晕、心烦少眠、惊痫抽搐、头痛目赤等病证，也可用于非天癸病的温热时病之流感、上感、流脑、乙脑等疾患。其用量一般为 10～15g，多用生药煎服。

（2）黄芩：为唇形科多年生草本植物黄芩的根，味苦，性寒，归肺、胃、胆、大肠经。《神农本草经》谓其"主诸热黄疸，肠澼泄利，逐水，下血闭，恶疮疽蚀火疡"。黄芩在天癸方面的主要作用有安至神、清至气、调至液。现代研究表明：黄芩含黄酮类，以黄芩苷元和黄芩苷为主要成分，还含有挥发油、多种氨基酸等。药理研究显示，其主要有降压及镇静、降血脂、抗凝血和抗血栓、保肝利胆、抗氧化、抗病原微生物、抗变态反应和抗炎、利尿、抗肿瘤等作用。在天癸病变的临床应用中，本品常用于少眠易怒、眩晕面红、头痛作胀、，胸胁隐痛，反复寒热交作等病证；也广泛用于非天癸病变，如肺热咳嗽、湿热痞满、泄泻痢疾、血热吐衄、痈肿疮毒、心动不安等。其用量一般为 6～10g，生用久煎泻火，酒炒清热，炒炭止血。

（3）柴胡：为伞形科植物柴胡或狭叶柴胡的根，味苦，性微寒，归肝、胆经。《神农本草经》谓其"主心腹，去肠胃中结气，饮食积聚，寒热邪气，推陈致新。久服轻身、明目、益精"。柴胡在天癸方面的主要作用有宁至神、安睡眠、清至气、退身热、和至液、利脏腑。现代研究表明：柴胡主要含有挥发油、皂苷、有机酸、醇类等成分。药理研究显示，其有镇静和镇痛、解热、抗炎、保肝利胆、镇咳、调节免疫等作用。在天癸病变的临床应用中，本品常用于焦虑不安、胸中郁结、不寐心烦、反复无名寒热、胸腹气结或胸腹气陷等病证；也可广泛用于非天癸病变，如温病初起、伤寒少阳证、杂病胁痛、肝胆湿热、诸疟寒热、痰热郁毒、瘿瘤瘰疬等。其用量一般为 6 ~ 10g，生药清散，酒炒提升，醋炒敛散，鳖血炒退蒸。

（4）侧柏叶：为柏科常绿乔木植物柏树的枝梢及叶；味苦涩，性微寒；归肺、肝、脾经。《名医别录》谓其“主吐血、衄血、痢血、崩中赤白。轻身益气，令人耐寒暑，去湿痹，生肌”。侧柏叶在天癸方面的主要作用有宁至神、好睡眠、和至气、止出血。现代研究表明：侧柏叶含有挥发油及黄酮类化合物等成分。药理研究显示，其有镇静、镇咳、止血、抗菌作用。在天癸病变的临床应用中，本品常用于少眠多醒、反复吐血、咳血等病证；也可用于非天癸病变的各种出血、肺热咳嗽，以及外用治疗脱发、斑秃等。其用量一般为 15 ~ 30g，多用生药。出血时，可用炭药，但生药止血疗效亦佳。

（5）败酱草：为败酱科多年生草本植物黄花败酱或白花败酱的全草；味辛、苦，性微寒；归肝、胃、大肠经。《神农本草经》谓其“主暴热火疮，赤气，疥搔疽痔，马鞍热气”。败酱草在天癸方面的主要作用有宁至神、安睡眠、止心烦、稳定情绪。现代研究表明：白黄败酱含有挥发油等成分。药理研究显示：其有镇静、抗病原微生物、保肝利胆、抗肿瘤作用。在天癸病变的临床应用中，本品常用于长期不寐、心烦急躁等病证；也可用于非天癸病之肠痈腹痛、肝胆湿热、感冒痄腮、妇人腹痛带下等。其用量一般为 10 ~ 20g，多用生药。

（6）苦参：为豆科多年生落叶亚灌木植物苦参的根；味苦，性寒；归心、肝、胃、大肠、膀胱经。《神农本草经》谓其“主心腹结气，癥瘕积聚，黄疸，溺有余沥，逐水，除痈肿，补中，明目止泪”。苦参在天癸方面的主要作用有安至神、好睡眠、调至气、缓速悸、利至液、祛水湿。现代研究表明：苦参含有多种生物碱及多种黄酮类化合物。药理研究显示：其有镇静、镇痛、减慢心率、抗心律失常、抗病原微生物、抗炎、平喘祛痰、调节免疫、升高白细胞计数、抗肿瘤等作用。在天癸病变的临床应用中，本品常用于不寐心烦、心悸脉数、湿疹反复不愈等病证；也可用于非天癸病之湿热泻痢、黄疸、带下阴痒、小便淋沥等。其用量一般为 6 ~ 12g，大剂量可用 30g，多用生药。

此外，清宁至神药除上述诸药外，还有菊花、龙胆草、赤芍、牡丹皮、钩藤、墓头回等，多有清宁至神、调控心肝，以及改善不寐、心烦、头痛、眩晕、记忆力减退等作用。部分药物经动物实验证实，如菊花尚有抗疲劳、降血脂、抗衰老、抗基因突变、抗染色体畸变等作用。

第四节　重镇至神药

重镇至神药适用于至神火热阳亢，反复烦躁，通宵不寐，恼怒面赤等病证。

磁石　重宁至神，益至液、至精

【古今要义】

本品为等轴晶系氧化物类矿物尖晶石族磁铁矿的矿石；味咸，性寒；归心、肝、肾经。《名医别录》谓其"主养肾脏，强骨气，益精，除烦，通关节，消痈肿，鼠瘘，颈核，喉痛，小儿惊痫"。磁石在天癸方面的主要作用：一为重宁至神，止惊悸，安睡眠；二为益至液，止耳鸣，除头晕；三为和至精，可疗阳痿早泄。现代研究表明：磁石主含四氧化三铁，还含有砷、锰、铬、铜、铅、锌、钛等微量元素。药理研究显示：其可抑制中枢神经系统，有镇静、抗惊厥作用。经炮煅醋淬后，该作用明显增强，同时砷的含量明显下降，服用时较为安全。本品对缺铁性贫血有补血作用。

【临证应用】

（1）重宁至神，和调至气，治惊悸不寐：磁石可用于至神阳浮，至气郁热，调控心肝肾失常，肾虚肝旺所致病证。症见心神不宁，惊悸不寐，反复不愈。常与白芍、酸枣仁等同用，可增强宁至神、和至气、定惊悸、安睡眠作用。其用量一般为 15 ~ 30g，打碎先煎，也可用醋淬药。

（2）平益至神，清润至液，治眩晕耳鸣：本品可用于至神偏旺，至液不足，致肝阳上亢，肾阴亏少所致病证。症见头目眩晕，耳鸣重听，两目昏花，舌红脉弦。常与枸杞子、女贞子、菊花等配合，能增强益至神、润至液、滋肾平肝、止晕、聪耳明目作用。其用量一般为 15 ~ 30g，打碎先煎，多用醋淬药，也有用生药者。

（3）和养至神，调畅至精，疗阳痿不举：本品可用于至神失养，至精失调，致心肾不调，累及精室，阳痿或早泄。可用单味磁石研细末，白酒浸泡 1 个月，口服，每日 2 ~ 3 次。也可与淫羊藿、菟丝子等同用，增强益至神，调至精作用。其用量一般为 20 ~ 30g，打碎先煎，多用醋淬药，浸酒药适量。

此外，磁石还能治疗非天癸病变之肾虚气喘、热毒疮痈等疾患。

珍珠母　清安至神，疗不寐、眩晕

【古今要义】

本品为蚌科三角帆蚌和褶纹冠蚌的蚌壳或珍珠贝科动物珍珠贝、马氏珍珠贝等贝壳的珍珠层；味咸，性寒；归肝、心经。《饮片新参》谓其"平肝潜阳，安神魂，定惊痫，消热痞，眼翳"。珍珠母在天癸方面的主要作用：一为重安至神，定惊悸，好睡眠；二为重平至气，止眩晕，去目糊；三为清至气，益至液，延缓衰老，增强记忆力。现代研究表明：珍珠母含有磷脂酰一醇胺、半乳糖神经酰胺、碳酸钙等成分，珍珠层粉角壳蛋白水解后含有 17 种氨基酸等。药理研究显示：其有镇静、保肝作用；有抗过敏、抗衰老作用；有明目及抗溃疡作用。

【临证应用】

（1）重安至神，清和至气，治惊悸不寐：珍珠母可用于至神不安，至气郁热，致心神不定，肝魂不宁所致病证。症见惊悸时作，入夜不寐，抑或入寐乱梦惊扰。常与龙骨、琥珀、酸枣仁等同用，可增强安至神、和至气、宁心定魂作用。其用量一般为 15 ~ 30g，多用生药，也有用煅药者。

（2）重平至神，清滋至液，疗头晕目眩：本品可用于至神阳亢，至液不足，致肝阳上亢，肝阴不足所致病证。症见头晕目眩，耳中鸣响，少眠多梦。常与石决明、白芍、龙齿等配合，能增强平至神、益至液，促使肝阳下潜、肝液复生的作用。其用量一般为 15 ~ 30g，多用生药。病久者，宜用煅药。

此外，珍珠母还能治疗非天癸病变之吐血衄血、湿疹、痤疮等疾患。

龙骨　安至神，收至液，固至精

【古今要义】

本品为古代大型哺乳类动物象类、三趾马类、犀类、鹿类、牛类等的骨骼化石或象类门齿的化石；味甘、涩，性平；归心、肝、肾经。《神农本草经》谓其“主心腹鬼注，精物老魅，咳逆，泄利脓血，女子漏下，癥瘕坚结，小儿热气惊痫”。龙骨在天癸方面的主要作用：一为安至神，镇惊魂；二为益至液，涩汗缩尿；三为固至精，止梦遗滑精。现代研究表明：龙骨主要含碳酸钙、磷酸钙成分，尚含有铁、钾、钠、铜、氯、锰等微量元素。因其含有大量钙离子，故能促进血液凝固，减少血管通透性。本品可降低骨骼肌的兴奋性，具有抗惊厥作用，其抗惊厥作用与铜、锰元素含量有关，且有催眠镇静作用。

【临证应用】

（1）宁至神，和至气，治心悸不寐：龙骨性禀重镇，可用于至神不宁，至气不和，致心肝失常所致病证。症见心神不安，肝魂不藏，惊悸怔忡，失眠多梦，健忘不记。常与琥珀、酸枣仁、石菖蒲等同用，能增强宁和至神至气、调节心神肝魂作用。其用量一般为 15 ~ 30g，多用生药。

（2）安至神，益至精，疗遗精滑精：本品性善敛涩，可用于至神不安，至精不足，致心肾两虚，精室不固所致病证。症见遗精滑精。常与芡实、金樱子、牡蛎等同用，能加强安益至神至精、固肾涩精作用。如妇人至精不足，冲任虚损，崩漏反复不止，则与海螵蛸、黄芪、五味子等配合，具有益至神至精、固冲任作用；若至精亏损，带脉不举，白带绵下，可与莲须、芡实、续断等配伍，具有补至神至精、举带脉、止带下之功。其用量一般为 20 ~ 30g，多用煅药。

（3）和至神，涩至精，治遗尿尿频：本品可用于至神失和，至液不调，致心神失宁，肾脬气化不足所致病证。常与桑螵蛸、黄芪、石菖蒲等同用，能增强调和至神至液，兼益心肾及脬腑作用。如至神至液不调，至气不足，自汗不止者，则与黄芪、牡蛎、五味子同用；盗汗者，多与浮小麦、糯稻根、生地黄配合。故有云，益气固表止自汗，滋阴清热止盗汗。其用量一般为 20 ~ 30g，多用煅药。

此外，龙骨还能治疗非天癸病变之久泻久痢、胃脘久痛，以及外用湿疮痒疹、疮疡久溃不敛等病证。

代赭石　安至神，平至气，清至液

【古今要义】

本品为氧化物类刚玉族赤铁矿的矿石；味苦，性寒；归肝、心经。《神农本草经》谓其“主鬼注、贼风、蛊毒，杀精物恶鬼，腹中毒邪气，女子赤沃漏下”。古人所说之“鬼注”“精物恶鬼”，实指精神神经的症状，并非真有鬼精怪物。代赭石在天癸方面的主要作用：一为重安至神调心肝，止惊悸，安睡眠；二为平降至气和肝胃；三为清和至液安血络。现代研究表明：代赭石主要含三氧化二铁。人体必需的 14 种微量元素中，本品含有 10 种，但尚含对人体有害的砷、铅、钛。药理研究显示：其对中枢神经系统有镇静作用；能促进红细胞和血红蛋白的新生，可用于小儿营养性缺铁性贫血；有通便作用。

【临证应用】

（1）重安至神，清益至液，治不寐、眩晕：代赭石性禀重镇，可用于至神奋亢，至液热盛，致心肝阳亢，心神不安，肝阳上潜所致病证。症见心烦不寐，眩晕面红，兼或头胀耳鸣，舌红脉弦。常与珍珠母、生龙骨、怀牛膝、生白芍等同用，可增强重安至神、清益至液、调节心神肝阳作用。本品还有益血生发功用，可用于血虚证、体弱脱发证。其用量一般为 15 ~ 30g，打碎先煎；入丸散，每次 1 ~ 3g；多用生药。因其含微量砷，不宜长期服用。服本品期间忌咖啡、茶叶，以防铁质沉淀，有碍消化。

（2）调至神，平至气，疗呕吐、呃逆：本品既能重镇阳热，又能平降气机，故可用于至神失调，至气失和，肝胃气逆所致病证。症见呕吐呃逆，嗳气吞酸。常与旋覆花、半夏、生姜等配合，可加强调平至神至气、调节肝胃不和作用。如脾胃虚弱者，宜再加党参；有热者，宜再加黄连。其用量一般为 10 ~ 20g，多用煅药。

（3）宁至神，和至气，治吐血、衄血：本品可用于至神不安，至气失和，致心、肝、肺、胃失常，气逆于上，血行外溢所致病证。症见吐血衄血，倒经。常与黄芩、生地黄、侧柏叶等同用，可增强宁和至神至气作用，调节心、肝、肺、胃之失常，络安血止。如面红足凉，可与大黄、肉桂同用，使热有所去，阳有所归。其用量一般为15～30g。咳血鼻衄多用生药，呕血多用煅药。

此外，代赭石还能治疗非天癸病变之咳喘、便结、癌症等疾患。

[附]龙齿　紫贝齿　牡蛎　琥珀

（1）龙齿：为古代哺乳动物，如象类、犀牛类、三趾马等的牙齿化石；味甘、涩，性凉；归心、肝经。《神农本草经》谓其"主小儿、大人惊痫癫疾狂走，心下结气，不能喘息，诸痉，杀精物。久服轻身，通神明，延年"。龙齿在天癸方面的主要作用为重安至神、清凉至气。在天癸病的临床应用中，其主要用于至神亢奋，至气郁热所致病证。症见惊痫癫狂，心悸怔忡，失眠多梦，或小儿惊啼烦热、夜卧不安等。其用量一般为15～30g，多用生药。久病郁热轻者，可用煅药。

（2）紫贝齿：为宝贝科动物蛇首眼球贝、山猫宝贝或绶贝等的贝壳；味咸，性平；归心、肝经。《饮片新参》谓其"清心，平肝安神，治惊惕不眠"。紫贝齿在天癸方面的主要作用为重安至神、清至气、护至液。在天癸病的临床应用中，其主要用于至神上亢，至气阳盛，至液郁热所致病证。症见头目眩晕，耳鸣目昏，或惊悸不眠，心烦不安等。其用量一般为10～20g。阳亢者多用生药，神魂不宁者多用煅药。

（3）牡蛎：为牡蛎科动物长牡蛎、大连湾牡蛎或近江牡蛎等的贝壳；味咸、涩，性微寒；归肝、肾经。《海药本草》云："按《广州记》云：出南海水中。主男子遗精，虚劳乏损，补肾正气，止盗汗，去烦热，治伤阴热疾，能补养安神，治孩子惊痫。"牡蛎在天癸方面的主要作用为重宁至神，清至气，和至液，益至精。现代研究表明：牡蛎主要含碳酸钙，约占90%；尚含镁、铁、磷酸根等。其提取物牡蛎多糖，经实验显示有降血脂、抗凝血、抗血栓作用。此外，牡蛎多糖还可促进机体免疫功能，具有抗白细胞下降的作用。在天癸病的临床应用中，牡蛎主要用于至神不宁、至气不和、至液失常、至精亏损，致心、肝、肾等脏腑失常所致病证。症见惊悸失眠，或头目眩晕，或自汗、盗汗，或尿频、遗尿，或遗精、滑精，或崩漏、带下，以及瘿瘤等。此外，牡蛎还可治疗非天癸病之癥瘕积聚、痰核、胃痛泛酸，外敷治疗疮痈肿毒等疾患。其用量一般为15～30g，外用适量。生药以重镇安神为胜，煅药以收敛固涩见长。

（4）琥珀：为古代松科植物，如枫树、松树等的树脂埋藏地下，年深日久而成的化石样物质；味甘，性平；归心、肝、膀胱经。《名医别录》谓其"主安五脏，安魂魄，杀精魅邪鬼，消瘀血，通五淋"。琥珀在天癸方面的主要作用为安宁至神、通利至液。现代研究表明：琥珀除含有树脂、挥发油外，还含有琥珀氧松香酸、琥珀脂醇等成分。药理研究显示，其有中枢抑制作用。在天癸病变的临床应用中，琥珀主要用于至神不安致心神肝魂失常，惊悸不寐，惊风癫痫；或至液不利，致膀胱气化失常，分利失职等病证。此外，琥珀还可用于非天癸病之胸痹心痛、疮疡肿毒等疾患。其用量一般为1.5～3g。多用生药研末冲服，但冲服往往药末漂浮在上，颇难服下，故有用粗屑入煎服者，药量宜加重至5～6g。

第五节 开窍至神药

开窍至神药适用于至神失调，神机逆乱，神态呆滞，惊慌胆怯，抑郁忧虑等病证。

石菖蒲 *既开至神，又安至神*

【古今要义】

本品为天南星科多年生草本植物石菖蒲的根茎；味辛、苦，性温；归心、胃经。《神农本草经》谓其“主风寒湿痹，咳逆上气，开心孔，补五脏，通九窍，明耳目，出声音。久服轻身，不忘，不迷惑，延年”。石菖蒲在天癸方面的主要作用：一为既能宁至神，又能醒至神，调节心主神志；二为调畅至气，以和脏腑。现代研究表明：石菖蒲中主要为挥发性成分，其中含细辛醚、石竹烯、石菖醚等。药理研究显示：其有镇静、抗惊厥及增强记忆力作用；有抗心律失常、解痉平喘作用；有抗癌作用等。

【临证应用】

（1）开至神，调至气，治神志昏糊：石菖蒲可用于至神壅滞，至气不调，致心神郁闭，痰浊阻窍所致病证。症见神志昏糊，或嗜睡不醒，不欲言语。常与远志、化橘红、荜茇等同用，可增加开至神、醒脑通心作用。其用量一般为6～10g，鲜品加倍，多用干生药。

（2）安至神，和至气，治不寐耳鸣：石菖蒲具有辛开醒神与苦降安神的双重作用。如不易入眠或眠后多醒，常与茯神、琥珀、五味子等配伍，可增强安至神，以促进宁心安眠、聪耳止鸣作用。其用量一般为6～10g。多用干生药。

（3）益至神，利至气，疗健忘不记：石菖蒲可用于至神不足，致心脑亏虚，记忆力减退，遇事善忘。常与葛根、五味子等配伍，可提高益至神，强记忆功用。其用量一般为6～10g。多用干生药。

此外，菖蒲还可治非天癸病之脘腹痞满，不思饮食，噤口痢，风湿痹痛，胸痹心痛，赤白带下等病证。

麝香　开安至神，理至气、至精

【古今要义】

本品为鹿科动物林麝、马麝或原麝的成熟雄体香囊中的干燥分泌物；味辛，气香烈，性温；归心、脾经。《神农本草经》谓其“主辟恶，杀鬼精物，温疟，蛊毒，痫痓，去三虫。久服除邪，不梦寤魇寐”。麝香在天癸方面的主要作用：一为开安至神，调节神志；二为调和至精，行经理冲。现代研究表明：麝香含有麝香酮、麝香醇、睾丸酮、雌二醇、胆固醇酯等多种成分。药理研究显示：其对中枢神经系统有双向调节作用，小剂量兴奋，大剂量抑制；有强心作用，使血压上升；对子宫有明显兴奋作用，妊娠子宫更为敏感。此外，本品还有抗炎、抗肿瘤等作用。

【临证应用】

（1）开至神，和至气，治昏糊不清：麝香性禀香窜，善于开窍醒神，故可用于至神郁滞，心主神志失常所致病证。症见昏糊不清。常与石菖蒲同用。如夹热者，宜加黄连、牛黄；夹痰者，宜加胆南星、远志；夹瘀血者，宜加三七、丹参；夹脑髓不足者，宜加肉苁蓉、葛根、枸杞子。若外感时病或中风偏瘫，而损及天癸至神，昏迷神糊者，可以相应的安宫牛黄丸或紫雪丹或至宝丹（均为中成药）权宜用之。其用量一般为0.03～0.1g。不入煎剂，多用于丸散。

（2）和至神，调至精，疗妇人经闭：可用于至神失和，至精不调，冲任瘀阻所致病证。症见月经停闭。常与菟丝子、当归、红花等配合，能增强和调至神至精、化瘀通经作用。其用量一般为0.03～0.1g。不入煎剂，多用于丸散。外用适量。

此外，麝香还可治非天癸病之癥瘕腹痛、风湿痹痛、瘀血头痛、瘰疬、痰核、癃闭、死胎等病证。

远志　通安至神，和至气、至液

【古今要义】

本品为远志科多年生草本植物远志或卵叶远志的根；味苦、辛，性微温；归心、肾、肺经。《神农本草经》谓其“主咳逆，伤中，补不足，除邪气，利九窍，益智慧，耳目聪明，不忘，强志，倍力。久服轻身不老”。远志在天癸方面的主要作用：一为既安至神，又开至神，有双重功用，不寐能安睡，嗜睡能醒神；二为和至气，通络窍；三为利至液，祛浊邪。现代研究表明：远志含有远志皂苷、远志酮、远志醇及脂肪油、树脂等成分。药理研究显示：其有镇静、抗惊厥作用；有降血压作用；有益智、祛痰作用；有抗突变及抗癌作用。此外，本品对子宫有收缩作用，并有溶血作用。

【临证应用】

（1）安至神，和至气，治失眠多梦：远志可用于至神不安，至气不和，心肾失调，上下不交所致病证。症见失眠多梦，兼或惊悸、怔忡。常与茯神、龙齿等同用，能增加安至神、和至气、宁心益肾作用。其用量一般为 5 ~ 10g，多用制药。

（2）益至神，调至气，疗健忘不记：本品可用于至神不足，至气失升，心肾脾失常，脑髓亏损，清阳不升所致病证。症见记忆力减退，神疲乏力。常与葛根、石菖蒲、人参等配合，可增强益至神、调至气、聪智强记功用。其用量一般为 5 ~ 10g，多用制药。

（3）通至神，利至液，治癫痫抽搐：本品可用于至神郁滞，至液不利，心肝肺脾失调，痰涎内阻所致病证。症见癫痫抽搐，昏仆不知等。常与全蝎、天麻、半夏等同用，能增强通至神、利至液、醒神止痉作用。其用量一般为 6 ~ 12g，多用生药。但生药易引起舌体麻木，故也可用制药。

此外，远志还可治非天癸病之胸痹心痛、咳嗽多痰、赤白浊、小儿遗尿及小儿多动症等疾患。

[附] 三七　牛黄　丁香

（1）三七：为五加科多年生草本植物三七的根；味甘、微苦，性温；归肝、胃经。《本草纲目》概括其有三大作用，即"止血，散血，定痛"，广泛用于多种出血证、跌仆杖伤、虫蛇咬伤及金刃箭伤等。三七在天癸方面的主要作用为安至神，益至气，调节脏腑气血有序运行，并有助于至精促生长功用。现代研究表明：三七含有多种挥发油，如莎草烯、丁香烯等；并含有多种皂苷，如人参皂苷、三七皂苷等。药理研究显示：其主要有催眠、镇痛、抗心律失常、抗动脉粥样硬化、抗氧化与抗衰老、促进生长，以及调节代谢、增强免疫等作用。在天癸病的临床应用中，三七主要用于：至神不安，长期失眠，惊悸怔忡；或至气不足，神疲乏力，形体肥胖；或至精虚少，过早衰老，或生长发育迟缓。此外，三七还可用于非天癸病，如吐血衄血、胸痹心痛、瘀血胃痛、跌仆损伤、痈疽疮疡、外伤出血等，均有良好的疗效。其用量一般为 3 ~ 9g，煎服。研末吞服，每次 1 ~ 3g，口服 2 ~ 3 次。外用适量，多用生药。

（2）牛黄：为牛科动物黄牛的胆结石（近代天然牛黄药源短缺，有用"人工牛黄"者。人工牛黄一为在牛胆囊内植入异体，培育而成；二为用牛或猪胆汁，经提取胆酸、胆甾醇、胆红素、无机盐等，加工制成）；味苦，性凉；归肝、心经。《神农本草经》谓其"主惊痫寒热，热盛狂痓，除邪逐鬼"。牛黄在天癸方面的主要作用：安至神，清至气，护至液，调节心肝等脏腑之功能；驱除邪热，清心开窍，息风止痉。现代研究表明：牛黄含有胆酸、脱氧胆酸、胆甾醇等成分。药理研究显示：其主要有镇静、抗惊厥、强心、降压、利胆、抗炎，以及兴奋呼吸、提高免疫、调节代谢等作用。在天癸病变的临床应用中，牛黄主要用于：至神不宁，至气郁热，至液郁结所致烦躁不安、不寐昏糊、癫痫发狂、头晕目赤等病证。此外，牛黄还可用于非天癸病之外感热病、高热神昏、小儿急惊风、疮疡肿毒等疾患。其用量一般为 0.3～0.6g，多入丸散剂，外用适量。

（3）丁香：为桃金娘科常绿乔木植物丁香的花蕾；味辛，性温；归脾、胃、肾经。《本草正》谓其“温中快气，治上焦呃逆，除胃寒泻痢，七情五郁”。丁香在天癸方面的主要作用为安至神、调至气、和至液、温至精、调节心肝脾胃肾等脏腑之功能，可改善睡眠、调畅中焦、温振下焦阳气。现代研究表明：丁香含挥发油，油中主要成分为丁香酚等。药理研究显示：其主要有镇静、镇痛、抗惊厥、抗缺氧、增强消化、止泻、抗炎，以及降血压、抑制呼吸作用。在天癸病的临床应用中，丁香主要用于：至神寒盛，不能宁静，不眠或思眠而不能熟睡；或至气、至液失调，时有呕吐泄泻交作，或呃逆常作，或至精寒冷，男子阳痿，女子宫冷等病证。此外，丁香还可用于非天癸病之寒食积滞，胃脘疼痛，或寒食互阻，呕吐泄泻等疾患。其用量一般为 3～6g，多用生药。

第六节 解郁至神药

解郁至神药适用于至神郁滞，神机闭阻，抑郁忧虑，惊慌胆怯，神态呆滞等病证。

香附 和安至神，益至精、阴精

【古今要义】

本品为莎草科多年生草本植物莎草的根茎；味辛、微苦、微甘，性平；归肝、脾、三焦经。《本草纲目》：“香附之气平而不寒，香而能窜，其味多辛而散，微苦能降，微甘能和。生则上行胸膈，外达皮肤，熟则下走肝肾，外彻腰足……乃气病之总司，女科之主帅也。”香附在天癸方面的主要作用：和安至神，通利至气、至液，并益至精阴精，可调节心、肝、脾、肾及冲任、胞宫等脏器功能，改善睡眠，舒畅心情，调整月经等。现代研究表明：香附含挥发油，油中内有香附烯、广藿香酮、香附醇酮等成分。此外，香附还含有生物碱、强心苷等。药理研究显示：其有催眠作用；有雌激素样作用；有抗炎、抗菌作用等。

【临证应用】

（1）安至神，和至液，治经常失眠：香附可用于至神不和安，至液郁热，调控心肝失常，神魂不宁所致病证。症见时常不眠，胸闷心烦，胁肋胀痛。常与柴胡、白芍、栀子等同用，能增强和安至神、清利至液、安眠止烦、宽胸畅膈、心旷神怡作用。其用量一般为 8～12g，多用醋制药。

（2）和至神，益至精，疗月经不调：本品可用于至神失调，至精阴精不足，冲任亏损所致病证。症见月经延后，经量减少。常与覆盆子、菟丝子等配合，可加强和至神、益至精、调月经功用。其用量一般为 10 ~ 15g，多用醋制药。

（3）调至神，舒至气，治胁肋胀痛：本品可用于至神失和，至气不舒，肝心失调，肝气郁结，心神不宁所致病证。症见胁肋胀痛，心胸不舒。常与延胡索、郁金等配伍，可提高调至神、舒至气、促使肝心气血调畅、消除胁肋胀痛之功。其用量一般为 8 ~ 12g，多用醋制药，也可用生药。

此外，香附还可治非天癸病之胃脘疼痛、痈肿疮毒、跌打损伤等疾患。

合欢皮　*开安至神，兼活血动胎*

【古今要义】

本品为豆科落叶乔木植物合欢的树皮；味甘，性平；归心、肝经。《神农本草经》谓其“主安五脏，和心志，令人欢乐无忧。久服轻身明目，得所欲”。合欢皮在天癸方面的主要作用：既能安至神，又能振奋至神。现代研究表明：合欢皮含皂苷、鞣质和木脂素及糖苷等成分。药理研究显示：其既有镇静催眠作用，也有兴奋作用，还有终止妊娠和抗早孕作用等。

【临证应用】

（1）安至神，和至液，治不寐心烦：合欢皮可用于至神不安，至液不和，心肝失常所致病证。症见神魂不宁，不寐心烦，兼或乱梦纷纭。常与栀子、琥珀等配合，能增强安至神、和至液、宁心定魂作用。其用量一般为 10 ~ 20g，多用生药。

（2）开至神，利至气，疗忧郁焦虑：本品可用于至神郁滞，至气不利，心肝肺失常，主心神魂魄失职所致病证。症见忧郁焦虑，悲愁胆怯，兼或胸膈窒闷。常与柴胡、香附等同用，可加强开至神、利至气、调节心肝肺的功能，改善忧郁和焦虑。其用量一般为 15 ~ 20g，多用生药。

又，合欢花为合欢树的花序（花蕾称合欢米），性味同合欢皮，有解郁安神、理气和胃、活络止痛之功，可与合欢皮同用，能增强安神解郁功效。其用量一般为 5 ~ 10g。

此外，合欢皮还可治非天癸病之肺痈、胃脘疼痛、跌打损伤、疮疡肿毒等疾患。合欢皮善于活血动胎，孕妇禁用；合欢花性善通络，孕妇慎用。

[附]紫苏　薄荷　玫瑰花

（1）紫苏：为唇形科一年生草本植物紫苏的叶（或带嫩枝）；味辛，性温；归肺、脾经。《本草乘雅半偈》认为紫苏是“致新推陈之宣剂，轻剂也。故主气下者，可使之宣发，气上者，可使之宣摄”，因而常为解表散寒、行气和胃之药。紫苏在天癸方面的主要作用为宁至神，和至气，安胞宫。现代研究表明：紫苏全草含有挥发油，内含紫苏醛等多种成分。药理研究显示：其主要有镇静、化痰止咳，促进消化液分泌，抑菌防腐，解热等作用。在天癸病的临床应用中，紫苏主要用于至神不安，至气不足，心、肝、脾、肾失常所致病证。症见少眠多梦，胸膈痞闷，喉中有气梗塞，胎动不安等。此外，紫苏还可治疗多种非天癸病之咳嗽气促、四时感冒、胃脘痞闷等疾患。其用量一般为5～9g，多用生药。

（2）薄荷：为唇形科植物薄荷的地上部分；味辛，性凉；归肺、肝经。《药性论》谓其“去愤气，发毒汗，破血止痢，通利关节。”薄荷在天癸方面的主要作用为振奋至神，疏理至气，通利至液，且有扰动胞宫之不良作用。现代研究表明：薄荷的主要成分为挥发油、酚类等。药理研究显示：其主要能兴奋中枢神经系统，有健胃、利胆、抗菌、抗早孕、抗癌及祛痰液等作用。与柴胡同用，能增强柴胡的镇痛作用。在天癸病的临床应用中，本品主要用于至神郁滞，至气失疏，至液不利，肝、心、肺、脾失常所致病证。症见抑郁胸闷，焦虑不安，不思饮食，反复瘾疹等。此外，薄荷还可治疗多种非天癸病之风热感冒、温病初期、咽喉肿痛等疾患。其用量一般为3～6g，多用生药。汗出多者，可用炒药。

（3）玫瑰花：为蔷薇科灌木植物玫瑰的花蕾；味甘、微苦，性温；归肝、脾经。《本草正义》曰：“玫瑰花，香气最浓，清而不浊，和而不猛，柔肝醒胃，流气活血。”本品在天癸方面的主要作用为和至神，调至气，兼理冲任二脉。现代研究表明：玫瑰花含挥发油，油中主要成分为香茅醇、橙花醇、丁香油酚等。药理研究显示：其有促进胆汁分泌作用等。在天癸病的临床应用中，本品主要用于至神郁结，至气不畅，至液不利，冲任失调，肝心脾失常所致病证。症见怫郁胸闷，胁肋胀痛，或焦虑不安，或月经不调等。此外，玫瑰花还可治疗多种非天癸病之跌打肿痛、食积阻滞、脘腹胀痛等疾患。其用量一般为5～8g，多用生药（即烘干药），但不用鲜药。

第七节　启食至神药

启食至神药适用于至神失调，至精不足，长期饮食不思，甚至厌恶食物等病证。

淫羊藿　补至精，益至气，调至神

【古今要义】

本品为小檗科多年生草本植物淫羊藿和箭叶淫羊藿、柔毛淫羊藿、巫山淫羊藿及朝鲜淫羊藿的地上部分；味辛、甘，性温；归肝、肾经。《神农本草经》谓其“主阴痿绝伤，茎中痛，利小便，益气力，强志”。本品在天癸方面的主要作用：一为补至精阳精阴精，既能振阳刚，又能温阴柔，且能醒食欲；二为益至气，强体力，疗早衰；三为和至神，宁心悸。现代研究表明：淫羊藿的主要成分除黄酮类化合物外，还含有木脂素、生物碱和挥发油等。药理研究显示，其主要有以下作用：①对内分泌系统的作用，淫羊藿能增强下丘脑 – 垂体 – 性腺轴及肾上腺皮质轴、胸腺轴等的分泌功能。②能增加垂体前叶、卵巢、子宫重量。淫羊藿炮制品能提高性功能，提高血浆睾酮含量。③有双向调节免疫功能、抗衰老、耐缺氧、抗炎，以及降血糖、抗心律失常等作用。

【临证应用】

（1）调至神，益至精，治久无食欲：淫羊藿可用于至神失调，至精不足，心脾肾失常所致病证。症见长期无食欲，形体消瘦，忧郁心烦。常与桑螵蛸、龙胆草、鸡内金等同用，能增强和至神、益至精、解郁启食作用。其用量一般为 8 ~ 12g，多用生药。

（2）补阳精，温至气，治阳痿阴冷：本品可用于至精阳精亏损，至气不足，至神失调，肾心脾失常，命门火衰所致病证。症见阳痿不举，阴下寒冷，腰膝无力，小便余沥，不育无嗣。常与菟丝子、巴戟天等同用，可加强起痿疗效。若阴下冰冷，可加制附子、丁香暂服；阳痿久不起者，可加蜈蚣、炙甘草以助之。其用量一般为 10 ~ 15g，多用制药，无制药可用生药。

（3）温至精，益至气，疗宫冷不孕：本品可用于至精阴精虚少，至气亏弱，至神失和，肾肝及冲任二脉失常所致病证。症见宫冷不孕，月经延后，腰腹寒冷。常与仙茅、当归、鹿角胶同用，可提高疗效。若效不著者，可加紫河车、紫石英益阴精温胞宫。其用量一般为 10 ~ 15g，多用生药，亦有制药。

（4）益至精，补至气，疗早发衰老：本品可用于至精素亏，至气虚损，至神受伤，脏腑气血早衰所致病证。症见精神衰疲，外貌苍老，形体瘦弱，记忆力锐减，头晕耳鸣，牙齿动摇。常与人参、黄芪、肉苁蓉等合用，能增强益至精、补至气、抗衰老作用。其用量一般为 10 ~ 15g，多用生药，亦可用制药。

（5）助至精，和至气，疗烘热汗出：本品可用于天癸阴阳精不足，至气不和，至神失调，阴阳失衡所致病证。症见烘热汗出（多见于女性绝经期前后），心烦不安。常与仙茅、黄柏、知母等配伍，可增强益至精、和调至气至神、促使阴阳平衡作用。其用量一般为 10 ~ 15g，生药或制药均可用。

此外，淫羊藿还可治非天癸病之风湿痹痛、咳嗽气喘等疾患。

桑螵蛸　益至精，助至气，化饮食

【古今要义】

本品为螳螂科昆虫大刀螂、小刀螂或巨斧螳螂的卵鞘；味甘、咸，性平；归肝、肾经。《本草衍义》认为“男女虚损，肾衰阴痿，梦中失精，遗尿，白浊，疝瘕，不可缺也”。本品在天癸方面的主要作用：一为益至精，补肾气，固遗止滑；二为助至气，益脾肾，开启食欲；三为和至液，利脾胃，护津化湿。现代研究表明：桑螵蛸含有蛋白质、脂肪、粗纤维，并有铁、钙及胡萝卜素样的色素等。药理研究显示：其主要有促进消化液分泌，降低血糖、血脂，抑制癌症、抗利尿及收敛作用。

【临证应用】

（1）益至气，助至精，治食欲减退：桑螵蛸可用于至气不足，至精失充，至神失和，脾胃肾失常，运化无力所致病证。症见日久食欲减退，甚至厌食，兼或形体羸瘦，畏寒怯冷，精神疲乏，少气懒言。常与淫羊藿、肉豆蔻、山药、生鸡内金等同用，可提高疗效。若至气郁热，至液不足，脾胃肾津伤所致病证，症见不思饮食，口干咽燥，则常与石斛、白芍、龙胆草、生谷芽等同用，能增强疗效。其用量一般为 8 ~ 12g，多用生药。

（2）补至气，益至精，治阳痿、早泄：本品可用于至气不足，至精亏损，至神失调，心肾失常，精关不固所致病证。症见阳痿早泄，兼或腰膝无力，小便余沥。常与淫羊藿、山茱萸、龙骨、菟丝子、巴戟天等配合，能增强益至气至精、温肾固泄起痿作用。其用量一般为 10 ~ 15g，多用炒制药。

（3）温至气，敛至液，疗遗尿、尿频：本品可用于至气虚寒，至液失固，至神不调，肾膀胱及心失常，肾脬虚冷，心神失调所致病证。症见遗尿、尿频、尿余沥。常与益智仁、乌药等同用，可增强温补至气、收涩至液、和调至神、调节肾脬和心神，以止遗尿、尿频等作用。其用量一般为 10 ~ 15g，多用炒制药。

[附] 益智仁　砂仁　鸡内金

（1）益智仁：为姜科多年生植物益智的成熟果实。晒干去壳取仁，生用或盐水炒用。本品味辛，性温；归肾、脾经。《本经逢原》谓其“益脾胃，理元气，补肾虚滑精，胃虚多唾，女人崩漏”。《本草纲目》谓其“益气安神，补不足，安三焦，调诸气”。益智仁在天癸方面的主要作用为益至气，安至神，摄至液，启食欲，止二便。现代研究表明：益智仁所含化学成分有二苯庚体类、类倍半萜类、挥发油类，以及维生素 B_1、维生素 B_2、维生素 C、维生素 E 等。药理研究显示：其有增强豚鼠左心房收缩力活性的作用；有拮抗钙的作用，并引起血管舒张；有抗癌作用等。在天癸病的临床应用中，本品主要用于至气不足，至神失调，至液虚寒，脾肾阳虚所致病证。症见长期无食欲，口淡乏味，口涎时流，或尿频遗尿，遗精滑泄，崩中漏下等。此外，益智仁还可治疗多种非天癸病之寒疝疼痛、吐泻腹痛等疾患。其用量一般为 5 ~ 10g，无食欲者多用生药，滑泄不禁者多用炒药。

（2）砂仁：为姜科多年生草本植物阳春砂，或海南砂的成熟果实；味辛，性温；归脾、胃、肾经。《药性总论》谓其“主虚劳冷泻，宿食不消，赤白泄痢，腹中虚痛，下气”。本品在天癸方面的主要作用为调至气，和至神，舒至液，启食欲，安胎气。现代研究表明：阳春砂含挥发油 3% 以上，主要成分为龙脑、樟脑、乙酸龙脑酯等。药理研究显示：其有拮抗乙酰胆碱或氯化钡所致的大鼠肠管过度兴奋或痉挛的作用，可能是通过阻断神经的兴奋而起作用等。在天癸病的临床应用中，砂仁主要用于至气失调，至神不和，至液寒滞，脾胃肾气郁所致病证。症见长期无食欲，口淡乏味，或吐泻交作，大便清稀，或妊娠恶阻，胎动不安以及奔豚、浮火口疮等。此外，砂仁还可治疗多种非天癸病之胃脘气滞致呕泛疼痛、气痢冷痢、腹痛肠鸣等疾患。其用量一般为 3 ~ 9g，多用生药，捣碎，后下。

（3）鸡内金：为雉科动物家鸡的砂囊内壁；味甘，性平；归脾、胃、小肠、膀胱经。《滇南本草》谓其“宽中健脾，消食磨胃。治小儿乳食结滞，肚大筋青，痞积疳积”。鸡内金在天癸方面的主要作用为益至气，和至神，调至液，摄至精，开食欲，缩尿固精。现代研究表明：鸡内金含胃激素、角蛋白，并含有 17 种氨基酸等。药理研究显示，经口服鸡内金后，胃液的分泌量、酸度及消化力三者均见增高。有学者认为这些作用是胃激素促进了胃分泌功能，有学者认为这是服用鸡内金后通过体液因素兴奋胃壁神经肌肉所致。在天癸病的临床应用中，本品主要用于至气不足，至神不和，至液失调，至精不固，致脾胃肾脬失常，长期纳呆，精神疲乏，或遗精、遗尿等病证。此外，鸡内金还可治疗多种非天癸病之饮食积滞、砂石淋证、胆结石等疾患。其用量一般为 6 ~ 15g，多用炙药，消石多用生药。

第十三章 | 至气天癸药

凡能促进五脏六腑、四肢百骸、筋骨血脉有序，保持壮健；促进元气不断化生，促使生长发育，延缓衰老；升发阳气，消除阴寒，调控水液转运输布；协助至液不断促进化生，保持至液来源充足等作用的药物，称为至气天癸药。由于至气天癸功用较广，其治疗用药范围也相应较大，因此至气天癸药可分补益至气药、温壮至气药、升发至气药、和降至气药四个方面。至气天癸药的药性功效，与中药学中滋阴药、补阳药、养血药等的分类有所不同。中药学中的滋阴药有显著的滋补阴液作用，补阳药有显著的温补阳气作用，养血药有显著的补养营血作用。而至气天癸药则不同，有温凉、升降、补调之异，这是由至气天癸病变所决定的。同时，至气天癸药中，某些药物有双向甚至多向调节或补益作用。如人参（生晒参）既能补至气、至液，又能益至精之阴精；葛根既能升发至气，又能补至精之阴精等。此外，至气天癸药还可广泛用于治疗非天癸病。

第一节　补益至气药

补益至气药适用于至气不足，精神疲惫，面色㿠白，形体瘦小，外貌苍老，反应迟钝等病证。

生晒参（人参） 补益至气、至液并至精

【古今要义】

本品为五加皮科多年生草本植物人参的根，采挖后洗净泥土，晒干即是。其味甘、苦，性平、偏寒；归心、肺、脾经。《神农本草经》曰："人参味苦，性寒。主补五脏，安精神，定魂魄，止惊悸，除邪气，明目，开心，益智。久服轻身，延年。"生晒参在天癸方面的主要功用：一为补益至气，增强体质，充沛体力；二为调和至神，善疗气虚不寐，或气虚嗜睡；三为滋养至液，促使津液化生；四为既补益至精之阴精，又能调阳精之不足。现代研究表明：人参根含多种人参皂苷，总皂苷含量约5%，迄今为止，共

分离出 30 种人参皂苷；根中含挥发油约 0.05%；含维生素 B_1、维生素 B_2、维生素 C 及烟酸、叶酸等；含多种糖类、多种微量元素及甾醇、木质素、酶类、黄酮类等。药理研究显示：人参对多种动物心脏均有先兴奋后抑制，小剂量兴奋，大剂量抑制的作用；有显著提高动物耐缺氧能力；对心肌有保护作用；有抗休克作用；有降血脂及抗动脉粥样硬化作用。人参提取物、人参多糖、人参多肽、人参非皂苷部分均有降血糖作用。人参对中枢神经系统有调节作用，使兴奋过程与抑制过程平衡；人参皂苷对中枢神经的作用，小剂量兴奋，大剂量则抑制；对神经组织有保护作用。人参对骨髓的造血功能有保护和刺激作用，能使正常和贫血动物红细胞、白细胞和血红蛋白量均增加；有抑制血小板聚集作用。人参对垂体－肾上腺皮质系统有刺激作用，其有效成分为人参皂苷；有明显雌激素样作用，也可提高睾酮样水平；有抗衰老、抗疲劳作用；有抗应激、抗突变作用；有抗肿瘤作用等。

【临证应用】

（1）补益至气，和养至液，治气阴两伤之顽汗：生晒参可用于至气不足，至液亏损，致心脾气虚，气不摄液，卫外不固所致病证。症见自汗不止，经久不愈，口干舌燥，精神疲乏，脉细数无力。常与五味子、黄芪、麦冬等同用，能增强益至气、养至液作用。自汗量多者，可加龙骨、牡蛎益至神，涩汗液。其用量一般为 5 ~ 10g。若气液大伤，病势危急者，可用 15 ~ 30g。文火煎服，或将参汤兑入药汤内服。

（2）补益至气，调养至神，治心悸怔忡：生晒参可用于天癸至气虚弱，至神失调，心气不足，心血亏少，心神不宁所致病证。症见惊悸时作，或心中空虚悸动，神疲乏力，脉数无力，或结代时作。常与黄芪、当归、五味子、茯神等配合，可增强益至气、调至神作用。如兼胸中不适，可加丹参、降香和心血，调心气，舒胸络。其用量一般为 6 ~ 10g，干生药文火煎服，或参汁兑入药物内服。

（3）滋补至气，和养至神，治健忘少寐：生晒参可用于天癸至气失养，至神失安，损及心脑，神宅空虚，脑髓失充所致病证。症见遇事善忘，背诵不记，睡眠不佳，或难以入睡，或时常多醒，兼或头晕耳鸣。常与龟甲、远志、石菖蒲、酸枣仁等配伍，能增强调补至气、和至神作用。其用量一般为 5 ~ 9g，多用干生药。

（4）补养至气，滋益至液，疗内伤消渴：生晒参可用于至气亏损，至液虚少，脾胃气阴两伤，肺肾气液不足所致病证。症见口渴欲饮，或消渴舌燥，兼或烦热多汗，体胖无力，或形瘦少神。常与石膏、知母、玄参等配合，可增强益至液、调至气作用。若至气虚甚，可加黄芪、葛根；若至液亏竭，可加生地黄、麦冬、石斛；至气虚火偏盛，可加桑叶、地骨皮。其用量一般为 5 ~ 10g，多用干生药。

（5）滋补至气，调养至精，疗早发衰老：本品可用于至气虚少，至精亏损，肝肾不足，精气匮乏所致病证。症见精神衰惫，干瘦苍老。常与肉苁蓉、巴戟天、龟甲胶等同用，能增强补益至气、至精作用。其用量一般为 6 ~ 12g，多用干生药。

（6）补益至气，调和至液至精，疗肿瘤积毒：本品可用于至气不足，至液至精失调，脏腑受损，气血津液紊乱，酿瘀酿痰，化毒变异，肿瘤恶肉。常与莪术、鳖甲、茯苓、灵芝等同用，能增强益至气、和至液至精，兼消肿瘤作用。如热毒甚者，可加白花蛇舌草、藤梨根、三叶青、龙葵等。其用量一般为 8 ~ 12g，多用干生药。

此外，生晒参还可广泛运用于非天癸病之温热病气阴两伤证和杂病气血两亏证，如眩晕、咳喘、怔忡、乏力、口干、大便秘结等均有良好的疗效。

黄芪　大益至气，调至神、至精

【古今要义】

本品为豆科多年生草本植物蒙古黄芪或膜荚黄芪的根；味甘，性微温；归脾、肺经。《神农本草经》谓其“主痈疽久败疮，排脓止痛，大风癞疾，五痔鼠漏，补虚，小儿百病。”《珍珠囊》说：“黄芪甘温纯阳，其用有五：补诸虚不足，一也；益元气，二也；壮脾胃，三也；去肌热，四也；排脓止痛，活血生血，内托阴疮，为疮家圣药，五也。”黄芪在天癸方面的主要作用：一为补益至气，既能强心益肺，又能健脾护肾；二为调和至神，增强记忆力，且能安眠；三为和调至液，既能止汗，又能利尿；四为滋养至精之阴精，促进生长与发育。现代研究表明：蒙古黄芪含有大豆皂苷、黄芪苷Ⅰ、黄芪苷Ⅱ、黄芪苷Ⅳ、胡萝卜苷，芒柄花黄素、毛蕊异黄酮等黄酮类化合物，以及氨基酸和铁、锰、锌等微量元素。膜荚黄芪含黄芪苷Ⅰ、黄芪苷Ⅱ、β–胡萝卜苷、β–谷甾醇、棕榈酸、毛蕊异黄酮等。药理研究显示：黄芪有增强和调节免疫作用，可使细胞的生理代谢作用增强；有加强正常心脏收缩作用，对因中毒疲劳而陷于衰竭的心脏，其强心作用更为显著；有扩张血管、降低血压作用；并有抗疲劳、抗缺氧、耐低温与高温、抗辐射、抗衰老、保肝、护肾、促雌激素样、抗菌、抗病毒、抗肿瘤等作用。

【临证应用】

（1）补益至气，和调至神，治困倦神乏：黄芪可用于至气虚弱，至神不足，心脾肾诸脏阳气虚损所致病证。症见肢体困倦，精神疲乏，兼或少气声低，或懒言少语，面色㿠白。常与党参（症势重者可用红参）、白术、巴戟天等同用，能增强补至气、调至神作用。其用量一般为 20 ~ 60g，多用蜜炙药。

（2）温养至气，调畅至液，治水肿尿少：黄芪可用于至气失于温养，至液失于调畅，脾肾受伤，水湿内停所致病证。症见遍体浮肿，小便量少。常与桂枝、白术、茯苓等配合，能增强温养至气、调畅至液，促使恢复脾肾化湿行水之功用。其用量一般为 20 ~ 30g，多用生药。

（3）滋补至气，化生至液，治内伤消渴：黄芪可用于至气不足，至液亏少，脾肾受伤，气津匮乏所致病证。症见口渴时饮或口干咽燥，舌红苔干，脉象细数。常与桑叶、玄参、生山药等配伍，可增强益至气、生至液作用。如大渴引饮，脉洪无力，则与生晒参、生石膏、知母等同用，大益至气至液，促使胃气胃津快速恢复。其用量一般为20～30g，多用生药。

（4）补养至气，调和至神，疗无名发热：黄芪可用于至气虚弱，至神失调，脾肺气虚，心肾两亏，营卫不和所致病证。症见每遇思虑劳倦，或案牍劳累或房事劳顿，或女子月经前后无名发热，微恶风寒，兼或精神疲惫。常与桂枝、柴胡、生晒参、淫羊藿等同用，可增强补益至气、调和至神作用。其用量一般为15～25g，生用或炙用。

（5）温补至气，兼益至精，疗阴疽疮疡：本品可用于至气虚少，至精不足，脾肾受伤，气血匮乏，精血亏损所致病证。症见阴疽疮疡，脓成不溃，或溃而不敛。脓成不溃，常与当归、红参、皂角刺等配合，可加强益至气、壮脾气作用；溃而不敛，则与红参、鹿角霜、炮姜炭、熟地黄等配伍，可增强补至气、益至精、温脾肾作用。其用量一般为20～30g，脓成不溃多用生药，溃而不敛多用炙药。

（6）大补至气，温养至精，疗痿废不用：本品可用于至气大虚，至精亏损，至液虚少，脾肾胃气阴受伤，肌肉筋脉失养所致病证。症见肢体痿软无力，废弱不用。常与生晒参、龟甲、熟地黄、知母等同用，能增强益至气、补至精、养至液作用。其用量一般为30～60g，多用炙药，亦可用生药。

此外，黄芪还可广泛运用于非天癸病，如咳喘、心悸怔忡、头目眩晕、胸痹心痛等，均有良好的疗效。

绞股蓝　益至气、至精，和调至神

【古今要义】

本品为葫芦科多年生蔓生草本植物绞股蓝的全草；味甘、微苦，性寒；归肺、脾、心、肾经。其始载于《救荒本草》，曰："叶味甜，采叶炸熟……油盐调食。"《全国中草药汇编》谓其"苦寒。清热解毒，止咳祛痰，抗癌防老，降血脂。"绞股蓝在天癸方面的主要作用：一为补至气，善治气阴两伤之乏力；二为益至液，好疗阴虚火旺之症；三为调至神，善于宁心安眠；四为益至精，阳精阴精双向调补。现代研究表明：绞股蓝主要成分为绞股蓝皂苷，目前已分离出80余种，其中4种与人参皂苷结构一致，为四环三萜达玛烷型。此外，绞股蓝还含有糖类、黄酮、氨基酸、甾醇、磷脂等。药理研究显示：其有抗衰老作用（包括延长细胞寿命和延长动物寿命）；有抗疲劳、抗缺氧、抗高温与低温作用；有降血脂、降血糖作用；有免疫增强和调节作用；有镇静、催眠、镇痛、抗紧张、促进学习记忆的作用；有性激素样作用，可增加小鼠睾丸、精囊、前列腺和子宫的重量；可防治糖皮质激素的副作用；有抗肿瘤、保肝、抑制胆石生成、抗溃疡作用；能改善头皮微循环，促进脂质排出；有乌发、生发作用等。

【临证应用】

（1）补至气，养至液，治劳损体虚：绞股蓝可用于至气不足，至液亏损，脾肾肝诸脏受伤，气液化生乏源所致病证。症见形瘦虚烦，或体胖无神，口干咽燥，精神疲惫。常与黄芪、五味子、麦冬等同用，能增强补益至气至液作用。其用量一般为10～30g，多用干生药。

（2）滋至液，益至气，治内伤消渴：绞股蓝可用于至液虚少，至气亏损，致脾肾胃受伤，气阴来源不足，虚火内扰所致病证。症见口渴欲饮，兼心烦不安，大便干结，舌红苔光，脉象细数。常与桑叶、天花粉、石斛等配伍，可增强滋至液、护至气作用。其用量一般为15～30g，多用干生药煎服。

（3）安至神，养至液，治虚火不寐：绞股蓝可用于至神不安，至液不足，调控心肝肾失常所致病证。症见心烦不宁，夜不安眠。常与酸枣仁、茯神、百合、琥珀等配合，能增强调和至神、滋养至液作用。其用量一般为15～20g，多用干生药煎服。

（4）调至神，补至气，疗心悸怔忡：本品可用于至神失调，至气虚弱，心脾肾受伤，气阴不足所致病证。症见惊悸怔忡，兼健忘少眠，神疲体倦。常与黄芪、太子参、五味子、丹参等同用，可增强调和至神、补益至气作用。其用量一般为20～30g，多用干生药煎服。

（5）益至精，调至气，疗梦遗滑精：本品可用于至精不足，至气不调，至神不安，肾虚精亏，精关不固所致病证。症见梦遗滑精，兼精神疲惫，腰膝酸软。常与金樱子、芡实、山萸肉等同用，可增强益至精、调至气、安至神作用。若女子至精之阴精不足，月经量少，经期延后，可与覆盆子、葛根、当归等配合，提高补益阴精之功。其用量一般为15～30g，多用干生药煎服。

此外，绞股蓝还可广泛运用于非天癸病之肺热咳嗽、胃热疼痛等，均有良好的疗效。

[附] 西洋参　珠儿参　党参　太子参　白术　山药　黄精　四叶参

（1）西洋参：为五加科多年生草本植物西洋参的根；味甘、微苦，性寒；归心、肺、肾经。《本草从新》谓其“补肺降火，生津液，除烦倦，虚而有火者相宜”。本品在天癸方面的主要作用为益至气、调至神、助至液。现代研究表明：西洋参根含有17种人参皂苷和辛醇、己酸、十一烷等多种挥发性成分，以及多种微量元素等。药理研究显示：西洋参对大脑有镇静作用，对生命中枢则有中度兴奋作用；有抗缺氧、抗疲劳、抗应激、抗休克作用。在天癸病变的临床应用中，本品可用于气阴两伤之劳倦、消渴、发育迟缓、早发衰老等，亦可用于非天癸病肺阴虚之久咳、肠燥之便血、虚火之牙痛。其用量一般为 3～6g，另煎兑服。

（2）珠儿参：为五加科多年生草本植物珠儿参的根茎；味苦、甘，性寒。《本草从新》谓其“苦寒微甘，味厚体重。补肺降火，肺热者宜之”。《中华本草》谓其“清热养阴，散瘀止血，消肿止痛”。本品在天癸方面的主要作用有清至气、益至液、调至神。现代研究表明：珠儿参根含有人参皂苷、竹节人参皂苷、三七皂苷、珠儿参苷等多种成分。药理研究显示：珠儿参根茎总苷有与人参皂苷类似的免疫作用，能提高小鼠血中碳廓清率和激活腹腔巨噬细胞的吞噬活性；有镇痛、镇静、抗脂质过氧化作用；有抗心律不齐作用等。在天癸病变的临床应用中，珠儿参可用于气阴两伤之口渴烦热、火热胃痛、风火牙痛、月经不调、崩中漏下等，亦可用于非天癸病之阴虚咳嗽、温热病烦渴身热、各种血证、咽喉肿痛、痈疽肿毒以及跌打伤肿。其用量一般为 3～12g，外用适量。

（3）党参：为桔梗科多年生草本植物党参、素花党参或川党参的根；味甘，性平；归脾、肺经。党参始载于《本草从新》，书中谓其“主补中益气，和脾胃，除烦渴。中气微弱，用于调补甚为平妥。”（它与明清已绝迹的五加科上党人参不同，清以前称党参为紫园参。）党参在天癸方面的主要作用有补至气、益至液、调至神。现代研究表明：党参含有 α－菠菜甾醇、豆甾醇、菊糖、果糖、丁香苷、胆碱、党参酸等甾醇类、糖和苷类、生物碱等成分。药理研究显示：党参对小鼠活动和自发活动有抑制作用，能提高学习记忆能力；对垂体－肾上腺皮质系统有兴奋和调节作用；可增强和调节免疫功能；有抗胃溃疡作用等。在天癸病变的临床应用中，本品可用于长期困倦、气虚眩晕、气虚崩漏、气虚感冒，以及防治急性高山反应等；还可广泛用于非天癸病之脾胃虚弱性病证，如痞满、少食、便溏、小腹垂胀，以及肺气虚弱之咳喘、声低气怯等。其用量一般为 10～30g，益气生津多用生药，健脾胃多用炒药。

（4）太子参：为石竹科多年生草本植物孩儿参的块根；味甘、微苦，性平。《饮片新参》谓其“补脾肺元气，止汗，生津，定虚悸”。本品在天癸方面的主要作用为补益至气，滋养至液，兼助至精。现代研究表明：太子参含有氨基酸、多聚糖、黄酮、香豆素等。药理研究显示：其对淋巴细胞增殖有明显的刺激作用，对吸烟引起的气管内膜损害有较强的保护作用，并有一定的抗衰老作用。在天癸病变的临床应用，太子参可用于气液两伤之困倦心悸、皮肤紫斑、内伤消渴等，亦可用于非天癸病肺中气阴两虚的咳嗽少痰和体劳过度或案牍损伤、疲乏困顿之症。其用量一般为 10～30g。

（5）白术：为菊科多年生草本植物白术的根茎；味苦、甘，性温；归脾、胃经。《神农本草经》谓其“主风湿痹，死肌，痉，疸，止汗，除热，消食。作煎饵，久服轻身，延年，不饥”。白术在天癸方面的主要作用有补益至气、调和至液。现代研究表明：白术含挥发油约 1.4%，主要成分为苍术醇、苍术酮、芹子烯等。药理研究显示：其有保肝、利胆、利尿作用；有增强免疫和调节免疫作用；有扩张血管，对心脏呈抑制作用，剂量过大可致停搏；并有降血糖、抗凝血、抗肿瘤、抑菌作用等。在天癸病变的临床应用中，白术可用于至气虚损致气虚乏力、水肿、自汗、眩晕、带下等，亦可用于非天癸病之痞满腹胀、大便泄泻、痰饮咳喘等。其用量一般为 10 ~ 15g。若用于通便，酌情加大用量，宜用生药；调至液以燥湿利水，多用生药；补至气以健脾，多用炒药；益至气以健脾止泻，多用炒焦药。

（6）山药：为薯蓣科多年生蔓生草本植物薯蓣的根茎；味甘，性平；归脾、肺、肾经。《神农本草经》谓其“主伤中，补虚羸，除寒热邪气，补中，益气力，长肌肉。久服耳目聪明，轻身，不饥，延年”。山药在天癸方面的主要作用：补至气，强壮脾胃；益至液，能疗消渴。现代研究表明：山药含有薯蓣皂苷元、黏液质、胆碱、糖蛋白、游离氨基酸等。药理研究显示：其有降血糖、抗衰老作用，可使肠管节律性活动增强等。在天癸病变的临床应用中，山药可用于至气至液损伤致脾肾虚弱之泄泻不止、水肿时作、神疲乏力、口渴咽燥、小便余沥、梦遗滑精、白带清稀等病证，亦可用于非天癸病之肺虚咳喘等疾患。其用量一般为 15 ~ 30g；大剂量可用 40 ~ 60g。补至气多用炒药，益至液多用干生药。

（7）黄精：为百合科多年生草本植物黄精、滇黄精或多花黄精的根茎；味甘，性平；归脾、肺、肾经。《名医别录》谓其“主补中益气，除风湿，安五脏”。《日华子本草》谓其“补五劳七伤，助筋骨，止饥，耐寒暑，益脾胃，润心肺”。本品在天癸方面的主要作用：补至气，益至液，调节心、脾、肾气液，不足者能补、有余者可消。现代研究表明：黄精含有黏液质、淀粉、烟酸、天冬氨酸、毛地黄糖苷及多种蒽醌类化合物等。药理研究显示：本品有降低血脂和减轻动脉粥样硬化、抗衰老作用，有调节和增强免疫功能以及抗病原微生物作用等。在天癸病变的临床应用中，黄精可用于至气不足所致的精神困乏、至液不足所致的内伤消渴、至气至液两伤所致的早发衰老等；亦可用于非天癸病之肺肾两虚所致的劳嗽咳血，脾阴不足所致的口干食少、大便干结等。其用量一般为 12 ~ 30g，多用制药，生药易出现麻喉之副作用。

（8）四叶参：为桔梗科多年生缠绕草本植物羊乳的根。《本草纲目拾遗》称此为“山海螺”，《名医别录》称“地黄”，《全国中草药汇编》称“四叶参”。本品味甘、辛，性平；归脾、肺经。《名医别录》谓其“主治头眩痛，益气，长肌肉”。《本草纲目拾遗》谓其“治肿毒瘰疬”。《植物名实图考》谓其“发乳汁，壮阳道”。四叶参在天癸方面的主要作用有补至气、调至神、利至液、增强体力、消除疲劳、改善睡眠。现代研究表明：本品含有三萜皂苷、羊乳皂苷及生物碱和挥发油等。药理研究显示：其有抗疲劳、镇静、抗惊厥、镇痛、抗氧化作用；对红细胞及血红蛋白有明显增加作用，对白细胞则有明显降低作用；有抗肿瘤及抗菌作用等。在天癸病变的临床应用中，四叶参可用于至气不足之精神疲乏、至神失调之经常失眠、至液亏损之产后乳汁不足等，亦可用于非天癸病之肺热咳嗽、肺痈脓血，乳汁不畅之乳痈肿毒等疾患。其用量一般为 15 ~ 60g，多用干生药。

第二节　温壮至气药

温壮至气药适用于至气阳虚，精神衰惫，畏寒怯冷，面色苍白，语声低沉，情绪低落，嗜睡蜷卧，大便多溏，小便清多等病证。

红参（蒸制人参）　温补至气，益至神、至精

【古今要义】

本品为五加科多年生草本植物人参的蒸制干燥根；味甘、微苦，性微温；归心、肺、脾经。《本草备要》谓："人参甘温，能补肺中元气。"《本草害利》谓其"甘温微苦，大补肺中元气，其性主气，凡脏腑之气虚者，皆能补之"。本品在天癸方面的主要功用：一为温补至气，善疗脏腑元气大衰；二为补益至精，可助阴精与阳精；三为调和至神，既可醒神，又可安神。现代研究可参考本章第一节"生晒参"。

【临证应用】

（1）温补至气，兼益至神，治虚极欲脱：红参可用于至气虚衰，至神不宁，心脾肾诸脏亏损，气液大耗，阳气虚脱所致病证。症见大汗肢冷，神疲少气，脉微欲绝。急与制附子等同煎汤服，能提高温补至气、扶助阳气作用。其用量一般为 5 ~ 10g，危急重证可用 15 ~ 30g，煎浓汁灌服。

（2）补益至气，调和至神，治心悸不寐：红参可用于至气虚弱，至神不调，心脾受伤，心神不宁所致病证。症见惊悸怔忡，不寐健忘，畏寒怯冷。常与黄芪、茯神、丹参、夜交藤等同用，可加强补至气、调至神作用。其用量一般为 5 ~ 8g，浓煎汤服。

（3）调补至精，温养至气，疗阳痿宫冷：本品可用于至精不足，至气亏损，肾气虚弱，命门火衰所致病证。症见男子阳痿不举，女子胞冷不孕。常与巴戟天、淫羊藿、菟丝子等配合，能增强补至精、益至气作用。其用量一般为 5 ~ 9g，水煎服或另煎兑入。

（4）补益至气，和调至精，疗崩漏下血：本品可用于至气虚弱，至精不足，阴阳精失调，冲任不固，气虚失摄所致病证。症见崩中漏下，兼或面色㿠白，神疲乏力，畏寒怯冷，舌淡脉弱。常与黄芪、鹿角胶、茜草炭、海螵蛸配伍，可增强补至气、益至精、固冲任作用。其用量一般为 5 ~ 10g，水煎服或另煎兑入。

此外，红参还可治疗非天癸病阳气不足之咳喘、反胃、吐血便血、便秘等疾患。

附子　温至气，和至神，调至液

【古今要义】

本品为毛茛科多年生草本植物乌头的子根，故名附子。其味辛、甘，性热；有毒；归心、肾、脾经。《本草汇言》曰："附子，回阳气，散阴寒，逐冷痰，通关节之猛药也。诸病真阳不足，虚火上升，咽喉不利，饮食不下，服寒药愈甚者，附子乃命门主药，能入其窟穴而招之，引火归原，则浮游之火自熄矣。凡属阳虚阴极之候，肺肾无热之证者，服之有起死之殊功。"附子在天癸方面的主要功用：一为温振至气，可治一切寒盛阳虚之证；二为调和至神，既能止痛，又能安神；三为温利至液，能疗水液不利之证；四为温暖至精，既可益肾，又能温胞。现代研究表明：附子含有二萜双酯类生物碱，即次乌头碱、乌头碱、新乌头碱、塔拉第胺、川乌碱甲和川乌碱乙。此外，本品还有阿替新、氨基酚及去甲基乌药碱等成分。药理研究显示：附子有强心、抗炎、镇痛、抗寒冷和有肾上腺皮质激素样作用等。

【临证应用】

（1）温至气，调至神，治阳虚欲脱：附子性善回阳救逆，可用于至气虚寒，至神失调，心脾肾虚弱，阳气衰微所致病证。症见面色苍白，四肢逆冷，少言无神。常与红参、炙甘草同用，能增强温振至气、和调至神，促使恢复心脾肾阳气作用。其用量一般为5～15g，宜用制药。久煎，以口尝无麻辣感为度。

（2）益至气，补至精，疗阳痿宫冷：附子性喜助阳补火，可用于至气虚弱，至精不足，肾阳亏损，命门火衰所致病证。症见阳痿不育，女子胞宫虚寒，阴冷不孕。常与淫羊藿、菟丝子、熟地黄、肉桂同用，可提高补益至气至精作用。其用量一般为10～12g，宜用制药。久煎，口尝无麻辣感为度。

（3）暖至气，利至液，治阳虚水肿：附子性禀阳热，善散寒水，可用于至气不足，至液不利，脾肾阳虚，阴寒内盛，水气不化所致病证。症见水肿少尿。常与茯苓、白术、生姜皮等配合，能增强暖和至气、通利至液作用。其用量一般为8～15g，宜用制药。久煎，以口尝无麻辣感为度。

此外，附子还能广泛治疗非天癸病阳气不足之寒痹、阴毒伤寒、久泻久痢、胸痹等疾患。

肉桂　暖至气，安至神，和至液

【古今要义】

本品为樟科植物肉桂的树皮或枝皮；味辛、甘，性热；归脾、肾、心、肝经。《神农本草经》曰："牡桂，味辛，温。主上气咳逆，结气，喉痹吐吸。利关节，补中益气。久服通神、轻身，不老。"《汤液本草》谓其"补命门不足，益火消阴"。《本草求真》

曰："肉桂气味辛甘，其色紫赤，有鼓舞气血之能，性体纯阳，有招导引诱之力。"肉桂在天癸方面的主要功用：一为暖至气，善疗虚寒证；二为安至神，好止痛，安睡眠；三为和至液，可治遗尿，又止久泻。现代研究表明：肉桂中含挥发油（桂皮油）1%～2%；主要成分为桂皮醛，占全油的75%～90%；尚含有肉桂醇、肉桂醇醋酸酯、肉桂酸等。药理研究显示：桂皮醛对小鼠有明显镇静、镇痛作用，桂皮油有轻度促进胆汁分泌作用。肉桂对心脏和心血管系统，有促进心肌及胸部侧支循环开放，从而改善其血液供应的作用；对外周血管有直接扩张作用等。

【临证应用】

（1）温补至气，兼益至精，治阳痿宫冷：肉桂善于补火助阳，可用于至气亏少，至精不足，肾阳受伤，命门火衰所致病证。症见精室虚冷，阳痿滑精，女子宫冷不孕，兼或夜尿频多，腰膝酸冷。常与附子、仙灵脾、熟地黄、补骨脂同用，能增强补益至气至精作用。其用量一般为3～5g，用生药，宜后下。研末冲服1～2g。

（2）补益至气，兼调至液，疗遗尿多尿：肉桂善治下焦虚寒，可用于至气虚弱，至液失调，肾阳不足，膀胱不约，累及至神所致病证。症见夜间遗尿，白昼尿频余沥。常与益智仁、黄芪、鸡内金等同用，可增强补益至气、调涩至液作用。其用量一般为3～5g，小儿减半。用生药，宜后下。

（3）暖和至气，调和至神，治反复不寐：本品可用于至气寒冷，至神失调，致心肾受伤，上下不济所致病证。症见长期不寐，兼或怯寒畏冷。常与附子、黄连、琥珀等配合，能提高温暖至气、安和至神作用。其用量一般为2～4g，用生药，宜后下。

此外，肉桂还广泛用于非天癸病之胸痹、阴疽、流注、胃脘痛、寒痹腰痛等疾患。

[附]干姜　吴茱萸　荜茇　荜澄茄

（1）干姜：为姜科多年生草本植物的干燥根茎；味辛，性热；归脾、胃、心、肺经。《神农本草经》谓其"主胸满咳逆上气，温中，止血，出汗，逐风寒湿痹，肠澼下痢。久服去臭气，通神明。"《珍珠囊》曰："干姜其用有四：通心助阳，一也；去脏腑沉寒痼冷，二也；发诸经之寒气，三也；治感寒腹痛，四也。"干姜在天癸方面的主要作用：和至神，止疼痛；益至气，强体力；调至液，祛寒浊。现代研究表明：干姜含挥发油2%，主要成分是姜烯、水芹烯、姜烯酮、姜酮、龙脑、姜醇等。药理研究显示：其有镇痛、抗缺氧、抗动脉硬化、抗炎等作用。在天癸病的临床中，本品常用于反复胃痛、腹痛、口疮、下利、咳喘等经久不愈之病证，也可用于非天癸病之新感寒淫所致的胃痛、呕吐、泄泻等疾患。其用量一般为3～10g，多用干生药。口疮糜烂则用炮药，下利不止宜用炮炭药。

（2）吴茱萸：为芸香科落叶灌木或小乔木植物吴茱萸或疏毛吴茱萸接近成熟的果

实；味辛、苦，性热；有小毒；归肝、脾、胃、肾经。《神农本草经》谓其“主温中，下气，止痛，咳逆，寒热，除湿、血痹，逐风邪，开腠理”。《本草纲目》言其有“散寒温中，燥湿解郁之功”。本品在天癸方面的主要作用：温暖至气，能治体倦；安调至神，善于止痛；和利至液，可疗吐泻。现代研究表明：吴茱萸果实含挥发油，油中主要为吴茱萸烯、α－罗勒烯、月桂烯、吴茱萸内酯等；含有生物碱，如吴茱萸碱、吴茱萸次碱等。药理研究显示：本品有止呕、芳香健胃作用；有镇痛作用，大剂量吴茱萸对中枢有兴奋作用；有强心作用，且使用剂量小、持续时间长；有抗血栓和降压作用。在天癸病的临床应用中，本品常用于阴寒体倦头痛、寒疝腹痛、冲任虚寒痛经、寒凝气滞吐逆、虚寒泄泻等病证；也可用于非天癸病之蛲虫病；将本品研末醋调外敷足心，治疗小儿支气管肺炎、腮腺炎，均有一定的疗效。

（3）荜茇：为胡椒科多年藤本植物荜茇接近成熟或成熟的果穗；味辛，性热；归胃、大肠经。《本草拾遗》谓其“温中下气，补腰脚，杀腥气，消食，除胃冷，阴疝癖”。本品在天癸方面的主要作用：温至气，可益心气，兼治胃腹冷痛；调至液，可祛浊脂，兼疗呕吐泄泻。现代研究表明：荜茇果实含有胡椒碱、棕榈酸、哌啶、荜茇酰胺等，另含挥发油及脂肪油。药理研究显示：荜茇有抗溃疡（胃）、抗心律失常、抗心肌缺血、抗缺氧、降血脂、降血压及抗菌作用。在天癸病的临床应用中，本品常用于心悸胸痛、肥胖臃肿、体倦乏力、胃脘痛、腹痛、呕吐、泄泻、女子痛经等属寒性病证。其用量一般为 3～6g，宜用生药。

（4）荜澄茄：古代所用多为胡椒科植物毕澄茄的成熟果实，近代多用樟科落叶小乔木或灌木山鸡椒（山苍子）的果实。其味辛，性温；归脾、胃、肾、膀胱经。《开宝本草》谓其“主下气消食，皮肤风，心腹间气胀，令人能食”。《本草纲目》谓其“暖脾胃，止呕吐哕逆”。本品在天癸方面的主要作用：温至气，可益心肺脾胃，善治心悸、胸痛、咳喘、脘腹冷痛；和至液，能利肾脬，可疗小便混浊。现代研究表明：山鸡椒果实含有挥发油 2%～6%，油中主要成分为柠檬醛、柠檬烯、香茅醛等。药理研究显示：本品有抗心律失常、抗心肌缺血、抗血栓、抗血小板凝集、镇咳祛痰、平喘、抗过敏、镇痛，以及抑制胃溃疡、增加胆汁分泌量、抗菌、抗病毒等作用。在天癸病的临床应用中，本品常用于胸痹心慌、胃脘疼痛、食欲减退、寒疝腹痛、寒饮咳喘、小便混浊等病证。其用量一般为 3～6g，宜用干生药。

第三节　升发至气药

升发至气药适用于至气失升，头重昏痛，神疲困乏，身重肢酸，懒言思睡，饮食不思，大便濡软，小便量少等病证。

升麻　升至气，安至神，利至液

【古今要义】

本品为毛茛科多年生草本植物大三叶升麻、兴安升麻或升麻的根茎；味辛、微甘，性微寒；归肺、脾、胃、大肠经。《神农本草经》谓其“主解百毒，杀百老物殃鬼，辟温疾瘴邪毒蛊。久服不夭”。《医学启源》曰：“升麻，若补其脾胃，非此为引不能补。若得葱白、白芷之类，亦能走手阳明、太阳，能解肌表间热。此手足阳明伤风之药也。《主治秘要》云，其用者有四：手足阳明引经一也；升阳于至阴之下二也；治阳明经分头痛三也；去皮肤风邪及至高之上四也。”升麻在天癸方面的主要功用：一为清至气，升清阳，既可透邪，又能升陷；二为安至神，退身热，善止郁热疼痛；三为利至液，畅肌表，分利内外邪毒。现代研究表明：升麻中的主要成分为三萜多氧化物及色原酮、酚酸等。药理研究显示：本品有抑菌、抗炎作用，有中枢抑制作用，有镇痛和降低体温作用，对人类免疫缺陷病毒（又称艾滋病病毒）有抑制作用等。

【临证应用】

（1）清解至气，和利至液，治热毒红疹：升麻性善清热解毒，常用于至气郁热，至液不利，肺脾胃受伤，肌表不畅，邪毒内阻所致病证。症见皮肤红疹（可包括麻疹、风疹、湿疹等）。常与连翘、野菊花、金银花、牛蒡子等同用，可提高清至气、利至液、解毒邪作用。若热毒口疮，疮面红肿，则与黄连、牡丹皮、人中白等配伍；热毒咽痛，咽喉焮红，常与玄参、射干、生甘草等配伍；热毒牙龈肿痛，常与黄连、大黄、当归等同用；热毒郁闭，语声不出，则与柴胡、桔梗、石膏、薄荷等配合。其用量一般为5～10g。

（2）升补至气，兼益至精，疗子宫脱垂：升麻性禀升举阳气，常用于至气虚弱，至精不足，脾肾虚衰，中气下陷，下焦不固所致病证。症见阴挺不收（子宫脱垂），兼或小腹坠胀，腰部酸软。常与黄芪、柴胡、党参、枳壳等同用，能增强升补至气作用，使升降有度，清气得升，浊气得降。若内脏下垂（胃、肾等多脏器下垂），兼形体瘦弱，腹部坠胀，神疲乏力，则与白术、枳壳、黄芪、鸡内金等配合；男子精滑不止，倦怠乏力，常与黄芪、芡实、龙骨、红参等同用；女子玉门不闭，带下不止，精神衰疲，常与柴胡、黄芪、补骨脂、芡实等配合。其用量一般为6～12g，多用炙药，或用炭药。

此外，升麻还可治疗非天癸病之麻疹、风热头痛、疮疡肿毒等疾患。

葛根　升至气，益至精，和至液

【古今要义】

本品为豆科植物野葛或甘葛藤的干燥根；味辛、甘，性凉；归脾、胃经。《神农本草经》谓其“主消渴，身大热，呕吐，诸痹，起阴气，解诸毒”。葛根在天癸方面的主要功用：一为升至气，可治阳气失升，中气下陷之症；二为益至精，可治冲任不足，经闭少带之症；三为调至液，既能生胃津，又能止脾泻。现代研究表明：葛根中主要含黄酮类化合物，达12%，其中包括大豆苷、大豆苷元、葛根素木糖苷等。药理研究显示：本品有抗心绞痛、降血压、降低心肌耗氧量、强心、改善外周循环、抑制血小板聚集、降血糖、降血脂作用；有雌性激素样作用；有提高学习记忆功能；有抗癌等作用。

【临证应用】

（1）升补至气，调和至液，治神疲乏力、心悸少气：葛根性善升举，可用于至气虚弱，至液失调，心脾受伤，宗气不足，清气下陷所致病证。症见神疲乏力，心悸怔忡，胸闷少气，大便不实。常与黄芪、丹参、白术等同用，可提高升补至气、调和至液作用。其用量一般为10～30g，多用生药。大便溏者，可用煨药。

（2）补至精，益至气，疗冲任虚弱，经闭少带：本品有起阴气，益天癸阴精之功，可用于至精阴精亏损，至气不足，致肾虚胞弱，冲任亏虚所致病证。症见经闭不潮，或月经延后量少，阴户干涩，白带甚少。常与覆盆子、菟丝子、香附等配伍，能增强补益至精至气作用。其用量一般为15～30g，多用生药。

（3）养至液，滋至气，治气阴两伤，消渴不已：本品可用于至液亏损，至气虚少，脾肾气阴俱伤所致病证。症见口渴反复不愈，神疲少力。常与黄芪、麦冬、山药等配伍，可提高滋养至液至气作用。其用量一般为10～15g，多用生药。

此外，葛根还可用于非天癸病之外感热病初期、麻疹、热痢等疾患。

[附] 白芷　藁本　防风　羌活

（1）白芷：为伞形科多年生草本植物白芷或杭白芷的根；味辛，性温；归肺、大肠、胃经。《本草纲目》曰："白芷色白味辛，行手阳明；性温气厚，行足阳明；芳香上达，入手太阴肺经。如头、目、眉、齿诸病，三经之风热也；如漏带、痈疽诸病，三经湿热也。风热者辛以散之，湿热者温以除之。为阳明主药，故又能治血病、胎病，而排脓生肌止痛。"白芷在天癸方面的主要作用有温升至气，和利至液，兼调至神与至精。现代研究表明：杭白芷含有香豆素类成分，如别欧芹属乙素、欧芹属乙素、佛手柑内酯、白当归素等。药理研究显示：本品有抗菌作用、有光敏作用，以及有镇痛、平喘等作用。在天癸病的临床应用中，本品常用于头重、思睡、肢体乏力、胃脘胀满、女子带下等病证，也可用于非天癸病之风寒感冒、时气瘟疫、痈疽肿痛，外用可治白癜风、雀斑、粉刺等疾患。其用量一般为3～9g，外用适量，多用生药。

（2）藁本：为伞形科多年生草本植物藁本、辽藁本的根茎及根；味辛，性温；归膀胱经。《神农本草经》谓其"主妇人疝瘕，阴中寒、肿痛，腹中急，除风头痛，长肌肤，悦颜色”。《本草汇言》谓其“大抵辛温升散，祛风寒湿气于巨阳之经为专功，若利下焦寒湿之证，必兼下行之药为善”。本品在天癸方面的主要作用，有温升至气、和调至神。现代研究表明：藁本含有挥发油，其主要成分为3- 丁基酞内酯、蛇床酞内酯、甲基香酚等。药理研究显示：本品有抗菌、抗炎、镇静、镇痛、解热和平喘作用，对心、脑缺氧有明显的保护作用。在天癸病的临床应用中，本品常用于头痛不安、头风眩晕、口臭、口疮等病证，也可用于非天癸病之四时风寒感冒、寒湿腹痛泄泻，外用可治疥癣油风、痈疽肿毒等疾患。其用量一般为3 ~ 9g，外用适量，多用生药。

（3）防风：为伞形科多年生草本植物防风的根；味辛、甘，性温；归膀胱、肝、脾经。《神农本草经》谓其“主大风，头眩痛，恶风风邪，目盲无所见，风行周身，骨节疼痹，烦满。久服轻身”。《本草经疏》曰：“防风治风通用，升发而能散，故主大风、头眩痛，恶风，周身骨节疼痛，胁痛、胁风头面去来，四肢挛急，下乳，金疮内痉。”防风在天癸方面的主要作用有温升至气、和调至神，兼利至液。现代研究表明：防风含有挥发油0.1%，其中主要成分为2- 甲基 -3- 丁烯 -2- 醇、戊醛等；色原酮类成分有二氢呋喃色原酮、二氢吡喃色原酮；香豆素类成分有补骨脂素等；聚炔类成分有人参醇等。药理研究显示：本品有抗菌、抗病毒、解热、抗炎及提高免疫机能作用，并有镇痛、镇静作用。在天癸病的临床应用中，本品常用于皮肤痒疹、腹痛久泻、反复感冒、神疲思睡、臃肿肥胖等病证，也可用于非天癸病之伤风感冒、风湿痹证、痈肿疮疡等疾患。其用量一般为3 ~ 10g，解表多用生药，和中多用炒药，止泻多炒焦用。

（4）羌活：为伞形科多年生草本植物羌活、宽叶羌活的根及根茎；味辛、苦，性温；归膀胱、肾经。《医学启源》曰：“羌活，治肢节烦痛，手足太阳本经风药也。《主治秘要》云，其用有五：手足太阳引经，一也；风湿相兼，二也；去肢节痛，三也；除痈疽败血，四也；治风湿头痛，五也。”本品在天癸方面的主要作用有温升至气，和调至神，兼利至液。现代研究表明：羌活含有挥发油约2.7%，其中主要成分为 α – 苧烯、α – 蒎烯、β – 蒎烯等；还含呋喃香豆素成分、有机酸类成分等。药理研究显示：其有抗菌、解热、镇痛、抗炎、抗过敏、抗休克作用，并能改善心肌缺血及扩张脑血管，增加脑血流量。在天癸病的临床应用中，本品常用于偏正头痛、拘挛抽搐、心悸不安等病证，也可用于非天癸病之风寒感冒、风湿痹痛、目赤肿痛、痈疽疔毒等疾患。其用量一般为5 ~ 10g，多用生药。

第四节　和降至气药

和降至气药适用于至气失降，胸脘痞闷，或腹中有气上冲，嗳气频作，或呕恶吞酸，或呕泛痰涎，或呃逆常作，或脘腹疼痛等病证。

旋覆花　和降至气与通和至液

【古今要义】

本品为菊科多年生草本植物旋覆花或欧亚旋覆花的头状花序；味苦、辛、咸，性微温；归肺、脾、胃、大肠经。《神农本草经》谓其“主结气、胁下满、惊悸，除水，去五脏间寒热，补中下气”。《本草纲目》曰：“旋覆所治诸病，其功只在行水、下气、通血脉尔。”旋覆花在天癸方面的主要功用有和降至气、通利至液、调节肺脾肝胃等。现代研究表明：本品含槲皮素、咖啡酸、绿原酸、菊糖及蒲公英甾醇等。药理研究显示：其有抗菌、祛痰、镇咳、平喘、增加胆汁分泌、保肝、加强子宫张力等作用。

【临证应用】

（1）和降至气，可安胃调气，治顽固、呕吐、嗳气：旋覆花性善平降，常用于至气失和，致胃气上逆、呕吐嗳气、反复不已或呃逆时作。常与党参、半夏、公丁香等配合，能增强和降至气作用。其用量一般为5～10g，宜布包煎，多用生药。

（2）通降至气，可肃肺行水，疗咳喘多痰难出：本品善于消痰利水，常用于至气失于通降，肺气上逆，痰水阻肺所致病证。症见咳喘多痰，咯痰难出。常与半夏、茯苓、紫菀等同用，可增强通降至气的作用。其用量一般为9～12g，多用生药（宜布包煎），亦有用蜜炙药。

此外，据有关临床报道，本品还可用于癔病、消化道肿瘤、小儿善太息症、乙型肝炎等，均有一定的疗效。但此药降气甚速，容易引起呕恶，若胃气虚者，尤其是女性，宜配伍姜半夏、党参之类，以减少副作用。

枳实　通降至气及疏利至液

【古今要义】

本品为芸香科常绿小乔木植物酸橙及其栽培变种的黄皮酸橙、朱栾、塘橙、甜橙等的干燥幼果；味苦、辛、微酸，性微寒；归脾、胃、大肠经。《神农本草经》谓其“主大风在皮肤中，如麻豆苦痒，除寒热结，止痢，长肌肉，利五脏，益气轻身”。《本草纲目》曰：“枳实、枳壳大抵其功皆能利气，气下则痰喘止，气行则痰满消，气通则痛刺止，气利则后重除。”枳壳始见于《雷公炮炙论》，为枳实的成熟果实（去瓤后用），功用较枳实缓和，偏于行气消胀。枳实在天癸方面的主要功用：一为通降至气，畅达三焦；二为和利至液，分消水湿。现代研究表明：本品含橙皮苷、柚皮苷、野漆树苷、蜜柑黄酮、去甲肾上腺素、色胺诺林等。药理研究显示：其可使心收缩力增强，振幅增大；能使胃肠收缩节律有力，呈兴奋状态；对子宫有明显兴奋作用，能使子宫收缩节律增加，并有利尿和抗变态反应作用。

【临证应用】

（1）通降至气，平调至液，治湿热中阻诸症：枳实性善降气破积，常用于至气失于通降，至液失于平调，脾胃肺肠受伤，湿热中阻，痰浊内蕴，食积不化所致病证。如实热积滞，脘腹胀痛，常与大黄、芒硝、黄连等同用；寒湿热交阻，脘腹满痛，则与干姜、厚朴、大黄等配合；湿热泻痢，里急后重，常与槟榔、黄连、焦山楂等配伍；若痰湿结胸，胸闷痞塞，则与半夏、桂枝、瓜蒌同用。其用量一般为5～10g，大剂量可用至30g。多用炒药，亦用生药。

（2）疏理至气，中和至液，疗气滞中虚诸症：枳实性虽破滞，但又有涩敛之功，故可用于至气失调，至液失和，脾肾胃肠受伤，气滞中虚所致病证。症见冷痢脱肛。常与干姜、肉豆蔻、青皮等同用，可提高疏和至气至液作用，促使脾肾之损伤尽快恢复。若损及冲任，子宫脱垂，则可用大剂量并配伍补中益气汤，补中举下。此外，湿热内蕴，久郁化毒，外溢肌肤，瘾疹瘙痒，可与大青叶、浮萍、牡丹皮、当归等同用，能提高疗效。其用量一般为8～12g，大剂量可用至30g，多用炒药，亦可用生药。枳壳用量与本品相同。

[附] 沉香　厚朴　柿蒂

（1）沉香：为瑞香科常绿乔木植物沉香及白木香含有树脂的木材；味辛、苦，性温；归脾、胃、肾经。《本草通玄》曰："沉香温而不燥，行而不泄，扶脾而运行不倦，达肾而导火归元，有降气之功，无破气之害，洵为良品。"本品在天癸方面的主要作用为和降至气，促使脾胃肾脬气机通泰、不上逆、不疼痛。现代研究表明：沉香含挥发油和树脂，成分为白木香酸、白木香醇、沉香螺旋醇、茴香酸等。药理研究显示：其有缓解回肠痉挛作用等。在天癸病的临床应用中，本品常用于至气失和，致脏腑气机上逆之胸腹疼痛、中冷呕泛、肾虚气喘等病证。其用量一般为2～5g，后下，宜用生药。

（2）厚朴：为木兰科落叶乔木植物厚朴、凹叶厚朴的干皮；味苦、辛，性温；归脾、胃、肺、大肠经。《名医别录》谓其"温中益气，消痰下气，疗霍乱及腹痛胀满，胃中逆冷及胸中呕不止，泄痢淋露"。厚朴在天癸方面的主要作用为通降至气、调和至液，可治脾肺气滞病证。现代研究表明：厚朴含有木脂素，主要成分为厚朴酚、四氢厚朴酚、异厚朴酚等。药理研究显示：本品有抗胃溃疡作用，对肠管及支气管呈兴奋作用；有中枢性肌肉松弛作用，并有降压、抗病原微生物作用等。在天癸病的临床应用中，本品常用于至气失降，至液失利，脾胃肺大肠失常，气机上逆而致脘腹胀满、咳喘胸闷等病证。其用量一般为5～12g，多用制药，也用生药。

（3）柿蒂：为柿树科落叶乔木植物柿的干燥花萼；味苦、涩，性平；归胃经。《滇南本草》谓其:“治气膈反胃”。《本草求真》曰:“柿蒂味苦性平，虽与丁香同为止呃之味，然一辛热一苦平，合用兼得寒热兼济之妙。”本品在天癸方面的主要作用为和降至气，促使胃气平降。现代研究表明：柿蒂含硬脂酸、棕榈酸、琥珀酸、丁香酸等成分。药理研究显示：其有抗心律失常作用，并有一定的抗生育和镇静作用。在天癸病的临床应用中，本品常用于呃逆证、心悸少寐证等疾患。其用量一般为5～10g，多用生药。

第十四章 | 至液天癸药

至液天癸有充盈与欠足、过多与缺少之分，过多、过少均能发生至液天癸病。同时，至液天癸病有阴虚、有阳亏、有不利、有壅塞之不同，故列滋养至液药、温润至液药、渗利至液药、通泻至液药四节对因治之。至液天癸药的药性和功效不是单一的，不像中药学中的补气药、养血药、理气药那样，而是根据至液天癸病的变化来决定的，故其药有寒有热、有补有泻，唯一所同者均能治疗至液天癸病。同时也必须明白，虽为至液天癸药，但其中有不少药物具有双向甚至多向调节作用，可以治疗其他天癸病及非天癸病。

第一节　滋养至液药

滋养至液药适用于至液不足，致脏腑受损，津液化生乏源，口干舌燥，手足心热，目鼻干涩，皮肤干燥，大便干结，形体干瘦等病证。

玉竹　*滋养至液，又能益至气*

【古今要义】

本品为百合科多年生草本植物玉竹的根茎；味甘，性微寒；归肺、胃经。《神农本草经》中本品名女萎，《吴普本草》一名玉竹。《神农本草经》谓其“主中风暴热，不能动摇，跌筋结肉，诸不足。久服去面黑，好颜色，润泽，轻身，不老”。《本草正义》曰：“玉竹味甘多脂，柔润之品……胃火炽盛，燥渴消谷，多食易饥，尤有捷效。”本品在天癸方面的主要作用：一为滋养至液，促进化生胃液肺津；二为助养至气，促进化生心气脾气。现代研究表明：玉竹主要含有甾体皂苷、黄酮及其糖苷等成分。药理研究显示：其对离体蛙心，小剂量使心搏收缩增强，大剂量则心搏减弱，对免疫系统有调节及抗衰老作用等。

【临证应用】

（1）滋养至液，兼益至精，治顽固消渴：玉竹性禀甘脂柔润，可用于至液亏损，肺胃脾肾受伤，阴液损伤所致病证。症见口渴欲饮，咽喉干燥，形体消瘦。常与生地黄、麦冬、桑叶等同用，能增强滋养至液，促使恢复脏腑阴液作用。其用量一般为10～15g，大剂量可用至30g。多用生药，亦有用炒药。

（2）补益至气至液，兼安至神，疗心悸怔忡：本品善益至液，又能补至气，还可安至神，可用于至液不足，至气虚弱，至神不安所致病证。症见惊悸怔忡，胸闷少气，神疲乏力。常与黄芪、丹参等配合，可加强益至气至液，促使宁心止悸之功。其用量一般为15～20g，多用炒药，亦有用生药。

此外，玉竹还可用于非天癸病之外感燥邪咳嗽、阴虚感冒发热等疾患。

枸杞子　*滋至液，补至精，益至气*

【古今要义】

本品为茄科落叶灌木植物宁夏枸杞的成熟果实；味甘，性平；归肝、肾经。《神农本草经》谓其“主五内邪气，热中消渴，周痹风湿。久服坚筋骨，轻身不老，耐寒暑”。《食疗本草》谓其“坚筋耐老，除风，补益筋骨，能益人，去虚劳。”枸杞子在天癸方面的主要作用：一为滋至液，养营血，明眼目；二为补至精，助生长，抗早衰；三为益至气，增体力，健筋骨。现代研究表明：枸杞子含有甜菜碱、胡萝卜素、硫胺素、核黄素、烟酸、抗坏血酸、阿托品、莨菪亭等成分。药理研究显示：其对机体免疫功能有增强和调节作用，有抗氧化、抗衰老、抗肿瘤、降血糖、降血脂、护肝、抗脂肪肝、生长刺激、拟胆碱样作用等。

【临证应用】

（1）滋养至液，补益至气，治消渴不已：枸杞子既滋至液，又益至气，可用于至液至气不足，肺脾肾受伤，津液亏损所致病证。症见口渴欲饮，但不大渴引饮，精神疲乏。常与生黄芪、山药、桑叶等配合，能增强养至液、益至气作用。若至液亏损，至气不足，损及营血与元气化生，面色萎黄，时有低热，皮肤紫斑，则与生黄芪、女贞子、覆盆子等同用，可提高疗效。其用量一般为6～15g，多用生药。

（2）补益至液，护养至精，疗阳痿遗精：枸杞子善于养至液，益至精。可用于至液至精不足，损及肾精，兴阳无力，精室不固所致病证。症见阳痿遗精，腰酸膝软，头晕耳鸣。常与金樱子、芡实、菟丝子等同用，可增强补益至液至精作用。若早衰苍老，记忆锐减，须发早白，则与何首乌、女贞子、肉苁蓉等配伍；如面部黑皯，月经先期，经量较少，少眠多梦，常与女贞子、旱莲草、覆盆子等配伍；目暗干涩，头晕耳鸣，则与菊花、青葙子、白蒺藜等同用。其用量一般为10～20g，多用生药。

枸杞子汤剂饮服毒性较小，其功用补消兼顾，目前临床广泛运用于慢性肝病、不孕不育、延缓衰老、糖尿病、血液病、骨质增生、肾功能不全、恶性肿瘤、高脂血症、萎缩性胃炎、脱发、黄褐斑、前列腺肥大、小儿顽固性遗尿、子宫功能性出血、经前期紧张综合征、妊娠呕吐、眼病以及皮肤病等病证，配合得当，每可获效。

[附]石斛　天冬　女贞子　马齿苋

（1）石斛：为兰科多年生草本植物环草石斛、马鞭石斛、黄草石斛、铁皮石斛或金钗石斛的茎；味甘，性微寒；归胃、肾经。《神农本草经》谓其“主伤中，除痹，下气，补五脏虚劳羸瘦，强阴。久服厚肠胃，轻身，延年。”《本草崇原》石斛条说：“《本经》上品，多主除痹，不曰风寒湿，而但曰痹者，乃五脏外合之痹也。……故除痹即所以治五脏之虚劳羸瘦，是攻邪之中而有补益之妙，是补益之中而有攻邪之神理云。”本品在天癸方面的主要作用：滋至液，止烦渴；益至气，强体力；调至神，止疼痛，退邪热。现代研究表明：石斛主要含有生物碱，包括石斛碱、石斛次碱、石斛宁碱等。此外，本品还有黏液质、淀粉和石斛酚。药理研究显示：石斛有促进胃液分泌，帮助消化；有增强和调节免疫功能；有止痛退热作用；对白内障有延缓和治疗作用；有降血糖作用，但大剂量可致血压降低、心搏减少、呼吸抑制。在天癸病的临床应用中，本品常用于至液至气不足之消渴、精神疲乏、目暗昏花，以及至神不和之头身疼痛、发热少汗等病证。其用量一般为10～15g，鲜药12～30g，干品宜先煎。

（2）天冬：为百合科多年生草本植物天冬的块茎；味甘、苦，性寒；归肺、肾经。《神农本草经》谓其“主诸暴风湿偏痹，强骨髓，杀三虫，去伏尸。久服轻身，益气，延年”。《本草纲目》谓其“润燥滋阴，清金降火”。本品在天癸方面的主要作用：滋至液，降火邪；益至气，壮体力。现代研究表明：天冬除含有天冬酰胺外，还含有黏液质、β－谷甾醇等。药理研究显示：本品有增强机体免疫力，抗菌、抗肿瘤（对慢性粒细胞型白血病、急性淋巴细胞型白血病等有一定作用）、镇咳、祛痰作用。在天癸病的临床应用中，本品常用于至液损伤，至气不足，消渴日久，口舌生疮，精神疲乏，盗汗时作等病证；也可用于非天癸病的燥热干咳、劳嗽咳血等疾患。其用量一般为10～20g，多用生药。

（3）女贞子：为木犀科常绿乔木植物女贞的成熟果实；味甘、苦，性凉；归肝、肾经。《神农本草经》谓其“主补中，安五脏，养精神，除百疾。久服肥健，轻身不老”。《本草蒙筌》谓其“黑发黑须，强筋强力，多服补血祛风”。在天癸方面的主要作用有滋养至液，促进化生阴液；补益至气，增强体质体力等功用。现代研究表明：女贞子含齐墩果酸、右旋甘露醇、熊果酸等成分，并含磷脂和大量酯、醇、醛类，以及15种氨基酸等。药理研究显示：本品有提高免疫功能、抗癌、抗衰老、保肝、升白细胞、抗血小板凝集、促进造血功能、降低血糖、降血脂、降低眼压、抗炎等作用。在天癸病的临床应用中，本品常用于至液、至气不足所引起的肝肾虚损，精血气营亏少，眩晕耳鸣，目干目暗，盗汗遗精，鼻衄口干，精神疲乏等病证。其用量一般为 10 ~ 30g，大便干者多用干生药，大便不实者多用制药。

（4）马齿苋：为马齿苋科一年生肉质草本植物马齿苋的地上部分；味酸，性寒；归肝、大肠经。《本草经疏》谓："马齿苋，辛寒能凉血散热，故主癥结，痈疮疔肿，白秃及三十六种风结疮。"在天癸方面的主要作用有养至液，促进清热解毒，保护津液；益至气，促进保护心脏，延缓衰老之功。现代研究表明：马齿苋中的成分种类较多，含有三萜之有机酸及其无机盐，以及黄酮类等化合物。药理研究显示：本品有抗菌消炎、增强心肌收缩力及防止冠心病、降低血压、降低血糖、促进愈合溃疡、升高血钾、收缩子宫、松弛骨骼肌等作用，并有抗癌作用。在天癸病的临床应用中，本品常用于瘾疹、消渴、崩漏下血等病证；也可用于非天癸病，如痢疾、泄泻、淋证、疮疡丹毒等疾患。用量一般为 15 ~ 30g，鲜品加倍。外用适量，捣敷患处。

第二节　温润至液药

温润至液药适用于至液虚少而寒，脏腑受损，精血匮乏，形神不足，畏寒怯冷，大便冷秘，皮肤干枯等病证。

巴戟天　*温养至液、至精和至气*

【古今要义】

本品为茜草科多年生藤本植物巴戟天的根；味甘、辛，性微温；归肝、肾经。《神农本草经》谓其"主大风邪气，阴痿不起，强筋骨，安五脏，补中，增志，益气。"本品在天癸方面的主要作用：一为温养至液，促进脏腑阳弱无以化生阴液；二为温补至精，促进脏腑化生阳精及阴精；三为补益至气，促进脏腑化生阳气。现代研究表明：巴戟天的主要成分为糖类，尤其是还原糖及其苷；此外，还有黄酮、甾体、三萜、氨基酸、有机酸、强心苷及微量蒽醌类、维生素 C、树脂和环烯醚萜苷等。药理研究显示：本品有增加体重及抗疲劳作用，对免疫功能有影响；有明显的促肾上腺皮质激素作用，可显著拮抗氢化可的松所致"阳虚"动物的胸腺、肾上腺萎缩，增加血中白细胞；并有皮质酮分泌促进作用。

【临证应用】

（1）温养至液，补益至气，治阴阳两虚之神乏体倦：本品温而不燥，既可益至液，又可温阳气；可用于至液不足，至气亏损，致脾肾虚弱，阴液与阳气俱虚所致病证；症见精神困乏，肢体无力，口干唇燥，畏寒怯冷。本品常与黄芪、白术、石斛等同用，能增强补益至液、至气作用。其用量一般为 6 ~ 15g，生用或炙用。

（2）温补至精，兼益至气，疗阳痿早泄和宫冷不孕：本品可用于至精亏弱（阴阳精并亏），至气不足，肾、命门、精室、胞宫虚弱，精血亏少，阳气虚损所致病证，症见男子阳痿早泄、女子宫冷不孕。常与仙灵脾、菟丝子、覆盆子等配合，能增强补至精、益至气作用。其用量一般为 10 ~ 15g，多用炙药。

（3）温壮至气，调补至精，治痿痹两证之酸痛软弱：本品可用于至气、至精不足，肝肾脾受伤，风寒湿内阻所致病证；症见痿软痹痛，活动不利。本品常与杜仲、当归、仙灵脾等配伍，可增强补益至气、至精作用。其用量一般为 10 ~ 15g，生用或炙用。

何首乌　*温养至液与调和至气*

【古今要义】

本品为蓼科多年生缠绕草本植物何首乌的块根；制药味甘、涩，性微温；生药味甘、苦，性平；归心、肝、大肠经。《何首乌录》谓其："治五痔，腰膝之病，冷气心痛，积年劳瘦，痰癖，风虚败劣，长筋力，益精髓，壮气，驻颜，黑发，延年。"《本草纲目》谓其："能养血益肝，固精益肾，健筋骨，乌髭发，为滋补良药。"本品在天癸方面的主要作用：一为温养至液，促进肝肾化生精血；二为补益至气，促进肝脾和血祛浊；三为生首乌善泻天癸郁火，治痈解毒通便。现代研究表明：何首乌含蒽醌类化合物，主要成分为大黄酚、大黄素等；尚含 β - 谷甾醇、乙酰苯葡萄糖苷、首乌乙酰苯苷，以及卵磷脂等。药理研究显示：本品有抗衰老、提高免疫功能、降血脂、防治动脉粥样硬化、促进肾上腺皮质功能、保肝等作用。生首乌能促进肠管运动，有润肠通便作用。

【临证应用】

（1）滋至液，益至精，治血虚精亏之证：本品善于补血益精，可用于至液至精不足，心肝肾脾受伤，营血阴精亏损所致病证；症见面色虚黄，心悸少力，畏冷怯冷，头目眩晕。本品常与当归、阿胶、熟地黄等同用，能增强益至液、至精作用。若须发早白、头晕目干、腰酸膝软者，则与生地黄、枸杞子、菟丝子等配合，有补至液至精、促进补肝益肾、乌发美须之功。其用量一般为 12 ~ 30g，多用制药。

（2）调至气，和至液，疗气液失调之痰瘀内阻的脉络硬化症：本品有调节气液，化瘀祛痰，消脂柔脉之功；可用于至气不调，至液失衡，心肝脾受损，气液失于调平，脂浊痰瘀内阻所致病证；症见胸闷心悸，头昏头痛，形体肥胖。本品常与山楂、红曲等同用，可增强调至气、和至液、促进气液平衡、化除瘀痰作用。其用量一般为 15 ~ 30g，多用制药；大便秘结者，可用生药。

（3）调至液，清至气，治气血壅滞之疮痈肿毒：本品生用善解天癸火毒；可用于天癸郁阻，至液、至气失于清调，心、肝、肺、脾受伤，热毒内生所致病证；症见疮痈肿毒。本品常与苦参、当归、荆芥等配合，可增强调至液、清至气、促进清热解毒作用。其用量一般为 10 ~ 15g，多用生药。

[附] 当归　熟地黄

（1）当归：为伞形科多年生草本植物当归的根；味甘、辛，性温；归肝、心、脾经。《神农本草经》谓其“主咳逆上气，温疟，寒热，洗在皮肤中，妇人漏下绝子，诸恶疮疡、金疮”。《本草正》谓：“当归，其味甘而温，故专能补血；其气轻而辛，故又能行血。补中有动，行中有补，诚血中之气药，亦血中之圣药也。”本品在天癸方面的主要作用有益至液，调至气，促进肝、心、脾化生营血，或调和气血之功。现代研究表明：当归含 β－蒎烯、α－蒎烯、莰烯及香草醛、肉豆蔻酸、樟脑酸、维生素 B_{12} 和钙、锌、磷、硒等。药理研究显示：其有抗心律失常、降低血小板聚集及抗血栓、抗肿瘤、抗氧化和清除自由基、抗炎镇痛、抗菌、抗辐射损伤等作用。当归对子宫有“双向性”作用，既有抑制，又有兴奋，并有保护心、肝及调节免疫功能等作用。在天癸病的临床应用中，本品常用于至液、至气不足或失调的心、肝、脾等脏的血虚证或气血两虚证；症见心悸怔忡，面色萎黄或皖白，爪甲无华，头昏目眩等。或气血阻滞的胁痛、胸痛、胸闷短气，或女子月经不调、痛经难忍等病证。亦可用于非天癸病之风寒痹痛、痈疽疮疡、咳喘气促、肠燥便秘、跌打损伤等疾患。用量一般为 6 ~ 15g，多用炒药；便秘者，则用生药。

（2）熟地黄：为玄参科多年生草本植物地黄的根，经酒蒸日晒而成；味甘，性微温；归肝、肾经。《本草求真》谓：“熟地黄，甘而微温，味厚气薄，专补肾脏真水；兼培黄庭后土，土厚载物，诸脏皆受其荫，故又曰能补五脏之真阴。”《药品化义》谓：“熟地，藉酒蒸熟，味苦化甘……。因肝苦急，用甘缓之，兼之温胆，能益心血，更补肾水。”本品在天癸方面的主要作用有温养至液，补益至气，滋补至精，安和至神，促进肝、肾、心、脾化生营血阴精，安宁神志之功。现代研究参见第十二章第一节滋养至神药之“生地黄”。在天癸病的临床应用中，本品常用于至液、至气、至精虚损，至神失调，心肝血虚，肾精不足，脾气亏弱，神志不宁之长期面色无华、眩晕心悸、畏寒怯冷、精神疲乏、须发早白、崩中下血、遗精早泄等病证。用量一般为 15 ~ 30g，多用酒制药；止血者，可用炒炭药。

第三节　渗利至液药

渗利至液药适用于至液失利而致脏腑受伤，水湿阻滞，小便不利，肌肤肿胀等病证。

茯苓　调至液，益至气，宁至神

【古今要义】

本品为多孔菌科真菌茯苓的菌核，寄生于松科植物赤松或马尾松等树根上，深入地下 20 ~ 30cm；味甘、淡，性平；归心、肺、脾、肾经。《神农本草经》谓其“主胸胁逆气，忧恚，惊邪恐悸，心下结痛，寒热烦满咳逆，口焦舌干，利小便。久服安魂养神，不饥延年”。本品在天癸方面的主要作用：一为调至液，促使脾肾平衡水液，水湿多者可分利于外，水津不足又可转化而来；二为益至气，促进脏腑化生元气，强壮体质；三为安至神，促使心胆安宁，改善睡眠。现代研究表明：茯苓菌核主要含 β－茯苓聚糖（约占 93%），其他为乙酰茯苓酸、茯苓酸。此外，尚含麦角固醇、胆碱、组氨酸及钾盐等。药理研究显示：本品有促进细胞免疫与体液免疫的作用；有利尿、镇静、抗肿瘤，并有保肝、强心作用。

【临证应用】

（1）调至液，和至气，治反复水肿：本品性禀淡渗利水，可用于至液、至气失于调和，脾肾受伤，分利水液失常所致病证；症见时有水肿，小便量少，肢体沉重。本品常与白术、泽泻、生姜皮等同用，可增强调和至液至气、促进脾肾化湿行水作用。其用量一般为 15 ~ 20g，多用干生药。

（2）补至气，益至液，疗虚劳乏力：本品善健脾补中；可用于至气虚弱，至液不足，五脏受伤，气血津液亏损所致病证；症见虚劳乏力，面色无华，大便不实，口干咽燥，四肢清凉。本品常与红参、白术等配合，能增强补益至气至液、促进脾肾化生气血精津液作用。若兼内有夹痰，眩晕欲呕者，可加天麻、半夏祛痰止眩。其用量一般为 15 ~ 30g，多用干生药。

（3）安至神，调至液，治不寐心悸：本品善安神定悸；可用于至神不宁，至液失调，至气失和，心、胆、肾受伤所致病证；症见不寐心悸，胆怯健忘。本品常与酸枣仁、灵芝等配合，可加强安至神、调至液及促使心、胆、肾安宁交泰作用。其用量一般为 15 ~ 30g，多用干生药。

泽泻　通利至液及调和至气

【古今要义】

本品为泽泻科植物泽泻的块茎；味甘、淡，性寒；归肾、膀胱经。《神农本草经》谓其“主风寒湿痹，乳难，消水，养五脏，益气力，肥健，久服耳目聪明，不饥，延年，轻身，面生光，能行水上”。《名医别录》谓其“补虚损五劳，除五脏痞满，起阴气，止泄精，消渴，淋沥，逐膀胱、三焦停水”。本品在天癸方面的主要作用：一为通利至液，促使脾、肝、肾分利湿、痰、脂、瘀诸邪；二为调和至气，促进肝脾气机畅通，以助至液分利水湿痰瘀之邪。现代研究表明：本品含三萜类化合物，即泽泻醇 A、B、C 的醋酸酯。此外，尚含挥发油、生物碱、胆碱、卵磷脂等。药理研究显示：本品有降血脂、抗脂肪肝、利尿及轻度降压作用。

【临证应用】

（1）利至液，和至气，治阳亢头晕：本品虽为利水淡渗之物，但有清热潜阳之功；可用于至液不利，至气失和，肝脾失调，肝阳亢上，脾湿盛下所致病证；症见头目眩晕，头胀且痛，心烦易怒，脘腹痞胀，大便不实，下肢酸软，脉寸弦关滑。本品常与白术、天麻、代赭石等同用，能增强调畅至液至气作用。其用量一般为 10～15g，多用炒药，亦可用生药。

（2）调至液，利至气，疗肥胖臃肿：本品性善祛痰湿，化脂浊，故《神农本草经》有“轻身……能行水上”之说；可用于至液失调，至气不畅，肝脾受伤，湿、痰、脂、瘀内阻所致病证；症见形体丰肥，甚至臃肿。本品常与大黄、苍术、红曲等配合，能增强调畅至液、至气及促进肝脾化湿痰、祛脂瘀作用。其用量一般为 10～20g，多用生药。

[附] 猪苓　薏苡仁

（1）猪苓：为多孔菌科真菌猪苓的菌核，生长于柞树、枫树、桦树、槭树、橡树的根上；味甘、淡，性平；归肾、膀胱经。《神农本草经》谓其“主痎疟，解毒蛊疰不祥，利水道，久服轻身耐老”。《珍珠囊》谓其“渗泄，止渴，又治淋肿”。本品在天癸方面的主要作用：有利至液，促使肾脬利水排尿；益至气，促进脾气化湿健体。现代研究表明：本品含麦角甾醇、α－羟基－廿四碳酸、水物素、水溶性多聚糖化合物猪苓聚糖Ⅰ和粗蛋白。药理研究显示：本品有利尿、抗肿瘤作用，并有非特异性免疫刺激作用。在天癸病的临床应用中，本品可用于至液不利，脾肾受伤所致水肿泄泻、小便不利，或淋浊带下等病证；也可用于至气不足，脏腑虚损，毒邪内阻所致肿瘤癥积等疾患。用量一般为 10～15g，多用生药。

（2）薏苡仁：为禾本科植物薏苡的成熟种仁；味甘、淡，性凉；归脾、胃、肺经。《神农本草经》谓其“主筋急，拘挛不可屈伸，风湿痹，下气，久服轻身益气”。《本草纲目》谓其“健脾益胃，补肺清热，去风胜湿”。在天癸方面的主要作用：本品有和调至液，清益至气，促进脾、肾、肺化湿清热，消肿解毒之功。现代研究表明：本品含蛋白质 16.2%，脂肪 4.65%，碳水化合物 79.17%，维生素 B_1，薏苡素，薏苡酯等。药理研究显示：本品有抗癌、镇静、镇痛、降温与解热等作用。在天癸病的临床应用中，本品可用于至液失调，至气不和，脾肾肺受伤，水肿脚气，小便不利，或风湿痹痛，或肺痈肠痈，或肿瘤恶疾等病证。用量一般为 20～30g，多用生药或炒药。

第四节　通泻至液药

通泻至液药适用于至液郁阻，脏腑受伤，邪热阻于肠腑，大便秘结，腹部硬满等病证。

大黄　调至液，清至气，助至精

【古今要义】

本品为蓼科多年生草本植物掌叶大黄、唐古特大黄或药用大黄的根及根茎；味苦，性寒；归脾、胃、大肠、肝、心经。《神农本草经》谓其“主下瘀血，血闭，寒热，破癥瘕积聚，留饮宿食，荡涤肠胃，推陈致新，通利水谷，调中化食，安和五脏”。本品在天癸方面的主要作用：一为通调至液，促使脾、胃、大肠排便泄热；二为清和至气，促使心、肝、脾、胃清热和血；三为兼益至精，促使调和月经。现代研究表明：本品主要含蒽醌衍生物，如大黄酸、大黄素、芦荟大黄素及大黄酸–8–葡萄糖苷、大黄素甲醚葡萄苷、番泻苷 E 和 F 等。此外，还有大黄蒽醌衍生物与树脂及没食子酸与桂皮酸的结合物，其含量为 10.4%；鞣质有儿茶鞣质、没食子酸桂皮鞣质、蒽醌鞣质等。药理研究显示：本品有泻下、收敛止泻、保肝、利胆、促进胰腺分泌、抗菌、抗真菌、抗病毒、抗肿瘤、止血、抗炎、解热降温、利尿、抗衰老等作用，并对免疫系统有抑制作用；有活血作用；有促进尿素和肌酐的排泄，对肾小球滤过率有改善；有雌激素样作用等。

【临证应用】

（1）通利至液，清泄至气，治经久便秘：本品生药后下或泡水的攻下通便力雄，酒制则活血力胜，炒炭则止血力专，久煎又能止泻。本品生药或制药可用于至液不利，至气郁热，脾、胃、大肠受伤所致病证；症见大便秘结，反复不已。本品常与火麻仁、枳实、玄参等同用，可增强利至液、清至气、促进肠胃传化作用。其用量一般为 8 ~ 12g。

（2）清利至液，疏理至气，疗腹痛黄疸：本品可用于至液不利，至气失疏，肝、胆、脾、胃受伤，中焦壅滞所致病证；症见腹痛黄疸，溲赤便结。本品常与柴胡、茵陈、栀子等配合，可增强清利至液、疏泄至气、促进肝胆等脏腑气机畅通、驱除湿热壅阻等作用。其用量一般为 10 ~ 12g。

（3）疏调至液，兼益至精，疗月经不调：本品虽属攻下之药，但有益天癸阴精之功；可用于至液失调，天癸阴精失充，肝肾受伤，冲任不足所致病证；症见月经时有延后，经量少而色紫，大便偏结。本品常与覆盆子、香附、牡丹皮等同用，能增强调至液、益至精、理冲任作用。其用量一般为 6 ~ 10g。

此外，本品还可用于非天癸病之温热病、吐血、衄血、肿疽疔疮等疾患。

火麻仁　和养至液及清调至气

【古今要义】

本品为桑科一年生草本植物大麻的成熟种子；味甘，性平；归脾、胃、大肠经。《药品化义》谓“麻仁，能润肠，体润能去燥，专利大肠气结便闭”。《本草述》谓“麻子仁，非血药而有化血之液，不益气而有行气之用”。本品在天癸方面的主要作用：一为和养至液，促使脾胃化生阴液，滋调大肠与肺；二为清调至气，促使肝脾和畅气血，阳亢可平，脂瘀可化。现代研究表明：本品含干性脂肪油30%。油中含饱和脂肪酸10%，油酸12%，亚油酸53%，亚麻酸25%。其他含胡芦巴碱、蛋白质、麻仁球朊酶等，以及赖氨酸、苏氨酸等18种氨基酸。药理研究显示：本品有通便、降压、调血脂等作用。

【临证应用】

（1）润养至液，清利至气，治阴液不足之便秘：本品质润多脂，静中能动，补中有消；可用于至液不足，至气郁阻，脾胃损伤，阴液化生乏源所致病证；症见大肠干燥，大便秘结，口干咽燥。本品常与白芍、大黄、肉苁蓉等同用，能增强润养至液、清利至气、促进脾胃化生阴液、通利大肠等作用。其用量一般为10～12g，用生药或炒药，用时打碎。

（2）疏利至液，和调至气，疗脂瘀内阻之眩晕：本品善于活血消脂，疏畅脉络；可用于至液不调，至气不畅，肝、脾、心气血失畅，湿痰、脂瘀内阻，形体肥胖，风阳上亢之头目眩晕。本品常与泽泻、天麻、白蒺藜等配合，可增强利至液、和至气、促进肝脾化湿祛痰、消脂散瘀、息风平肝等作用。其用量一般为10～15g，多用炒药或生药。

[附]番泻叶　郁李仁

（1）番泻叶：为豆科草本状小灌木植物狭叶番泻和尖叶番泻的叶；味甘、苦，性寒；归大肠经。本品始载于《饮片新参》。《现代实用中药》谓“番泻叶，少用为苦味健胃药，能促进消化；服适量，能起缓下作用”。在天癸方面的主要作用：本品有利至液，以促进胃肠通畅腑气，推进排出大便；清至气，以促进心肝不使血行脉外，有止血之功。现代研究表明：狭叶番泻叶含番泻叶苷A及B、番泻叶C及D、芦荟大黄素双蒽酮苷等。药理研究显示：本品有泻下、止血、抗菌作用，并有肌肉松弛和解痉作用。在天癸病的临床应用中，本品可用于至液不利，至气郁滞，胃肠或心肝失常，大便闭塞不通，或吐血、便血等病证。其用量一般为5～9g（煎服，后下）；温开水泡服2～3g。均用生药。

（2）郁李仁：为蔷薇科落叶灌木欧李、郁李或长柄扁桃的成熟种子；味辛、苦、甘，性平；归大肠、小肠经。《神农本草经》谓其“主大腹水肿，面目四肢浮肿，利小便水道”。《本草纲目》谓“郁李仁甘苦而润，其性降，故能下气利水”。在天癸方面的主要作用：通利至液，促进胃肠运行排便；调理至气，促进肝脾疏泄运化，消除胀满。现代研究表明：郁李种子含苦杏仁苷、皂苷（约 0.96%）、脂肪油（58.3% ~ 74.2%）、挥发性有机酸等成分。欧李种子含苦杏仁苷 2.25% 以上。药理研究显示，本品有润肠缓泻及抗炎、镇痛、止咳祛痰作用。在天癸病的临床应用中，本品可用于至液不利，至气失调，大便干结，闭塞不通，腹胀满痛，小便不利等病证。其用量一般为 10 ~ 15g，多用生药，用时捣碎。

第十五章 | 至精天癸药

至精天癸有天癸阳精和天癸阴精之分，故至精天癸药有天癸阳精药和天癸阴精药之别；具体可分滋养阳精药、温壮阳精药、清泻阳精热毒药、温消阳精寒毒药、凉滋阴精药、温补阴精药、清化阴精热毒药、温散阴精寒毒药等八个方面，前四者为天癸阳精病变所致，后四者为天癸阴精病变所引起。在至精天癸药中，如阳精过旺，除直接运用泻阳精药外，还可配合运用阴精药，以阴遏阳，使阴阳精达至平衡。若阴精过盛，除直接运用祛阴精药外，还可配合运用阳精药，以阳制阴，使阴阳精趋向平衡。此外，部分至精天癸药还有双向或多向调节作用，可以阳精、阴精同调，或治疗其他天癸病及非天癸病。

第一节　滋养阳精药

滋养阳精药适用于至精天癸阳精不足，致肾、睾、精室受伤，阴阳两虚，阳痿早泄，小便余沥，腰酸膝软，目涩咽干等病证。

楮实子　*滋养阳精及清和至气*

【古今要义】

本品为桑科落叶乔木植物构树的成熟果实；味甘，性寒；归肝、肾经。《名医别录》谓其“主阴痿，水肿，益气，充肌肤，明目”。《日华子本草》谓其“壮筋骨，助阳气，补虚劳，助腰膝、益颜色”。在天癸方面的主要功用：一为滋养阳精，强壮肾气，以疗阴痿阴湿；二为清益至气，和养肝阴，以治头晕目糊。现代研究表明：本品含皂苷、B族维生素和油脂等。临床有治男性不育症、骨刺、老年性白内障、变性近视等疾病的报道。

【临证应用】

（1）滋养阳精，清和至气，治阳痿阴湿：本品可用于阳精失养，肾肝受伤，肾气不足，肝阴亏少所致病证；症见阳痿反复不愈，阴部潮湿，心烦少眠。本品常与菟丝子、车前子等配合，增强滋养阳精、清和至气，促进阴生则阳长，使肾气肝阴逐渐恢复。其用量一般为 10 ~ 15g，多用干生药。

（2）清益至气，和养阳精，疗眩晕目糊：本品可用于至气郁热，阳精失养，肝肾受伤所致病证；症见头目眩晕，两目昏糊。本品常与柴胡、白蒺藜、青葙子等同用，具有增强清至气、和阳精、益肝肾等作用。其用量一般为 10 ~ 12g，多用干生药。

菟丝子　*滋养阳精并补益至气*

【古今要义】

本品为旋花科一年生寄生性蔓草植物菟丝子的成熟种子；味甘，性温润；归肝、肾、脾经。《神农本草经》谓其"主续绝伤，补不足，益气力，肥健。汁去面皯。久服明目，轻身，延年"。《名医别录》谓其"主养肌强阴，坚筋骨。主治茎中寒，精自出，溺有余沥，口苦，燥寒血为积"。本品在天癸方面的主要作用：一为滋养至精阳精，增强肾气，化生精血；二为温益至气，增强心脾，生化气血。现代研究表明：菟丝子含槲皮素、紫石英苷、金丝桃苷、胆甾醇、三萜酸类、生物碱、蒽醌类、香豆素类、皂苷类、甾萜类、鞣质等。药理研究显示：本品对生殖系统有增强作用，具有提高免疫功能、抗衰老和抗白内障等作用。

【临证应用】

（1）养阳精，补至气，治阳痿宫冷：菟丝子虽属性温，但温而不燥，且有润养之功；可用于阳精失养，至气不足，肾肝损伤，肾失封固，肝过疏泄，精室空虚，冲任虚弱所致病证；症见阳痿早泄，或宫冷不孕，腰膝无力，头晕耳鸣。本品常与覆盆子、肉苁蓉、枸杞子等同用，能增强滋养阳精、补益至气、促使肝肾之损伤逐渐恢复。若遗精多尿，白带稀多，则与金樱子、芡实、桑螵蛸等配合，具有固精止带作用。其用量一般为 12 ~ 20g，大便结者多用生药，大便溏者多用炙药。

（2）益至气，滋至精，疗早发衰老：菟丝子既能补阳，又能益阴；既能止泻，又能通便；既能补肾，又能益心。本品可用于至气不足，至精虚少，脏腑早衰，气血精来源减少，形神不足所致病证；症见面容苍老，肢体衰疲。本品常与生晒参（偏于阳气虚用红参）、肉苁蓉、枸杞子等同用，能增强补至气、益至精、激发脏腑化生气血精等作用。其用量一般为 12 ~ 20g，大便结者多用生药，大便溏者多用炙药。

[附] 山茱萸　金樱子

（1）山茱萸：为山茱萸科落叶小乔木植物山茱萸的成熟果肉；味酸、涩，性微温；归肝、肾经。《神农本草经》谓其"主心下邪气，寒热，温中，逐寒湿痹，去三虫。久服轻身”。《药品化义》谓其“滋阴益血，主治目昏耳鸣，口苦舌干，面青色脱，汗出振寒，为补肝助胆良品”。在天癸方面的主要功用：本品能滋养阳精，促进固肾益肝，起阳痿，止遗泄；补益至气，促进益心气，敛阴液，止大汗，宁心悸；大剂还可治疗寒痹肩痛难忍。现代研究表明：本品含山茱萸苷、乌索酸、獐牙菜苷、番木鳖苷等。此外，还有没食子酸、苹果酸、酒石酸、维生素 A 原等。药理研究显示：本品有抗出血性休克，抑制血小板聚集，降血糖，增强心肌收缩力，增强和调节免疫功能等作用。在天癸病的临床应用中，本品可用于至精阳精失养，至气不足所致的阳痿、遗精、遗尿、头晕耳鸣、大汗不止等病证。其用量一般为 6 ~ 12g，急救固脱可用 25 ~ 35g，治寒湿痹剧痛可用 30 ~ 40g，多用干生药。

（2）金樱子：为蔷薇科常绿攀缘植物金樱子的成熟果实；味酸、涩，性平；归肾、膀胱、大肠经。《本草求真》谓其“生者酸涩，熟者甘涩。当用其将熟之际，得微酸甘涩之妙，取其涩可止脱，甘可补中，酸可收阴，故能善理梦遗崩带遗尿，且能安魂定魄，补精益气，壮筋健骨”。《梦溪笔谈》谓“金樱子，止遗泄，取其温且涩也。世之用金樱者，待其红熟时，取汁熬膏用之，大误也。红者味甘，熬膏则全断涩味，都失本性。今当取半黄时采，干捣末用之。”在天癸方面的主要作用：本品能益阳精，促使肾气固涩精关，收敛脬府，壮举带脉；涩至液，促使肠胃收涩水液。现代研究表明：金樱子含苹果酸、枸橼酸、鞣酸及树脂等。药理研究显示，本品有抗动脉粥样硬化作用，并能促进胃液分泌、使肠黏膜分泌减少。在天癸病的临床应用中，本品常用于阳精不足，精关不固之遗精，滑精；或至液失常，不能固肠所致遗尿，尿频，带下清稀，泄泻等病证。其用量一般为 10 ~ 15g，大剂量可用 30g，多用干生药。

第二节　温壮阳精药

温壮阳精药适用于至精天癸阳精虚损，肾、睾、精室虚寒，阳气不足，阳痿早泄，阴器寒冷，四肢不温，精神疲乏等病证。

海马　温壮阳精并补益至气

【古今要义】

本品为海龙科动物线纹海马、刺海马、大海马、三斑海马或小海马（海蛆）的干燥体；味甘，性温；归肝、肾经。《本草纲目》谓其“暖水道，壮阳道，消瘕块，治疗疮肿毒”。《本草品汇精要》谓其“调和气血”。本品在天癸方面的主要功用：一为温壮至精阳精，促使肾气振奋阳道；二为补益至气至精，增强肺肾呼吸之功；三为调理至液至气，促使肝心气血流通畅达。现代研究表明：海马主要含有大量的镁、钙，其次为锌、铁、锶、锰，以及少量的钴、镍、铜和镉；此外，还含有硬脂酸、胆甾醇等。药理研究显示：本品有性激素样作用。线纹海马能延长雌小鼠的动情期，对去势小鼠则可出现动情期，能增加正常小鼠子宫及卵巢重量。海马有雄性激素样作用，其效力较蛇床子、淫羊藿弱，但比蛤蚧强；对生殖系统有增强作用，并有抗衰老、抗血栓作用。

【临证应用】

（1）温壮阳精，补益至气，治阳痿不已：海马善于补阳精，又能益至气和至液之功；可用于至精阳精不足，肾气受伤所致病证；症见阳痿日久不愈，精神衰疲，腰膝酸冷，小便余沥。本品常与淫羊藿、枸杞子、菟丝子等同用，能增强温壮阳精、补益至气作用。其用量一般为 3 ~ 9g，多用干生药。

（2）温补至气，调养至精，疗虚喘日久：本品可用于至气至精不足，肺肾受伤，肺不能主呼，肾不能主吸，吐故纳新失常所致病证；症见气喘乏力，汗出脉弱。本品常与蛤蚧、红参等配合，可增强温补至气至精，促进恢复肺肾的功能。其用量一般为 3 ~ 9g，多用干生药。

（3）调理至气，和利至液，疗瘀血内阻：本品可用于至气至液失调，肝心受伤，气血运行不畅，瘀血内阻所致病证；症见脉道不利，或癥瘕积聚。本品常与当归、血竭等配合，可提高调理至气至液、促进肝主疏泄、心主血脉等作用。其用量一般为 3 ~ 6g，多用干生药。

冬虫夏草　*补阳精，益至气，安至神*

【古今要义】

本品为麦角菌科真菌冬虫夏草寄生蝙蝠蛾科昆虫幼虫上的子座及幼虫尸体的复体；味甘，性平；归肺、肾经。《本草纲目拾遗》谓其“保肺气，实腠理”。《药性考》谓其“秘精益气，专补命门”。《本草从新》谓其“保肺益肾，止血化痰，已劳嗽”。本品在天癸方面的主要功用：一为壮补阳精，振奋肾气；二为补益至气，促使肺脾肾化生气血津液；三为宁和至气，促使心肝神魂安宁。现代研究表明：冬虫夏草所含成分较为丰富，有氨基酸类、糖和醇类、核苷类、多种元素、维生素 B_{12} 和维生素 B_1、有机酸及胆甾醇软脂酸酯、麦角甾醇等成分。药理研究显示：本品有镇静、抗惊厥、增强和调节免疫功能、有雄激素样等作用，并有抗心肌缺血和心律失常，有祛痰平喘、抗疲劳、耐缺氧、耐高温和低温、抗衰老、抗肾衰、抗炎、抗微生物等作用。

【临证应用】

（1）壮阳精，益至气，治经久阳痿：冬虫夏草壮阳而不燥烈，不耗阴液，故用于至精阳精亏损，至气不足，肾亏精少所致病证；症见阳痿日久，反复不愈，精神衰疲，腰膝酸软。本品常与淫羊藿、菟丝子、杜仲等同用，能增强壮阳精、益至气作用。其用量一般为 5 ~ 10g，多用生药。

（2）补至气，益至液，疗久咳虚喘：本品可用于至气虚弱，至液不足，至精亏少，肺肾气阴受伤所致病证；症见呼吸失常，久咳虚喘，或劳嗽咳血。本品常与蛤蚧、五味子、紫菀等同用，可增强益至气、至液、至精作用。劳嗽咳血，则与北沙参、侧柏叶、川贝母等配合，具有补肺肾、止咳血功用。其用量一般为 3 ~ 9g，多用生药。

（3）安至神，和至气，疗长久不寐：本品可用于至神不安，至气不和，至精不足，心、肾、肝受伤，心肾不济，肝魂失藏所致病证；症见长期不寐，心慌胆怯。本品常与白茯苓、白芍、琥珀等同用，能增强安至神、和至气、益至精、促使心、肾、肝交泰的调和作用。其用量一般为 5 ~ 9g，多用生药。

[附]蛤蚧　锁阳　海狗肾　蛇床子

（1）蛤蚧：为脊椎动物壁虎科动物蛤蚧已去内脏的干燥体；味咸，性平；归肺、肾经。《本草纲目》谓其“补肺气，益精血，定喘止嗽，疗肺痈、消渴，助阳道”。《本草再新》谓其“温中益肾，固精助阳，通淋，行血”。在天癸方面的主要作用：本品具有温壮至精阳精，兼益至精阴精；并补至气，又调至液之功。现代研究表明：本品含多种甾体类化合物。脂类成分有胆固醇、甘油酯、糖脂、磷脂等。此外，还含有甘氨酸、脯氨酸、谷氨酸、精氨酸、天冬氨酸、丝氨酸、赖氨酸等 18 种游离氨基酸，其中以甘氨酸、谷氨酸含量较多。其药理研究显示：既有雄激素样作用，又有雌性激素样作用；还有促肾上腺皮质激素样作用，以及有免疫增强、抗应激、抗炎、平喘等作用。在天癸病的临床应用中，本品常用于至精阳精虚弱，至气不足所致的肾虚阳痿，遗精滑泄；或肺肾两虚，久咳喘促等病证。其用量一般每次 1 ~ 3g，研末服，日服 2 ~ 3 次。用时除去鳞片及头足，切成小块，黄酒浸润后，烘干，研粉。

（2）锁阳：为锁阳科多年生肉质寄生草本植物锁阳的干燥肉质茎；味甘，性温；归脾、肾、大肠经。《本草衍义补遗》谓其“大补阴气，益精血，利大便”。《本草原始》谓其“兴阳固精，强阴益髓”。在天癸方面的主要作用：本品既益至精阳精，又益至精阴精，但不能久服，反易伤肾损气，阳事不兴；并有补至气，养至液之功。现代研究表明：本品含有黄酮类、萜类、甾醇类、有机酸类等成分。药理研究显示，本品对免疫功能有调节作用。静脉点滴锁阳提取物，可使幼年大鼠血浆睾酮含量显著增高；而连续 9 天灌饲锁阳水煎剂，可使小鼠血浆睾酮浓度显著降低，睾丸显著萎缩。本品兴奋肠管，增强肠蠕动；具润肠通便作用，不会导致便秘；有降低血压、促进唾液分泌作用，能使细胞内 DNA 和 RNA 合成率增加。在天癸方面的临床应用中，本品可用于至精不足，至气亏损，至液失调而致肾、肝、脾、大肠受伤，阳痿遗精，精冷不育，或腰膝痿弱，四肢无力，或肠寒虚秘等病证。用量一般为 10 ~ 15g，多用生药。

（3）海狗肾：为海狗科动物海狗或海豹科动物海豹的雄性外生殖器；味咸，性热；归肾经。《药性论》谓其“治积冷，劳气羸瘦，肾精衰损，瘦悴”。《日华子本草》谓其“益肾气，暖腰膝，助肾阳”。在天癸方面的主要作用，本品有温壮至精阳精，兼益至气之功。现代研究表明：本品含雄性激素、蛋白质、脂肪等。药理研究显示：本品有雄性激素样作用。在天癸病的临床应用中，本品常用于天癸阳精虚损，至气不足，肾阳衰虚，精髓亏少，阳痿精冷，精少不育等病证。用量一般每次1～3g，研末服，一日2～3次。酒炙脆，研末用。

（4）蛇床子：为伞形科一年生草本植物蛇床的成熟果实；味辛苦，性温，有小毒；归肾经。《神农本草经》谓其“主妇人阴中肿痛，男子阴痿湿痒，除痹气，利关节，癫痫恶疮。久服轻身”。在天癸方面的主要作用，本品有温振天癸阳精并阴精，调利至液，促使振奋肾阳，燥化湿毒之功。现代研究表明：本品含挥发油，主要成分为蒎烯、莰烯、异戊酸、龙脑脂等。此外，还含有香豆素类成分，如蛇床子素、佛手柑内酯、异虎耳草素、花椒毒素等。药理研究显示：本品有性激素样作用，能使小鼠卵巢及子宫重量增加；以前列腺、精囊、提肛肌增加重量的方法，证明其有雄性激素样作用；有抗滴虫、抗真菌、抗心律失常、抗变态反应、平喘、抗诱变性作用。在天癸病的临床应用中，本品常用于至精阳精不足或阴精寒胜，至液失调，肾气受伤，湿毒内阻，阳痿阴寒，宫冷不孕，或寒湿带下，或阴痒湿疹等病证。用量一般为5～10g，外用适量，多用生药。

温壮天癸阳精药较多，除上述外，还有淫羊藿、雄蚕蛾、黄狗肾、仙茅、鹿茸等，均有温壮阳精，兼能调补至气等作用。

第三节　清泻阳精热毒药

清泻阳精热毒药适用于至精天癸阳精热毒壅阻，损及肾、精室、胞宫及肺、肝，小便频数涩痛，血精时作，或面部丘疹脓疱连及胸背，体毛增多，烦躁不安等病证。

丹参　清阳精，调至液，和至神

【古今要义】

本品为唇形科植物丹参的根及根茎；味苦，性微寒；归心、肝经。《神农本草经》谓其“主心腹邪气，肠鸣幽幽如走水，寒热积聚，破癥除瘕，止烦满，益气”。《名医别录》谓其“主养血，去心腹痼疾，结气，腰脊强，脚痹，除风邪留热，久服利人”。《重庆堂随笔》云：“丹参，降而行血，血热而滞者宜之，故为调经产后要药。”本品在天癸方面的主要功用：一为清泻阳精，抑遏肝肾火毒；二为和调至液，促进心肝和冲任脉血行畅通；三为安和至神，促使心肝安神止烦，和气定痛。现代研究表明：丹参主要含脂溶性成分和水溶性成分。脂溶性成分有丹参酮、隐丹参酮、羟基丹参酮、紫丹参甲素、紫丹参乙素、丹参酚、丹参醛等，水溶性成分有丹参酸、原儿茶酸等。此外，丹参中尚含黄芩苷、β－谷甾醇、胡萝卜苷、维生素 E 等。药理研究显示：本品对肝损伤有保护作用，并能抗肝纤维化作用；有抗雄性激素和抗炎、抗菌作用；有扩张冠状动脉与外周血管，增加冠脉血流量，改善心肌收缩力，调整心率，降低血压作用；有镇静、镇痛作用等。有报道说，丹参有活化肿瘤细胞，增加运动性，也影响肿瘤细胞的扩散和转移；亦有报道说，丹参对小鼠肺癌、黑色素瘤和肉瘤，有不同程度的抑制作用。

【临证应用】

（1）清阳精，和至液，治月经不调：本品有益阴精、泻阳精之功；可用于阳精偏旺，阴精不足，肝肾郁热，冲任不调所致病证；症见月经先期或停闭不潮，体毛增多，性情急躁。本品常与覆盆子、牡丹皮等同用，增强清阳精、益阴精、调至液作用。其用量一般为 10～15g，生药或酒炒用。

（2）调至液，抑阳精，疗热毒痤疮：本品可用于至液不调，阳精过旺，肝心郁热，久阳酿毒所致病证；症见面部密布红色丘疹，夹有脓疱，甚至连及胸背。本品常与蒲公英、紫花地丁、连翘等同用，可增强抑阳精、调至液、清肝心、祛热毒作用。其用量一般为 10～15g，生药或酒炒用。

（3）安至神，理至气，治胸痹心悸：本品可用于至神不宁，至气不和，至液不调，心肝受伤，气血不畅所致病证；症见心神不安，胸痹心悸，少眠心烦。本品常与三七、降香等配合，能增强安至神、理至气、和至液、促使心肝气血畅通、宁志安神作用。其用量一般为 10～20g，多用酒炒或生药。

紫草　泻阳精，凉至液，清至气

【古今要义】

本品为紫草科多年生草本植物新疆紫草、紫草、内蒙古紫草的根；味甘、咸，性寒；归心、肝经。《神农本草经》谓其“主心腹邪气，五疸，补中益气，利九窍，通水道”。《本草正义》谓“紫草，气味苦寒，而色紫入血，故清理血分之热，古以治脏腑之热结。后人则专治痘疡，而兼疗斑疹，皆凉血清热之正旨”。本品在天癸方面的主要功用：一为清泻阳精，又泻阴精，能治肝肾火毒之实证；二为凉利至液，又清至气，能治心肝热毒之证。现代研究表明：紫草含色素成分为萘醌衍生物，有紫草素、紫草烷、乙酰紫草素等。此外，又含有脂肪酸，为软脂酸、油酸和亚油酸等。药理研究显示：本品有抗生育、抗肿瘤、降血糖、抗病原微生物、抗炎等作用。

【临证应用】

（1）清泻阳精，凉利至液，治火毒斑疹：本品性寒而滑，善于凉血活血、利肠通便；可用于阳精过旺，至液不利，心肝受损，火毒内炽所致病证；症见斑疹紫黑。本品常与生赤芍、升麻、水牛角等同用，可增强泻阳精、凉利至液，促进去火解毒、消除斑疹作用。其用量一般为 6～12g，多用干生药。

（2）凉利至液，清泄至气，疗痈疽疮毒：本品可用于至液郁阻，至气壅滞，阳精偏盛，心、肝、脾、肾受伤，热毒内阻所致病证；症见痈疽疮疡，紫红肿胀。本品常与白芷、牛蒡子、蒲公英等配合，可增强清泄至液、至气和阳精作用。其用量一般为 8～12g，多用干生药。

蒲公英　泻阳精，利至液，清至气

【古今要义】

本品为菊科多年生草本植物蒲公英、碱地蒲公英的干燥全草；味苦、甘，性寒；归肝、胃经。《新修本草》谓其"主妇人乳痈肿"。《本草新编》谓"蒲公英，至贱而有大功，惜世人不知用之。阳明之火，每至燎原，用白虎汤以泻火，未免太伤胃气。……蒲公英亦泻胃火之药，但其气甚平，既能泻火，又不损土，可以长期久服而无碍"。本品在天癸方面的主要功用：一为凉泄阳精，能治心、肝、肾火热郁毒；二为清调至气，可治胃、脾、肝郁热胃痛；三为凉利至液，可治肾、脬、肠湿热内阻，下窍不畅。现代研究表明：蒲公英全草含甾醇、胆碱、菊糖、果糖等。药理研究显示：本品有抑菌、抗肿瘤、抗内毒素作用，对实验性胃溃疡及胃黏膜损伤有保护作用。

【临证应用】

（1）清阳精，凉至气，治痈肿疔毒、痤疮脓疱：本品味苦性寒，善于解毒消痈散结；可用于阳精偏旺，至气郁热，心、肝、肾受伤，气血阻滞所致病证；症见腐肉损皮，痈肿疔毒，乳痈内痈，或痤疮脓疱，连及胸背，心烦不安。本品常与紫花地丁、连翘、金银花等同用，能增强清阳精、凉至气、促使心肝肾气血畅通、排解热毒、消除肿疡作用。其用量一般为 12～30g，多用干生药。

（2）调至气，和至液，疗胃热疼痛、肠热便秘：本品可用于至气失调，至液不畅，胃肠受伤，热毒内阻，气机阻滞所致病证；症见胃脘疼痛，或胃中灼痛，大便较结。本品常与白花蛇舌草、无花果、栀子等配合，可加强调至气、和至液、促使胃肠畅通气机、和调水液、排除热毒等作用。其用量一般为 15～30g，多用干生药。

（3）利至液，清至气，治热淋涩痛、湿热黄疸：本品可用于至液不利，至气郁阻，肾、肝、脾受伤，湿热内阻，分利失常，气化气机不调所致病证；症见尿频尿急尿痛。

本品常与白茅根、金钱草、车前子等配伍，可加强利至液、清至气、促使肾脬通利水道、消除淋痛。如湿热黄疸，则与栀子、茵陈、垂盆草等同用，具有清利至液至气、促使肝胆泄热利湿、消退黄疸作用。其用量一般为 15 ~ 30g，多用干生药。

[附] 紫花地丁　连翘　金银花

（1）紫花地丁：为堇菜科多年生草本植物紫花地丁的全草；味苦、辛，性寒；归心、肝经。《本草纲目》谓其“主治一切痈疽发背，疔肿瘰疬，无名肿毒，恶疮”。《要药分剂》谓“紫花地丁，〈纲目〉止疗外科症，但古人每用治黄疸、喉痹，取其泻热除湿之功也。大方家亦不可轻弃”。在天癸方面的主要功用：本品有清阳精，凉至气，利至液，促使心、肺、肝、肾排解阳热毒邪之功。现代研究表明：紫花地丁全草含棕榈酸、对羟基苯甲酸、反式对羟基桂皮酸、丁二酸等。其药理研究显示：有抗病原微生物、抗内毒素等作用。在天癸病的临床应用中，本品可用于天癸阳精热盛，至气、至液郁阻不畅，痈肿疔毒，乳痈肠痈，痤疮脓疱，热咳痰喘，咽喉红肿等病证。其用量一般为 10 ~ 20g，多用干生药。

（2）连翘：为木犀科落叶灌木连翘的果实；味苦，性微寒；归肺、心、小肠经。《神农本草经》谓其“主寒热，鼠瘘，瘰疬，痈肿，恶疮，瘿瘤，结热，蛊毒”。《药品化义》谓“总治三焦诸经之火，心肺居上，脾居中州，肝胆居下，一切血结气聚，无不调达而通畅也”。在天癸方面的主要功用，本品有清泄阳精、凉疏至气、通利至液、促使心、肺、肝、肾驱除阳热毒邪、调畅气血、渗利水湿之功。现代研究表明：连翘含有连翘酚、连翘酯苷、齐墩果酸、熊果酸、松脂素等。此外，还含有多种烃类、醛酮类、醇酯醚类挥发性成分。药理研究显示：本品有抗病原微生物、抗炎、解热、保肝、镇吐、利尿等作用。在天癸病的临床应用中，本品常用于阳精偏旺，至气郁阻，至液不利，痈疽肿毒，瘰疬痰核，痤疮脓疱，热淋尿闭等病证。其用量一般为 8 ~ 20g，多用干生药。

（3）金银花：为忍冬藤科多年生半常绿缠绕性木质藤本植物忍冬、红腺忍冬、山银花或毛花柱忍冬的花蕾或带初开的花；味甘，性寒；归肺、心、胃经。《本草通玄》谓“金银花，主胀满下痢，消痈散毒，补虚疗风，世人但知其消毒之功，昧其胀利风虚之用”。在天癸方面的主要功用：本品泻阳精，抑阴精，开至神，清至气，利至液，促使肺、心、胃、肝、肾驱除阳热毒邪；并有损胎元，伤胞宫之不良现象。现代研究表明：本品花蕾含有木犀草素、肌醇、皂苷。金银花的挥发油中有 30 多种成分，已分离出了芳樟醇等。药理研究显示：本品有抗病原微生物、抗炎、解热、降血脂、调节免疫功能、抗生育、兴奋中枢、促进胃液及胆汁分泌等作用。在天癸病的临床应用中，本品常用于阳精热毒，至气郁热，至液失调，痈肿疔疮，肠痈肺痈，咽喉肿痛，热咳痰黄，痤疮脓疱，热淋涩痛，热毒痢疾等病证。其用量一般为10～20g，多用干生药，痢疾可用炒炭药。

清泻阳精药较多，除上述外，还有白花蛇舌草、红藤、野菊花、败酱草、牛蒡子等，均有清泻阳精、兼凉至气、通利至液等作用。

第四节　温消阳精寒毒药

温消阳精寒毒药适用于至精天癸阳精寒毒阻滞，伤及肾、精室、胞宫及肺、肝，小腹疼痛，阴寒阳痿，小便频多，精室肿瘤，女子月经闭阻等病证。

花椒　温消阳精并暖和至气

【古今要义】

本品为芸香科灌木或小乔木植物花椒或青椒的成熟果皮；味辛，性热；归脾、胃、肾经。《神农本草经》谓其“主邪气咳逆，温中，逐骨节皮肤死肌，寒湿痹痛，下气。久服之头不白，轻身，增年”。本品在天癸方面的主要功用：一为温阳精，祛寒毒，散结消积；二为暖调至气，缓急止痛；三为和利至液，祛湿止泻。现代研究表明：花椒果皮内含有柠檬烯、α－蒎烯、β－蒎烯、樟醇、紫苏烯、乙酸橙花酯等成分。药理研究显示：本品有抗胃溃疡、止泻、保肝、镇痛、抗血栓、抗应激性心肌损伤、抗菌、驱虫等作用。

【临证应用】

（1）温阳精，祛寒毒，调至气，治睾丸肿胀硬痛：本品可用于天癸阳精寒毒内阻，至气壅滞，肾阳命火受伤所致病证；症见睾丸肿硬疼痛，阴囊湿冷。本品常与荔子核、小茴香、蓬莪术等同用，能增强温化阳精寒毒、调理至气作用。其用量一般为3～10g，多用干生药或炒药。

（2）暖至气，祛阴寒，利至液，疗脘腹冷痛：本品可用于至气寒冷，至液不利，脾胃受伤，中阳不足，寒湿内阻，脘腹冷痛，喜暖喜按；常与桂枝、白芍、干姜等配合，可增强温至气、利至液、祛寒邪等作用。其用量一般为3～8g，多用炒药。

（3）调至液，温至气，祛寒湿，治下利不止：本品可用于至液不调，至气失于温煦，寒湿内阻，损及脾、肾与大肠所致病证；症见黎明前大便泄泻，久而不止，便前常有腹痛里急，平时小腹觉冷。本品常与肉豆蔻、附子、白术等配合，可加强暖至气、调至液、促使脾、肾、大肠恢复正常功能的作用。其用量一般为3～6g，多用炒药。

刘寄奴　温散阳精，利至气、至液

【古今要义】

本品始载于《新修本草》，相传此药为南朝刘宋刘裕所发现，刘裕乳名寄奴，故称其为刘寄奴。刘寄奴为菊科多年生草本植物奇蒿的地上部分；味辛、苦，性温；归心、肝、脾经。《新修本草》谓其"破血，下胀"。《日华子本草》谓其"治心腹痛，下气水胀、血气，通妇人癥结，止霍乱水泻"。本品在天癸方面的主要功用：一为温散阳精，又益阴精，可治阳精寒凝、阴精不足证；二为调理至气，和利至液，可治至气阻滞、至液不利证。现代研究表明：本品含香豆精、异泽兰黄素、西米杜鹃醇、脱肠草素、奇蒿黄酮、奇蒿内酯等。药理研究显示：本品能增加豚鼠冠脉灌流量，对小鼠缺氧模型有明显的抗缺氧作用；并有抑菌作用，对宋内痢疾杆菌、福氏痢疾杆菌等有抑制作用。

【临证应用】

（1）温消阳精，又益阴精，并理至气，治睾丸冷痛、经闭腹冷：本品可用于至精阳精郁阻，至气不畅，睾丸冷痛或肿胀，会阴部及少腹酸胀隐痛；或阳精过甚，阴精不足，冲任失调，女子月经闭阻，小腹疼痛。如睾丸冷痛，常与荔子核、吴茱萸、蓬莪术等同用，可增强温散阳精、调理至气作用；经闭腹痛，则与当归、红花、覆盆子等配合，具有制阳精、益阴精、调冲任等作用。其用量一般为 6～15g，多用生药。

（2）调畅至气，和利至液，疗食积阻滞，下利腹痛：本品可用于至气郁阻，至液不利，脾胃受伤，不能运化水谷所致病证；症见食积停滞，下利腹痛。本品常与鸡内金、干姜、黄连等配合，可增强调理至气、和利至液作用。其用量一般为 8～12g，多用生药。

[附] 乳香　白芥子　蓬莪术

（1）乳香：为橄榄科植物卡氏乳香树的胶树脂；味辛、苦，性温；归心、肝、脾经。《名医别录》谓其"疗风水肿毒，去恶气"。《本草纲目》谓其"消痈疽诸毒，托里护心，活血定痛，伸筋，治妇人难产、折伤"。在天癸方面的主要功用：本品既温消阳精，又散阴精；既调理至气，又和至液。现代研究表明：本品含树脂、树胶及挥发油。树脂酸性部分主要含 α－乳香酸及其衍生物；中性部分含 α、β－乳树脂素的衍生物，如 α－香树酮等。树胶主要含多聚糖。挥发油含蒎烯、二戊烯、α－水芹烯、α－马鞭草烯醇及马鞭草烯酮。药理研究显示：本品有镇痛、消炎、抗阴道滴虫及升高白细胞等作用，所含蒎烯有祛痰作用。有报道，乳香能明显减轻阿司匹林、保泰松、利血平所致胃黏膜损伤及应激性胃黏膜损伤。在天癸病的临床应用中，本品可用于阳精寒滞，阴精不调，肾、精室、胞宫受伤，睾丸冷痛或阴囊肿硬疼痛，或女子痛经、小腹冰冷及痤疮不已等病证。其用量一般为 3～10g，多用炒药。

（2）白芥子：为十字花科一年生或越年生草本植物白芥或芥的成熟种子；味辛，性温；归肺、胃经。《本草正》谓“白芥子，消痰癖疟痞，除胀满极速。因其味厚气轻，故开导虽速而不甚耗气，既能除胁胀皮膜之痰，则他近处者不言可知”。本品在天癸方面的主要功用，有温化阳精、驱除寒凝、调畅至气、通利至液之功。现代研究表明：白芥子含白芥子苷、芥子碱、芥子酶、脂肪、蛋白质、维生素A类等物质。药理研究显示：芥子粉作为调味剂，使唾液分泌及淀粉酶活性增加，心脏体积减少，减慢心率。小量内服，可刺激胃黏膜，增加胃液及胰液的分泌，有时可缓解顽固性呃逆；大量内服，可迅速引起呕吐，可用于麻醉性药物的治疗及抗真菌作用等。在天癸病的临床应用中，本品可用于阳精寒凝，至气、至液失调，脾、肺、肾受伤，津液不行，痰浊壅盛，咳喘气促，胸胁胀痛，肢体麻木，关节疼痛，肩臂痹疼，阴囊肿胀，以及阴疽肿毒等病证。其用量一般为3～10g，宜用炒药，捣碎入煎。外用适量，研末调敷。

（3）蓬莪术：为姜科植物蓬莪术、温郁金、广西莪术的根茎；味辛、苦，性温；归肝、脾经。《日华子本草》谓其“治一切血气，开胃消食，通月经，消瘀血，止仆损痛，下血及内损恶血等”。《开宝本草》谓其“又疗妇人血气，丈夫奔豚”。本品在天癸方面的主要功用，既有温消阳精、又能调阴精，既通理至气、又利至液之功。现代研究表明：莪术中主要为挥发油成分。温郁金含α－蒎烯、β－蒎烯、樟脑、龙脑等。广西莪术除上述成分外，还含莰烯、柠檬烯、芳姜酮、姜黄酮等。药理研究显示：本品有抗癌、抗菌、抗炎、抗病毒作用，对大鼠实验性胃溃疡有明显的治疗作用；并能改善肺部微循环，减轻支气管的高过敏反应；有显著抑制血小板聚集，降低全血黏度作用；有明显抗早孕作用等。在天癸病的临床应用中，本品可用于天癸阳精寒滞，阴精不调，至气、至液失于疏理，肝、肾、脾、冲任受伤，男子睾丸肿硬疼痛连及少腹、会阴部、阴囊冰冷，或女子经闭不潮、小腹冷痛，以及过食成积，胁下脘腹胀痛等病证；亦可用于非天癸病之气滞血瘀之癥瘕积聚，跌打损伤等疾患。其用量一般为5～15g，多用醋制药。

第五节　凉滋阴精药

凉滋阴精药适用于至精天癸阴精不足，损及肾、肝、胞宫，月经延后，白带颇少，阴户干燥，乳房偏小，精神不足，口干咽燥，头晕耳鸣等病证。

蛤蟆油　*滋阴精，益阳精，润至液*

【古今要义】

本品为脊索动物门两栖纲蛙科动物中国林蛙（蛤士蟆）的输卵管；味甘、咸，性平；归肺、肾经。《神农本草经》谓其“主邪气，破癥坚血，痈肿，阴疮。服之不患热病”。《饮片新参》谓其“养肺肾阴，治虚劳咳嗽”。本品在天癸方面的主要功用：一为滋补天癸阴精，兼益天癸阳精；二为润养至液，柔和至气。现代研究表明：本品含孕酮、雌二醇、睾酮、色氨酸、蛋氨酸、亮氨酸、苯丙氨酸、精氨酸、胱氨酸、谷氨酸、胆甾酸、维生素A、维生素E和维生素E_2等成分。药理研究显示：本品能提高小白鼠的游泳时间，对小白鼠生长发育有良好的强壮作用，蛤蟆油中的脂溶性成分还有促进小鼠性成熟的作用等。

【临证应用】

（1）滋补阴精，兼益阳精，治精血虚少，发育迟缓：本品可用于至精阴精亏损，至精阳精欠足，肾及髓脑受伤所致病证；症见精血虚亏，发育迟缓，或早发衰老，精神衰惫。本品可单用，亦可配合燕窝同服。如气血不足，女子月经闭阻，可配合当归、黄芪、覆盆子等另煎汤兑服。其用量一般为3～10g，蒸汤内服。

（2）润养至液，和调至气，疗劳嗽痰血、骨蒸盗汗：本品不但滋补阴精力胜，而且滋养至液亦力宏，故可用于至液不足，至气不和，肺肾受伤，阴液亏损，虚火内动所致病证；症见咳嗽痰血，骨蒸潮热，颧红盗汗，形体消瘦。本品常与白木耳蒸汤服，亦可配合北沙参、麦冬、生地黄、白及等另煎兑服。其用量一般为3～6g，蒸汤内服。

覆盆子　补阴精，益至气，固至液

【古今要义】

本品为蔷薇科落叶灌木植物华东覆盆子的果实；味甘、酸，性平；归肝、肾、膀胱经。《本草经疏》谓：“覆盆子，其主益气者，言益精气也。肾藏精，肾纳气，精气充足，则身自轻，发不白也。”《本草通玄》谓：“覆盆子，甘平入肾，起阳治痿，固精摄溺，强肾而无燥热之偏，固精而无凝涩之害，金玉之品也。”《本草正义》：“覆盆，为滋养真阴之药，味带微酸，能收摄耗散之阴气而生精液。”本品在天癸方面的主要功用：一为滋补至精阴精，可治女子胞系不足；二为补益至气，可治肾气虚弱；三为固涩至液，可治肾脬无力。现代研究表明：本品含有机酸、糖类及少量维生素C，以及覆盆子酸、鞣花酸及β－谷甾醇等。药理研究显示：本品有雌激素样作用，并有抑菌作用等。

【临证应用】

（1）滋补阴精，助长至气，治女子月经量少或经闭、阴户干燥：本品可用于至精阴精亏少，至气失充，胞宫与肾受伤，冲任虚损所致病证；症见月经延期，经量甚少，甚至经闭，阴户干燥，无白带。本品常与紫河车、蛤蟆油、葛根等同用，能增强补益阴精、助长至气作用。其用量一般为10～15g，多用干生药。

（2）补益至气，固涩至液，疗阳痿滑精、遗尿尿频：本品可用于至气亏虚，至液不固，肾脬精室受伤，肾气虚弱，脬气无力，精室失固，阳痿不举，滑精遗精，遗尿尿频等病证。如阳痿、滑精、遗精，常与菟丝子、金樱子、芡实等同用，具有增强补至气、固至液、兴阳起痿、固精缩尿作用；遗尿尿频，则与益智仁、桑螵蛸、金樱子等配合，可加强益至气、涩至液、缩尿液之功。其用量一般为 10 ~ 15g，多用干生药。

[附] 刺蒺藜　桑叶

（1）刺蒺藜：为蒺藜科一年生或多年生草本植物蒺藜的果实；味苦、辛，性平；归肝经。《神农本草经》谓其"主恶血，破癥结积聚，喉痹，乳难。久服长肌肉，明目轻身"。《名医别录》谓其"治身风痒，头痛"。《植物名实图考》云："盖其气香，可以通郁，而能横行排荡，非他药直达不留者可比。"本品在天癸方面的主要功用：一为调补天癸阴精，又助天癸阳精；二为调和至气，又利至液。早期国外报道，本品主要含黄酮类化合物。近期国内研究报道，本品中分得 7 个化合物，即 β－谷甾醇、支脱皂苷元、海柯皂苷元、替告皂苷元等。药理研究显示：本品有降压、强心、抗动脉硬化、利尿、抗过敏作用，有强壮与抗衰老、提高免疫功能的作用。有明显增加雌性小鼠的子宫和卵巢的重量；蒺藜总皂苷有促精子产生，增加性欲的作用。总皂苷有降低血小板聚集及降低血脂，从而刺蒺藜有活血化瘀作用。在天癸病的临床应用中，本品可用于天癸阴精阳精不足，至气至液失调，男女性欲减退，胸胁胀痛，或女子乳房胀痛，头晕目眩，瘾疹瘙痒等病证。其用量一般为 10 ~ 15g，多用炒药，亦有用生药。

（2）桑叶：为桑科植物桑的干燥叶；味苦、甘，性寒；归肺、肝经。《神农本草经》谓其"除寒热，出汗"。《本草经疏》云："桑叶，甘所以益血，寒所以凉血，甘寒相合，故下气而益阴，是以能主阴虚寒热及因内热出汗。"在天癸方面的主要作用，本品有益天癸阴精、滋养至神、清和至气、润调至液之功。现代研究表明：本品主要含有黄酮类、甾醇类和其他类化合物。其中黄酮类有芦丁、槲皮素、异槲皮苷、桑苷、黄芪黄酮；β－谷甾醇、β－D－葡萄糖苷、菜油甾醇；其他还含有昆虫变态激素、多种酸类、酚类、维生素 B_1、维生素 B_2、维生素 C、微量挥发油、糖类、蛋白质、鞣质等。药理研究显示：本品有降血糖、降血压、抗菌、抗炎等作用。对性周期鼠的子宫有兴奋作用，用桑叶中植物雌激素饲喂小鼠，可减慢生长率。有关临床报道，桑叶配合枸杞子、何首乌等药，治疗脑萎缩有一定的疗效。在天癸病的临床应用中，本品常用于天癸阴精不足，至阳失养，至气不和，至液亏少，五脏受伤，头晕耳鸣，少眠健忘，消渴咽干，盗汗自汗，月经不调等病证；也可用于非天癸病之风热感冒，温病初起，肺热燥咳、风痧等疾患。其用量一般为 10 ~ 20g，多用干生药，亦有用蜜炙药。

第六节　温补阴精药

温补阴精药适用于至精天癸阴精亏损，伤及肾、肝、胞宫，月经延后，阴户干燥，白带甚少或带下量多如水，腰膝酸软，精神衰疲等病证。

补骨脂　补阴精，益至气，暖至液

【古今要义】

本品为豆科一年生草本植物补骨脂的成熟果实；味辛、苦，性温；归肾、脾经。《开宝本草》谓其“主五劳七伤，风虚冷，骨髓伤败，肾冷精流，及妇人血气堕胎”。《玉楸药解》谓其“收敛滑泄、遗精、带下、尿多、便滑诸症”。本品在天癸方面的主要功用：一为温补天癸阴精，能益脑肾；二为补益至气，能强身健体；三为暖涩至液，能疗脾肾虚弱。现代研究表明：本品主要含香豆素类、黄酮类、单萜酚类、脂类等化学成分。药理研究显示：本品有抗生育和雌激素样作用；补骨脂酚有明显抗早孕及雌激素样作用，能增加阴道角化，增长子宫重量，有抗衰老、升高白细胞、止血、抗肿瘤等作用；有光敏作用，异补骨脂素能促进皮肤黑色素的合成，并使之沉积于皮下。补骨脂对组胺引起的气管收缩有明显扩张作用，略逊于氨茶碱；还能增强机体免疫功能等。

【临证应用】

（1）温补阴精，调补至气，治遗尿尿频、崩漏带下：本品可用于天癸阴精不足，至气虚弱，肾、脬、冲任受伤，肾气无力，膀胱失约，或冲任带脉虚损，遗尿时作，尿频无力，或崩中漏下、白带清稀等症。如遗尿、尿频，常与益智仁、小茴香、桑螵蛸等同用，可增强补阴精、益至气作用；崩漏下血，则与赤石脂、海螵蛸等配合，可加强益阴精、固至气、止崩漏作用；白带清稀，则与芡实、莲须等配伍，可增强益阴精、补至气、止带下作用。其用量一般为 10 ~ 15g，多用干生药，亦有用盐水炙药。

（2）补益至气，温暖至液，疗男女虚劳、久泻久痢：本品可用于至气不足，至液虚冷，脾肾受伤，肾气虚损，脾气虚寒，形体羸瘦，精神衰疲，久泻久痢，五更泄泻等病证。如虚劳形神不足者，常与黄芪、熟地黄、当归等同用，能增强益至气、暖至液、助阴精作用；久泻久痢、五更泄泻者，则与肉豆蔻、小茴香、石榴皮等配合，可加强益至气、暖至液、实大便作用。其用量一般为 8 ~ 15g，多用盐水炙药，亦有用干生药。

此外，本品亦可用于非天癸病之跌打损伤、关节脱臼等疾患。

紫河车　温补阴精，益至气、至液

【古今要义】

本品为健康人的胎盘，采得后，除去羊膜及脐带，反复冲洗，去净血液，蒸煮后烘干，或研制为粉；味甘、咸，性温；归心、肺、肾经。《本草拾遗》谓其“主气血羸瘦，妇人劳损，面皯皮黑，腹内诸病渐瘦悴者”。《本草图经》谓其“男女虚损劳极，不能生育，下元衰惫”。本品在天癸方面的主要功用：一为温补天癸阴精，有充脑补肾之功；二为补益至气，有壮体强力之功；三为温养至液，有生血养营之功。现代研究表明：胎盘成分较为复杂，内有干扰素、激素（促性腺激素 A 和 B、催乳素、促甲状腺激素、催产素样物质及多种甾体激素如雌酮、雌二醇、雌三醇、孕甾酮、去氧皮质甾酮、可的松等）；人胎盘中还含有多种有应用价值的酶，如溶菌酶、激肽酶、组胺酶、催产素酶等。此外，含有红细胞生成素、磷脂、多种多糖等。药理研究显示：胎盘之绒毛膜性腺激素，有促进乳腺和女性生殖器官发育的功能，所含多种酶能参与甾体激素如雌激素及黄体酮的代谢，影响月经周期。对免疫功能的影响，胎盘球蛋白制品由胎儿胎盘及产后血液中提取而得，其主要成分是丙种球蛋白，有抗某些传染病的抗体，是一种免疫制剂。胎盘中所含多种酶，能增强机体抵抗力，具有免疫及抗过敏作用；并有促进红细胞及血红蛋白的生成，升高血小板作用。此外，本品还有抗肿瘤等作用。

【临证应用】

（1）温养天癸阴精，补益至气，治女性发育迟缓、经闭不孕：本品禀受人之精血，善于补脑益肾；可用于至精阴精不足，至气虚弱，肾脑失充，髓海亏虚，肾元衰少所致病证；症见女性发育缓慢，形小体瘦，月经不潮，或经闭不孕。本品常与补骨脂、覆盆子、葛根等同用，能增强补阴精、益至气作用；若冲任脉虚弱，可适加当归、香附以调理之。其用量一般为 2～5g，多用粉末药，装胶囊吞服。

（2）补益至气，温养至液，疗虚劳羸瘦、精神衰疲：本品不但补阴精，而且有补至气、益至液之功；可用于至气虚弱，至液亏损，心脾肾受伤，气血俱虚，肾精不足所致病证；症见虚劳羸瘦，精神衰惫，面色无华，少气懒言。本品常与黄芪、人参、熟地黄等配合，可增强补至气、益至液、加快恢复气血肾精作用。其用量一般为 2～4g，多用粉末药，装胶囊吞服。

[附] 续断　骨碎补　紫石英

（1）续断：为川续断科多年生草本植物川续断的根；味苦、辛，性微温；归肝、肾经。《神农本草经》谓其“主伤寒，补不足，金疮痈伤，折跌，续筋骨，妇人乳难。久服益气力”。《本草经疏》谓其“为治胎产，续绝伤，补不足，疗金疮，理腰肾之要药也”。在天癸方面的主要功用，本品有补天癸阴精、益至气、调至液，促进胞宫发育、和调冲任、固经安胎之功。现代研究表明：本品主要含三萜皂苷类成分；也含龙胆碱、β－谷甾醇、胡萝卜苷等成分。药理研究显示：本品有抗维生素 E 缺乏症的作用，有促子宫发育作用，有止血、镇痛、促进组织再生作用。在天癸病的临床应用中，本品常用于天癸阴精不足，至气损伤，至液失调，肾与胞宫受伤，崩漏下血，胎动不安，腰部酸痛等病证；也可用于非天癸病之跌打损伤，筋骨伤折，痈肿疮疡等疾患。其用量一般为10～20g，多用炒药，亦可用干生药。

（2）骨碎补：为水龙骨科多年附生蕨类植物槲蕨的根茎；味苦，性温；归肝、肾经。《药性本草》谓其“主骨中毒气，风血疼痛，五劳六极，口手不收，上热下冷，悉能主之”。《本草纲目》谓其“治耳鸣及肾虚久泄，牙疼”。在天癸方面的主要功用，本品有益天癸阴精、补至气、调至液，促进益肾壮骨、舒筋通脉之功。现代研究表明：本品含有柚皮苷、骨碎补双氢黄酮苷、骨碎补酸等成分。药理研究显示：本品有促进骨对钙的吸收，提高血钙、血磷水平，并有一定改善软骨细胞、推迟细胞退行性变、降低骨关节病变率的功能；对肾脏有保护作用，能减轻氨基糖苷类抗生素对听力的损害作用；有降血脂作用，可防止主动脉粥样硬化斑块形成等。在天癸病的临床应用中，本品常用于天癸阴精不足，至气虚弱，至液不调，肾虚骨弱，腰膝酸痛，腓腨拘急，耳鸣耳聋，齿牙浮摇等病证；亦可用于非天癸病之跌仆闪挫，筋骨伤折等疾患。其用量一般为10～15g，多用干生药，亦有用炒药。

（3）紫石英：为卤化物类矿物萤石的矿石；味甘，性温；归心、肺、肾经。《神农本草经》谓其“主心腹咳逆邪气，补不足，女子风寒在子宫，绝孕十年无子”。在天癸方面的主要功用，本品有温振天癸阴精、和调至气、促进温肾暖宫、宁心安神之功。现代研究表明：本品成分系氟化钙，但有杂质氧化铁和稀土元素等。药理研究显示，本品有兴奋中枢神经和促进卵巢分泌功能作用。在天癸病的临床应用中，本品常用于天癸阴精虚寒，至气不足，胞宫寒冷，宫冷不孕，崩漏带下；或心神失常，惊悸怔忡等病证。其用量一般为10～15g，多用生药或煅药，但不可久服。

第七节　清化阴精热毒药

清化阴精热毒药适用于至精天癸阴精热毒壅阻，损及肾、肝、胞宫，月经过多，小腹疼痛，乳房胀痛，胞宫癥块，赤带黄带等病证。

水红花子　清阴精毒，利至气、至液

【古今要义】

本品为蓼科一年生草本植物红蓼的成熟果实；味咸，性微寒；归肝、胃经。《本草衍义》谓其“消瘰疬，破者亦治”。《滇南本草》谓其“破血，治小儿痞块积聚，消年深坚积，疗妇人石瘕症”。本品在天癸方面的主要作用：一为清化阴精热毒，能治阳热肿瘤；二为疏理至气，可治胃脘积滞；三为通利至液，能治水肿尿少。现代研究表明：本

品主要含黄酮类，有槲皮素、双氢槲皮素等；还含荭草苷、β－谷甾醇等。药理研究显示，本品有抗肿瘤、抑菌、利尿等作用。

【临证应用】

（1）清化阴精热毒，调畅至气，治脏腑癥积、各种肿瘤：本品可用于阴精热毒，或阳精热盛，至气阻滞，肝、肾、女子胞宫、男子精室受伤，热毒壅阻所致病证；症见癥积肿瘤，患处胀疼。本品常与穿山甲、三棱、野葡萄根等同用，能增强清化阴精热毒、和调至气作用。其用量一般为 15 ~ 30g，多用干生药。

（2）疏理至气，通利至液，疗脘腹痞胀、水肿尿少：本品可用于至气失调，至液不利，肝、肾、脾、胃受伤，运化不健，水湿内阻，气机不畅所致病证；症见脘腹痞胀，食欲不振，水肿尿少。本品常与刘寄奴、枳实、白术等同用，可增强调畅至气、至液作用。其用量一般为 15 ~ 25g，多用干生药。

[附] 蒲黄　三棱

（1）蒲黄：为香蒲科水生草本植物水烛香蒲、东方香蒲等的花粉；味甘，性平；归肝、心包经。《神农本草经》谓其“主心腹膀胱寒热，利小便，止血，消瘀血。久服轻身益气力……”《药性本草》谓其“通经脉，止女子崩中不住，主痢血，止鼻衄，治尿血，利水道。”在天癸方面的主要作用：本品清阴精，调至气，利至液，促进心、肝、肾、脬调和气血，通利水液，使出血者能止、瘀血者能化、尿淋者能通、疼痛者能住。现代研究表明：本品含黄酮类、甾类、长链化合物、氨基酸类等成分。药理研究显示：本品有降脂、降低血小板聚集及纤溶作用；有抗炎、调节免疫功能、促凝血作用。蒲黄对子宫有兴奋作用，大剂量可致痉挛性收缩。在天癸病的临床应用中，本品可用于天癸阴精郁热，至气失调，至液不利，心、肝、肾、脬受伤，瘀热内阻，崩中漏下，小腹疼痛，或衄血吐血，血淋等病证。其用量一般为 5 ~ 10g，生药行血祛瘀力胜，炒炭收涩止血见长。

（2）三棱：为黑三棱科植物黑三棱的块茎；味苦、辛，性平；归肝、脾经。《日华子本草》谓其“治妇人血脉不调，心腹痛，落胎，消恶血，补劳，通月经……”在天癸方面的主要作用：本品能调畅阴精，促使消散瘀血结滞之效；疏通至气，促使气机畅通，有消积止痛之功。现代研究表明：黑三棱含有挥发油等成分。药理研究显示：本品能显著抑制血小板聚集，使血小板计数降低，全血黏度降低；对离体兔子宫呈兴奋作用。在天癸病的临床应用中，本品常用于天癸阴精不畅，至气不调，心、肝、脑、胞宫受伤，气滞血瘀，癥瘕积聚，瘀血经闭，心痛胸痹，中风半身不遂等病证。其用量一般为 5 ~ 10g，多用醋炙药，亦有用生药。

第八节　温散阴精寒毒药

温散阴精寒毒药适用于至精天癸寒毒内阻，肝、肾、胞宫受伤，寒邪瘀血内停，胞宫癥块，小腹冷痛，月经来潮加剧等病证。

红花　温调阴精，又和畅至气

【古今要义】

本品为菊科植物红花的管状花；味辛，性温；归心、肝经。《本草衍义补遗》谓“红花，破留血，养血。多用则破血，少用则养血”。《药品化义》谓“红花，善通利血脉，为血中气药，能泻又能补，各有妙义。若多用三四钱，则过于辛温，使血走散。……若少用七八分，以疏肝气，以助血海，大补血虚。若止用二三分，入心以配心血，解散心经邪火，令血调和”。本品在天癸方面的主要功用：一为既能温散阴精毒，又能温调阴精虚；二为疏调至气，和利至液，促使心、肝、脾气机畅达，经络流通。现代研究表明：红花含红花醌苷、新红花苷和红花苷等苷类；还含木脂素类、脂肪油、红花多糖等。药理研究显示：红花有轻度兴奋心脏，降低冠脉阻力，增加冠脉流量作用；有降血脂和肝脂作用；能使小鼠子宫重量明显增加，提示有雌激素样作用，并有增乳和促进子鼠发育作用。

【临证应用】

（1）温散阴精毒，调畅至气，治痛经腹冷、产后瘀痛：本品性温善通，可用于阴精寒毒，至气不畅，肝、肾、胞宫受伤，冲任瘀阻所致病证；症见痛经剧疼，小腹觉冷，经色紫暗量少，或产后瘀血停滞，小腹剧痛等。本品常与川芎、当归等同用，可增强温散阴精、和畅至气作用。其用量一般为 3～10g，多用干生药。

（2）疏调至气，和利至液，疗心胸胁痛、皮肤紫斑：本品可用于至气郁阻，至液不畅，心、肝、脾、肾受伤，心脉瘀阻，肝脉不畅，脾络瘀滞，肾脉不利所致病证；症见胸痹心痛，胁肋刺痛，或皮肤紫斑。本品常与丹参、薤白、桂枝，或延胡索、柴胡、当归等配合，能增强调至气、和至液，或治胸痹，或疗胁痛等作用。其用量一般为 3～8g，多用干生药。

艾叶　温阴精，暖至气，和至液

【古今要义】

本品为菊科多年生灌木状植物艾的叶；味苦、辛，性温；归肝、脾、肾经。《名医别录》谓其“止下痢，吐血，下部匿疮，妇人漏血，利阴气，生肌肉，辟风寒，使人有子”。《药性本草》谓其“止崩血，安胎，止腹痛，止赤白痢及五脏痔泻血”。本品在天癸方面的主要功用：一为温阴精，散寒毒，振奋胞宫；二为暖至气，祛寒邪，缓痛止咳；三为和至液，安络脉，止血除痒。现代研究表明：艾叶主要成分包含挥发油、倍半萜类、环木菠烷醇型萜及黄酮醇类化合物等。药理研究显示：艾叶油有平喘、祛痰、止咳作用；有缩短凝血时间，制炭药的止血作用更强；对兔的离体子宫平滑肌有兴奋作用；有抗菌、利胆、抗诱变、清除自由基等作用。

【临证应用】

（1）温阴精，散寒毒，治月经不调、小腹冷痛：本品可用于天癸阴精不足，阴寒内阻，寒毒内蕴，至气不调，肝、肾、胞宫受伤，冲任虚寒所致病证；症见月经不调，经行小腹冷痛，平时带下清稀。本品常与当归、肉桂、川芎等同用，可增强温阴精、散寒毒、调至气作用。其用量一般为 5 ~ 10g，多用干生药；经血不止者，多用炒炭药。外用适量。

（2）暖至气，和至液，疗咳喘气促、冷痢腹痛：本品可用于至气失于温煦，至液清冷，肺、脾、大肠受伤，寒痰阻肺，脾气失健，大肠寒滞所致病证；症见咳嗽喘促，咯痰清稀，或冷痢腹痛，经久不愈。如咳喘多痰，常与紫菀、干姜、五味子等同用，可增强疗效；冷痢腹痛，则与炮姜、石榴皮、青皮等配合，能加强止痢缓痛。其用量一般为 6 ~ 10g，咳喘多用干生药，冷痢亦可用醋艾炭。

［附］川芎　五灵脂

（1）川芎：为伞形科植物川芎的根茎；味辛，性温；归肝、胆、心包经。《神农本草经》谓其“主中风入脑头痛，寒痹，筋挛缓急，金疮，妇人血闭无子”。《本草汇言》谓“芎䓖，上行头目，下调经水，中开郁结，血中气药”。在天癸方面的主要作用：本品能温阴精，安至神，理至气，利至液，促进调节心、脑、肝、肾、胞宫。现代研究表明：川芎含有苯酞衍生物、双苯酞衍生物、生物碱、有机酸类和有机酸脂类等化学成分。药理研究显示：本品有扩张冠脉、增加冠脉流量、降低心肌氧耗等作用；有增加兔脑血流量，其作用优于罂粟碱和低分子右旋糖酐；能改善软脑膜微循环和流态，增加脑血管搏动性血容量；有增强子宫收缩，终成挛缩，若大剂量反使子宫麻醉、收缩停止。川芎嗪可使实验性肾小球肾炎尿蛋白下降，减轻病变。川芎有明显镇痛、镇静、抗放射等作用。在天癸病的临床应用中，本品常用于天癸阴精寒阻，至神失调，至气不和，至液不利，月经不调，经闭痛经，产后瘀阻腹痛，或胁肋胀痛，胸痹心痛，头痛，中风，风湿痹痛等病证。其用量一般为 5 ~ 10g，多用酒炒药，亦有用干生药。

（2）五灵脂：为鼯鼠科动物复齿鼯鼠的干燥粪便；味苦、咸、甘，性温；归肝经。《开宝本草》谓其“主疗心腹冷痛，小儿五疳，辟疫，治肠风，通利气脉，女子月闭”。《本草蒙筌》谓其“行血宜生，止血须炒。通经闭及治经行不止，定产妇血晕，除小儿疳蛔”。在天癸方面的主要作用：本品能暖阴精，调至气，利至液，促进调节心、肝、胞宫气血畅通。现代研究表明：五灵脂主要含三萜类化合物，其次是酚酸及含氮化合物，以及二萜、维生素等。药理研究显示：本品对肠系微循环障碍，有促进微动脉血流恢复，抑制微动脉收缩；有降低心肌细胞耗氧量、抗应激性损伤、增强免疫功能等作用。在天癸病的临床应用中，本品常用于天癸阴精失于温调，至气不畅，至液不利，气血郁滞，瘀阻脉络，月经量少色紫，或崩漏不止，小腹疼痛，或胸腹疼痛等病证。其用量一般为 5 ~ 10g，包煎，多用醋喷炒干药。

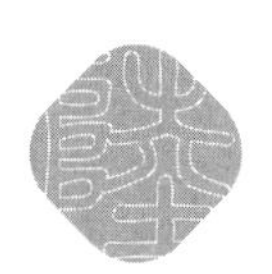

临床运用门

第十六章 | 妇科病从天癸论治的运用举隅

部分妇科病证，如乳头溢液、性欲冷淡、阴户干燥、经绝前后合并病等已在“第六章天癸病特殊主症述要”中阐介，此章不再赘述。

第一节　月经诸病

一、月经不调

月经不调，可包括月经先期、月经后期、月经先后无定期、月经量过多、月经量过少、月经期延长和月经期过短等。一般月经提前 7 天以上、连续两个月经周期以上者，称为“月经先期”；月经周期推后 7 天以上，甚至四五十天一行，连续两个月经周期以上者，称为“月经后期”；月经周期时而提前、时而延后 7 天以上，并连续三个月经周期以上者，称为“月经先后无定期”；月经周期和持续时间基本正常，月经血量较常量明显增多，或经量超过 100mL，连续出现两个月经周期以上者，称为“月经量过多”；月经周期基本正常，经量明显减少，甚至点滴极少，连续出现两个月经周期以上者，称为“月经量过少”；月经周期基本正常，经行时间持续 7 天以上，甚或淋漓半月始净，连续出现两个月经周期以上者，称为“月经期延长”；月经周期基本正常，经行时间不足 2 天，甚至 1 天即净，连续出现两个月经周期以上者，称为“月经周期过短”。在具体的症状表现上，有月经先期、后期、先后无定期、经量过多和过少、经期延长和过短之明确分别，但在临床辨证上，有时相互夹杂，同时出现。如月经先期，常伴有经量多、经期长；月经后期，常伴经量少、经期短等，均以月经不调立论辨治。

【从天癸释因】

月经的生成，《内经》中已有明言：“女子七岁，肾气盛，齿发长；二七天癸至，任脉通，太冲盛，月事以时下，故有子。”（《素问・上古天真论》）说明月经的产生，是由肾气充盛，再以脑肾结合所化生之天癸和冲任脉畅通共同完成。《内经》所说之天癸是属于生殖之精，同时《内经》已认识到人体除气、血、精、津液物质外，还有天癸的物质，而且男女均有此物质，但未说明此种物质的男女不同属性。关于天癸的范围、性质和主要功用可见第三章“天癸功用说”。

月经不调，主要由于天癸至精阴精不足或失调，以及与阳精平衡失常，导致肝、肾、脾等脏腑功能紊乱，使肝失疏泄、藏血不足，肾虚精亏，脾失统血，冲任脉和胞宫虚弱或失调。一般月经先期，多为天癸至精阴精亏损，至精阳精失调所致；月经后期，多为天癸至精阴精与阳精不足或失调，其阴精不足为病变主要原由；月经先后无定期，多为天癸至精阴精不足，阳精失和所引起；月经量过多，多为天癸至精阴精偏多，阳精反之不足，阴精与阳精失于平衡所致；月经量过少，多为先天不足，天癸至精阴精失充，阳精匮乏而形成；经期延长，多为天癸至精阴精当衰不衰，阴阳精平衡失调所产生；经期过短，多为天癸至精阴精不足，阳精虚少所引起。同时，月经不调虽为天癸病变所引起，但又与脏腑经脉的虚实寒热有密切关系，因而有虚证、实证、寒证、热证、虚实夹杂证、寒热交错证等。

【从天癸论治】

月经失调，大部分由于天癸不足或失调所引起，其中天癸至精阴精病变为其主要方面；其次为天癸至神失调，再者为天癸至气、至液因病累及至精为患。在临床上，月经失调可分为阴精不足之血热证、阴精亏少之气虚证、阴精虚少之血虚证、阴精亏损之肾虚证、阴精亏减之脾虚证、阴精失调之瘀血证、阴精寒滞之血寒证、阴精不和之肝郁证、阴精失畅之气滞证和阴精湿阻之痰湿证等 10 种证候。

（1）阴精不足之血热证

症状：月经提前，经量或多或少，以多为常见，经色深红或鲜红，质多稠黏或夹血块，并有人工或药物流产或习惯性流产或不孕史；兼有面红唇赤，心烦不安，乳房胀痛，口苦咽干，舌红苔黄，脉滑数或弦数。

分析：天癸阴精不足，阳精失和，致肝、肾、心受伤，郁热内扰，冲任失固，经血妄行，故月经提前、经量增多；血为热灼，则经色深红或鲜红；血热酿瘀，则经血黏稠或夹血块；习惯性流产和不孕，多为阴精不足，致肾气虚损，胞宫受伤所致；面红唇赤、心烦不安、乳房胀痛、口苦咽干、舌红苔黄、脉滑数或弦数均属天癸至精失调，至神失和，至气偏旺，至液受损，累及心肝，心神不安，肝失疏泄所引起。

治法：益阴精为主，兼调至神、至气、至液，促进恢复肝、肾、心和冲任、胞宫之功能。

方药：增味清经散（作者验方）。牡丹皮、地骨皮、白芍、生地黄、青蒿、黄柏、茯苓、覆盆子、茜草、侧柏叶、橘叶、生麦芽。

本方以《傅青主女科》清经散加覆盆子、茜草、侧柏叶、橘叶、麦芽，熟地黄易生地黄组成。取覆盆子、黄柏益天癸至精为方中主药；以白芍、生地黄、牡丹皮、茯苓调至神，安心神，兼清冲任，和调胞宫为辅药；地骨皮、青蒿清至气，益至液为佐药；橘叶、麦芽以舒至气，茜草、侧柏叶以和至液，且安络止血，共为使药。诸药相合，不但可治天癸至精之病，更可疗肝肾心受伤，冲任郁热，经血妄行之证。若兼阴虚潮热，手足心热，咽燥口干，苔中光，脉细数，宜加龟甲胶、墨旱莲滋阴止血。

（2）阴精亏少之气虚证

症状：月经提前，经量或多或少，但以量多为常见，经色淡红，经质清稀或夹有少量血块，并有人工流产或习惯性流产或不孕史；兼有面色㿠白，神疲乏力，气短懒言，动辄汗出，小腹有空坠感，舌质淡，苔薄白，脉细弱。

分析：天癸至气虚损，至精之阴与阳精不足，致脾肾受伤，脾不能统血，肾不能固精，冲任不固，故月经周期提前、经量增多；气虚火衰不能化血为赤，故经色淡、质清稀；曾有自然流产或不孕，多为天癸至气不足，损及天癸至精所致；面色㿠白、神疲乏力、气短懒言、动辄汗出、小腹空坠，均为天癸至气不足，脾肾损伤，元气匮乏所致；舌质淡、脉细弱，为气虚无力，不能荣面充脉所产生。

治法：补至气、至精为主，兼调至神、至液，促使恢复脾、肾、心和冲任的功能。

方药：毓麟珠加减汤（作者验方）。红参、白术、黄芪、升麻、当归、白芍、菟丝子、覆盆子、熟地黄、鹿角霜、甘草。

本方以《景岳全书》毓麟珠加黄芪、升麻、覆盆子，减去川芎、茯苓、杜仲、川椒组成。以红参、黄芪、炙甘草大补天癸至气，又益天癸阴精，为方中主药；配以菟丝子、覆盆子、熟地黄、鹿角霜补益阴精，兼顾阳精，为辅药；升麻、白术升阳益气，使虚陷得以复升，为佐药；当归、白芍既能安至神，又能益至液，更有调养冲任与胞宫之功，为使药。若经量颇多如崩者，可加海螵蛸、龙骨、牡蛎固经止血；经期延长且夹有血块者，可加茜草炭、炒蒲黄活血止血；胞宫虚寒，经血量多，可加炮姜炭、炒艾叶温经止血。

（3）阴精虚少之血虚证

症状：月经周期延后，经量少，色偏淡，质清无块，或小腹绵绵作痛；兼有面色萎黄，头晕眼花，心悸少眠，口唇淡白，爪甲无华，手足发麻，舌质淡红，脉细弦无力。

分析：天癸至气、至液不足，至精亏损，致肝、心、肾受伤，肝血虚少，心血亏虚，肾精失充，冲任空虚，血海不能及时满溢，故月经周期延后、经量减少；血虚则赤色变淡，故经色淡红；营阴不足，精微失充，故经质清稀无血块；营血亏损，胞脉失养，因而小腹绵绵作痛；血虚不能上荣头面而为面色萎黄，头晕眼花，口唇淡白，舌质淡红；血亏不能养心安神，则为心悸少眠；血虚不能充养经脉及四末，故手足发麻、爪甲无华、脉细弦无力。

治法：补至气、至液、至精为主，兼调至神，增强肝、心、肾及冲任的功能。

方药：滋血天癸汤（作者验方）。生晒参、黄芪、当归、熟地黄、白芍、川芎、覆盆子、枸杞子、香附、茯苓。

本方以《证治准绳》滋血汤加覆盆子、枸杞子、香附，减去山药组成。取覆盆子、熟地黄、香附调补天癸阴精，又能补血调经，为方中主药；以当归、白芍、枸杞子调至神，养至液，又能补血益阴，为辅药；生晒参、黄芪、茯苓补气以生血，又能补益天癸阴精，为佐药；川芎为血中气药，善于调经，为使药。如不眠甚者，可加酸枣仁、夜交藤养血安神。

（4）阴精亏损之肾虚证

症状：月经时先时后，但以延后为常见，经量少，经色淡、质清稀，或有月经初潮过迟史；兼有头晕耳鸣，胫膝酸软，足跟作痛，小便频数清长，或尿后余沥不尽，或夜尿频多，舌淡苔白，脉象细弱。

分析：天癸至精阴精不足，阳精失调，致肾气损伤，精血亏少，血海空虚，故月经时先时后，以延后为常见，经量少、经色淡、质清稀；禀赋不足，肾气失充，天癸发育缓慢，因而月经初潮过迟；肾主骨，又生髓，髓聚为脑，肾开窍于耳，腰为肾之外府，肾气虚弱，主骨失常，髓海不足，孔窍失养，而为头晕耳鸣、腰膝酸软、足跟作痛；小便频数清长、尿后余沥、夜尿频多则为肾与膀胱相表里，肾气不固，膀胱失约所致；舌淡苔白、脉象细弱亦为至精不足，肾气损伤之征象。

治法：补阴精为主，兼调至气、至液，促进恢复肾与冲任之功能。

方药：混合左右归汤（作者验方）。当归、山茱萸、熟地黄、枸杞子、菟丝子、覆盆子、仙灵脾、续断、杜仲、益智仁。

本方取景岳左右归丸加减而成。以覆盆子补益阴精，菟丝子、仙灵脾益阳精而化生阴精，为方中主药；续断、杜仲、山茱萸、熟地黄既能补肾，又能益天癸至精，为辅药；枸杞子养阴，益智仁固脬，为佐药；当归养血和血，调冲理任，为使药。若先天不足，天癸至精虚少，子宫发育不良，初潮过迟，可加紫河车、巴戟天补至精、益肾气。

（5）阴精亏减之脾虚证

症状：月经时先时后无定期，经量或多或少，但以量多为常见，色淡红，质清稀；兼有面色萎黄或㿠白，神疲乏力，少气懒言，心悸怔忡，少眠健忘，食少便溏，舌淡胖，苔薄白，脉弱而缓。

分析：天癸至精阴精亏损，阳精失调，致脾气虚弱，生化不足，统摄无权，又累于肾，冲任不足，血海失充，故经来时先时后、经量或少或多；但以量多为常见，是由脾气虚甚，统摄乏权，血海不固所致；经色淡、质清稀是以生化不足，气血两亏的表现；面色萎黄或㿠白、神疲乏力、少气懒言、食少便溏均为脾气亏损，气血乏源，运化无力所致；心悸怔忡、少眠健忘是为脾虚气血不足，心失所养引起；气血亏弱，内寒由生，因而舌淡胖、苔薄白、脉弱而缓。

治法：补至精至气为主，兼调至神至液，使之恢复脾与心肾之功能。

方药：归脾至精汤（作者验方）。红参（症轻者用党参）、黄芪、当归、白术、茯苓、菟丝子、覆盆子、淫羊藿、葛根、远志、鸡内金、甘草。

本方以归脾汤加减组成。以红参、菟丝子补元气益至精为方中主药；配以黄芪、覆盆子、淫羊藿、葛根补至气、益至精为辅药；用白术、茯苓、远志、鸡内金益至气、宁心神为佐药；当归养血调经，甘草调和诸药为使药。若兼腰膝酸软、带下清稀而多者，可去淫羊藿、葛根，加续断、芡实强腰固带。

（6）阴精失调之瘀血证

症状：月经提前，经量少而淋漓不畅，色紫黯；或经行未提前，经量多，色紫黑，有血块。小腹疼痛拒按，血块排出后疼痛减轻，舌质紫黯或舌有瘀点，舌下脉络紫黑，脉细涩或弦涩。

分析：天癸至精失调，致肝气不畅，肾气失和，冲任瘀阻，新血不安，故月经提前、经量少而淋漓不畅、色呈紫黯；瘀血壅阻冲任，不能先期而下，因而经行不提前、经量多、色紫黑、有血块；小腹疼痛拒按，血块排出后疼痛减少，为瘀血阻于胞宫所致；舌紫黯有瘀点、舌下脉络紫黑，脉细涩或弦涩，均为瘀阻脉络之征象。

治法：调和至精、至液为主，兼顾疏肝和肾、活血化瘀、调经固冲。

方药：出入少腹逐瘀汤（作者验方）。小茴香、牡丹皮、蒲黄、五灵脂、延胡索、没药、当归、川芎、赤芍、桂枝、麦芽。

本方以小茴香、蒲黄、五灵脂既能调理至精，又能活血化瘀，为方中主药；当归、川芎、赤芍、牡丹皮活血和血，调理冲任为辅药；桂枝通阳活血，没药活血理气为佐药；延胡索活血调气，麦芽疏肝和脾为使药。若兼胞宫癥块，可加蓬莪术、穿山甲祛瘀消癥。

（7）阴精寒滞之血寒证

症状：月经周期延后，经量涩少，经色黯红；或有小血块，排出不畅。小腹冷痛，得热痛减，舌苔薄白，脉沉紧或沉涩。

分析：天癸至精寒滞，致肝脾受伤，气血运行不畅，冲任被阻，血海不能按时满溢，故月经周期延后、经量涩少；寒邪所胜，阳气不足，血行不畅，因而经色黯红，或有小血块、排出不畅、小腹冷痛、得热痛减；舌苔薄白，脉沉紧或沉涩均为寒邪内阻，气血不畅的表现，其中脉紧为寒甚痛急之象，脉涩为血瘀较甚之征。

治法：调至精，祛寒邪，活血气。

方药：暖经汤（作者验方）。当归、吴茱萸、刘寄奴、川芎、红花、桂枝、牡丹皮、蓬莪术、甘草。

本方以吴茱萸、当归祛寒邪，调至精，为方中主药；桂枝、刘寄奴、蓬莪术散寒温经，通利至气为辅药；川芎、红花、牡丹皮活血调经，兼理至精为佐药；甘草调和诸药，又益阴精为使药。若小腹冷痛剧烈，大便泄泻，可加制附子、白术、小茴香温阳散寒，缓痛止泻。

（8）阴精不和之肝郁证

症状：月经周期先后无定，经量或多或少，色多紫红，经行不畅，或有血块；兼有经前乳房胀痛，乳头触痛，两胁作胀，少腹胀痛，胸闷心烦，时欲太息，舌质或红，苔薄多黄，脉多弦滑。

分析：天癸至精失调，致肝气郁结，累及于肾，冲任失调，血海蓄溢失其常度，故月经周期先后无定、经量或多或少、色多紫红、经行不畅，或有血块；肝脉循少腹，布胁肋，至精失调，肝气郁滞，经脉壅阻，因而乳房胀痛、乳头触痛、两胁作胀、少腹胀痛；肝失条达，扰动心神，而为胸闷心烦、时欲太息；舌或红、苔多黄、脉多弦滑，均为肝气郁滞的征象。

治法：平调至精，兼以疏肝解郁、益肾理冲。

方药：调经逍遥汤（作者验方）。当归、柴胡、白芍、香附、白术、仙灵脾、菟丝子、牡丹皮、橘叶、麦芽、栀子、甘草。

本方以逍遥散去茯苓、煨姜、薄荷，加仙灵脾、菟丝子、牡丹皮、橘叶、香附、麦芽、栀子组成。取仙灵脾、菟丝子调阳精，以和阴精，使至精趋于和平；当归、香附活血行气，调经理冲；白芍养阴柔肝，益血调经，兼以安神；柴胡、橘叶、麦芽疏肝散结，善消乳胀；牡丹皮、栀子凉肝调经，兼能清心除烦；白术、甘草健脾和中，调和诸药。若经行不畅、小腹疼痛剧者，可加失笑散（蒲黄、五灵脂）、益母草祛瘀止痛。

（9）阴精失畅之气滞证

症状：月经周期延后，经量偏少，色多淡红，经行不畅；或有小血块，小腹胀痛，按之不减；兼有胸脘痞胀，舌淡红，苔薄白，脉弦滑。

分析：天癸至精不畅，至气欠足，致肝脾与冲任受伤，肝气郁滞，脾气欠充，冲任不调，故月经周期延后、经量偏少、色多淡红、行而不畅，或有小血块；胞宫位于小腹内，气血滞于胞宫，因而小腹胀痛、按之不减；肝气郁结，脾胃不健，中焦气机阻滞，因而胸脘痞胀；舌淡红、苔薄白、脉象弦滑为肝气郁滞，脾气不运之象。

治法：调畅阴精，兼理肝脾与冲任。

方药：加味乌药散（《证治准绳》）。乌药、缩砂仁、木香、延胡索、香附、甘草。

本方以乌药、香附理气行滞，调经活血为主药；缩砂仁和中行气，悦脾醒胃；木香行气止痛；延胡索活血通经，理气缓痛；甘草甘缓和中，调和诸药。若月经行而不畅，可加当归、红花通阴精，调冲任，使经血畅通而下。

（10）阴精湿阻之痰湿证

症状：月经周期延后，经量或多或少，经血夹杂黏液，色淡质稠，平时带多黏稠；兼有形体肥胖，或咳嗽多痰，或脘痞呕恶，或眩晕心悸，舌苔厚腻，脉沉弦滑。

分析：天癸阴精失调，湿邪内袭，致脾、肝、肾受伤，脾气亏损，肝失和调，累及肾气，冲任失调，血海不能按时满溢，故月经周期延后、经量偏少；脾气损伤，运化失常，湿聚生痰，湿痰壅阻，躯脂满溢，因而形体肥胖；痰湿内盛，侵入经血，而为经血夹杂黏液、色淡质稠、经量增多；湿痰浸淫带脉，故平时带多黏稠；湿痰内停，无处不到，入肺则咳嗽多痰，入胃则脘痞呕恶，入肝则眩晕，入心则心悸；舌苔厚腻、脉沉弦滑为痰湿内盛，停滞不化的征象。

治法：调和阴精，畅达至气；兼祛痰湿，通利冲任。

方药：痰湿归芎汤（作者验方）。苍术、半夏、香附、菟丝子、当归、川芎、茯苓、白蒺藜、泽泻、甘草。

本方以苍术、香附调和阴精，燥湿调经为主药；半夏、茯苓、泽泻通调至液，化痰利湿为辅药；菟丝子益阳精而生阴精，当归、川芎调经活血，和畅冲任为佐药；白蒺藜祛风通络，能消能补，甘草益阴精，和诸药为使药。如兼神疲少力，食欲减退，可加党参、生鸡内金益气健脾，悦脾进食。

【病案举例】

（1）阴精不足之血热证案：张某，女，32岁。

1993年3月21日诊：半年来，月经提前旬日，经量较多，色鲜红，质稠黏；兼有心烦不安，面红唇赤，经前乳房胀痛，口苦咽干。有多次人工或药物流产史。舌质红，苔深黄，脉弦滑带数。证属天癸阴精不足，阳精失调，致肝、肾、心受伤，郁热内扰，冲任失固。治当益阴精为主，兼调至神、至气。

处方：焙丹皮、青蒿、炒黄柏各10g，地骨皮、白芍、生地黄、茯苓、覆盆子、橘叶各15g，炒茜草、侧柏叶、生麦芽各20g。

15剂后，月经来潮，经期提前3天，经量明显减少，心烦不安，面红唇赤，口苦咽干，经前乳房胀痛十去八九，舌红转淡，苔薄黄，脉弦滑不数。原方去青蒿，加白薇10g。因患者家住安徽芜湖，复诊不便，连服30剂后，月经周期、经量、色质正常，余症消除。嘱其再服成药六味地黄丸、逍遥丸1个月，以巩固疗效。

（2）阴精不和之肝郁证案：詹某，女，35岁。

1991年10月16日诊：月经向以延后，近1年来，周期先后无定，经量时多时少，以量少为多见，经色紫红，行而不畅，夹有血块；兼有乳房胀痛，乳头触痛，经前更为剧烈，两胁时有作胀，少腹或有胀痛，胸闷心烦，时欲太息，舌淡红而黯滞，苔薄黄腻，脉弦带滑。证属天癸阴阳失调，致肝气郁结，累及肾气，冲任受伤，血海蓄溢失其常度。治宜平调至精；兼以疏肝解郁，益肾理冲。

处方：炒当归、炒白芍、仙灵脾、菟丝子、橘叶各15g，炒柴胡、制香附、粉丹皮、炒栀子各10g，生麦芽30g，炒橘络、生甘草各5g。

二诊：服14剂后，自觉情怀舒适，胸不闷，心不烦，胁肋与乳房胀痛未作。上方去橘络，加玫瑰花5g。因患者家住温州，复诊欠便，继服21剂。

三诊：月经周期基本正常，经量增多，经行通畅，无腹痛、乳房胀痛、乳头触痛，睡眠已佳，性欲转好。原方去仙灵脾，加红枣20g（剪碎），隔日1剂，连服1个月。后过3年，因他病就诊所告，月经周期一直正常，1993年生了一男婴。

二、经间期出血

经间期出血，指月经周期的中间期出血，一般多见于月经来潮后14天，但有偏前或偏后，故又可分经间前期出血、经间中期出血和经间后期出血。此病相当于西医学的排卵期出血。明代袁坤仪说："一月经行一度，必有一日氤氲之候，此的候也，顺而施之则成胎。"所以，此期出血亦可称氤氲期出血。古代文献未见经间期出血之名，多数见于月经不调、月经先期、月经量少、经漏之中，尚无专论。

经间期是继经后期由虚至盛，由阴转阳的转化时期。女子月经，历代医家大都责之于阴血，经血来潮，血海空虚，阴精不足；随着月经周期推移，阴血又生，阴精又充，阳气骤盛，氤氲萌发，为受孕之时。经间期出血，历代医籍多责之于肾虚肝旺出血、冲任夹热出血等。

【从天癸释因】

经间期出血，古无其名，多见于月经异常类中，其病因病机更是模棱两可。从天癸学说来分析，经间期出血与天癸至精之阴精有直接关系。天癸虽是物质，但能产生广泛而巨大的作用，直接或间接地作用于生命的全过程，诸如生长发育、保护防御、生殖、哺乳等，均赖于天癸的主导或参与下完成。由于天癸物质特异，作用颇多，故又有多种天癸之名称（详见第三章天癸功用说），这里主要与天癸至精有密切关联者做一探析。

月经周期与经血的生成和排放，多在天癸至精，尤其天癸至精之阴精的主导及协调下，才能按月而潮，不漏不闭。所以经间期出血与天癸至精之阴精失常无疑。天癸引起本病，大致有以下三种原因。

①至精阴精不足致肾虚血热：多因天癸至精之阴精不足，加之禀赋虚弱，或房劳多产，或郁怒不乐，或操劳烦心，致肾虚精亏，阴虚火旺，胞宫失固，引起经间期出血。

②至精阴精不调致肝热肾弱：多由至精阴精失常，加之湿热之邪内阻，或情怀不畅，致肝肾失调，肝热肾虚，伤及冲任而成经间期出血。

③至精阴精失养致胞宫虚瘀：多由至精阴精失于调养，加之素体虚弱，复因经产留瘀，或七情内伤，气郁血瘀，形成经间期出血。

总之，本病的发生原因，主要在于天癸至精之阴精不足或失调，继而损及于肾，再伤冲任胞宫所致。

【从天癸论治】

经间期出血，以在两次月经中间，氤氲乐育之时，阴道出血持续2~7天，血量少于正常，且呈周期性发作为特点；并兼有带下增多，色白质黏腻如蛋清，或伴腰酸或小腹作痛。

在辨治中，经间期出血要注意与其他天癸的协同配合作用，如至神、至气、至液有正常之调节，就可促进天癸至精及时恢复如常。

（1）至精阴精不足致肾虚血热证

症状：经间前期或经间中期出血，量少或稍多，色红无血块；兼或头晕腰酸，夜间少眠，心烦欠安，便结溲热，舌质红，脉细数。

分析：禀赋素虚，天癸阴精一时不足，阳精扰动，致肾阴受伤，冲任热甚，任脉失固，故经间前期或经间中期出血；经间期出血，是由于天癸阴精有所不足或失调，并非天癸至精大虚大实，因而出血量较少或稍多；阴精不足，致肾阴亏损，虚热内旺，而为血色绯红；出血而未见血块者，为虚热偏亢，非火邪之大伤，内无瘀血之现象；阴精不足或失常，势必累及天癸至神和天癸至液，又影响心与肝，所以出现头晕、少眠、心烦、便结溲热等症状。舌红、脉细数均为阴虚内热之征象。

治法：滋养阴精为主；兼调至神，护养至液，促进恢复肾阴，安和心神，固涩冲任。

方药：覆盆生地汤（作者验方）。覆盆子、生地黄、地骨皮、白芍、制女贞子、墨旱莲、桑叶、桑寄生、炒山栀子、车前子、生甘草。

本方以益天癸阴精为主，有促进调和冲任、氤氲乐育之功。取覆盆子、生地黄、桑叶益阴精而清虚热，为主药；以白芍、女贞子、墨旱莲、地骨皮、桑寄生既能益阴精，又能益肾养肝，为辅药；以栀子、车前子、生甘草清心凉肝，甘草又能益阴精、调和诸药，为佐使药。若阴虚及阳，阴阳精俱不足，经间期出血、色淡红、质稀，腰酸无力，尿频便溏，舌淡，脉细弱，宜去栀子、车前子、地骨皮，加菟丝子、续断、鹿角霜补阳精、益肾气。

（2）至精阴精不调致肝热肾弱证

症状：经间期出血，量或多或少，质黏腻无血块；或赤白带下，质黏稠，或有臭气；兼有胸胁痞胀，心烦不安，腰酸体倦，口苦咽干，少腹作痛，小便短赤，舌质红，苔黄腻，脉象弦细。

分析：天癸阴精一时失调，致调控肝肾失常，肝旺肾虚，损及冲任，胞宫络伤，故经间期出血、量或多或少、质黏腻无血块；冲任受伤，累及带脉，湿热阻滞，因而赤白带下、质黏稠、有臭气；肝经郁热，气机不畅，而为胸胁痞胀、少腹疼痛；肝火扰心，则心烦不安；肝火侵袭肺胃，则口苦咽干；肝热移于膀胱，则小便短赤；肾虚湿热，腰府不坚，则腰酸体倦。舌红、苔黄腻、脉弦细，均为肝旺肾虚，湿热内阻之征。

治法：清泄至精阴精为主；兼调至神，清利至液，促进清肝热，护肾阴，安冲任。

方药：清冲汤（作者验方）。当归、柴胡、龙胆草、炒山栀子、丹皮炭、生地黄、鱼腥草、制香附、椿根皮、桑寄生、车前子、生甘草。

本方重点在于清泄阴精，以驱除肝经郁热、保护肾阴、安和冲任为目的。取柴胡、龙胆草、栀子既清泄阴精，又泻肝火，为方中主药；丹皮炭、鱼腥草、生地黄、椿根皮既能清阴精，又能益阴精，为辅药；当归、香附、桑寄生调经理冲，兼益阴精，且能补肾和肝，为佐药；车前子、生甘草清利下焦湿热，为使药。如出血量多者，可酌加小蓟、地榆炭止血安络。

（3）至精阴精失养致胞宫虚瘀证

症状：经间期出血，量少或多，色紫黯，有血块，少腹一侧胀痛或刺痛；兼或面色少华，神疲少力，舌质紫或紫斑，舌底脉络紫黑，脉细涩。

分析：天癸阴精一时失于调养，伤及胞宫，气虚血瘀，冲任失固，故经间期出血、量少或多、色紫黯、有血块；瘀血内阻，厥阴气机不畅，因而少腹一侧胀痛或刺痛；素体不足，复加天癸阴精失养，气愈虚，血愈瘀，而为面色少华、神疲少力、舌质紫或紫斑、舌底脉络紫黑、脉象细涩。

治法：调养至精阴精为主；兼益至气，和调至液，促进安冲任，和胞宫，祛瘀血，止出血。

方药：虚瘀汤（作者验方）。当归、黄芪、蒲黄炭、乳香、没药、制香附、茜草炭、红藤、败酱草、牡丹皮、甘草。

方中黄芪、当归、香附既能调养天癸阴精，又能和调胞宫，为主药；乳香、没药、蒲黄炭、茜草炭化瘀止痛，安络止血，为辅药；瘀血久阻，必有热化，故用红藤、败酱草、牡丹皮清热解毒，活血止血，为佐药；甘草既辅以养阴精，又能和调诸药，为使药。若瘀热内盛，大便秘结，可去黄芪，加大黄、桃仁通腑化瘀，兼调天癸。

【病案举例】

（1）至精阴精不足致肾虚血热证案：徐某，女，29岁。

1989年11月2日初诊：经间期出血4个月，血量中等，色鲜红，无血块，或夹赤白带下。月经周期基本正常，有时提前3～5天。形体瘦弱，常有头晕腰酸，夜间少眠，心烦不安，大便时结，小溲觉热，舌质红，脉细数。证属天癸阴精一时不足，肾阴亏损，虚火内动，血热不安，冲任失固所致。治以滋养天癸阴精为主；兼调至神、至液，恢复肾阴，固涩冲任。

处方：覆盆子、制女贞子、墨旱莲、桑叶、地骨皮、炒白芍、生地炭各 15g，炒山栀、车前子各 10g，制大黄 8g，火麻仁、桑寄生各 20g，生甘草 5g。

7 剂后，适值两次月经中间，未见阴道出血，白带较前增多，色白黏腻如蛋清。夜间少眠、头晕心烦明显好转，二便已自调，舌淡红，脉细不数。原方生地炭易生地黄，去大黄，加炒黄柏 10g，续服 14 剂告瘳。

（2）至精阴精不调致肝热肾弱证案：雷某，女，32 岁。

1995 年 5 月 17 日初诊：经间期出血 3 个月，量较多，色紫红，质黏稠。月经周期一般提前 2～4 天，每次经前乳房胀痛、触痛。2 个月来常有胸胁痞胀，心烦易怒，口苦咽干，少腹隐痛，腰酸膝软，带下黄白相间，小便短赤。舌质红，苔黄腻，脉象弦细。证属天癸阴精一时失调，肝旺肾弱，热灼冲任，胞络受伤所致。治宜清至精阴精为主；兼调至神、清利至液，使之肝热得清，肾弱得护，冲任安固。

处方：炒当归 12g，炒柴胡、炒山栀、丹皮炭、车前子各 10g，生地黄、椿根皮、青橘叶各 15g，桑寄生、鱼腥草各 30g，龙胆草、生甘草各 5g。

7 剂后胸胁痞胀，心烦易怒，口苦咽干，小便短赤，十衰其六。原方续服 7 剂，正值两次月经中间，未见出血现象，因患者赴外地工作数月，故改服逍遥丸合六味地黄丸以巩固疗效。

三、崩漏

崩漏，是指经血不按周期自下而言。有暴下量多如崩者，常称崩中或经崩；有淋漓不尽者，则称漏下或红漏。但两者可以相互转化，血崩日久，气血耗伤，可成为漏下；久漏不止，病势渐进，亦可成为崩中，所以临床常将崩漏并称。

崩漏之名，崩者始见于《素问·阳明别论》中“阴虚阳搏谓之崩”，王冰注释为“阴脉不足，阳脉盛搏，则内崩而血流下”；漏下之名最早见于《金匮要略·妇人妊娠病脉证并治》中“妇人有漏下者，有半产后因续下血都不绝者，有妊娠下血者”，并提出了漏下原因不等。崩漏是临床常见妇科病，有功能失调性子宫出血、女性生殖器官炎症、肿瘤等，所以诊治时务必查明原因。历代医家大都责之于因虚、因热、因瘀为病，其说亦属实际。

【从天癸释因】

崩与漏的出血情况虽不相同，但其发病机理基本一致。崩漏除炎症、肿瘤外，大都与天癸至精、至神等失常有密切关系。诸如青春期发育未全、育龄期多产房劳之损害、更年期之日趋衰退，以及精神情志过度紧张、生活起居过度劳累等均可导致至神失调，至精阴精与阳精失常，至气虚弱，至液内热，引起崩中漏下。所以崩漏的起因与天癸的失常有直接关系，亦包括炎症、肿瘤对天癸的影响。具体可分至精失调、至气虚弱、至液内热三个方面，但均与至神有密切关系，至气、至液病变还与至精有重要关联。

①至精失调：多因禀赋不足，至神不调，至精失充或不足，或失调，致肾气受伤或肾阴亏损；或肾阳虚弱，封藏失职，冲任不固而成崩漏。

②至气虚弱：多由素体亏弱，思虑劳倦，至气受损，至精失养，致脾气虚损，统摄无权，冲任失固，遂成崩漏。

③至液内热：有虚实之不同。虚热者多为体弱阴虚或失血伤阴，至精亏损，致肝肾阴伤，虚火伏于冲任而产生崩漏；实热者多由素体阳盛，至精热甚，致肝脾热郁，化火扰动冲任，迫血妄行，引起崩漏。

此外，尚有至气虚甚，脾气统摄血液无权；瘀血内停或至液虚热，致肝血失藏，血不循经，瘀血停滞等引起因虚血瘀之崩中漏下。

【从天癸论治】

崩漏从天癸论治，亦不外乎“急则治其标，缓则治其本”之大宗治则，灵活掌握塞流、澄源、复旧三法。《丹溪心法附余》说：“初用止血以塞其流，中用清热凉血以澄其源，末用补血以还其旧。”临床常以暴崩者宜固宜涩，不宜辛散耗气；久漏者宜清宜调，不宜温补固涩。从天癸论治，大凡崩中者，以补至气、涩至液、调至精为主；漏下者，以调至精、清至气、养至液为常用。

（1）至精失调致肾阴不足证

症状：经血非时而下，淋漓不净，色鲜红，质偏稠；兼有头晕耳鸣，腰膝酸软，或手足心热，心烦少眠。舌偏红，苔较少，脉象细数。

分析：至精失调，阴精与阳精失和，至神失宁，致肾阴不足，虚火内动，冲任失守，故经血非时而下、淋漓不净、色鲜红、质偏稠；肾阴亏少，髓海不足，脑失所养，因而头晕耳鸣；腰膝为肾所属，肾虚则腰膝失养，而为腰膝酸软无力；至精失调，至神不和，致心肾失济，故心烦少眠；手足心热，为至精失和，肾阴不足，虚火内扰之象；舌红少苔、脉细数均为至精失常，肾水亏损，虚火内甚之征。

治法：调至精为主；兼和至神，调摄冲任，促进恢复肾阴，清息虚火。

方药：地龟汤（作者验方）。生地黄、炙龟甲、菟丝子、炒黄柏、制女贞子、金樱子、枸杞子、墨旱莲、续断、败酱草。

本方以和调、滋养至精、至神，使阴阳精得益，至神得宁，冲任得固。取生地黄、菟丝子调养阴阳精，为方中主药。龟甲、败酱草益至神，清郁热；女贞子、枸杞子、黄柏、续断益至精，强肾阴，壮腰膝；墨旱莲、金樱子清热固涩，安络止血。如出血多者，可加茜草炭、阿胶珠增强止血固经；心烦不眠，手足心热剧者，可加酸枣仁、青蒿安神清热。

若至精失调致肾气虚弱证者，症见经血非时而至、出血量多或淋漓日久不净、色淡红或淡黯、质清稀；兼有面色晦黯，头晕头鸣，精神疲乏，腰膝软弱，舌质淡，苔薄白，脉细弱。治宗益至精，补肾气，固冲任。方用加减大补元煎（作者验方：熟地黄、山茱萸、杜仲、红参、菟丝子、阿胶珠、煅龙骨、艾叶炭）随症增损。

若至精失调日久致肾阳虚衰证者，症见经血非时而至、出血量多或淋漓不尽、色淡质清；兼有畏寒怯冷，手足清凉，面色苍白，腰腿软弱，精神衰疲，小便清长，舌淡苔白，脉细尺微。治从温至精，补肾阳，固冲止血。方用赞育丹（《景岳全书》：熟地黄、白术、当归、枸杞子、杜仲、仙茅、巴戟肉、山茱萸、淫羊藿、肉苁蓉、韭子、蛇床子、附子、肉桂）酌加艾叶炭、鹿角霜，随症加减。

（2）至气亏弱致脾气虚陷证

症状：经血非时而下，崩中继而淋漓，血色淡而质稀；兼有面色㿠白，神疲乏力，动辄气短，或面浮跗肿，手足不温，舌质淡，苔微白，脉沉弱。

分析：至气虚弱，至精亏损，致脾气虚陷，统摄血液失职，故经血非时暴下崩中；崩后气血两伤，冲任不固，继而淋漓不尽；气虚营弱，不荣于血，而为血色淡而质稀；失血过多，中气更虚，故神疲乏力、动辄气短，面色㿠白；气虚及阳，脾阳不振，阴邪所胜，因而手足不温、面浮跗肿。舌质淡、苔微白、脉沉弱，亦为气血不足，不能荣舌充脉的明证。

治法：补至气、至精为主；兼益冲任，促进补脾升陷。

方药：进退固本止崩汤（作者验方）。红参、炙黄芪、炒白术、熟地黄、菟丝子、炙升麻、煅龙骨、煅牡蛎、海螵蛸、茜草炭、仙鹤草。

本方以《傅青主女科》固本止崩汤加减所组成。取红参、菟丝子温补至气，益调至精为方中主药。黄芪、白术、升麻、仙鹤草补益脾气，升举清阳，统摄血液；而熟地黄既能益至精，又能补肾精，合而为辅药。龙骨、牡蛎、海螵蛸、茜草炭固涩冲任，塞流止崩，为佐使药。若漏下不止者，可去龙骨、牡蛎，红参可易太子参，熟地黄可改生地炭，加阿胶珠、白芍以补阴血而资阳气。

（3）至液不足致阴虚血热证

症状：经血非时而下，量少或量多，色鲜红而质稠；兼有心烦不安，手足心热，面红潮热，溲黄便结。舌红苔光，脉象细数。

分析：至液不足，至精受伤，致营血亏损，虚热内扰，冲任不固，故经血非时而下、色鲜红而质稠；虚热伤冲，可见经血量少而淋漓不止；虚火损冲，多见经血量多势急；至液不足，至神失调，致心神不宁，虚热扰动，因而心烦不安、手足心热、面色潮红；虚热内甚，津液受伤，而为小便色黄、大便干结；舌红苔光、脉象细数均属阴虚血热的征象，其中舌红、脉数为血中热甚之表现，苔光、脉细为阴液亏耗之现象。

治法：滋至液，调至精；兼益至神，清安冲任。

方药：崩漏相资汤（作者验方）。玄参、麦冬、生地炭、地骨皮、墨旱莲、山茱萸、阿胶珠、白芍、贯众炭、青蒿、炙龟甲。

本方法取《石室秘录》上下相资汤组方之意。以玄参、地骨皮滋养至液，益调至精，虚火可遏，血热能清，故为方中主药；麦冬、白芍、山茱萸、龟甲益至液，安至神，养阴又敛气，生精能补脑，更可安冲任，为辅助药物；生地炭、阿胶珠、墨旱莲、贯众炭、青蒿滋阴清热，止血益血，标本兼顾，为佐使之药。

若阴虚不甚，实热壅阻，至液沸腾，至精热盛，致冲任损伤者，症见经血非时而下、量多为崩、色深红、质较稠；兼有头晕面赤，口渴烦热，渴喜冷饮，小便色黄或大便秘结。舌红苔黄，脉滑数。治以护至液，调至精，清热凉血，安冲止血。方用凉冲煎（作者验方：大生地、炒黄柏、炒山栀、丹皮炭、黄连、黄芩、生石膏、玄参、生藕节、阿胶珠）。如无口渴者，可去石膏，加败酱草清热安胎。

此外，在临床上还有瘀血阻于胞宫，出现崩漏。其发生原因，大都由于至精阴阳精失调，致冲任失常，旧血不去，新血不安，瘀阻于胞所致。临床可见经血非时而下，时下时止，或淋漓不净，或停闭日久又突然崩中下血，继而淋漓不断，色紫黑有块；兼有小腹疼痛、压痛，固定少移动，舌紫黯，苔薄白，脉涩。治以调理天癸阴阳精，驱除瘀血，安冲止血。方用红花桃仁煎（《陈素庵妇科补解》：红花、桃仁、熟地黄、当归、川芎、白芍、丹参、延胡索、香附、青皮）加蒲黄、五灵脂、菟丝子，随症加减。

【病案举例】

（1）至精失调致肾阴不足证案：潘某，女，43岁。

2001年8月7日初诊：月经周期提前、经量增多4个月。经诊刮，病检诊断为子宫内膜增殖症，并用西药治疗。1周前突然血崩1天，随后量虽减少，但淋漓不止、色鲜红、质偏稠；兼心烦少眠，手足心热，腰膝酸软，舌红少苔，脉细稍数。证属天癸阴阳精失调，至神不安，致肾阴不足，虚火内动，冲任不固。治以调至精，和至神，滋肾阴，清火安冲。

处方：生地炭、菟丝子、生白芍、枸杞子各15g，炙龟甲（先煎）、制女贞子、墨旱莲、金樱子、桑寄生各20g，败酱草、生牡蛎各30g，陈青蒿12g。

7剂后，心烦少眠、手足心热、腰膝酸软明显好转，出血量逐渐减少，两日来未见出血，偶有白带中夹有血丝，舌红苔净，脉细不数。原方生地炭易生地黄，加炒麦芽20g。

又服7剂，出血全止，精神较前振作，心烦已除，睡眠得佳，手心不灼热，唯仍有腰酸。原方去牡蛎、败酱草，加焦川断15g。

以后又来诊3次，均以此方略作加减，诸症消失。观察年余，月经周期、经量、经色、经质咸在正常范畴。

（2）至气亏弱致脾气虚陷证案：李某，女，38岁。

2003年5月16日初诊：月经过多已3年，半年来劳累过度，经血非时而下，有月来两次，有先崩中、后淋漓不止，西医检查诊断为子宫功能失调性出血。诊时经血骤下如崩半天，血色淡，质稀薄，无血块；兼见面色㿠白，神疲乏力，动辄气短，手足不温，大便溏薄，舌胖淡，脉似芤似革。证属至气虚弱，至精亏损，致脾气虚陷，统摄血液无权，冲任失固。治以补至气，益至精，升脾气，摄血固经。

处方：红参 9g（另煎兑入），炙黄芪、熟地黄、煅龙骨、煅牡蛎、仙鹤草各 30g，茜草炭、菟丝子各 15g，蕲艾炭、炙升麻各 10g，炒白术、海螵蛸各 20g。并嘱其卧床休息。

二诊：3 剂后，崩势已消，淋漓未止，精神稍振，面部略呈血色，舌仍淡胖，脉象细弱。原方红参用量减至 6g（另煎兑入），去龙骨、蕲艾炭；加阿胶珠 9g，地榆炭 20g，7 剂。

三诊：漏下已止，动辄气短好转，手足不温消失，舌仍胖，脉仍弱。此为至气、至精稍复，脾气虚陷转机，冲任一时得安，治以原法出入巩固。

处方：炒党参、炒白术各 20g，炙绵芪、熟地黄各 25g，菟丝子、金樱子各 15g，炙升麻、炒当归各 10g，阿胶珠 9g，缩砂仁、炙甘草各 5g，7 剂。

此后又来诊 3 次，均以本方加减，诸症均除，面色转荣，精神振作，月经周期、经量、经色均正常。但因患者恐惧血崩再作，故改中成药归脾丸续服 1 个月。2 年后，患者因他病就诊时说，崩漏未曾复发，周期、经量一直如常。

四、闭经

女子年逾 16 周岁月经尚未初潮，或已行经又中断 6 个月以上者，称为经闭。前者称原发性闭经，后者称继发性闭经。古代称闭经，常谓“经闭”“女子不月”“月事不来”“经水不通”“血枯”“血闭”“月闭”等。

闭经表象，可见于生理中的停经。如少女初潮后一段时间内可见月经停止不潮、绝经过渡期的月经停闭、妊娠期或哺乳期的停经，均属生理现象。此外，也有女性由于生活环境的突然改变，偶尔出现暂时性停经，又无其他不适者，亦可不作病论。

闭经原因众多，首先必须明确诊断，若是先天无子宫、无卵巢，或卵巢后天损坏，或垂体肿瘤，或子宫颈、阴道、处女膜、阴唇等处先天性缺陷或后天损伤造成粘连闭锁，经血不能外溢等，属非药物治疗所能奏效者，本篇不予讨论。

闭经最早记载于《内经》，如《素问・阴阳别论》曰：“二阳之病发心脾，有不得隐曲，女子不月。”而《金匮要略・妇人杂病脉证并治》称“经水断绝”，责之“因虚、积冷、结气”引起。《诸病源候论・妇人杂病诸候・月水不通候》认为“津液不生，血气不成”“醉后入房……劳伤过度，血气枯竭”，以及“先经唾血及吐血，下血，谓之脱血，使血枯，亦月事不来”。《备急千金要方》提出“血脉瘀滞……妇人经闭不行”。《丹溪心法・妇人》载有“躯脂满经闭者”。《医学入门》论有“虫证经闭”。《景岳全书・妇人规·血枯经闭》以“血枯”“血隔”立论，指出“血枯之与血隔，本自不同。盖隔者，阻隔也；枯者，枯竭也。阻隔者，因邪气之阻滞，血有所逆也；枯竭者，因冲任之亏败，源断其流也”。《医宗金鉴·妇科心法要诀·调经门》指出有痨瘵经闭，故说“经闭久嗽，又见骨蒸潮热……则为之血风痨”。《傅青主女科·调经》特别指出“经水出诸肾”“经原非血也，乃天一之水，出自肾中”，故“经水早断，似乎肾水衰涸”“肾水本虚，又何能盈满而化经水外泄”。综上所述，闭经原因虽为多端，但有核心病因病机，必须抓住重点辨治。

【从天癸释因】

闭经的发病原因虽然众多，但它的核心部分当属天癸系中的至神与至精发生病变。即既有至精生成不足或阴精与阳精失调，又有至神调控失职，致肾、肝、心受伤，冲任虚损或失调，胞宫失养或郁阻，遂成月经闭止。所以，闭经的形成与天癸有密切关系。天癸病变引起闭经大致有以下几种原因。

（1）至精不足：多由禀赋虚弱，至精失充或亏损，至神失养，至气、至液亦随之亏少，致肾精虚少，肝血亏损，源竭流断，无以化生经血，遂成闭经。

（2）至气亏损：多因脾胃素虚，或饮食劳倦，或忧思过度，至气损伤，至精亏损，至神不宁，致无力调控脾胃，使脾胃再度受损，气血生化乏源，血海空虚，无血可下，而为闭经。

（3）至液虚少：多由素体阴液、至液不足，至精亏少，至神不宁，致肾、肝、肺、心受伤，阴液耗损，虚热内蒸，血海干涸，产生闭经。

此外，还有素体湿痰内盛，或寒冷客于胞宫，或肝气郁结，损及天癸至精、至神、至气、至液，不能调控脏腑与冲任诸脉，亦可导致闭经。

【从天癸论治】

闭经不论何种原因引起，均与天癸有密切的联系。但天癸物质种类较多，有至神、至气、至液、至精之分，而至精中又有阴精、阳精、阴阳精之不同，必须要分清是何种天癸因病，导致何脏受伤，损及冲任，引起闭经。同时，天癸诸种物质中尤以至精与月经更为密切，因而在论治中亦宜适当照顾。

（1）至精不足致肾肝亏损证

症状：年逾16周岁尚未行经；或先以月经延期而量少，后以月经停闭半年以上者；或兼形体瘦弱，腰腿酸软，头晕耳鸣，或白带减少，阴户干燥。舌淡红，苔较少，脉细弱。

分析：禀赋虚弱，天癸至精不足，致肾肝受伤，肾气失充，肝血亏少，血海空虚，故年逾16周岁尚未行经；或先以月经延期而量少，后以月经停闭半年者。先天不足，后天失养，天癸至气、至精不足，肝肾亏弱，而为形体瘦弱、腰腿酸软、头晕耳鸣；天癸至精亏少，带脉虚弱，因而白带减少、阴户干燥；舌淡红、苔较少、脉细弱均为至精不足，肾肝亏损之征象。

治法：补至精为主，兼益至气，调养冲任，促使恢复肾气肝血。

方药：阴阳至精饮（作者验方）。菟丝子、覆盆子、补骨脂、粉葛根、巴戟肉、淫羊藿、桑寄生、熟地黄、茺蔚子、艾叶、当归。

本方重点为补益至精之阴阳精，故取菟丝子、覆盆子、补骨脂、葛根调补阴精，兼益至气，为方中的主要部分；以巴戟天、淫羊藿助阳精，阳生阴长，兼益阴精，为方中辅助部分；取桑寄生、熟地黄、茺蔚子、艾叶、当归补肾益肝，调理冲任，为方中的佐使部分。如阴精衰少者，可加紫河车、蛤蟆油大补阴精，但不可长期服用，天癸以平衡为宜，太过、不及均可引发疾病。

（2）至气亏损致气血两虚证

症状：月经逐渐后延，量少色淡，继而停闭不潮；或兼面色无华，头晕眼花，心悸气短，神疲乏力，毛发不泽或易脱落。舌淡苔少，脉细无力或虚大无神。

分析：素体不足，至气亏弱，调控脾胃失常，气血乏源；或思虑劳倦过度，气血暗耗；或失血过多，气随血亏，天癸至精受伤，冲任失养，胞宫空虚，故月经逐渐后延、量少色淡，继而停闭不潮；至气虚弱，脾气亏损，气血两虚，内不能营养脏腑，外不能充脉荣舌润发，因而面色无华、头晕眼花、心悸气短、神疲乏力、毛发不泽或易脱落、舌淡苔少、脉细无力或虚大无神。其中脉细无力为血亏于气，虚大无神为气虚于血。

治法：补至气为首，益至精次之，兼顾气血并补。

方药：通经参芪汤（作者验方）。人参（手足欠温用红参）、炙黄芪、熟地黄、当归、覆盆子、补骨脂、菟丝子、五味子、制香附、川芎、炙甘草。

本方以人参、黄芪既能补益天癸阴精，又能补益至气，更有补心肺脾气，为方中主药；熟地黄、当归补阴血而调经，覆盆子、补骨脂、菟丝子、五味子益天癸至精而促月经，为辅助药；香附、川芎、甘草调冲任而和气机，香附、甘草又有益天癸阴精之功，共为佐使药。若产后出血过多等亡血者，宜加紫河车、仙灵脾、仙茅等加强补益天癸至精，兼益气血。

（3）至液虚少致阴虚内热证

症状：先见经血量少，逐渐至月经停闭。兼有形体瘦弱，五心烦热，颧红唇干，时有盗汗；或骨蒸劳热，咳嗽痰血；或化疗、放疗后，精神疲乏，口干咽燥，虚烦少眠，头晕耳鸣。舌红苔少，脉多细数。

分析：素体阴虚，至液不足，至精亏损，或失血伤阴，或痨瘵骨蒸，或化疗、放疗后阴液大伤，至液、至精并亏，虚热偏旺，血海渐涸，故病初时经血量少，随着病情加重，逐渐月经闭止；阴虚内热，阴液不足，因而形体羸瘦；津液不足，虚火内扰而为五心烦热、颧红唇干；虚热内甚，迫津外泄，故时有盗汗；痨瘵骨蒸或放化疗后均使阴液耗伤，营血不足，至神不安，致肺肾损伤，心神不宁，因而骨蒸劳热、咳嗽痰血，或精神疲乏、口干咽燥、虚烦少眠、头晕耳鸣；舌红苔少、脉细数亦是至液不足，阴虚内热的征象。

治法：滋至液为主，兼调至精至神，促使化生五脏阴液，充养血海。

方药：至液滋养汤（作者验方）。石斛、麦冬、白芍、枸杞子、覆盆子、生地黄、知母、桑叶、葛根、绞股蓝、生甘草。

本方既能滋养天癸至液，又可补益至精阴精，还有安宁至神之功。取石斛、葛根滋至液，益至精，为方中主药；白芍、枸杞子、生地黄、麦冬、知母滋养至液，又生阴液，且能安神，为辅助之药；覆盆子、绞股蓝、桑叶、甘草调养天癸阴精，调和诸药。如闭经日久者，可加桑螵蛸、茺蔚子以增强至精之阴精，调养冲任；咳嗽痰血者，可加百合、川贝母、侧柏叶润肺止咳，安络止血。若女性乳腺、子宫肿瘤术后及化疗、放疗后，天癸阴精之药不可过用，上方宜去覆盆子、葛根、绞股蓝、桑叶，可加菟丝子、楮实子、仙灵脾、黄柏益阳精，遏阴精，和调阴阳。

此外，尚有素体痰湿内盛，脂膜壅阻胞脉；或禀性抑郁或七情所伤，冲任阻滞；或寒冷客于胞宫，胞脉寒凝，均能影响天癸至精、至神、至气和至液，使月经不能畅行，甚至月经停闭不潮。虽然责之于痰湿闭经、气郁闭经、寒凝闭经，但天癸能调控脏腑功能，畅通经血。假如只祛痰湿，或只以解郁，或只散寒邪，可能对调经一时无济于事，必须经过激发天癸的独特功用，才可能收到较快速的疗效。其辨证治疗，简附于下。

痰湿闭经：先以月经周期延后，经量减少，直至月经停闭；常兼形体胖肥，面浮跗肿，舌胖苔腻，脉沉滑。治以调天癸、祛痰湿，方用菟苍附皂汤（作者验方：菟丝子、苍术、制香附、皂角刺、制半夏、陈皮、当归、川芎、水红花子、艾叶）。

气郁闭经：月经既往如常，突然停闭数月；兼有情志抑郁，烦躁易怒，胸胁胀满，小腹时痛拒按，舌色黯或质有小瘀点，脉多沉弦。治以调和天癸、疏肝理冲，方用菟归附丹汤（作者验方：菟丝子、当归、制香附、牡丹皮、柴胡、延胡索、赤芍、合欢皮、茺蔚子、炒五灵脂、牛膝、甘草）。

寒凝闭经：月经停闭，小腹冷痛，不喜按，甚至阴户有冷感；兼有面色青灰，四肢不温，舌质黯，苔薄白，脉沉紧或沉弦。治以益天癸，温胞宫。方用温经汤（《金匮要略》：吴茱萸、当归、芍药、芎䓖、人参、桂枝、阿胶、牡丹皮、生姜、甘草、半夏、麦冬）去阿胶、半夏、麦冬，加淫羊藿、小茴香、补骨脂。

【病案举例】

（1）至精不足致肾肝亏损证案：江某，女，29岁，未婚。

1996年9月1日初诊：自述16岁初潮以来，月经大都2～3个月1次，经量较少，去年开始经量愈来愈少，今年2月份后月经完全停闭。平时白带较少，既往无经前乳房胀痛；兼有形体瘦弱，头晕耳鸣，腰膝酸软，精神不足。每遇冬季手足不温，舌淡红，苔薄净，脉细弱、左关略弦。证属禀赋虚弱，天癸至精失充，肾中精气亏损，肝血虚少，血海空虚。治以调补至精为主，兼益肾肝。

处方：炒当归、菟丝子、覆盆子、补骨脂、巴戟肉、淫羊藿、茺蔚子各15g，桑寄生、粉葛根各30g，大熟地、制女贞子各20g，陈艾叶10g。

二诊：7剂后，自觉精神明显好转，情怀顿觉开朗，头晕耳鸣，腰膝酸软均减，白带增多，纳食已香。原方去桑寄生，加牡丹皮12g，连服14剂。月经来潮，小腹隐痛，乳房略有作胀，经量仍是不多，经期5天。

三诊：面色稍呈红润，体重有所增加，病去减其制。原方去淫羊藿、艾叶，加制香附、炒川芎各10g，余药用量均减三分之一。

后又来诊4次，咸以此方加减治之，月经周期、经量、经色基本正常。

（2）至气亏损致气血两亏证案：魏某，女，37岁。

1989年11月8日初诊：据述月经停闭近半年，闭经前月经一直后延，经量逐渐减少，经色偏淡。诊时面色无华，语声低弱，毛发不泽；并有头晕眼花，心悸气短，神疲乏力。察舌淡而少苔，按脉虚而无神。证属素体不足，至气虚弱，至精虚少，脾胃亏损，气血来源匮乏，冲任失养，胞宫空虚。治以补至气为主，以益至精次之，兼顾脾胃气血亦属重要。

处方：红参5g（另炖兑入），炙黄芪30g，大熟地20g，炒当归、炒白术、覆盆子、菟丝子、补骨脂各15g，五味子、炙甘草各5g，制香附、炒川芎各10g，7剂。

二诊：服药后心悸气短、头晕眼花、神疲乏力十衰其六，脉转细缓，白带增多，原方红参易生晒参9g，7剂。

三诊：诸症均减，食欲已振，唯独月经未见消息。原方去五味子、白术；加粉葛根30g，红花8g。14剂。

四诊：月经已来潮4天，经量适中，经前小腹略有坠胀，腰部酸楚，余无不适。原方去生晒参，加炒党参20g，7剂。

患者后又来诊多次，均以此方加减或归脾汤增损告愈。

五、痛经

痛经，是指妇女行经期或行经期前后，出现周期性小腹疼痛为主症而言。痛经的发生，有功能性与器质性之分，有原发性和继发性之别。大都月经初潮即有周期性小腹疼痛，生殖器官无器质性病变，多为功能性痛经，属原发性范畴；若在育龄期发病者，多数为器质性病变，如子宫内膜异位症、子宫腺肌病、盆腔炎等，属继发性痛经范畴。

历代有关痛经的记载，最早见于《金匮要略·妇人杂病脉证并治》："经水不利，少腹满痛。”后有隋代巢元方《诸病源候论·妇人杂病诸候·脉来腹痛候》提出了痛经的病因病机：“妇人月水来腹痛者，由劳伤血气，以致体虚，受风冷之气客于胞络，损伤冲任之脉……其经血虚受风冷，故月水将下之际，血气动于风冷，风冷与血气相击，故令痛也。”宋代严用和《济生方·妇人门》又提出了“七情伤感，遂使血与气并……上下攻刺”，奠定了七情内伤导致痛经的病因病机。明代张介宾《景岳全书·妇人规》指出：“经行腹痛，证有虚实。实者或因寒滞，或因血滞，或因气滞，或因热滞；虚者有因血虚，有因气虚。然实痛者，多痛于未行之前，经通而痛自减；虚痛者，于既行之后，血去而痛未止，或血去而痛益甚。大都可按可揉者为虚，拒按拒揉者为实。”其在辨证上，对痛经做了规范性论述。总之，古代医家对痛经的发生原因、病变机理做了多方面的论述，大致可归纳为“气滞血瘀、风冷客胞，热邪阻胞，气血虚弱，或肝郁、脾寒、肾虚”等，但未明确提及痛经与天癸异常的关系。实际上，天癸尤其与天癸至精、至神失常对痛经有密切的影响。

【从天癸释因】

痛经虽不能说全由天癸异常引起，但因天癸而病者亦属常见。如天癸阴阳精失衡，胞宫拘急；或至精不足，胞宫发育不良；或天癸至神、至气、至液失调，影响胞宫等。天癸失常，引起痛经，大致有以下几种原因。

（1）至气失调：多由情志抑郁，至气不畅，至神不安，至精失和，致肝失疏泄，冲任不调，胞脉气血壅滞而成痛经。

（2）至液寒凝：多因寒邪内蕴，至液寒凝，至气郁遏，至精失调，致冲任阴盛阳伏，胞脉寒阻，遂成痛经。

（3）至气、至液亏损：多为体弱失血，至气虚弱，至液不足，至精失养，致脾心受伤，冲任空虚，胞脉失养，产生痛经。

（4）至精不足：多因禀赋虚弱或房劳多产，至精亏损，至液、至气损伤，致肝肾受伤，肾精肝血虚少，冲任亏虚，不能濡养胞脉，引起痛经。

【从天癸论治】

天癸是特殊的物质，它能调控、激发脏腑和调节气、血、精、津液的作用，所以辨治痛经亦不例外，用之得法往往可获良效。

（1）至气不调致肝郁血滞证

症状：每于经前 1 ~ 2 天，小腹疼痛或少腹胀痛、拒按；经血量少或行经不畅，经色紫黯有块，血块排出后疼痛可减，经净后疼痛自行消失；兼或胸胁不适，乳房胀痛。舌质黯或有瘀点，脉多弦涩。

分析：情志抑郁，至气不畅，至神不安，至精失和，致肝气失疏，冲任气血阻滞，经血失于通利，故每于经前 1 ~ 2 天小腹疼痛或少腹胀痛、拒按，以及经血量少或行经不畅、经色紫黯有块；气滞致瘀，经血阻于胞宫，不下则痛，下则痛减，经净无瘀则痛止，因而血块排出后疼痛可减、经净后疼痛自行消失；天癸至精失和，致肝气不畅，而为胸胁不适、乳房胀痛；舌黯或见瘀点、脉弦涩，均为气滞致瘀的征象。

治法：调至气、和至精为主，兼以疏肝和血。

方药：香附调经汤（作者验方）。制香附、蒲黄、炒五灵脂、炒当归、川芎、没药、赤芍、延胡索、小茴香、娑罗子、九香虫、甘草。

本方取少腹逐瘀汤加减组成。以香附、小茴香、九香虫理至气，益至精为方中的主要组成部分；蒲黄、五灵脂、川芎、没药、赤芍为调至气，理至液，化瘀通络，和调胞脉；延胡索、娑罗子行气活血，通达至气、至液，疏理肝气；当归活血养血，安抚胞宫；甘草既有益至精，又能和诸药。如夹有湿热，下注胞宫，经色黯红，质稠量多，经期延长，小便短黄，舌红脉数者，去没药、小茴香、九香虫，加牡丹皮、败酱草、生地黄、薏苡仁清热利湿。

（2）至液寒凝致胞脉冰伏证

症状：经期或经前经后小腹冷痛、喜按、得暖痛减，经量少、色黯淡；或兼畏寒怯冷，手足不温，腰膝酸软，大便溏薄，小便清长。舌淡苔白，脉沉缓或沉紧。

分析：素体阴盛，至液寒凝，至精不调，至气被遏，致冲任寒阻，故经期或经前经后小腹冷痛、喜按、得暖痛减（其中凡经前冷痛，冷及阴户，得热痛减，按之痛甚，多属寒盛邪实之证；经期冷痛，多为虚实夹杂之证；经后冷痛，多由血海空虚，阳气不足所致）。至液寒滞，至精失调，冲任不足，而为经量少、色黯淡（如胞宫寒甚，冲任瘀阻，其经色常见紫黑有块）。至液寒凝，至气郁遏，致脾肾受伤，阳气不足，因而手足不温、腰膝酸软、大便溏薄、小便清长。舌淡苔白、脉沉缓或沉紧均为寒邪所胜之征，其中脉沉缓多见于阳虚寒阻、冷痛较轻者，脉沉紧多见于寒盛阳遏、冷痛之剧者。

治法：温至液，调至气，和至精为主；兼以温经暖宫，和血止痛。

方药：暖宫汤（作者验方）。炒当归、制附子、艾叶、炙桂枝、炒白芍、小茴香、仙灵脾、蒲黄、炒五灵脂、炙甘草。

本方以附子、艾叶温至液，调至气，和至精；且有暖宫祛寒，调经止痛作用，为方中之主药。当归、白芍、桂枝、甘草活血补血，调和营血，兼益至精；仙灵脾、小茴香善调至精，又利经脉气机；蒲黄、五灵脂既能化瘀血，又能止疼痛。合而共奏温经暖宫，和血止痛。如寒湿客于胞宫，阳气被遏，经前即感小腹冷痛、得热痛缓、按之痛甚及经行量少、色黯黑有小块，去桂枝、白芍、仙灵脾，加制香附、苍术、炒川芎燥湿行气，调经止痛。

（3）至气、至液亏损致血海空虚证

症状：经后期或经净后小腹隐隐作痛或空虚感痛、喜暖喜按，经血量少，色淡质薄；兼有面色无华，神疲乏力，食欲减退，舌质淡，脉细弱。

分析：至气不足，至液亏损，至精失养，致脾心受伤，冲任虚弱，胞脉失养，故经后期或经净后小腹隐隐作痛或空虚感痛、喜暖喜按；血海空虚，营血不足而为经血量少、色淡质薄；至气、至液不足，致心脾损伤，气血来源匮乏，因而面色无华、神疲乏力、食欲减退；气血两亏，无力荣舌充脉，故舌质淡、脉细弱。

治法：补益至气、至液为主，兼顾心脾气血。

方药：十全大补汤（《太平惠民和剂局方》）。人参、白术、黄芪、当归、熟地黄、白芍、川芎、茯苓、肉桂、甘草。

本方以四物汤合四君子汤加黄芪、肉桂组成。原治诸虚不足，五劳七伤，不进饮食，面色萎黄，脚膝无力等症。兹取四物汤补血调经，且益至液；四君子汤补气健脾，且益至气、至精；黄芪、肉桂益至精，温阳气，善治虚痛。合而可治天癸诸至不足，血海空虚之疼痛。

（4）至精不足致胞脉失养证

症状：经期或月经方净后小腹绵绵作痛且有坠感、喜按，经色黯淡、量少质薄；兼或头晕耳鸣，两目干涩，腰骶酸痛。舌淡红，脉细尺弱。

分析：素体虚弱，或房劳多产，至精亏损，至液至气不足，致肝肾亏损，肾精肝血虚少，冲任亏虚，胞脉失养，故经期或月经方净后小腹绵绵作痛且有坠感、喜按；胞宫空虚，经血不足，而为经色黯淡、量少质薄；天癸亏弱，肝肾亏损，精血虚少，耳目失濡，腰府不坚，因而头晕耳鸣、两目干涩、腰骶酸痛。舌淡红、脉细尺弱亦为至精不足，肝肾虚弱的征象。

治法：补至精、益冲任为主，兼顾肝肾精血。

方药：进退补肝汤（作者验方）。巴戟天、山茱萸、当归、白芍、补骨脂、熟地黄、续断、杜仲、台乌药、焦艾叶、炙甘草。

本方取《傅青主女科》之补肝汤加减组成。以巴戟天、补骨脂补益天癸阴阳精，兼益肾气肾精；山茱萸、熟地黄、续断、杜仲既能益天癸，又可补肝肾；当归、白芍养血柔肝，调经缓急；乌药、艾叶、甘草和胞宫，止疼痛。如头晕目干甚者，可加枸杞子、白蒺藜补益肝肾，止晕养目。

【病案举例】

（1）至气不调致肝郁血滞证案：邱某，女，23岁，未婚。

1996年4月24日初诊：自述情怀不畅半年，痛经3个月。每次经前半天，小腹疼痛剧烈，不喜手按，经血量少，色紫黯有小血块；经血下后，小腹疼痛明显缓解。经前数天常有胸胁不适，乳房胀痛，心烦不安。舌偏黯，苔薄白，脉弦缓。证属天癸至气不调，至神不宁，至精不和，致肝失疏泄，冲任郁阻。治以和调至气、至神、至精，兼顾疏肝调经。

处方：制香附、九香虫、蒲黄、炒五灵脂、焦山栀、炒川芎各 10g，炒当归、炒赤芍、延胡索、娑罗子各 15g，小茴香、炙甘草各 5g，服 15 剂。

4 个月后，患者因他病来诊时说：本方服 7 剂后月经来潮，小腹疼痛消失，经量增多，一切很舒适；后又加服 10 剂，痛经未作，情怀亦觉舒畅。

（2）至精不足致胞脉失养证案：程某，女，33 岁。

2003 年 10 月 21 日初诊：有痛经史 2 年，经 B 超检查示子宫多发性小肌瘤。两年来，痛经时作时缓，疼痛均在月经净后开始，连续 3 ~ 5 天绵绵作痛，腹中且有空虚感，喜按喜暖；每次经色黯淡，量少质薄。经期常伴腰骶酸痛；平时常觉头晕目干，精神不足。舌淡红，脉沉细无力。此为至精虚弱，至液、至气不足，致肝肾受伤，肾精肝血虚少，冲任亏损，胞脉失养。治以补至精、益冲任为主，兼顾肝肾精血。

处方：熟地黄、炒山药各 20g，巴戟天、山萸肉、菟丝子、川续断各 15g，炒当归、炒白芍、炒杜仲各 12g，台乌药、焦艾叶各 10g，炙甘草 5g，7 剂。

二诊：药后精神明显好转，食欲增加，余症如前。原方去山药，加仙灵脾 15g，14 剂。

三诊：此次月经来潮，经量增多，经色紫红，腰骶酸痛显著减轻，月经净后无小腹疼痛，亦无腹中空虚感。原方去艾叶，加白茯苓 20g，7 剂。

此后，患者又来诊 5 次，均以该方出入，删减滋补过甚之品，酌加消癥之物。痛经观察年余未作，子宫肌瘤未见增大。

第二节　女子杂病

一、不孕

不孕，指女子婚后，夫妻同居 2 年以上，配偶生殖功能正常，无避孕而未受孕；或曾孕育，未避孕而又 2 年以上不再受孕者而言。前者一般古称“全不产”，属原发性不孕；后者一般称“断绪”，为继发性不孕。同时，还必须分清绝对性不孕和相对性不孕。绝对性不孕，是指夫妇一方生殖器官存在缺陷。如女子“五不女”，即“螺、纹、鼓、角、脉”：螺指阴户外纹如螺蛳样，旋入内（也有以螺作骡解），不能开坼受孕；纹指阴户小如箸头，只可通，难交合，名曰石女；鼓指花头如绷，鼓似无孔；角指花头尖削似角；脉指先天畸形或发育不全之经不调或全无。相对性不孕，是指在某些病理因素的影响下，导致暂时不孕，一旦病因得到纠正，仍有受孕的可能者。本篇重点讨论相对性不孕，西医学认为有卵巢功能失调、盆腔炎、子宫内膜异位症、阴道炎及免疫因素等导致的不孕病因。

孕育是民族繁衍的根本，历代医家对不孕的研究源远流长，早在《周易》中就有“妇三岁不孕”（《周易集解·卷十一·下经渐》）的记载。从《内经》起，各代均有详细论述，不少医著中还设立了“求嗣”“求子”“种子”等门类。不孕的原因，除“五不女”“五不男”外，历代医家的观点主要可归纳为肾气不足、肝血亏损、冲任失养、胞宫空虚、阴虚内热、痰湿内阻、肝气郁结等，故《石室秘录·论子嗣》中对不孕有十病之说：“一胞胎冷也，一脾胃寒也，一带脉急也，一肝气郁也，一痰气盛也，一相火旺也，一肾水衰也，一任督病也，一膀胱气化不行也，一气血虚而不能摄也。”近十多年来，对不孕的治疗和研究有了可喜的进展。运用中医药配合辅助生殖技术，明显地提高了成功率、减少了副反应，并积累了一定经验。

对天癸的论述，除《素问·上古天真论》外，历代医家提及甚少，即或提及亦是串解而已，未见新的观点。实际上，不孕虽然有多种原因，但其主要病因是天癸失常，尤其是至精天癸的不足或阴阳精的失衡所引起。

【从天癸释因】

相对性不孕如能得到及时合理的治疗，其受孕的概率亦是颇高的。本病的治疗，首先必须有明确诊断，其诊断包括审证求因和现代有关生殖技术检查，通过综合判定，得出结论，与之相应治疗。相对性不孕，与天癸的失常有密切的关系，尤其是至精、至气、至神的失调更为常见。如至精之阴阳精偏盛偏衰，至气太过不及，至神不足或失调，均可引起不孕。具体可分以下六种原因。

（1）至精不足：多由禀赋不足，天癸至精虚弱，至气亏少，致肾气受伤，胞宫失养，氤氲之气难以生成而致不孕。

（2）至气亏弱：多因素体亏虚，至气亏弱，至精不足，致脾肾受伤，冲任空虚，摄精无力，遂成不孕。

（3）至神失养：多为素体阴虚，至神失养，不能调节至精，虚火内动，至气偏旺，致心肾受伤，脑髓亏损，血海干涩，而为不孕。

（4）至液亏少：多由津少液亏，虚火内炽，至液虚少，至精不足，致肝肾受伤，肾精不足，肝血亏损，冲任失养，遂成不孕。

（5）至气不调：多因至气不畅，至精郁滞，致肝肾受伤，肝气郁结，肾气不畅，气血失调，冲任不和，引起不孕。

（6）至液不调：多为素体湿痰内盛，至液郁阻，至精不和，至气不畅，致脾肾受伤，聚湿生痰，冲任郁滞，胞宫壅阻而致不 孕。

【从天癸论治】

（1）至精不足致肾气虚弱证

症状：婚久不孕，月经延后或停闭不潮，经量偏少，经色偏黯；或头晕耳鸣，腰膝酸软，精神衰疲，性欲减退。舌质淡，脉细尺弱。

分析：至精不足，阴阳精俱亏，至气亏损，致肾中精气受伤，冲任虚损，无力孕育，故婚久不孕；至精亏损，冲任失调，血海失司，而为月经延后不调或停闭不潮、经量偏少、经色偏黯；至精亏少，至气虚损，脑髓不足，腰府不坚，因而头晕耳鸣、腰膝酸软、精神衰疲；至精亏少，肾气不足，故性欲减退。舌淡、脉细尺弱亦为天癸亏损，肾中精气虚弱的征象。

治法：补至精、至气为主，兼益冲任。

方药：至精阴阳汤（作者验方）。菟丝子、覆盆子、巴戟天、补骨脂、鹿角胶、枸杞子、熟地黄、制附子、淫羊藿、当归、川芎、炙甘草。

本方重点是调补天癸，温养肾气，使天癸至精充足，阴阳精失衡，激发氤氲之气，促进受孕。以覆盆子、补骨脂补益至精之阴精，兼益肾气；菟丝子、巴戟天、淫羊藿、鹿角胶补益天癸之阳精，兼补肾阳；熟地黄、枸杞子、附子既能补肾精，又能益肾阳，并补肾中阴阳，促使增强天癸至精；当归、川芎养血活血，通络调经；炙甘草既有益天癸阴精，又能和调诸药。如经闭日久者，适加红花、桂枝畅通胞宫气血，不能一味峻补。

（2）至气亏弱致脾虚肾弱证

症状：婚久不孕，月经先期或后期，经量较多，色黯红，质清薄；兼或神疲乏力，面色无华，腰腿酸软，小便清长，大便不实。舌淡胖、苔薄白，脉细弱。

分析：至气虚弱，至精亏少，致脾肾受伤，脾气亏弱，肾气虚损，冲任失养，故婚久不孕；至气不足，冲任亏弱，因而月经先期或后期、经量较多、色黯红、质清薄；至气虚弱，脾气虚损，而为神疲乏力、面色无华、大便不实；至精不足，肾气亏损，因而腰腿酸软、小便清长。舌淡胖、脉细弱均为至气不足，脾肾两亏的征象；苔薄白为气虚寒胜之现象。

治法：补至气、至精为主，兼益脾肾。

方药：毓麟珠（《景岳全书》）。人参、白术、茯苓、芍药、川芎、炙甘草、当归、熟地黄、菟丝子、杜仲、鹿角霜、川椒。

本方见于《景岳全书》卷五十一之“因阵”。原方主治：“妇人气血俱虚，经脉不调，或断续，或带浊，或腹痛，或腰酸，或饮食不甘，瘦弱不孕，宜服毓麟珠一二斤即可受孕。”上述所说，近似至气、至精不足，致脾肾受伤，冲任虚弱之不孕症。取人参（偏于阳虚用红参，偏于阴虚用生晒参）、白术、茯苓、炙甘草之四君子汤，补气健脾以充至气，人参、甘草又有补益至精作用；归、芍、芎、地之四物汤，补血调经，和养冲任；菟丝子、杜仲、鹿角霜、川椒补益天癸阳精，和调天癸阴精。若天癸阴精虚少者，可去川椒，适加覆盆子、蛤蟆油或紫河车填补至精阴精。

（3）至神失养致心肾不交证

症状：婚久不孕，月经先期或后期，经量较少，色鲜红，或经间期出血；兼有心烦不安，少寐多梦，形体消瘦，精神疲乏。舌微紫红，脉沉细无力。

分析：至神不足，调节至精失常，虚火扰动，致心肾受伤，脑髓亏损，血海失养，故婚久不孕；至神失养，至精失调，郁热内阻，冲任受伤，而为月经先期或后期、经量少、色鲜红、或经间期出血；至神失常，致心肾不交，神不安宅，因而心烦不安、少寐多梦；至神失调，至气、至液亏损，致阴液不足，元气失充，故形体消瘦、精神疲乏。舌微紫红、脉沉细无力均为至神失调，至气不足，损及心肾的征象。

治法：调养至神、至精为主，兼益心肾。

方药：至神助孕汤（作者验方）。生地黄、白芍、肉桂、黄连、龟甲、覆盆子、菟丝子、墨旱莲、制女贞子、当归、五味子。

本方以白芍、生地黄、龟甲益至神而调至精，为方中的主要组成部分。覆盆子、菟丝子补益至精，其中覆盆子以补至精阴精为主，菟丝子补至精阳精兼可和调至精阴精，为方中的辅药；肉桂、黄连交泰心肾，女贞子、五味子、当归、墨旱莲既能益至神、助至精、调冲任，又能补肾宁心、止烦安眠，为佐使药。如食欲不佳者，可加鸡内金、桑螵蛸益天癸，启食欲。

（4）至液亏少致肝肾阴虚证

症状：婚久不孕，月经先期量少或后期量少，色多鲜红；兼有头晕耳鸣，口干咽燥，腰酸膝软，手足心热，白带量少，小便短少，大便偏干。舌质红，脉细数带弦。

分析：至液不足，至精亏少，虚火内炽，致肝肾受伤，肾精亏损，肝血虚少，冲任失养，故婚久不孕；冲任失养，胞宫虚热，因而月经先期、颜色鲜红；血海空虚，胞宫干涩，而为月经后期、经量较少；至液亏少，损及肝肾，脑失所养，腰府不坚，故头晕耳鸣、腰酸膝软；至液不足，虚热内扰，而为口干咽燥、手足心热、小便短少、大便偏干；至精亏少，带脉虚损，因而白带量少。舌质红、脉细数带弦均为至液亏损，阴虚火旺之征象，其中脉弦为肝阳偏旺之现象。

治法：滋养至液、至精为主，兼益肝肾。

方药：四子地黄丸（作者验方）。熟地黄（热甚用生地黄）、当归、山茱萸、牡丹皮、生山药、覆盆子、菟丝子、五味子、车前子、泽泻、茯苓。

本方以六味地黄丸加盆、菟、味、车四子及当归组成。以六味地黄丸补肾阴而促发至液，四子调补至精，当归益血调经，合而助至液、益至精、促进孕育。若有伏火郁毒者，可去山药、山茱萸，加龙胆草、大青叶、茺蔚子清火解毒；头晕耳鸣甚者，可加枸杞子、菊花滋肾清肝；腰膝软弱，可加川续断、桑寄生益肾强腰；口干咽燥、手足心热，可加麦冬、鳖甲、青蒿生津退热。

（5）至气不调致肝气郁结证

症状：婚久不孕，月经先后无定，经血下而不畅，或夹血块，经行乳房及小腹胀痛较剧；兼有情志抑郁，少言寡语，或性情急躁易怒，胸胁胀痛。舌质黯红，脉多弦而不和。

分析：至气失调，累及至精，致肝肾受伤，肝气郁阻，肾气不畅，冲任不和，故婚久不孕、月经先后无定、经血下而不畅或夹血块、经行乳房及小腹胀痛较剧；至气失调，至神不和，致肝气郁阻，心神失常，因而情志抑郁、少言寡语，或性情急躁易怒、胸胁胀痛；至气不畅，损及气血，肝气心血不和而为舌质黯红、脉多弦而不和。

治法：和调至气、至精为主，兼理肝肾及心脾。

方药：开郁种玉汤加覆盆子、白蒺藜、橘叶。

开郁种玉汤（《傅青主女科》）：白芍、香附、当归、白术、牡丹皮、茯苓、天花粉。

本方虽未指出能治至气不调之不孕症，但方中之主药能调至气，如香附、白芍同用，既可调至气，又可缓至气之急，更有益至精阴精之妙，和至神之不安；在治脏腑者，肝、脾、心、肾皆在其中。当归、白术、茯苓调经和血，化湿宣中；牡丹皮、天花粉清泄郁热，通畅络脉；再加覆盆子、白蒺藜、橘叶增强调至气，助至精，和至神，促使受孕。

（6）至液不调致脾滞痰湿证

症状：婚久不孕，经行后期，经量较少，或月经数月一潮，甚至闭经不行，白带量多质稠；兼或形体肥胖，胸闷恶心。舌苔白腻，脉象沉缓。

分析：至液不调，至精不和，至气不畅，致脾肾受伤，聚湿酿痰，冲任郁滞，胞宫壅阻，故婚久不孕、经行后期、经量较少，或月经数月一潮，甚至闭经不行；至液失调，任带受伤，而为白带量多质稠；至液郁滞，致脾气受损，水谷不能正化，聚湿生痰长脂，外溢肌肤，内入脏腑而为形体肥胖；湿痰中阻，气机郁阻，因而胸闷恶心。舌苔白腻、脉象沉缓均为湿盛酿痰，湿痰内阻的现象。

治法：疏调至液、至精为主，兼理脾肾。

方药：至液启宫汤（作者验方）。当归、制香附、制半夏、苍术、川芎、泽泻、益母草、菟丝子、覆盆子、红花、山楂。

本方以苍术、香附、半夏调至液，和至气，助至精，理冲任为主要部分。当归、川芎、益母草、红花、山楂利至液，调冲任，通经血；菟丝子、覆盆子和调至精，兼能益肾；泽泻轻身健体，导浊水下行。诸药相合，以奏利至液而祛湿消痰蠲浊，使之至精和调，胞宫气血畅通，以利孕育。

【病案举例】

（1）至精不足致肾气虚弱证案：俞某，女，24岁。

1989年11月2日初诊：据述结婚2年未孕，经妇科检查为子宫发育不良。诊见形体瘦小，面色无华，月经延后40～50天一潮、经量较少、经色黯红，无乳房胀痛及小腹疼痛，平时白带甚少；兼有精神不足，腰腿酸软，畏冷怯冷，食欲欠佳，大便不实、日行1次。舌质淡、苔薄白，脉象细弱。证属禀赋不足，至精失充，阴阳精俱亏，致肾气受伤，胞宫失于温养，无力孕育。治以补益至精，充养至气，兼以温胞调经。

处方：菟丝子、覆盆子、巴戟天、补骨脂、淫羊藿、当归各12g，鹿角胶（另炖分冲）、制附子、炒川芎各10g，粉葛根30g，大熟地15g，缩砂仁5g，7剂。

二诊：服药后精神疲乏，畏寒怯冷显著好转，食欲已启，原方续服14剂。

三诊：月经适行，经量增多，自觉舒适，面色已露荣润。原方去鹿角胶、附子、熟地黄；加制香附10g，川续断、炒白术各15g，14剂。

四诊：诸症均减，并腼腆地说："过去无性欲，现性欲旺盛，带下量多色黄"。即告知节制房事，否则影响受孕。前方去巴戟天、淫羊藿、缩砂仁；加败酱草30g，椿根皮15g，桑寄生20g，14剂。

5个月后，患者托他人相告已怀孕2个月。

（2）至气不调致肝气郁结证案：褚某，女，33岁。

2001年3月5日初诊：自述结婚7年，前4年避孕，以后未采用避孕措施，未曾怀孕。月经先后无定，经血下而不畅，或夹血块。性格内向，语言不多。每次经前乳房及小腹胀痛较剧，头痛头昏，胸闷胁胀，不易入睡。妇科检查未见明显器质性病变，配偶精子也在正常范围。曾服中成药逍遥丸、乌鸡白凤丸半年，未见显效。舌质黯红，脉象沉弦。证属至气失调，累及至精，致肝肾受伤，肝气郁结，肾气不畅，冲任失常，气血不和。治宜和调至气至精，兼理肝肾及脾。脾气旺盛，药力速至病所。

处方：炒白芍、白蒺藜、覆盆子、炒当归、炒白术、橘叶、炒橘核各15g，制香附、牡丹皮、炒山栀各10g，失笑散30g，玫瑰花6g，14剂。

二诊：服药1周后，月经来潮，乳房、小腹胀痛明显减轻，经血量增多，有血块，经下通畅，心情舒适。原方失笑散减至20g，续服14剂。

三诊：患者说一切都好，期待能生一女孩。前方去失笑散、橘核，加枸杞子、天花粉各15g，14剂。并嘱多吃蔬菜、鱼类，少食肥甘厚味。

四诊：经行基本正常，食欲、睡眠如常。不孕多年，疑有热毒内伏胞宫。原方中加白花蛇舌草30g，丹参12g，14剂。

后又来诊2次，均以此方略作加减。1年后相告生一女婴，如愿以偿。

二、带下

带下之病，有广义和狭义之分。广义泛指妇产科疾病，如《史记·扁鹊仓公列传》说："扁鹊名闻天下，过邯郸，闻贵妇人，即为带下医。"《金匮要略·妇人杂病脉证并治》说："妇人年五十所，病下利数十日不止……此病属带下。"是说妇人年已五十许，月经应当断绝，而反前阴下血，数十天不止……属于带下病。《金匮要略心典》更明确地说：“带下者，带脉之下，古人列经脉为病，凡三十六种皆谓之带下病，非今人所谓赤白带下也。”狭义的带下，是指从妇女阴道内流出的液体，而又有生理性和病理性之别。生理性的带下，随着女子肾气充盛，天癸臻备，任脉通调，带脉健固，阴道内时有适量透明或色白而无特殊气味的黏性液体，在经期前后、氤氲之期、妊娠时期的带量有所增多，具有润泽阴道和阴户，防御外邪侵袭的作用，故王士雄说：“带下，女子生而即有，津津常润，本非病也。”（见《沈氏女科辑要笺正》）病理性带下，则有明显区别，带色常有白、黄、赤之多种，带质有清稀、稠浊、米泔水样、豆腐渣样等多种，带之气味有鱼腥臭味、臭味、秽臭、恶臭等，并伴有阴痒、阴疮，以及小腹疼痛、腰骶痛、尿急、尿频、尿痛等症状。临床以白带、黄带、赤白带为多见，但对赤带、赤白带及杂色带应引起重视，及时进行妇科检查及排癌检查，以免贻误病情。

带下之名，首见于《素问·骨空论》云“任脉为病……女子带下瘕聚”，指出带下病的病机系任脉为患。《金匮要略·妇人杂病脉证并治》则称“下白物”。《诸病源候论·妇人杂病诸候》明确提出了“带下病”，并分列“带下五色俱下候”“带下青候”“带下黄候”“带下赤候”“带下白候”“带下黑候”，并指出带下病的产生与五脏虚损有密切关系。而刘河间主任脉湿热为病，治以辛苦寒法；朱丹溪侧重与湿痰有关，主张燥湿为先，佐以升提。《傅青主女科》将带下病列为该书首卷，分别以白、黄、赤、青、黑五色带下论述病机、证候、治法。谓带下病乃是带脉之伤，多由脾气之虚、肝气之郁、湿气之侵、热气之逼所致。治法以健脾升阳治白带，清肝利湿治青带，健脾利湿、泻肾火治黄带，泻火利湿治黑带，清肝扶脾、养血活血治赤带。历代医家所论虽各有侧重，但大都责之脾与肾不足，湿与热侵袭于胞宫、阴中，损及任带所致，均未论述与天癸的关系。实际上，带下的多和少与天癸均有密切的关联，尤其是虚证的带下病与天癸更是密不可分。

【从天癸释因】

本篇所论之病理性带下，包括多带与无带，即多带是病，少带无带也是病。带下的产生不论是正常的或异常的均与天癸有直接或间接的联系，天癸的不足或失调，可导致脏腑、胞宫、任脉、带脉受伤，出现带下异常。当然有一部分带下是由于经期不洁、房事不节、癥积肿瘤等引起。这里重点阐述天癸因病而产生的异常带下，具体可分为以下几种原因。

（1）至气不足：多由素体虚弱，劳倦过度，至气亏损，累及至精，致脾气、任脉、带脉受伤，湿邪内聚，脾失升清，任脉不固，带脉失约而成带下过多。

（2）至精亏损：多因禀赋不足或年老体衰，或久病虚弱，或亡血耗精，至精衰少，致肾虚精衰，任带失养，遂成无带干涩；若肾虚火衰，蒸腾无力，津液下行，则带多而稀。

（3）至液不利：多为素体湿盛，至液失利，至气不调，致肝失疏泄，肾脬不利，伤及任带，引起带下过多。

【从天癸论治】

（1）至气不足致脾虚带伤证

症状：带下色白，量多，质稀薄；或如涕如唾，绵绵不断，无臭气。兼有面色㿠白或萎黄，神疲体倦，四肢欠温，纳少便溏。舌淡苔白，脉濡或沉缓无力。

分析：至气不足，累及至精，致脾气、任脉、带脉受伤，湿邪内聚，脾失升清，任脉不固，带脉失约，故带下色白、量多质稀，或如涕如唾、绵绵不断、无臭气（其中带白、量多、质稀为至气亏损，脾阳不足，带脉虚寒之象。如涕如唾，绵绵不断为至气虚弱，脾精亏损，任带失约之候。无臭气者，为邪无热化的表现。亦有氤氲之期，而见如涕如唾者，则不属病变）；余者兼症、体征均属至气不足，脾气虚弱，寒湿内蕴之现象。

治法：补益至气，固任举带为主；兼以健脾化湿，疏肝助肾。

方药：完带汤（《傅青主女科》）。白术、山药、人参、白芍、车前子、苍术、甘草、陈皮、黑芥穗、柴胡。

本方是一首常用的治疗脾虚湿阻的白带方，但此方寓有调补天癸至气、至精、至液作用。如人参善补至精阴精，又益至气；配以白术、山药、甘草，补至气之功更强；佐合苍术、陈皮补而不碍湿阻；车前子既导湿热下行，又有益脾气、固带脉功用；柴胡、芥穗、白芍升阳疏风，升动中又酸柔收敛。合而具有补至气，益至精，和至液，健脾益肾安肝，任带并治的作用。如脾中精气损伤，虚带绵绵不断，经久不愈，可加芡实、莲须、龙骨补脾涩精；若兼湿盛夹痰，头重体胖，湿带稠浊，上方去山药、人参、白芍，加白芷、泽泻、白芥子、石菖蒲化湿祛浊。

（2）至精亏损致肾虚任弱证

症状：带下全无或极少，阴户干燥。兼有精神疲乏，腰膝酸软，腓腨拘挛；或烘热汗出，夜间少眠，心烦不安。舌质红，脉细弱。

分析：至精阴精虚损，致肾受伤，任带失养，故带下全无或极少、阴户干燥；至精不足，肾中精气亦随之亏损，而为精神疲乏、腰膝酸软、舌淡红、脉细弱；至精虚少，累及于肝，筋失濡养，因而腓腨拘挛；至精亏虚，至神不足，心神不宁，故夜间少眠、心烦不安；至精衰少，阴阳失调，而为烘热汗出。

治法：补至精为主，次益至神，兼顾肾气与任带二脉。

方药：逢春汤（作者验方）。仙灵脾、菟丝子、补骨脂、覆盆子、葛根、巴戟天、龙骨、牡蛎、白芍、黄柏、炙甘草。

本方主要用于女性天癸至精之阴阳精锐减，机体衰弱，甚至出现早衰。取仙灵脾、葛根补益天癸阴精阳精，为方中主药；菟丝子、巴戟天、补骨脂、覆盆子益天癸，补肾气，为辅药；龙骨、牡蛎、白芍、黄柏和调阴阳，兼安至神，为佐药；炙甘草既能益天癸阴精，又可调补至气，并能和诸药，为使药。若天癸虚损致肾气受伤，命火不足，任带不固，津液下夺，故白带量多、质稀如水，上方去葛根、覆盆子、巴戟天，加鹿角霜、芡实、莲须固精止带。

（3）至液不利致任带损伤证

症状：带下量多，色黄或赤；或赤白相兼，质稠气臭；或兼少腹疼痛拒按，或阴部瘙痒，或阴中灼痛、小便黄热或淋涩。舌红苔黄，脉象弦数。

分析：素体湿盛，至液不利，至气失调，致肝肾受伤，肝失疏泄，肾经湿热，久郁化毒，损及任带，故带下量多、色黄或赤或赤白相兼、质稠气臭；湿热留恋，气机阻滞，因而少腹疼痛拒按；湿热邪毒，流注下焦，侵犯阴器，则阴部瘙痒或阴中灼痛，侵入膀胱则小便黄热或淋涩。舌红苔黄，脉象弦数均为湿热毒内盛的征象。

治法：清利至液为主，疏肝安肾、和任清带为次。

方药：龙胆止带汤（作者验方）。龙胆草、柴胡、车前子、土茯苓、泽泻、马齿苋、椿根皮、墓头回、栀子、牡丹皮、生甘草。

本方以龙胆草、墓头回清至液，泻肝火，利湿热为主药；车前子、土茯苓、泽泻、椿根皮和利至液，化湿止带，为辅药；柴胡、牡丹皮、栀子、马齿苋疏利肝肾湿热，清调任带，为佐药；生甘草清热解毒，又调天癸，为使药。若至液不利，久郁化热伤阴，舌红苔光，脉细数者，可去土茯苓、泽泻，加生地黄、玄参、龟甲滋至液，生津液。

【病案举例】

（1）至气不足致脾虚带伤证案：沈某，女，39岁。

2007年3月15日初诊：白带绵下半年，量甚多，质稀薄，无臭气；月经周期正常，经量偏多，有宫颈炎史4年；兼有面色㿠白，略有面肿，精神疲惫，四肢不温，腰脊酸重，食欲减退，大便不实，小便量少，思睡而不能入寐，舌淡红，苔白腻，脉沉缓无力。证属至气不足，累及至精，致脾气受伤，湿邪内阻，损及任脉，带脉失举。治以补至气，健脾气，化湿邪，固任带。

处方：炒白术、制苍术各15g，红参5g（另炖兑服），炒党参、炒山药、炙鸡内金、车前子各20g，制附子、陈皮、炒柴胡、炒白芍各10g，煅龙骨30g，7剂。

二诊：药后带下显著减少，十去其七。服药3剂即感体力增强，小便增多，大便已实，睡眠好转，腰脊酸重减轻，原方续服7剂。

三诊：诸症近愈，舌微红，苔薄白，脉缓有力。适值月经来潮，经量明显减少。原方去红参、附子；加炒当归12g，炙甘草5g。7剂，告瘳。

（2）至精亏损致肾虚任弱（无带阴干）证案：伍某，女，49岁。

1999年8月29日初诊：带下量少已4年，去年起白带近似全无，阴中干燥涩痛，性交后疼痛难忍，甚至行动受阻；月经延后，40～50 日一行，经量逐渐减少；腰膝酸软，或腓腨拘挛，夜间少眠，心烦不安，精神不足，二便俱少，舌淡红，脉细弱。此为至精阴精亏损，致肾中精气受伤，任带二脉失养。治宜补至精，益肾气，养任带。

处方：仙灵脾、淫羊藿、菟丝子、覆盆子、补骨脂、巴戟天各 15g，粉葛根、生龙骨、生牡蛎各 30g，炒黄柏 12g，炒白芍 20g，五味子、炙甘草各 6g，7 剂。

二诊：服药 5 天后，已有少量白带，阴中干痛消失，精神好转，心烦得宁，小便增多，大便两日 1 次，余症如前，原方续服 7 剂。

三诊：白带明显增多，交合满意，阴中不痛，腰酸膝软好转，腓腨拘挛未作。原方去淫羊藿，又服 7 剂。

四诊：诸恙渐消，此次经来量较前增多，略有小血块。原方去巴戟天、龙骨、牡蛎；加炒当归 15g，夜交藤 30g，合欢皮 20g，7 剂，向愈。

三、乳癖

乳癖，又称“乳栗”“奶癖”等。临床常见乳房出现形态、大小、数量不一的硬结肿块的病证。《疡科心得集》说：“乳中结核，形如丸卵……其核随喜怒而消长，此名乳癖。”本病属西医学“乳房囊性增生病”和“乳房纤维瘤”范畴。此病在临床中还必须与乳癌相鉴别。如乳房囊性增生病（俗称乳腺小叶增生）的肿块可见于乳房四个象限，常呈串珠状，或扁平状，或结节状，或粟粒状，或团块；其质韧，可推动，与周围组织界限不清，有胀痛压痛，乳头大多无溢液或极少有溢液，预后少数有癌变。乳房纤维瘤的肿块多在外上象限，呈卵圆形，边缘清楚，其质坚实，活动好，无压痛，无乳头溢液，预后良好。乳癌的肿块多在外上象限，呈圆形或巉岩不齐，边界不清，坚硬如石，大小不一，但生长迅速，部分有压痛，乳头回缩及溢血。

乳癖之病，在《中藏经》名“奶癖”，《诸病源候论》称“乳中结核”。直至明清时期，论述更为详细，如《疡医大全》引明代陈实功说：“乳癖乃乳中结核，形如丸卵，或坠重作痛或不痛，皮色不变，其核随喜怒为消长，此名乳癖。”形象地描写了乳癖的症状与西医学所说的乳房纤维瘤相近似。《外科真诠》还指出：“乳癖……年少气盛，患一二载者可消散；若年老气衰，患经数载者不治。宜节饮食，息恼怒，庶免乳癌之变。”尤其指出了本病要重视，预防癌变的发生。

本病在历代妇科专著中论述较少，而在外科书籍中常有介绍，重点责之肝郁气滞，痰瘀互结、肝郁肾虚为病。实际上，本病的产生原因与天癸的失调有着密切的关系，尤其是与至精天癸、至神天癸的失调关系更加密切。

【从天癸释因】

本病仅以肝郁、痰瘀、肾虚等作为主要发病原因和病变机理还不够全面。乳癖主要为天癸失调，损及肝、肾、脾、肺和冲任，气血津液郁滞所致。其病因病机大致有以下三个方面。

①至精阴精过盛：多因天癸失调，阴精与阳精失衡，阴精过盛，至神不和，致肝肾受伤，肝气郁滞，肾气不足，气血不畅，乳络不通，遂成乳中结块。

②至气郁阻：多由至气不畅，损及至精阳精，致肝、胃、肾受伤，气血运行不畅，冲任不调，乳络阻滞而成乳癖时作时缓。

③至液内停：多为至液不畅，至精阴精偏旺，致肝、脾、肺受伤，肝失疏泄，脾运不健，肺失通调水液，气郁聚湿，久而酿成顽痰老邪，盘踞乳中，因而发为乳癖、形如丸卵、不疼痛、皮色如常。

【从天癸论治】

（1）至精阴精过盛致肝郁肾虚证

症状：乳房结块呈串珠状，或结节状，或粟粒状，或团块状；月经前肿块可增大，有胀痛、压痛；月经后肿块缩小，胀痛、压痛消失；或兼月经先后不定，或婚久不孕，胸闷怫郁，胁肋作胀，腰酸膝软，白带偏多而无秽臭气味。舌微紫黯、苔多薄白，脉弦尺弱。

分析：至精阴精过盛，阳精不足，致肝气郁结，肾气虚损，气血不畅，乳络阻滞，故乳房结块呈串珠状，或结节状，或粟粒状，或团块状（其中串珠状、结节状、粟粒状常夹有痰瘀互结存在，经前经后虽有大小变化，但不能尽消；团块者，常夹有痰气交结存在，因而经前增大明显，经后能显著缩小）；月经前冲任气盛，气机郁阻益甚，故经前肿块增大且有胀痛、压痛；月经来潮，冲任气血平和，气机畅通，故经后肿块缩小、胀痛压痛消失；天癸阴阳精失衡，冲任失调，而为月经先后不定或婚久不孕；天癸至神不调，致肝气郁结，因而胸闷怫郁、胁肋作胀；天癸至精阳精不足，致肾气受伤，肾主腰膝，故腰酸膝软；至精阴精偏盛，阳精亏少，带脉失举，为白带偏多而无秽臭气味。舌微紫黯、苔薄白、脉弦尺弱均属天癸失调，气血不畅，肝郁肾虚征象。

治法：抑阴精、益阳精为主，兼以调肝益肾。

方药：增阳抑阴乳癖汤（作者验方）。仙灵脾、鹿角片、仙茅、肉苁蓉、当归、赤芍、橘叶、橘核、青皮、白芥子、丝瓜络。

本方重点是平衡至精之阴精与阳精，使阳精得以增加，阴精得以下降，恢复肝肾与冲任功能。以仙灵脾、鹿角片补阳精，抑阴精，兼能化结，为方中之主药；取仙茅、肉苁蓉益阳精，补肾气，为辅药；当归、赤芍、橘核、青皮、白芥子疏肝和血，调气散结，为佐药；橘叶、丝瓜络和气机，通乳络。若肿块偏硬或纤维瘤，可加炮穿山甲、皂角刺、远志消积散结。

（2）至气郁阻致肝胃冲任损伤证

症状：乳房肿块随月经前后或情志波动而增大或缩小，一般经前肿块明显；并伴有乳房显著胀痛，经后肿块缩小甚至消失，胀痛也随之消除或减轻。常兼月经不调或痛经或不孕，心烦易怒，胸闷胁胀，喜太息，舌黯红，苔薄黄，脉象弦滑。

分析：至气不调、至神不安、至精失衡致肝胃不和，气血失畅，冲任受阻，痰瘀内结，故见乳房肿块。经前天癸阴精充足，冲任气盛，而为肿块增大、胀痛显著；经后天癸阴精减少，冲任偏虚，因而肿块缩小、胀痛消失；情志常受天癸至神调控，至神失常，可影响至气，致肝胃气机不畅，乳头属肝，乳房属胃，因而当情志波动时出现乳房肿块增大、胀痛不适；至气不调，至精失常，冲任受伤，故月经不调或痛经或不孕；至气不畅，至神不安，致肝失疏泄，心神不宁，而为心烦易怒、胸闷胁胀、喜太息；至气不调，气血不畅，郁热内阻，故舌黯红、苔薄黄、脉弦滑。

治法：调至气，疏肝气为主；兼顾安至神，和至精。

方药：逍遥乳癖汤（作者验方）。淫羊藿、猫爪草、柴胡、当归、白芍、白术、橘核、香附、沉香、瓜蒌、生鸡内金。

本方以沉香、橘核调畅至气，疏肝益肾，为方中主药。以淫羊藿、猫爪草、鸡内金、柴胡和至气，益至精；兼调肝肾，消散积滞，为辅药。当归、白芍、白术、香附调和气血，舒畅至气；又能益冲任，调月经，为佐药。瓜蒌宽胸舒胁，和血通络，祛痰散结，为使药。若月经净后，肿块虽有缩小，但质偏坚实，可加海藻、蜈蚣、急性子软坚散结，祛毒消肿。

（3）至液阻滞致脾肺冲任受损证

症状：乳房肿块形如鸟禽之卵，大小不一，坚实光滑，无明显胀痛，多见于年轻妇女；或兼月经不调，头晕纳呆，胸闷咯痰，咽喉不利。舌淡胖、苔白腻，脉细滑或沉缓。

分析：至液内阻，至气不畅，至精阴精偏盛，致脾肺受伤，累及于肝，脾运不健，肺失通调水液，肝气失于疏泄，冲任不调，气郁湿聚，久而酿成顽痰老邪，盘踞乳中，故乳房肿块形如鸟禽之卵、大小不一、坚实光滑，无明显胀痛；青年女性，常易至液阻滞，至气不足，至精失衡，顽痰易结乳中，因而本证型乳癖多见于年轻妇女；至液内阻，损及冲任，而为月经不调、先后无定期、经量偏少；至液不畅，致脾肺胃受伤，聚湿生痰，清阳失升，浊阴不降，故可见头晕纳呆、胸闷咯痰、咽喉不利。舌淡胖、苔白腻、脉细滑或沉缓均属至液失调，致脾肺及冲任受伤，湿邪内阻的明证。

治法：通利至液为主，兼以化痰散结。

方药：茯苓急子乳癖汤（作者验方）。茯苓、急性子、白芥子、制远志、海藻、穿山甲、皂角刺、浙贝母、蓬莪术、当归、白术、青皮。

本方以通利至液，调畅脾肺，化痰散结为主要功用。方中用茯苓、急性子利至液，化痰浊，为主药；白芥子、远志、海藻、浙贝母化痰软坚，消肿散结，为辅药；穿山甲、皂角刺、蓬莪术、当归消积散结，化瘀通络，为佐药；白术燥湿、青皮理气，两药配合，兼治脾、肺、肝三脏之疾、胸胁苦满、乳房痰核，为使药。若兼乳房胀痛，可适加橘核、橘叶疏肝理气，消胀止痛。

乳癖虽为常见病之一，但初起时良性恶性泾渭难分，所以在辨证治疗上务必仔细，尤其调整好天癸至精之阴阳精，防止恶变，必要时可采取手术治疗。恶性者，可参照乳癌有关肿瘤书籍，这里不再赘述。

【病案举例】

（1）至精阴精过盛致肝郁肾虚证案：韩某，女，39 岁。

2003 年 5 月 11 日初诊：自述乳房结块半年，近两个月来症势有所加重，两乳房均有肿块，经前胀痛、压痛明显，经后肿块缩小，无胀痛，略有压痛，月经周期延后 5～7 天；兼有胸闷不舒，腰酸膝软。西医诊断为乳腺囊性增生病。诊时月经将临，乳房胀痛甚剧，肿块增大，舌质黯紫，脉细弦尺弱。四诊合参，审因辨证。证属至精阴精过盛，阳精不足，致肝郁肾虚，冲任不调，气血不畅，乳络阻滞。治以抑阴精，助阳精，兼顾调肝益肾。

处方：仙灵脾、炒橘核各 20g，鹿角片（先煎）、仙茅、白芥子、青皮、牡丹皮各 10g，炒当归、赤芍、橘叶、丝瓜络各 15g，炙甘草 5g，7 剂。

二诊：服药两剂后，乳房胀痛顿减，月经随之来潮、经量适中、夹有小紫血块。7 剂服完后，乳房胀痛消失，肿块显著缩小，经期近罢。原方去仙茅，加肉苁蓉 15g，连续服用 21 剂。

三诊：乳房肿块消失，胸闷不舒、腰酸膝软亦无明显感觉。再次月经来潮，经前无乳房结块、胀痛、压痛，舌淡红，脉缓滑。上方去白芥子、青皮、肉苁蓉、丝瓜络；加菟丝子 15g，炒白术、茯苓各 20g。14 剂，以巩固疗效。

（2）至气郁阻致肝胃冲任损伤证案：朱某，女，37 岁。

2007 年 3 月 17 日初诊：据述患双侧乳腺体增生病 3 年，每次经前数日两乳房胀痛，肿块增大；兼有心烦易怒，胸闷胁胀，少眠多醒，月经周期基本正常，唯经量较少、小腹或有作胀。舌质黯红，脉象弦滑。证属至气不调，至神不安，至精失衡，致肝胃不和，气血失畅，冲任受阻，瘀痰内结，乳络郁阻。治宜疏理至气，兼安至神，平调至精。

处方：淫羊藿、猫爪草、炒当归、赤芍、瓜蒌皮各 15g，炒橘核、炒白术、生鸡内金、合欢皮各 20g，炒柴胡、炒山栀各 10g，沉香粉 3g（分吞），生甘草 5g，7 剂。

二诊：月经将至，未见乳房肿块增大、胀痛难忍等症，其余心烦少眠、胸闷胁胀均有好转。上方去白术、鸡内金、瓜蒌皮；加红花 6g，炒川芎、制香附各 10g 以增强调理冲任。7 剂。

三诊：月经来潮 3 天，经量明显增多，乳房未见胀痛，肿块隐约不显，自觉胸腹舒适，情怀和畅，原方续服 7 剂。

四诊：经净两天，两乳房柔软，肿块消失，胀痛已除，舌淡红，脉缓滑。

处方：淫羊藿、猫爪草、炒当归、炒白芍、橘叶各 15g，炒柴胡、焦山栀各 10g，大熟地、合欢皮各 20g，缩砂仁、炙甘草各 5g。

嘱患者连服 14 剂，以资巩固；后 3 年因他病来诊谈及乳癖未作，月经周期正常。

四、胞宫癥块（子宫肌瘤）

胞宫癥块，属于古代所称的“癥瘕”范畴。《灵枢·水胀》称“石瘕”、《金匮要略·妇人妊娠脉证并治》称“癥病”。隋代《诸病源候论》指出“癥瘕者，皆由寒温不调，饮食不化，与脏气相搏结所生也”；并强调癥瘕的发生与妇女经期、产后不慎摄生有密切关系。如“因产后脏虚受寒，或因经水往来，取冷过度”或“经血未尽而合阴阳……结牢恶血不除……如怀胎状”等，均可引起癥瘕。《三因极一病证方论》认为癥瘕之病“多因经脉失于将理，产褥不善调护，内伤七情，外感六淫，阴阳劳逸，饮食生冷，遂致营卫不输，新陈干忤，随经败浊，淋露凝滞为癥为瘕”。《济阴纲目》认为，癥瘕的形成与痰瘀互结有关，故说：“盖痞气之中未尝无饮，而血癥、食癥之内未尝无痰……”可见历代医家对癥瘕病因病机的认识是外因强调风冷寒邪或湿热之邪与气血搏结而成，内因强调情志过极，气郁血滞，久而久之，渐成癥瘕，唯未提及与天癸的关系。实际上，本病的产生与天癸有着密切的联系。

【从天癸释因】

本病的发生仅责之风冷寒湿酿痰、七情过极、气滞血瘀，日久引发胞宫癥块犹缺全面。冲主血海，任主胞宫。冲任二脉，为天癸之从腑，所以天癸与胞宫有直接联系，而胞宫癥块的产生与天癸的病变更无疑义了。因天癸病变而引发的胞宫癥块，大约有以下三个方面。

（1）至精阴精偏盛：多因至精阴精过盛，累及至气至液，致肾气壅阻，冲任不调，气滞血瘀，逐渐形成胞宫癥块。

（2）至气郁阻：多为天癸至气受阻，影响天癸阴精与阳精的平衡，阴精偏胜，阳精不足，致肝脾受伤，胞宫气血阻滞，聚湿酿痰，痰聚酿瘀，痰瘀互阻，渐成癥块。

（3）至液阻滞：多由至液阻滞，至气不畅，至精阴精偏胜，阳精偏衰，致脾肾受伤，寒痰客于胞宫，气血互阻，久而不化，产生胞宫癥块。

总之，本病之因主要在于天癸之失调，尤其天癸阴精偏胜、阳精不足，或阴精中之阴阳精失常；其次为痰瘀内阻，络脉壅滞。因此，天癸失调为主要因素，而痰瘀内阻是病变过程中的病理产物，即为次要因素。

【从天癸论治】

由于胞宫癥块的形成因素，有主要方面与次要方面的不同，所以在治疗上有治本与治标的区别。治本是根本，治标可从速减轻病势。因此，两者均是重要，常为兼治并用。

（1）至精阴精偏盛致肾气受伤证

症状：小腹中央肿块，固定不移，月经量多，经期延长；或有腹痛，经净后白带绵下；或兼腰酸膝软，精神疲惫。舌质淡紫，苔多白腻，脉象沉缓。

分析：天癸至精阴精偏盛，阳精偏衰，累及至气至液，致肾气受伤，冲任失调，气滞血瘀，日积月累，胞宫癥块乃成，故小腹中央肿块固定不移；冲主血海，任主胞宫，冲任不调，致脾肾损伤，脾失统血，肾失束带，而为月经量多、经期延迟、或有腹痛、经净后白带绵下；肾主骨，腰为肾之府，肾虚损及于脾，肾脾俱虚，因而腰酸膝软、精神疲惫；冲任失调，气滞血瘀，寒湿所胜，故可见舌淡紫、苔白腻、脉沉缓。

治法：调补至精阳精为主，兼以化瘀祛痰。

方药：灵脾山甲汤（作者验方）。仙灵脾、穿山甲、仙茅、杜仲、当归、蛇床子、蓬莪术、白芥子、菟丝子、刘寄奴、蒲黄、五灵脂。

本方立法以本标兼治为原则。取仙灵脾、蛇床子益阳精，遏阴精；兼能散寒祛湿，解毒散结，为方中主药。以仙茅、杜仲、菟丝子助阳精，益肾气；兼能强腰举带，解毒消肿，为辅药。用当归、穿山甲、蓬莪术、白芥子、刘寄奴、蒲黄、五灵脂活血化瘀，祛痰散结，消散癥块，为佐使之药。如经行期小腹疼痛，经量多，色紫黯，有血块，上方照服，不作加减。若无腹痛，量多色红，则去蓬莪术、穿山甲；加阿胶珠、茜草炭养血益气，调经止血。

（2）至气郁阻致胞宫气血凝结证

症状：小腹正中包块时或作痛，月经周期或先期或错后，经量较少，色多紫黯；或兼经前乳房胀痛，胸闷怫郁，平时白带偏多。舌黯滞，苔薄白，舌底脉络紫黯，脉沉涩。

分析：天癸至气失调，损及天癸阴精与阳精之平衡，阴精偏胜，阳精欠足，致肝脾受伤，肾气不畅，胞宫气血阻滞，瘀痰互结，久而酿成胞宫癥块，故见小腹正中包块；胞宫气机不畅，不通则痛，而有小腹时或作痛；天癸至气、至精失调，损及冲任二脉，因而月经周期不准，或先或后，经量较少，色多紫黯；至气不调，致肝胃受伤，气机不畅，经前气壅血滞，故经前乳房胀痛、胸闷怫郁；至气失常，至精阴精偏胜，因而平时白带偏多。舌黯滞、苔薄白、舌底脉络紫黯、脉沉涩均为至气失调，气血阻滞，久而成瘀酿痰的征象。

治法：调至气，益阳精，兼以化瘀消癥。

方药：消癥桂枝茯苓丸（作者验方）。仙灵脾、鹿角霜、蜈蚣、急性子、桂枝、牡丹皮、赤芍、桃仁、茯苓、乳香、橘核、蓬莪术。

本方以桂枝茯苓丸加味组成。以桂枝、急性子温通至气，消癥散结，为方中主药；用仙灵脾、鹿角霜、蜈蚣益阳精，抑阴精，兼以温肾活血，为辅药；取牡丹皮、赤芍、桃仁、乳香、橘核、蓬莪术、茯苓活血调经，理气止痛，为佐使之药。如经行期小腹疼痛明显，经量少，色紫黯，上方照服，不作加减；若小腹疼痛轻微，经量多者，可去乳香、蓬莪术，适加茜草炭、炒蒲黄止血调经。

（3）至液阻滞致胞宫寒痰内积证

症状：小腹正中包块，按之柔软，不甚坚硬；或有隐痛，月经周期延后，经期延长，经色淡紫，小腹有冷感，平时带下较多；或兼畏寒怯冷，手足欠温。舌淡苔白，舌底脉络淡紫，脉多沉滑。

分析：至液阻滞，累及至气不畅，至精阴精偏胜，阳精偏衰，致脾肾受伤，寒痰阻于胞宫，气血与痰互结，久而酿成癥块，故小腹正中包块、按之柔软、不甚坚硬、或有隐痛；至液不调，脾肾受伤，冲任失养，因而月经周期延后、经期延长、经色淡紫、小腹有冷感；阴精偏胜，脾肾阳气不振，任带失调，而为平时带下清稀量多；至液阻滞，阳气被遏，故可见畏寒怯冷、手足欠温；至液内阻，寒邪偏胜，血行不畅而为舌淡苔白、舌底脉络淡紫、脉象沉滑。

治法：调至液，和至气，抑阴精，助阳精；兼以祛痰化瘀，和调冲任。

方药：消癥四子三术汤（作者验方）。菟丝子、白芥子、急性子、苍术、蓬莪术、当归、制附子、蜈蚣、吴茱萸、乳香、白术、茯苓。

本方以菟丝子、急性子调至气，和至精，益肾气，散寒结，消补兼施，补其不足，攻其有余，为方中主药；取白芥子、蓬莪术、附子、蜈蚣、吴茱萸、苍术祛痰散寒，温阳利气，益阳精，化癥块，为辅药；用当归、乳香、白术、茯苓和气血，调冲任，健脾化湿，为佐使药。如月经周期短，经期长，经量多，在行经期，可去蓬莪术、乳香、吴茱萸，适加党参、阿胶珠、仙鹤草补气止血。

最后还要指出，本病诊断检查必须周详，四诊到位，并采用现代多种检查方法，以明确诊断，尤其与肠覃（卵巢肿瘤）等鉴别，否则易产生误诊误治。

【病案举例】

（1）至精阴精偏胜致肾气受伤证案：杨某，女，39岁。

1992年1月26日初诊：患多发性子宫肌瘤3年，大小不等，大者2.5cm×1.9cm。曾长时间服用蛤蟆油、西洋参等补药，形体丰腴。月经周期基本正常，经期6~8天，经量较多，有紫血块；经行初期有小腹隐痛，得温痛止；伴有腰部酸痛，平时白带绵下，精神疲乏，每遇冬季畏寒怯冷，四肢不温。舌淡紫，苔白腻，脉沉缓。证属天癸至精偏胜，阳精偏衰，致肾脾受伤，充任失调，瘀痰内结。治宜补阳精，祛瘀痰，调冲任。

处方：仙灵脾、蓬莪术各20g，炮穿山甲（先煎）、仙茅、炒蒲黄、炒五灵脂各10g，蛇床子、白芥子各8g，炒当归、炒杜仲、菟丝子、猫爪草各15g，白茯苓25g，炙甘草5g。7剂，并嘱不要服用补药。

二诊：药后无明显感觉，唯白带减少，精神略振，续服14剂。

三诊：月经适值来潮3天，经下畅通，经量适中，经色紫红，无小腹疼痛，腰部酸痛好转，舌微紫，苔薄白，脉象沉滑。原方去穿山甲、仙茅、蛇床子、猫爪草；加制香附12g，益母草15g，炒白术、炒橘核各20g，7剂。

四诊：此次经期5天，未见延长，精神振作，自觉无不适感，仍服第一诊方，隔日服1剂。因患者家住温州平阳，连服3个月后，经当地人民医院B超复查：未见子宫肌瘤。后“体检”也未发现子宫肌瘤，其他无明显病变。

（2）至气郁阻致胞宫气血凝结证案：祝某，女，37岁。

1998年11月12日初诊：月经不调，或先期或后期，经量时多时少，由来1年。经西医检查，诊断为多发性子宫肌瘤（曾B超检查3次，均提示为多发性子宫肌瘤，大小不一，大者约2.7cm×2.0cm，小者约1.5cm×1.0cm等）和附件炎。诊时月经净后半月，白带量多，黄白相兼，右少腹作痛、压痛，每次经前乳房胀痛，胸闷不舒，且有寒冷感，舌质紫黯，苔薄黄腻，舌底脉络紫黑，脉象沉涩。证属至气失调，至精失衡，阴精偏胜，阳精偏衰，致肝、脾、肾受伤，胞宫气血阻滞，瘀痰内生，结成癥块。治宜调至气，益阳精；兼以化瘀消癥，清热解毒。

处方：鹿角霜、炒当归、炒赤芍、仙灵脾各15g，蜈蚣2条，急性子、炒桂枝各6g，牡丹皮、桃仁各10g，炒橘核20g，败酱草、红藤各30g，7剂。

二诊：药后带下明显减少，食欲如常，但说药味难吃，故加炙甘草5g，大枣15g（剪碎），7剂。

三诊：月经来潮3天，经量适中，有小血块，小腹疼痛不明显，乳房胀痛减轻，舌质、舌苔如前，脉沉缓带弦。原方去急性子、蜈蚣，加茯苓20g，14剂。

四诊：舌质紫黯、舌底脉络紫黑已转淡，脉象缓滑。右少腹压痛消失，白带量适中、色不黄。仍服第一诊处方加炙甘草、大枣，隔日1剂。

连续服用3个月后，B超复查示：未见多发性子宫肌瘤。患者忧虑复发，上方每隔2日1剂，又续服2个月，B超复查未见复发；3年后，因患胃痛来诊，说每年体检1次，未见子宫肌瘤，月经周期正常，经量不多，偶有少量黄带，但不腹痛。

第十七章 | 男科病从天癸论治的运用举隅

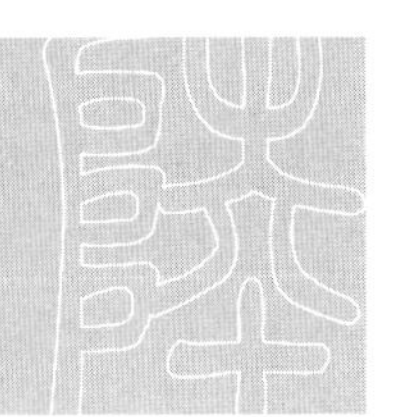

部分男科病证，如阳痿、精少、精冷、阴冷、阳强等已在第六章“天癸病特殊主症述要”中阐介，此章不再赘述。

第一节　精泄异常

一、早泄

早泄是临床常见的男科病证之一，是指在同房时（即性生活过程中）过早地射精，不能正常进行性交而言。《杂病源流犀烛》说“未交即泄，或乍交即泄”，正是此病。历代医家对早泄多数责之肾虚，其次为心、脾、肝病变，治以补法补剂为主。实际上本病与天癸有密切联系，天癸失调或不足，使脏腑受伤，就能引发早泄。

【从天癸释因】

天癸是一个独特系统，能调控五脏六腑、气血津液，以及各种活动，所以早泄的产生与天癸有至密关联。具体有以下几种原因。

（1）至神失调，至精亏损：多由阴亏火旺，或房事不节，至神失和，至精虚火内动，致心肾受伤，君相火盛，扰动精室，阳事易举而走泄，或念动即泄出。近如《辨证录·种嗣门》所说：“男子有精滑之极，一至妇女之门，即便泄精，欲勉强图欢不得，且泄精甚薄，人以为天分之弱也，谁知心肾两虚乎。”

（2）至液虚寒，至神不足：多因禀赋亏弱，手淫频繁，迷恋色情，房事过度，或久病体衰，精气亏损，至液虚空，至神不足，至精亏损，致心、脾、肾受伤，气虚神弱，阳物不振，引起早泄。

（3）至气不畅，至精不和：多为至气、至精失调，致肝肾受伤，肝气不畅，心气欠和，肾气不利，精气不安，精关开阖失常，发为早泄。

【从天癸论治】

（1）至神失调、至精亏损致阴虚火动证

症状：阳物易举，精液易泄，不耐持久；兼有头目眩晕，两耳鸣响，心烦少眠，腰酸膝软，手足心热；或潮热盗汗，口干咽燥。舌红少苔，脉象细数。

分析：至神不调，至精虚损，致心肾受伤，虚火内动，扰动精室，精关失常，故阳物易举、精液易泄、不耐持久；肾阴不足，心火偏旺，而为头目眩晕、两耳鸣响、心烦不安；肾虚则腰弱骨软，故见腰酸膝软；心肾阴虚，君相火旺，因而手足心热、潮热盗汗、口干咽燥。舌红少苔，脉象细数也为虚热内盛的征象。

治法：安至神，养至精；兼以滋肾降火。

方药：龟甲六子汤（作者验方）。炙龟甲、五味子、金樱子、莲子、覆盆子、枸杞子、车前子、炒黄柏、生地黄、生白芍、合欢皮、夜交藤。

本方取龟甲、覆盆子安至神，益至精为方中主药；以白芍、五味子、生地黄、夜交藤清宁至神，兼养至液，为辅药；用金樱子、莲子、枸杞子滋养至精，兼以益肾清心，为佐药；黄柏、车前子益肾清火，导邪外出，为使药。若性欲亢进，早泄频多，烦躁易怒，尿道灼热，去金樱子、五味子，加龙胆草、栀子、琥珀以增强清安至神之功，兼泻肝火。

（2）至液虚寒、至神不足致阳虚火游证

症状：入房早泄，精液薄冷，性欲淡漠，阴茎勃起迟缓；兼或面色㿠白，畏寒肢冷，精神萎靡，夜尿频多，尿后余沥，或遗精滑精。舌淡胖，苔薄白，脉沉细。

分析：禀赋不足，或房劳过度，天癸受损，至液虚寒，至神不足，至精亏损，致心、脾、肾受伤，心气亏损，脾气虚弱，肾气虚衰，虚阳火游，封藏无力，故入房早泄、精液薄冷、性欲淡漠、阴茎勃起迟缓；脾肾亏弱，先后天同虚，阴寒内生，阳气不足，因而面色㿠白、畏寒肢冷、精神萎靡、夜尿频多、尿后余沥；至神不足，至精亏虚，致肾虚精关不固，故可见遗精滑精；脾肾阳虚，阴寒内盛，精气无以荣舌充脉，因而舌淡胖、苔薄白、脉沉细。

治法：温至液，益至神，补至精；兼顾益心脾，补肾气。

方药：白胶灵芝汤（作者验方）。鹿角胶、肉苁蓉、制附子、灵芝、菟丝子、熟地黄、益智仁、肉桂、柴胡、龙骨、茯苓。

本方重点温养至液，和益至神，调补至精，故用鹿角胶（即白胶）、灵芝调补至液、至神、至精，为方中主药；以肉苁蓉、附子、熟地黄、益智仁温肾益精，为辅药；更以肉桂、柴胡、龙骨温中兼清，涩中兼散，和调至神，至神和则精关开阖自如，为佐药；用菟丝子、茯苓和养至液、至神、至精，为使药。如恐惧而有悲观者，去益智仁，肉桂易炙桂枝，加淮小麦、炒白芍宁心神，定魂魄。

（3）至气不畅、至神不和致气郁火伏证

症状：房事早泄；常伴情志抑郁，胸闷太息，胁肋或少腹或会阴或睾丸胀痛，少寐多梦，不思饮食。舌质黯滞，苔多薄白，脉象弦滑。

分析：至气失调，至神不安，致肝、心、肾受伤，肝失条达，心失神宁，肾失封藏，精关开阖失常，故房事时即发早泄；肝失疏泄，气机失畅，胸胁、小腹、会阴、睾丸均为肝经所循之处或相关联系，因而出现情志抑郁、胸闷太息、胁肋或少腹或会阴或睾丸胀痛；至气不畅，至神不宁，扰动心胆，而为少寐多梦；至神不安，致脾气郁结，故不思饮食。舌黯滞、苔薄白、脉弦滑亦为至气、至神失调，心肝气血不畅的表现。

治法：调至气，安至神，和至精；兼顾疏肝宁心，和肾止泄。

方药：合欢柴胡白芍汤（作者验方）。合欢皮、柴胡、白芍、牡蛎、当归、郁金、牡丹皮、栀子、橘核、生鸡内金、莲子。

本方以合欢皮、柴胡调至气，安至神，开郁安神，为方中主药；用白芍、牡蛎、当归、鸡内金、莲子柔肝和血，益肾涩精，为辅药；取牡丹皮、栀子、郁金、橘核清火开郁，散结调气，为佐使药。诸药合用以奏清中调气，涩中有通，使气郁伏火得解，精关失常得复。若至神不安，至气热炽，欲火偏旺者，可加龙胆草、琥珀安神宁心，清泻欲火。

本病一般分为心理性和器质性两类。心理性所引起的，有情绪紧张、性欲过强、手淫习惯、性知识缺乏、身体疲劳，以及夫妻关系不和等；器质性者，大致湿热毒邪内阻精室（可见于前列腺炎、精囊炎等），精关失调所致。故本病除积极药物治疗外，还要疏导心理，解除患者不必要的担忧。

【病案举例】

（1）至神失调、至精亏损致阴虚火动证案：梁某，男，45岁。

2003年8月21日初诊：自述身体向来虚弱，平时常服地黄丸。近5年来工作繁忙，心烦事多，夫妻性生活不多，每月2～3次。3个月来逐渐出现阴茎易举，交合时间短暂甚至不到1分钟即射精，性欲意愿相反增加，常有阳物勃起，但交而即泄，甚或未入阴道精液泄出。患者精神十分紧张；并伴有头晕耳鸣，记忆力减退，夜间少寐，心烦不安，腰酸腿软，小便短黄，手足心热，口干咽燥，舌质红，苔薄黄，脉象细数。证属至神不调，至精亏损，致心肾受伤，虚火扰动精室。治宜安至神，益至精；兼以清火滋肾，平敛欲火。

处方：炙龟甲（先煎）、金樱子、夜交藤各30g，枸杞子、石莲子、车前子、覆盆子各20g，生白芍、大生地各15g，炒黄柏、炒知母各10g，五味子5g。7剂。

嘱患者静以养身，清心寡欲，近一段时间不要合房。

二诊：心烦少寐、手足心热、口干咽燥均有所好转，小便转淡。原方去车前子，加淮小麦30g，14剂。

三诊：情绪紧张明显好转，心烦少寐十减八九，头晕耳鸣衰半。原方去知母，加茯苓20g，14剂。

四诊：服药月余，诸症近除，已同房2次，交合时长至15分钟左右才射精，精液量有所增多。原方再服14剂以巩固疗效。

告知患者注意劳逸结合，烟酒少进，房事适度，否则旧疾易于复发。

（2）至液虚寒、至神不足致阳虚火游证案：颜某，男，49岁。

1993年3月9日初诊：据述少年时有手淫史，25岁结婚，并育一女。且说性欲一直不强，阴茎勃起缓慢。近3年来，工作忙而不顺利，精神疲惫，且有寒冷感，性欲淡漠，勉强行房，进而不深，精液即泄，甚至将行之时，精液泄出。诊时面色㿠白，夜尿偏多，尿后余沥，舌淡胖，苔微白，脉沉细尺弱。证属素体亏弱，至液虚寒，至神不足，致心、脾、肾受伤，阳虚火游，封藏无力。治宜温至液，益至神，补至精，兼顾心脾肾。

处方：鹿角胶（烊化分冲）、制附子、柴胡各10g，肉苁蓉、菟丝子、熟地黄、益智仁、炒白芍各15g，炙桂枝6g，煅龙骨、灵芝各30g，桑螵蛸12g，炙甘草5g，7剂。

嘱患者在服药期间避免过度劳累，不进生冷凉滑之食，以及少行房事。

二诊：药后精神好转，畏寒怯冷减少，纳食增加，效不更方，原方续服14剂。

三诊：夜尿好转，一周来每夜仅1次，尿后余沥基本消失，并行房1次，未出现早泄。原方桂枝易肉桂，去柴胡、益智仁，加金樱子30g，14剂。

四诊：据述半月来又行房2次，均满意。阴茎勃起较快，交合时间约20分钟后射精，精神振作，情怀开朗，面色已华，余如常人。原方去龙骨、白芍；加山茱萸15g，白茯苓20g。两日1剂，续服14剂告瘳。

二、遗精

遗精，是指男子不因性生活或非手淫而发生精液外泄的病证。有梦而外遗者，常称为“梦遗”；无梦而遗者，则称为“滑精”。

本病早在《内经》中就有记载，如《灵枢·本神》称“精时自下”。《金匮要略·血痹虚劳病脉证并治》称“梦失精”。《诸病源候论·虚劳病诸候》又有“精溢”“失精”“梦泄精”等名称。历代医家对本病的认识，如戴元礼之《证治要诀·遗精》云：“有用心过度，心不摄肾，以致失精者；有因思色欲不遂，精色失位，输泻而出者；有欲太过，滑泄不禁者；有年壮气盛，久无色欲，精气满泄者。”说明本病有思虑劳心过度而伤肾，有精神心理而思色不遂，有恣情纵欲而滑泄不禁，有年壮气盛、精气盈满而泄者。所以遗精有虚损因素，有心理因素，有生理因素。至于遗精与滑精的病变区分，一般认为“有梦为心病，无梦为肾病”。《医学心悟》则认为，“大抵有梦者，由于相火之强；不梦者，由于心肾之虚”。朱震亨认为，本病不仅是虚证，而且还有湿热阻于精室的实证，故《丹溪心法·遗精》说：“精滑专主湿热。”历代医家对遗精的产生、病变的机理均做了详细论述，但未提及与天癸的关系。实际上，遗精与天癸有着密切联系，尤其与至神天癸和至精天癸是密不可分的。

【从天癸释因】

本病的发生原因，主要在于天癸失调，导致心、肾、肝、脾为病，心神不宁，肾失封藏，肝郁化火，脾气虚弱；或精关不固，或精关热扰，或精关无力所致。其原因属于天癸者，有以下三种。

（1）至精虚损，至神不宁，精关不固：多因禀赋不足，下元虚惫；或早婚房事过度，或少年无知，频犯手淫，至精虚损，至神不宁，致肾气大伤，心志不安，精关不固，遂成频频滑精。

（2）至神偏亢，至精火动，精关热扰：多由阳胜内热，至神偏亢，至精火动，致心、肾、肝受伤，君相火旺，扰动精室，精关失约而致遗精。

（3）至气不足，至精亏弱，精关无力：多为用脑过度，久虑多思，至气亏损，至精虚少，致心、脾、肾受伤，心脾气虚，气不摄精，肾元不足，封藏失司而成梦遗滑精。

【从天癸论治】

（1）至精虚损、至神不宁致肾气虚、心不宁证

症状：滑精频作；兼有面色㿠白，精神萎靡，少寐怔忡，畏寒肢冷，腰膝酸软，小便余沥。舌淡苔白，脉沉尺弱。

分析：至精亏损，至神不宁，致肾气虚冷，心神不安，精关不固，故滑精频作、精神萎缩、少寐怔忡、畏寒肢冷；肾气虚弱，气血亦随之不足，因而面色㿠白；腰为肾之府，肾又主骨，肾虚腰府不坚，膝骨不强，而为腰膝酸软无力；肾气不足，膀胱气化无力，因而小便余沥不尽。舌淡苔白，脉沉尺弱均为肾气不足，阳气不振，阴寒偏盛的征象。

治法：补至精，宁至神；兼顾补肾气，宁心志。

方药：补至精红参五子汤（作者验方）。红参（另炖兑入）、补骨脂、五味子、菟丝子、覆盆子、制附子、金樱子、桑螵蛸、熟地黄、山茱萸、龙骨、制远志、灵芝。

本方以补至精为主，兼调阴精与阳精，安宁至神为宗旨。取红参、桑螵蛸补益天癸阴精，收涩精气，为方中主药；以补骨脂、覆盆子、五味子、菟丝子、金樱子补益天癸阴精，和养阳精，且能固涩肾气，为辅药；用远志、灵芝通调至神，附子、龙骨温阳固滑，熟地黄、山茱萸补肾涩精，为佐使药。如兼气血亏耗者，可加黄芪、当归补气血而益天癸之阴阳精，多角度地调补天癸。

（2）至神偏亢、至精火动致心、肝、肾阴虚火旺证

症状：阴茎易举，梦中遗精；兼有心烦易怒，手足心热，头晕耳鸣，口干咽燥，小便短黄。舌质红，苔薄黄，脉细弦数。

分析：至神偏亢不宁，至精火动不安，致君相之火俱旺，情欲叠起，扰动精室，封藏失职，故阴茎易举、梦中遗精；心肝肾阴虚，心火偏亢，肝气偏盛，肾阴不足，因而心烦易怒、头晕耳鸣、手足心热、口干咽燥、小便短赤。舌红苔黄，脉细弦数均属阴虚内热，君相火旺的明证。

治法：安至神，滋阴精，泻阳精；兼顾清心平肝益肾。

方药：补阴精泻阳精汤（作者验方）。覆盆子、莲子、炙龟甲、炒黄柏、知母、绞股蓝、天冬、生地黄、丹参、紫草、龙胆草、生甘草。

本方以龟甲、覆盆子安至神，益至精阴精，为方中主药；莲子、黄柏、知母、绞股蓝、天冬、生地黄清心益肾，滋养天癸至精之阴精，抑制至精之阳精，为辅药；少许丹参、紫草、龙胆草取泻天癸至精之阳精，兼能清心安神，泻肝泄火，为佐药；生甘草既可益阴精，又能清阳精，更善调和诸药，为使药。如夜间少寐者，去紫草、龙胆草，加炒山栀、酸枣仁清肝安神。

（3）至气不足、至精亏弱致心、脾、肾气虚不能摄精证

症状：梦遗时作，甚则滑精；心悸健忘，神疲乏力，面色无华，纳呆食少。舌淡苔薄，脉象虚弱。

分析：思虑劳神，至气虚损，至精亏弱，致心、脾、肾受伤，心虚则心中气血暗耗，脾虚则气血来源匮乏，肾虚则精关不固，故梦遗时作，甚则滑精；心悸健忘，为至气不足，至神亏虚，心中气血不足所致；神疲乏力、面色无华、纳呆食少，为至神虚损，脾气已虚，营血不足引起。舌淡苔薄，脉象虚弱，咸为气血亏弱，不能荣舌充脉的征象。

治法：助至气，安至神，益至精，兼补心、脾与肾。

方药：三归汤（作者验方）。黄芪、党参、当归、制远志、酸枣仁、莲子、补骨脂、桑螵蛸、芡实、金樱子、炙鸡内金、煅龙骨。

三归者，即归至气、至神、至精及归心、脾、肾之药效也。方以黄芪、远志、桑螵蛸补至气，益阴精，安至神（其中黄芪既补阳气，又能益天癸至精之阴精），为方中主药；用党参、莲子、补骨脂益至气，补至精阴精，恢复心脾肾气虚，为辅药；取当归、酸枣仁既能养血益心脾，又能畅通天癸道路，为佐药；芡实、金樱子、鸡内金、龙骨既能益肾固精，宁心安神；又可补至精，安至神，为报使之药。如兼畏寒易惊，可去补骨脂、党参，加炙桂枝、炒白芍、煅牡蛎调和阴阳，安魂涩精。

此外，遗精属生理性，如未婚青年男子，每月遗精 1～3 次，一般不需要治疗。如龚廷贤之《寿世保元》所说：“如瓶之满而溢也，是为无病。”

遗精的发病原因，除天癸病变因素外，常见有湿热火毒内阻精室，或过食辛辣之物、膏粱厚味、痰火扰动精室等均可引起遗精，类似西医学所称的生殖器炎症刺激，如

包皮龟头炎、前列腺炎、精囊炎等诱发遗精，则应以清热利湿解毒等治疗为主，无须从天癸论治。

【病案举例】

（1）至精虚损、至神不宁致肾气虚、心不宁证案：黄某，男，32岁。

1995年11月9日初诊：据述结婚5年未育，少年时曾犯手淫。婚后前3年，房事频多，未见遗精，但觉神疲乏力。今年春节后出现滑精，次数逐渐增多，甚至前半夜已行房事，黎明前又有滑精。诊时精神萎靡，畏寒肢冷，少寐怔忡，腰酸膝软，小便余沥，舌质淡，脉细尺弱。1年前，西医曾诊断为慢性前列腺炎、神经衰弱。证属少年伤精，青年耗精过多，至精亏损，虚阳妄动，至神不安，致肾心虚弱，精关失固，心神不宁。治宜补至精，固虚阳，宁至神；兼顾益肾涩精，宁心安志。

处方：红参（另炖兑服）、北五味子、炙甘草各6g，补骨脂、覆盆子、山茱萸肉各15g，制附子、炙桑螵蛸各10g，制远志5g，金樱子、煅龙骨各30g，紫灵芝20g，7剂。并嘱其节欲一段时间和慎食生冷寒滑之物。

二诊：药后即感精神大振，小便余沥显著好转，滑精未作。原方续服14剂，并劝勉其注意休息，静以养身。

三诊：自述服药后滑精未作，小便畅通，排放有力，畏寒肢冷消失，怔忡少寐，腰酸膝软均除。舌淡红，脉缓滑。原方去红参、附子、龙骨；加熟地黄20g，缩砂仁5g，再服14剂，以资巩固。

（2）至神偏亢、至精火动致心、肝、肾阴虚火旺证案：裘某，男，35岁。

2002年3月7日初诊：自述曾有遗精史，结婚后遗精基本消失。3年来工作繁忙，社交广泛，饮酒过多，深夜而归，醉后入房，随后遗精又作而逐渐加重，阴茎易举，不交接，即梦遗；兼有心烦易怒，手足心热，头晕耳鸣，口干咽燥，大便较结，小便短黄。舌质红，苔薄黄，脉象细弦带数。证属至神偏亢，至精阴精不足，阳精有余，致君相火俱旺，扰动精室，封藏失职所致。治宜安至神，滋阴精，泻阳精，兼以清心平肝益肾。

处方：炙龟甲（先煎）、绞股蓝各30g，覆盆子、莲子、天冬、生地黄、丹参各15g，炒黄柏、炒知母各10g，紫草、龙胆草、生甘草各5g，7剂。

二诊：药后阴茎易举、心烦易怒明显减轻，大便已畅，小便通利，原方续服14剂。

三诊：据述药味虽苦，药效甚佳，半月来遗精未作，性欲亢进好转，余症均缓解。原方去丹参、紫草、龙胆草；加枸杞子15g，制女贞子、白茯苓各20g，14剂。

四诊：诸症均减，遗精已止，舌不紫红，脉细滑微弦。原方龟甲、绞股蓝用量减至20g，再服14剂。

嘱患者不要酗酒吸烟，少食狗肉、羊肉、虾肉等助阳食物，情怀舒畅，作息规律。

三、不射精

不射精，是指男子在同房过程中，阴茎勃起良好，能插入阴道，能在阴道内维持勃起及性交一段时间，甚至持续很长时间，但无性高潮出现且不能射精，但该病患者常有遗精或在手淫状态下射精。此病古代早有认识，如《诸病源候论》有“精不射出”、《备急千金要方》有“能交接而不施泄”、《医贯》有“久战而尚不泄”等记载。本病有功能性和器质性之分，临床常以性交不射精而梦中有遗精或手淫可射精，属于功能性病变；性交不射精，又无遗精者，大都属于器质性病变。器质性病变不射精，可见于泌尿生殖道先天性缺损，或外伤后尿道闭锁引起精道阻塞、精囊纤维化、输精管缺如、或脊髓外伤、腰交感神经切除、盆腔根治术后等。本篇主要阐述功能性不射精病变。

【从天癸释因】

历代医家大都认为本病由肾虚肝郁引起，实际上与天癸失常有密切关系，尤其天癸至神失调，至精阳精不足而致心、肝、肾、脾受伤最为常见。具体可分为以下几种原因。

（1）至神不调，至精阳精郁阻：多因素体不足，至神不宁，至精阳精郁滞，致心肝火旺，肾阴亏损，精关不开，遂成交而不射精。

（2）至精阳精不足，至神不振：多为禀赋亏弱，至精阳精欠足，至气不充，至神不振，致肾气虚弱，命门火衰，心神不宁，精关无力启开而成交而不射精。

（3）至气亏损，至精阳精无力：多为思虑劳累过度，至气损伤，至精阳精无力，至神不足，致心、脾、肾虚弱，精室空虚，精关不开，故交而不射精。

（4）至液阻滞，至气不畅：多由素体痰湿过盛，至液郁阻，至气失调，至精阳精不利，致肝脾气滞，瘀痰内阻，精道不通，遂成交而不射精。

【从天癸论治】

（1）至神不调致心肝郁火，肾阴不足证

症状：性欲虽偏亢，但交而不射精，也无性高潮；兼有心烦少寐，急躁易怒，胸胁胀痛，头晕耳鸣，口干咽燥。舌红少苔，脉细弦数。

分析：至神不调，至精阳精郁滞，致心、肝、肾受伤，心肾不交，肝郁失疏，精关不开，故性欲虽偏亢，但交而不射精，也无性高潮；至神不宁，心神不安，因而心烦少寐；至神不和，肝经气火偏旺，而为急躁易怒、胸胁胀痛；肝阳偏亢，肾阴不足，阴液受伤，故头晕耳鸣、口干咽燥、舌红少苔、脉细弦数。

治法：调至神，通阳精，兼以宁心清肝益肾。

方药：开精关汤（作者验方）。炙龟甲、石菖蒲、柴胡、淫羊藿、菟丝子、蛇床子、生牡蛎、牡丹皮、枸杞子、玄参、生地黄、路路通。

本方取龟甲、柴胡清调至神，兼顾心、肝、肾三脏，通补并济，为方中主药；以淫羊藿、菟丝子、蛇床子、枸杞子、玄参、生地黄助阳精，护阴液，为辅药；用石菖蒲、生牡蛎、牡丹皮、路路通以通上利下，散结清火，畅通精关，为佐使药。如不寐心烦甚者，可加栀子、琥珀清火安神。

（2）至精阳精不足致肾虚火衰，心神不宁证

症状：阴茎勃起不坚，交而不射精，性欲减退；畏寒怯冷，面色苍白，精神疲惫，头目眩晕，腰膝酸软，少寐多梦，善惊胆怯，夜尿频多。舌淡苔白，脉沉细无力。

分析：至精阳精不足，致肾阳虚损，命门火衰，气化无力，精关不开，故阴茎勃起不坚、交而不射精、性欲减退；至精阳精不足，肾阳虚弱，阴寒偏胜，而为畏寒怯冷、面色苍白；至精不足，髓海空虚，肾中精气亏损，因而精神疲惫、头目眩晕；至精不足，至神失调，致神魂不安，而为少寐多梦、善惊胆怯；肾阳不足，精室寒邪内阻，累及膀胱，可见夜尿频多；肾虚骨弱，腰膝不坚，而为腰膝酸软。舌淡苔白，脉沉细无力均为阳精不足，肾阳亏损，阴寒所胜的征象。

治法：补益至精阳精为主，兼顾温肾宁心。

方药：右归饮加远志、蜈蚣、牛膝。

右归饮（《景岳全书》）：熟地黄、肉桂、制附子、杜仲、山药、山茱萸、枸杞子、炙甘草。

本方原方主治："此盖火之剂也，凡命门之阳衰阴胜者，宜此方加减主之。"方中附子、肉桂温肾阳，补命火，善祛沉寒，又益天癸阳精；熟地黄温补肾精，取其阴中求阳，兼益天癸至精；山茱萸、枸杞子、杜仲益肾补肝，又益天癸至精；山药、甘草补中益脾，调和诸药。加配远志调至神，安神魂；蜈蚣醒阳道，通精关；牛膝益肾活血，善于下行。诸药相合，以奏补天癸至精阳精之不足，又可温补肾阳、调和至神。

（3）至气亏损致心脾虚弱，肾精乏源证

症状：阴茎勃起时间较短，交而不射精；兼有面色萎黄，神疲体倦，少寐多梦，心悸健忘，纳食减少，大便溏薄。舌质淡，苔薄白，脉虚弱。

分析：思虑劳累过度，至气虚损，至精阳精亏弱，至神不振，致心、脾、肾受伤，气血虚少，化精乏源，精室空虚，精关不开，故阴茎勃起时间较短、交而不射精；至气不至，脾运不健，气血来源不足，不能荣面壮体，因而面色萎黄、神疲体倦；至神虚弱，气血两虚，心失所养，神失安宁，而为少寐多梦、心悸健忘；脾气虚弱，运化不健，故见纳食减少、大便溏薄；气血并亏，不能荣舌充脉，因而舌质淡、脉虚弱；脾虚则湿偏盛，故可见苔薄白。

治法：补至气，益至精为主；兼顾心、脾、肾三脏。

方药：归脾汤加淫羊藿、肉苁蓉、路路通、石菖蒲。

归脾汤（《严氏济生方》）：黄芪、人参、白术、茯苓、龙眼肉、酸枣仁、木香、炙

甘草、生姜、大枣。

本方以黄芪、人参（偏于阳虚用红参，偏于阴虚用生晒参）补元气，益心脾，为主药；用白术、茯苓、木香健脾气，化气滞，为辅药；取龙眼肉、酸枣仁养血和营，宁心和脾，为佐药；甘草、生姜、大枣调和脾胃，以资化生气血，为使药。本方有较强的补益至气及和调至精作用，并加淫羊藿、肉苁蓉振奋天癸至精阳精，路路通、石菖蒲通畅精窍。诸药相合，至气、至精同调，心、脾、肾俱益，精关自开。

（4）至液阻滞致肝郁脾滞，瘀痰内阻证

症状：阴茎勃起虽然如常，但交而不射精，经久不愈；兼有睾丸、会阴部坠胀疼痛或刺痛，沉默易怒，胸胁胀痛，饮食少思。舌质紫黯、尖边瘀点，舌底脉络紫黑，脉多沉涩。

分析：素体痰湿过盛或过食肥甘厚味，至液阻滞，至气不畅，至精阳精不利，致肝郁脾滞，瘀痰内阻，精道不通，故阴茎勃起虽然如常，但交而不射精；久病入络，瘀痰阻滞，故经久不愈；肝经气滞，血瘀痰阻而为睾丸、会阴部坠胀疼痛或刺痛；肝失条达，疏泄失常，因而沉默易怒、胸胁胀痛；肝郁脾滞，胃失调和，故饮食少思。舌质紫黯、尖边瘀点、舌底脉络紫黑、脉沉涩均为瘀血阻滞，络脉不畅的征象（如兼痰甚者，苔白滑为寒痰，苔白腻为湿痰，苔黄腻为热痰）。

治法：通利至液、至精为主；兼顾祛瘀化痰，疏肝健脾利肾。

方药：血府逐瘀汤加水蛭、蜈蚣、炮穿山甲、王不留行。

血府逐瘀汤（《医林改错》）：当归、生地、桃仁、红花、枳壳、赤芍、柴胡、甘草、桔梗、川芎、牛膝。

本方由四逆散合桃红四物汤加桔梗、牛膝组成。取四逆散和调肝脾，通利至液、至精；以桃红四物汤活血祛瘀，疏通络脉，并利至液、至精；桔梗开提肺气，牛膝引瘀下行，上通而下窍也通。加配水蛭、蜈蚣、穿山甲、王不留行以增强利至液，振阳精，祛瘀血，开精关之功。如阴茎、阴囊常感湿冷者，可配合外用熏洗法。用淫羊藿 30g，炙麻黄 8g，蛇床子 15g，原滑石 20g 水煎，趁热熏洗阴囊、会阴部，可提高疗效。

【病案举例】

（1）至神不调致心肝郁火，肾阴不足证案：章某，男，33 岁。

1985 年 3 月 2 日初诊：据述青少年时曾有手淫史。结婚 5 年，前 4 年性功能正常，后因夫妻间一次性生活不睦而出现同房不射精。近 1 年既无性高潮，又不能射精，性欲虽偏亢，但勃起功能不良；心烦少寐，急躁易怒，胸胁闷胀，头晕耳鸣，口干咽燥。舌红少苔，脉细弦带数、重按少力、尺部尤甚。证属至神不调，至精阳精郁阻，致心肝火旺，肾阴不足。治宜调至神，通阳精；兼顾宁心清肝益肾。

处方：炙龟甲（先煎）、生牡蛎、淮小麦各 30g，枸杞子、玄参、大生地、菟丝子、淫羊藿各15g，炒柴胡、路路通、焙丹皮、蛇床子各10g，7剂。

并嘱近期不要行房事，静以养身，戒急戒躁，平衡心态。

二诊：服药后情绪好转，睡眠得安，口干咽燥明显减轻，原方续服14剂。

三诊：视患者表情喜悦，已知药有所效。即告药后第三周同房2次，射精均成功，阴茎勃起功能较前增强，夫妻双方均为满意。上方去蛇床子、淫羊藿、路路通，炙龟甲减至20g；加楮实子30g，合欢皮20g。再服14剂，以巩固疗效。

（2）至液阻滞致肝郁脾滞，瘀痰内阻证案：伍某，男，37岁。

1989年6月18日初诊：主诉结婚后房事正常，射精通畅，自去年7月被一次大雨淋湿后出现同房不射精，至今不愈，并有睾丸及会阴部胀痛，有难言之苦。诊见形体肥胖，舌质紫红，舌底脉络紫黯，脉象沉涩。证属至液阻滞，至气不畅，至精阳精郁阻，致肝、脾、肾受伤，瘀痰内结，瘀胜于痰，精关闭塞。治以通利至液、至精为主；兼顾化瘀通络，开启精关。

处方：炮穿山甲（先煎）、王不留行、炒柴胡、桃仁、炒枳壳各10g，水蛭、炙甘草各5g，蜈蚣2条，炒当归、炒橘核、淫羊藿、川牛膝各15g，失笑散30g（包煎），7剂。

二诊：药后睾丸、会阴部胀痛明显好转，阴茎并有热感，原方续服7剂。

三诊：诸症均减，已同房2次。第一次射精量少欠畅；第二次性高潮显著，射精量多而畅快。舌紫红已转淡，脉象缓滑。原方去穿山甲、水蛭、蜈蚣、失笑散；加大生地15g，合欢皮20g，红花6g。服14剂，以资巩固。

第二节　男子杂病

一、阴缩

阴缩，又称缩阳，是指男性阴茎、睾丸内缩，且有阴茎发麻、发凉感而言。《灵枢·邪气脏腑病形》中指出肝脉“微大为肝痹阴缩”，是说肝脉病变，脉微大的，为肝痹，阴器收缩。《素问·热论》称为“囊缩”，如说“厥阴脉循阴器而络于肝，故烦满而囊缩”。《寿世保元》则称为“外肾缩入”。以上名称虽然不同，但所指均为同一病证。

历代医家对本病的认识，大致认为是本虚标实，有伤寒直中，有沉寒痼冷，有病后劳复等所致；也有认为是肝经寒滞，或肾阳虚衰，或心肾俱虚、痰热内郁，或邪中三阴、真阳亏损，或血虚寒凝、阴寒内盛所引起。对于天癸尚未提及，实际上与天癸之失常有着密切的关系。

【从天癸释因】

多年来的研究资料表明，阴缩症也是一种心因性疾病，可称“感应性精神病”。因此，阴缩症患者一般都是具有高度的暗示性、敏感、焦虑和神经质的人，故在药物治疗的同时，心理疏导也极为重要。

天癸不是仅局限于生殖方面的作用，而是遍及全身，调控五脏六腑，四肢百骸，无处不到的作用，所以天癸与本病的关系密切，尤其至神天癸更为重要。其主要发病原因有以下两种。

（1）至精受伤，至神失宁：多由素体不足，突然感受寒邪，或精液顿耗，至精受伤，至神失宁，致肾阳大虚，心神失宁，内寒暴盛，而成阴缩。

（2）至液寒凝，至气阻滞：多因感受寒湿，至液寒凝，至气郁阻，至神受伤，致肝经收引，气机壅塞，心神不安，因而阴缩难忍。

【从天癸论治】

（1）至精损伤、至神不宁致肾阳大虚，阴寒暴胜证

症状：多见于排精后突然感受寒邪，阴茎内缩，甚至伴有阴囊紧缩，小腹冷痛，畏寒；剧者战栗，神态虚怯，面色晦黯，手足厥冷；或精神萎靡，时有呵欠，小便清长。舌淡苔白，脉沉迟而弱。

分析：素体不足，突然感受寒邪，或精液顿耗，寒邪侵袭，至精损伤，至神不宁，致肾阳大虚，心神失宁，内寒暴盛，故阴茎内缩，甚至伴有阴囊紧缩；阳气亏弱，阴寒所胜，寒凝气滞则小腹冷痛，卫阳不布则畏寒或战栗，心神不敛则神态虚怯；阴寒内盛，气血阻滞，因而面色晦黯；阳虚寒盛，不能温煦于外，而为手足厥冷；至神不足，至气亏损，致心肾虚弱，故见精神萎靡、时有呵欠；肾阳不足，寒邪内生，水液不能蒸化，因而小便清长。舌淡苔白、脉沉迟而弱，亦为阳虚寒盛的征象。

治法：温养至精，和调至神为主；兼顾温肾宁心。

方药：阴缩温养汤（作者验方）。制附子、肉桂、干姜、胡芦巴、荔枝核、小茴香、熟地黄、春砂仁、石菖蒲、淮小麦、炙甘草、大枣。

本方以《寿世保元》之三仙汤（附子、肉桂、干姜）加味组成。取三仙汤温振阳气，胡芦巴暖至精，为方中主要部分；以熟地黄、砂仁、荔枝核益至精，暖肾气；石菖蒲、淮小麦、甘草、大枣和至神，调心志；小茴香散结止痛，又为引经报使之品。诸药相合，以奏温养至精，和调至神，兼调心肾，伸展阳气，弛缓收引。

（2）至液寒凝、至气阻滞致肝经收引，气机闭阻证

症状：多见于儿童感受寒邪后，阴茎、睾丸紧缩，少腹或大腿内侧牵掣疼痛，遍身畏寒，精神紧张，头昏头痛，舌淡紫，苔薄白，脉沉弦。

分析：感受寒湿，至液寒凝，至气郁阻，至神受伤，致肝经收引，气机闭阻，故阴茎、睾丸紧缩，少腹或大腿内侧牵掣疼痛；阳气被遏，阴寒所胜，因而遍身畏寒、头昏头痛；至神受伤，神魂不安而为精神紧张。舌质紫、苔薄白、脉沉弦，均为至液、至气

阻滞，至神受伤，寒湿内阻，气血不畅的征象。

治法：温利至液、至气为主，兼顾暖肝缓急。

方药：阴缩散寒汤（作者验方）。制附子、吴茱萸、小茴香、延胡索、乌药、柴胡、桂枝、炒当归、细辛、炒白芍、炙甘草。

本方以当归四逆加吴茱萸生姜汤加减组成。取附子、吴茱萸温至液，利至气，使寒淫得散，肝经得温，收缩松弛，为方中主药；用桂枝、细辛、茴香、延胡索、乌药散寒温阳，行气和血，为辅药；当归、白芍活血养血，和阴缓急，为佐药；以柴胡调至气、和至神、疏肝气，再用甘草调和诸药，为报使之物。如兼痰瘀内阻，至神不和，心胆不宁，夜寐梦多，可加胆南星、郁金化痰祛瘀。

【病案举例】

至精损伤、至神不宁致肾阳大虚，阴寒暴胜证案：殷某，男，38岁。

1986年10月21日初诊：自述阴茎内缩、阴囊紧缩已发作5次，其中有4次均在房事后、洗冷水澡时发作（平时亦洗冷水澡，无阴缩现象），仅有1次在突然受惊吓后出现，但阴缩较轻，小腹亦无冷痛，稍事休息，并饮热糖茶一杯，即阴缩消失。又述，昨晚房事后略感疲劳，但有洗澡习惯，开始洗时无感觉，约5分钟许身觉寒冷；继而战栗，阴茎内缩较剧，阴囊亦紧缩，小腹冷痛，即用热水擦洗干，蜷卧于床，十分痛苦等。诊时面色㿠白，精神衰疲，手指不温，阴茎仍有内缩，小腹觉冷，略有隐痛，舌淡而滞，脉细尺弱。证属至精亏损，至神不安，再以泄精受寒，致肾阳衰少，阴寒偏胜所致。

处方：制附子、鹿角胶（另炖兑服）、石菖蒲各10g，肉桂4g，淡干姜8g，胡芦巴15g，荔枝核20g，大熟地30g，春砂仁、小茴香、制远志、炙甘草各5g，7剂。

嘱患者近期少房事，多休息，避免受寒，多洗温水澡。

二诊：药后阴缩诸症完全消失，体力欠佳，面色少华，原方续服7剂。

三诊：体力增强，面色转荣，或清晨与傍晚有畏寒感，中午时有呵欠，舌淡红，脉沉少力。前方去小茴香、石菖蒲、远志，肉桂易桂枝6g；加淮小麦30g，大枣20g（剪碎），炒白芍15g，14剂。

四诊：房事多次，并仍洗凉水澡，未见阴缩出现，小腹亦无不适，精神振作，畏寒呵欠已除，食欲如常，原方再服14剂。并嘱避免受寒受冻，最好洗温水澡，节制房事等。

多年后，患者因患胃肠病就诊时谈及，阴缩未曾复发，体力尚佳。

二、不育

不育，即男子不育症，是指婚后同居2年以上，未采取任何避孕措施而未能生育者而言。本病证在古代医籍中有称“无子”者，但不能生育大都散见于阳痿、早泄、遗精、滑精、精少、精清冷、精不射等病证中，如《诸病源候论·虚劳无子候》说：“丈夫无子者，其精清如水，冷如冰铁，皆为无子之候。又，泄精精不射出，但聚阴头，亦无子。”

不育，不少医家认为：一为性交功能障碍，如阳痿、早泄、不射精等症，导致精液不能进入阴道。二为精液输出障碍，如男性外生殖器先天畸形或外伤致畸，以及生殖道沿途器官的炎症，均可阻塞输精道，使精液不能正常输出；亦有膀胱括约肌松弛，关闭无力，同房时发生逆行射精，精液不能正常射出，以致精子与卵子不能交合。三为精子生成减少、畸形率高、存活力低，如双侧隐睾、睾丸发育不全、先天性无睾症，或青春期前的腮腺炎并发睾丸炎而变性萎缩，均可因生精器官不能生精而致不育；或因精神忧郁，影响神经、内分泌功能，亦可导致睾丸生精减少；或房事过多，经常遗精、滑精，精子长期不足，或嗜烟酗酒，损害睾丸，既能减少生精，又可杀伤精子，或长期接受放射线照射或高温作业（睾丸温度比正常体温低1.5℃方能生精）等均可造成一时性或永久性生精障碍，引起不育。四为精浆理化性异常，如精液中除精子以外的成分就是精浆，它主要由精囊和前列腺分泌，偏碱性。精囊、前列腺若发生炎症，分泌精浆亦可减少，酸碱度下降，使精子的活动力减弱，不能充分中和阴道内的酸性环境，精子不能穿过宫颈而致不育。所以不育的产生，原因众多，故有认为男子不育症，不外乎精液、精子之异常，或精液酸碱度异常，或无精液，或精液过少，或精液不液化，或精液清冷，或少精子，或无精子，或死精子，或弱精子、畸形精子等。天癸与生育和不能生育，在《内经》中已有记述，如《素问·上古天真论》说：“丈夫……二八，肾气盛，天癸至，精气溢泻，阴阳和，故能有子。……七八，肝气衰，筋不能动，天癸竭，精少，肾脏衰……。今五脏皆衰，筋骨解堕，天癸尽矣。故发鬓白，身体重，行步不正，而无子耳。”说明天癸与生育能否有直接关系。本篇重点探讨不育（以功能性病变为主的）从天癸释因论治，不包括生殖器官先天畸形，如双侧隐睾、睾丸发育不全、先天性无睾等病证。

【从天癸释因】

不育的发生原因较多，病变复杂，此文仅从天癸角度（包括至神天癸、至气天癸、至液天癸、至精天癸）分析原因，大致有以下几种。

（1）至神失调：多因素体不足，情怀不畅，至神不调，至气不和，损及至精，致心、肝、肾受伤，心失安宁，肝失疏泄，肾虚精弱，遂成不育。

（2）至气不足：多由过食肥甘厚味，嗜好烟酒，至气亏虚，损及至精，致脾肾受伤，脾虚湿阻，肾虚精亏，而成不育。

（3）至液虚少：多为禀赋不足，失于调养，至液亏少，至精失充，致肝肾受伤，肝阴不足，肾虚精少，因而不育。

（4）至精亏损：多因少年手淫，婚后房事过多，体弱多病，至精亏少，致肾气、肾精大伤，精子减少，活力不佳，遂成不育。

【从天癸论治】

（1）至神失调损及至精致肝郁肾虚证

症状：婚后不育，精液中无精子或少精子；兼有抑郁沉闷，胸胁胀痛，或少眠胆怯，性欲淡漠，精神不振。舌质黯，脉弦细。

分析：至神失调，至精不足，致肝郁肾虚，睾丸失养，精子来源匮乏，故婚后不育、精子衰少、甚至无精子；至神不调，致肝气郁结，心神被阻，因而抑郁沉闷、胸胁胀痛、或少眠胆怯；至神失调，至精受伤，肝郁肾虚，而为性欲淡漠、精神不振；心肝气郁，肾气不足，气血不畅，故见舌质黯、脉弦细。

治法：调至神，益至精；兼顾疏肝补肾。

方药：柴胡菟丝子汤（作者验方）。炒柴胡、川郁金、制远志、白芍、当归、巴戟天、菟丝子、淫羊藿、鱼鳔胶、合欢皮、牡丹皮、茯苓。

本方以《辨证录》之忘忧散加减组成。取柴胡、郁金、远志、合欢皮调至神，兼疏肝，悦心脾；以当归、白芍、牡丹皮、茯苓和至神，养肝血，清郁热；用巴戟天、菟丝子、淫羊藿、鱼鳔胶补至精，充阳精，益肾气，生精子。如兼久病瘀阻痰滞者，可适加桂枝、红花、白芥子活血祛瘀，消痰散结，有助于化生精子；兼夹郁热酿毒者，可加败酱草、白花蛇舌草清热解毒。

（2）至气不足伤及至精致脾肾虚弱证

症状：婚久不育，精子活力低下，性欲减退，行房时射精少力；兼有神疲体倦，形体肥胖，大便溏薄。舌质淡，苔薄白，脉沉弱。

分析：至气虚弱，至精不足，致脾肾受伤，脾虚湿阻，肾虚精亏，故婚久不育、精子活力低下、性欲减退、行房精射少力；至气亏损，致脾气虚弱，水谷不能正化，痰湿内阻，而为神疲体倦、形体肥胖；脾肾亏弱，阳气不足，因而舌质淡、苔薄白、脉沉弱。

治法：调补至气、至精，兼顾益脾补肾。

方药：黄白红补汤（作者验方）。炙黄芪、淫羊藿、炒白术、炒党参、巴戟天、肉豆蔻、菟丝子、黄柏、白茯苓、红曲、白芥子、炙甘草。

本方以黄芪、淫羊藿补至气，益至精，且能补益脾肾，为方中主药；用党参、白术、巴戟天、肉豆蔻、菟丝子调补至气，充养至精，兼能健脾益肾，为辅药；取黄柏、茯苓、红曲、白芥子、炙甘草调和至气至精，活血祛痰通络，为佐使药。久病多瘀多痰，络脉易于滞阻，故补剂中适加化瘀祛痰之品，往往可获奇效。本方以补为主，以消为辅，辅而通之，寓有推陈出新之意，不可一味地蛮补。

（3）至液虚少、至精不足致肝肾虚损证

症状：婚久不育，畸形精子增多，精液量少，或精子活力低下；兼或梦中遗精，头晕耳鸣，心烦易怒，手足心热，口干咽燥，腰膝酸软。舌红少苔，脉象细数。

分析：至液亏损，至精失充，致肝肾阴虚，精失所养，故畸形精子增多、精液量减少、或精子活力低下，使婚久不育；至液不足，致阴液亏少，相火有余，扰动精室，而为梦中遗精；至液亏少，致肝肾阴虚，肝阳偏亢，肾阴亏损，阴液不足，因而头晕耳鸣、心烦易怒、手足心热、口干咽燥、舌红少苔、脉象细数；肾主下焦，肾虚则腰府不坚，故见腰膝酸软。

治法：滋养至液，化生至精；兼补肝肾。

方药：滋阴百补丸（《医方集成》）。熟地黄、山茱萸、山药、牡丹皮、泽泻、茯苓、枸杞子、怀牛膝、杜仲、肉苁蓉、补骨脂、巴戟天、莲须。

本方以六味地黄丸加味组成。取地黄丸补肾益肝，滋养阴液，且有益至液作用，为方中主要部分。用肉苁蓉、巴戟天温养至精，促进化生精液精子；枸杞子、牛膝、杜仲、补骨脂、莲须补肝肾，强腰膝，固精关，为辅佐报使部分。若虚火甚者，可去补骨脂、杜仲，适加知母、黄柏滋阴降火。

（4）至精亏损致肾气肾精俱虚证

症状：婚久不育，精子活力低下或精液清冷；兼有性欲减退，阳痿早泄，射精无力，精神疲惫，畏寒怯冷，面色黧黑或晄白虚浮。舌淡红，苔薄白，脉沉细弱。

分析：至精亏损，致肾气肾精受伤，不能温养精子精液，故精子活力低下、精液清冷、婚久不育；至精不足，肾气虚弱，因而性欲减退或阳痿早泄、射精无力、精神疲惫；肾阳不足，阴寒所胜，而为畏寒怯冷；肾中精气不足，不能荣面华舌充脉，故见面色黧黑或晄白虚浮、舌淡红、苔薄白、脉沉细弱，其中面色黧黑为肾精亏于肾气，面色晄白虚浮为肾气亏于肾精。

治法：补益至精为主，兼顾温养肾中精气。

方药：巴戟鱼鳔汤（作者验方）。巴戟天、鱼鳔胶（烊化冲服）、鹿角胶（烊化冲服）、熟地黄、菟丝子、五味子、覆盆子、沙苑子、茯苓、缩砂仁、黄柏、甘草。

本方以巴戟天、鱼鳔胶、鹿角胶大补至精，又益肾气肾精，为方中主药；取熟地黄、菟丝子、五味子、覆盆子、沙苑子益至精，滋肾阴，补肾气，促使化生精子，增强精子活力，为辅药；用茯苓、砂仁、黄柏、甘草，意取封髓丹之补之调之清，配茯苓之和之安，为佐使药。如肾阳衰弱，手足清冷，可加熟附子温阳散寒；阳痿日久，可适加淫羊藿温至精，助阳道，但不可过用；早泄精滑，可适加金樱子、芡实固精止滑。

此外，本症若兼寒湿热毒瘀痰内阻者，当及时兼治，甚至先标后本，病邪不去，正气何以独安。寒毒者可加附子、桂枝之类，湿毒者可加苍术、萆薢之类，热毒者可加败酱草、七叶一枝花之类，瘀毒者可加红花、桃仁等，痰毒者可加浙贝母、南星等，随症加减。

【病案举例】

（1）至神失调损及至精致肝郁肾虚证案：郭某，男，30岁。

1993年6月4日初诊：婚后3年，夫妻同居不育，配偶健康。经当地医院多次检查为精子偏少，活力低下；兼有抑郁寡欢，胸胁不适，少寐多梦，性欲淡漠，精神不振，舌黯红，苔薄白，脉关弦、尺细弱。证属素体不足，情怀不畅，至神失调，损及至精，致肝郁肾虚，精子化生乏源。治宜调至神，益至精，兼以疏肝补肾。

处方：炒柴胡、川郁金、合欢花、鱼鳔胶（另煎烊化分冲）各10g，炒当归、巴戟天、菟丝子、淫羊藿各15g，制远志5g，牡丹皮12g，枸杞子20g，炙甘草6g，14剂。

嘱患者近期节制房事，心情乐观。

二诊：药后精神大振，睡眠好转，抑郁胸闷消失，舌仍黯红，脉仍尺弱。上方去远志，加红花6g，14剂。

三诊：面色转华，目光有神，每日清晨阳物易举，性欲增强。上方去淫羊藿、郁金；加山萸肉15g，金樱子30g。14剂，隔日服1剂，并嘱继续节欲保精。

四诊：诸症均除，舌淡红，脉缓滑有力。原方去鱼鳔胶；加熟地黄30g，缩砂仁5g。20剂，隔日服1剂。

半年后，患者来信说，其妻已怀孕2个月，并深表谢意。

（2）至精亏损致肾气肾精俱虚证案：徐某，男，32岁。

1991年9月2日初诊：自述结婚5年，前3年避孕，后2年未避孕，妻子健康。并说新婚时房事过多，逐渐出现阴茎不坚，继而阳痿早泄；抑或房事成功，但射精无力。诊时面色灰黯，精神疲惫，腰膝酸软，小便余沥，夜尿较多，手足欠温。经某医院多次检查，诊断为慢性前列腺炎、精子活力低下。舌淡微紫，苔薄白腻，脉沉细尺弱。证属至精亏损，致肾气肾精受伤，寒湿内聚，久而化毒。治以补益至精，温养肾气；兼以祛寒解毒。

处方：巴戟天、菟丝子、沙苑子、益智仁各15g，鱼鳔胶（另煎烊化分冲）、鹿角胶（另炖分冲）、制附子各10g，熟地黄、白茯苓、赤灵芝各20g，败酱草30g，炒当归、川牛膝各12g，7剂。

嘱患者安心静养，少思寡欲，近期不要房事，平时不要憋尿，不食辛辣刺激之物，更不可酗酒，戒除吸烟。

二诊：药后小便余沥、夜尿频多明显减轻，精神有所振作，余症如前。是症不能急功近效，只可缓缓图治，原方续服14剂。

三诊：面色灰黯好转，已露荣润，睡眠安宁，食欲增加，阴器湿冷消失，舌淡红，苔薄白，脉象细缓。原方去鱼鳔胶、巴戟天、牛膝；加肉苁蓉15g，金樱子、红藤各

30g。14剂，并嘱每月房事控制在2次，余者如前。

四诊：阳痿早泄现象消失，阴茎勃起增强，射精有力，腰膝酸软已除，手足不凉，心情也随之欢乐。原方去红藤、沙苑子；加淫羊藿15g，炒黄柏10g，14剂。

以后患者又来诊5次，均以第一方加减服用。不久，其妻怀孕，因恶阻症状较重而来就诊所得知。

三、前列腺增生

前列腺增生，即前列腺增生症，亦称前列腺良性肥大，是老年男性常见病。本症可引起梗阻性和刺激性两类不同的症状。如梗阻性的，常见有起尿踌躇、排尿费力、尿线变细、排尿中断、尿不尽感，以及尿后滴沥；刺激性的，常见有尿频、尿急、夜尿增多等。在历代古医籍中，类似癃闭、淋证、癥积等病证。如《景岳全书·癃闭》说："有因火邪结聚小肠膀胱者，此以水泉干涸而气门热闭不通也；有因热居肝肾者，则或以败精，或以槁血，阻塞水道而不通也。"说明癃闭不是单纯的膀胱病，而是与小肠、肺、肝、肾等有密切关系，与前列腺增生症极其相似。

有人认为，前列腺增生症的发病率是随着年龄增长而增加，并有年轻化和逐年递增趋势，一般50~70岁较为常见，尤其60~70岁最为高发。据有关尸检资料表明，75%肉眼可见前列腺增生变化。若经组织学检查，除因睾丸功能丧失外，接近100%。本病的发生与天癸的失调或不足有密切的联系，尤其与至精天癸、至液天癸更有至密关联。同时，本病必须明确诊断，运用现代检查，与前列腺癌、膀胱肿瘤等鉴别，防止误诊误治。

【从天癸释因】

前列腺增生，大都好发于男子中老年阶段，所以本病的产生是由漫长的环境污染、不良生活习惯、恣食肥甘厚味、房事失节等影响天癸，使致失调，随后伤及肾、膀胱、精室等。其发生原因主要有以下三种。

（1）至精不足：多因素体虚弱，房事过度，阴虚火旺，至精亏损；或年老体弱，阳气不足，至精亏虚，致肾、精室、膀胱受伤，肾阴或肾气虚少，精室或瘀或痰内阻，膀胱气化不利或不及，遂成前列腺增生。

（2）至气亏损：多为劳逸失调，饮食不节，至气虚损，致脾气受伤，损及肾气，脾虚升运无力，肾弱痰水阻于精室，而成前列腺增生。

（3）至液阻滞：多为嗜食辛辣厚味，聚湿化热，至液郁阻，致膀胱、精室、肾受伤，膀胱湿热内蕴，精室痰瘀交阻，肾热气化不利，逐渐形成前列腺增生。

【从天癸论治】

（1）至精不足致肾、精室、脬受伤证

症状：小便频数，淋漓不畅，尿如细线；或排尿无力，滴沥不尽，时发时止，经久不愈；兼或头晕耳鸣，口干咽燥，或面色少华或㿠白，精神疲惫，腰膝酸软。舌红或淡红，脉细数或沉弱。

分析：至精亏损，致肾、精室、膀胱受伤，肾阴亏虚，精室瘀热内阻，膀胱气化不利，则可见小便频数、淋漓不畅、尿如细线；若肾气虚弱，精室痰瘀内阻，膀胱气化无力，则多见排尿无力、滴沥不尽。时发时止，经久不愈，为邪正交争之表现，邪盛病进则发作，邪缓病退则停止，正虚邪伏则经久不愈。肾阴虚者，内热偏甚，故可见头晕耳鸣、口干咽燥、舌质红、脉细数。肾气亏者，阳气不足，则可见面色少华或㿠白、精神疲惫、腰膝酸软、舌淡红、脉沉弱。

治法：调补至精；兼顾补肾益脬，和安精室。

方药：至精不足，损及至液，致肾阴虚者，宜用知柏地黄丸加海藻、山慈菇、穿山甲、天花粉、冬葵子。至精虚弱，损及至气，致肾气虚者，宜用济生肾气丸加桑螵蛸、益智仁、白芥子、蓬莪术、芸薹子、补骨脂。

知柏地黄丸（《医宗金鉴》）：熟地黄、山萸肉、山药、泽泻、牡丹皮、白茯苓、知母、黄柏。

知柏地黄丸为六味地黄丸加知母、黄柏组成。取六味地黄丸滋补肾阴，又益至精；配知母、黄柏增加滋阴降火作用。加配海藻、山慈菇、穿山甲、天花粉、冬葵子软坚散积，清热解毒，通淋利尿。

济生肾气丸（又名加味肾气丸）：附子、白茯苓、泽泻、山茱萸、山药、车前子、牡丹皮、官桂、川牛膝、熟地黄。

济生肾气丸为金匮肾气丸桂枝易官桂，加车前子、牛膝组成；有温补肾阳，通利小便，温煦至精作用。加配桑螵蛸、补骨脂温补至精阴精；益智仁温肾暖脬，缩尿止淋；白芥子、蓬莪术、芸薹子祛痰化瘀，抑制至精阳精寒毒。诸药相合，以奏温补至精之阴精，抑制至精阳精之寒毒。

（2）至气亏损致脾肾精室受伤证

症状：时欲小便，而欲解不得，或解而量少且不爽利；兼或神疲乏力，动辄气短，腹重肛坠，大便不实或大便闭结。舌淡胖、苔薄白，脉象缓弱。

分析：至气虚弱，致脾肾受伤，脾气不足，升运无力，损及肾气，肾弱则水湿内阻，湿郁酿痰，湿痰阻于精室，故可见时欲小便而欲解不得、或解而量少且不爽利；至气不足，脾气虚弱，化源匮乏，而为神疲乏力、动辄气短；脾气亏损，中气下陷，因而腹重肛坠；脾气虚弱，运化无力，故大便不实；中气不足，升降失常，而为大便闭结。舌淡胖、苔薄白、脉缓弱均为脾气虚弱的表现。

治法：调补至气，升运脾气；兼以益肾气，化痰瘀。

方药：参芪畅尿汤（作者验方）。党参、黄芪、肉桂、补骨脂、益智仁、车前子、川萆薢、升麻、枳壳、白芥子、王不留行、桃仁。

本方党参、黄芪当用重剂，取补至气，和至精，益脾气，为方中主药；以肉桂、补骨脂、益智仁温脾暖肾，利膀胱，调精室，为辅药；用升麻、枳壳、白芥子、王不留行、桃仁升提清气，平降阴浊，化痰祛瘀，安精室，利小便，为佐药；以车前子、萆薢利尿通淋，兼以导毒，为使药。如大便闭结者，可暂加大黄、火麻仁通便祛浊；兼或胸闷气短，可加桔梗、杏仁宣降肺气，提壶揭盖，上窍通则下窍利。

（3）至液阻滞致肾脬精室受伤证

症状：小便灼热黄赤，滴沥不畅，甚至欲解难出，少腹胀满或疼痛拒按；或兼口干不欲饮，大便秘结。舌质红，苔黄腻，脉弦数。

分析：至液郁阻，致湿阻气滞，肾中气化不利，膀胱分利失常，精室瘀热，故小便灼热黄赤、滴沥不畅，甚至欲解难出；精室瘀热内阻，膀胱不利，气与水互结，而为小腹胀满、或疼痛拒按；湿与热互结，胃肠俱病，因而口干不欲饮、大便秘结。舌质红、苔黄腻、脉弦数均为湿热壅阻，气机不畅之征象。

治法：通利至液，清安精室；兼以安肾和脬。

方药：五子通尿汤（作者验方）。冬葵子、车前子、山栀子、王不留行、水红花子、大黄、牡丹皮、穿山甲、瞿麦、生蒲黄、丹参、肉桂。

本方取五子及瞿麦通畅至液，分利小便，为方中的主要部分；大黄、牡丹皮、穿山甲、蒲黄、丹参活血化瘀，通利至液，清和精室，为方中的关键部分；少佐肉桂，以助肾脬气化，利于至液。如热毒过盛，口苦烦满，可加白花蛇舌草、黄连清热解毒；小便闭塞不通，可加水蛭、地龙、牛膝化瘀消肿，通利下窍。

【病案举例】

（1）至精不足致肾、精室、脬受伤证案：沈某，男，56岁。

2003年8月25日初诊：自述小便频数，解而不畅，时作时休3年。经当地某医院多次B超检查为前列腺肥大，经西药和中成药前列康等治疗，效果不佳。诊时除上述小便频数，解而不畅外；尚有头晕耳鸣，口干咽燥，手足心热，心烦不安，舌质红，脉细数。证属至精不足，损及至液，致肾阴亏损，精室瘀热，膀胱不利。治宜补益至精，滋养至液；兼顾益肾阴，清精室，利膀胱。

处方：熟地黄、白茯苓、海藻各20g，山萸肉、天花粉、冬葵子各15g，炒知母、炒黄柏、牡丹皮各12g，炮山甲（先煎）、山慈菇各10g，干水蛭、琥珀屑（入煎）各5g，14剂。

嘱患者饮食清淡，不食辛辣煎炸，戒烟酒，少思寡欲，更忌酒后房事。

二诊：小便频数、解而不畅显著改善，心情好转。原方去山茱萸，加菟丝子15g，20剂。

三诊：临床症状基本好转，尿不频，尿通畅，夜尿 1 ~ 2 次，舌淡红，脉滑带数。原方去琥珀、炮山甲，加地鳖虫 10g，20 剂。

四诊：据述一周前又经当地医院 B 超复查示前列腺肥大有所缩小，小便不适诸症已消失。原方去山慈菇、水蛭，加覆盆子、车前子各 15g，20 剂。

以后患者又来诊多次，均以第一诊方加减；并告之此病不易根治，平时注意生活，适当间断进服知柏地黄丸之类中成药，有益巩固疗效。

（2）至液阻滞致肾、脬、精室受伤证案：秦某，男，59 岁。

1999 年 5 月 9 日初诊：患前列腺增生症已 4 年，小便频数，淋漓不畅反复发作，甚为痛苦。此次发作因饮酒过度，又憋尿多时而诱发。诊时小便欲解难出，抑或小便滴沥不畅，尿急黄赤，尿道觉热，会阴部不适，大便秘结，口干而苦，舌质红，苔黄腻，脉弦数。证属至液被阻，致肾中气化不利，膀胱分利失常，湿热内蕴，精室瘀热互结所致。治宜通至液，清精室，祛瘀热；兼以安肾和脬。

处方：瞿麦、萹蓄各 30g，冬葵子、广地龙、玄参、川牛膝、水红花子各 15g，车前子 20g，制大黄、牡丹皮、生蒲黄、炮山甲（先煎）各 10g，肉桂 3g，7 剂。

并嘱忌食辛辣燥热之物，不饮酒，不吸烟，避免憋尿等。

二诊：服药至第三剂，小便逐渐通畅，尿色转淡，尿道灼热减轻，大便已通；服完 7 剂后，小便畅通，无滴沥不畅，口苦口干基本消失，但舌仍红，脉仍数。此乃瘀热蕴结，不易消散，原方照服 7 剂。

三诊：症状逐减，现在小便时最舒适，并要求原方服用。故原方除穿山甲减至 6g 外，余药如前，续服 14 剂。以后又来诊多次，均以此方与诸地黄丸交替服用，并经 B 超复查示前列腺肥大有明显缩小，小便畅通如常，夜尿 1 ~ 2 次。

第十八章 | 内科病从天癸论治的运用举隅

部分内科病证，如不寐、多寐、健忘、鼻衄、厌食、顽固口疮、反复瘾疹、肥胖、消瘦、水肿、多尿、少尿、口渴多饮、夜间口干、口目顽燥等已在“第六章天癸病特殊主症述要”中阐介，此章不再赘述。

第一节　心肺肝诸系病选要

一、心悸

心悸，是指自觉心跳急剧，惊慌不安，不能自主，或见脉来叁伍不齐为主要表现。心悸根据病情轻重，又可分为惊悸和怔忡。惊悸常因惊恐、恼怒、劳累等原因引起，时发时止，病势较浅而短暂，全身情况较好；怔忡则终日觉心中悸动不安，稍劳更甚，全身情况较差。如惊悸日久不愈，也可发展为怔忡。

《内经》无心悸或惊悸、怔忡之病证名称，但有相关的记载，如《素问·痹论》谓：“心痹者，脉不通，烦则心下鼓……”这是说心痹的病证，血脉不通，心烦而且心跳。心悸病证常见脉象失常，故《素问·三部九候论》说“叁伍不调者病”。汉代张仲景在《金匮要略》中正式以惊悸作为病名，立“惊悸吐衄下血胸满瘀血病脉证治”篇；在《伤寒论·太阳病脉证并治》中又提出“心中悸”“心动悸”，如说“伤寒二三日，心中悸而烦者，小建中汤主之”“伤寒脉结代，心动悸，炙甘草汤主之”。到了宋代，将心中悸动明确分为惊悸、怔忡，如严用和在《严氏济生方》中设立了“惊悸怔忡健忘门”，分别对惊悸、怔忡的病因病机做了分析，认为惊悸为“心虚胆怯之所致也”“或因事有所大惊，或闻虚响，或见异相，登高陟险，惊忤心神，气与涎郁，遂使惊悸”“夫怔忡者，此心血不足也。……又有冒风寒暑湿，闭塞诸经，令人怔忡。五饮停蓄，堙塞中脘，亦令人怔忡”等。由此以降，历代医家论述渐丰，相继有所发挥，如成无己提出心悸的发生原因，不外“气虚”“停饮”二端。朱丹溪提出了惊悸、怔忡均由血虚所致，并强调痰的致病作用，故在《丹溪心法·惊悸怔忡》中说：“惊悸者血虚。惊悸有时，以朱砂安神丸。”“怔忡者血虚。怔忡无时，血少者多；有思虑便动，属虚；时作时止者，痰因火动。”“肥人属痰，寻常者多是痰。”王清任则责之瘀血内阻，故说：“心跳心忙，用归脾安神等方不效，用此方（血府逐瘀汤）百发百中。”但历代医家未提及与天癸的关系，实际上天癸与心悸有密切联系，尤其与至神、至气、至液关系更为密切。

【从天癸释因】

引起心悸的原因和病变，常见有心气虚、有心阴虚、有六淫犯心、有痰瘀阻心等。说得通俗一点，心悸亦可见于心血管病，或心瓣膜病，或心肌病，或心电生理病中。所以，心悸除受惊因素外，并不是一种微不足道的小恙，应进一步查清原因。心悸与天癸的关系，主要在天癸能调节脏腑，控制异常变化，对心悸的发生和病变的形成有一定的联系。具体可分以下三种相关原因。

（1）至气不足，至神不宁：多因劳累过度，至气虚损，至神不安，致心、脾、肾受伤，阳气虚弱，鼓动心血无力，心宅失安，遂致心悸。

（2）至液亏虚，至神热扰：多由素体不足，或因风湿热侵袭，或久病阴虚，至液亏损，至神失调，致心、肝、肾受伤，阴液虚少，心血亏损，心失所养，而成心悸。

（3）至液不调，至神郁滞：多为湿邪素盛，至液失于调畅，致心、脾、肝受伤，脾运不健，痰浊内阻，上犯于心；或肝失疏泄，气血阻滞，心血瘀阻，引起心悸。

【从天癸论治】

（1）至气不足、至神不宁致心、脾、肾阳虚证

症状：心悸气短；兼有动辄汗出，神疲乏力，头晕，畏寒肢冷，大便溏薄，小便不利。舌质淡、苔薄白，脉沉细而迟或结代。

分析：至气虚损，至神失宁，致心、脾、肾受伤，阳气虚少，鼓动心血无力，心失所养，故心悸气短；至气不足，心、脾、肾俱虚，津液不固，则动辄汗出；脏腑失养，则神疲少力、头晕；阳气不能达于四末，则畏寒肢冷；至气损伤，脾肾虚弱，运化无力，水湿分利失常，因而大便溏薄、小便不利。舌淡苔白、脉沉细而迟或结代咸为心、脾、肾阳虚，鼓动心血无力，寒邪偏胜的征象。

治法：温补至气，和养至神；兼补心、脾、肾。

方药：黄芪补气汤（作者验方）。黄芪、人参（阳虚用红参，气虚用生晒参）、五味子、山萸肉、熟附子、蛇床子、补骨脂、白茯苓、桂枝、甘草、龙骨、牡蛎。

本方以黄芪、人参补至气，益元气，为方中主药；取附子、蛇床子、补骨脂、桂枝温至气，暖心脾，益肾阳，为辅药；用五味子、山萸肉、龙骨、牡蛎益至气，涩至液，固至神，兼安心神，为佐药；配茯苓、甘草调和天癸，宁心和脾，兼导肾湿，为使药。如兼胸闷胸痛者，宜加三七、丹参活血益气。

若至气失调，至神失和，致心胆气虚、心悸时作、善惊易恐、坐卧不安、恶闻声

响、多梦少寐、少思饮食、舌苔薄白、脉多弦细。治以调至气，安至神，兼以宁心和胆。方用十味温胆汤（《医学入门》：人参、甘草、陈皮、茯苓、熟地黄、半夏、酸枣仁、远志、枳实、五味子）加减，常可获效。

（2）至液亏虚、至神失养致心、肝、肾阴虚证

症状：心悸易惊；兼或心烦少寐，手足心热，头晕耳鸣，两目干涩。舌红少津，脉象细数。

分析：至液不足，至神失调，致心、肝、肾受伤，阴液损伤，心血虚少，心失所养，心神不宁，故心悸易惊、心烦少寐；肝肾阴亏，虚热内生，因而手足心热；肝肾两亏，精血不足，耳目失于濡养，而为头晕耳鸣、两目干涩。舌红少津、脉细数均为心、肝、肾阴亏，虚火偏旺的明证。

治法：滋养至液，安宁至神为主；兼补心、肝、肾阴液。

方药：天王补心丹（《摄生秘剖》）。人参、玄参、丹参、茯苓、五味子、远志、桔梗、当归、天冬、麦冬、柏子仁、酸枣仁、生地黄。

本方取玄参、麦冬、天冬、生地黄补益至液，滋养心、肝、肾之阴；生晒参、五味子补至气而生至液；丹参、当归活血养血，益心和肝；茯苓、远志、柏子仁、酸枣仁安至神，宁心志；桔梗宣肺气而安心神。口干舌燥者，可去远志，加鲜石斛生津润燥。

（3）至液失调、至神不安致心脾痰浊或心肝瘀阻证

症状：心悸气促，心胸痞满，咯痰色白，食少腹胀，舌苔白腻或滑腻，脉弦滑；或心悸不安，胸闷不舒，心痛时作，舌质黯滞、夹有瘀点，舌底脉络紫黯，脉涩或结代。

分析：至液不调，至神不安，累及至气，致心脾受伤，脾运不健，痰浊内阻，上犯于心，故心悸气促、心胸痞满；脾为生痰之源，脾运失常，痰浊内阻，气机郁滞，因而咳痰色白、食少腹胀；脾胃失健，痰浊内阻，上泛于舌，则舌苔白腻或滑腻；痰浊淫脉，则脉弦滑。若至气不畅，至液阻滞，至神不安，致心肝受伤，肝气失疏，气血阻滞，心血瘀阻，故心悸不安、胸闷不舒、心痛时作。舌黯滞、夹瘀点，舌底脉络紫黯，脉涩或结代亦为瘀血内阻的征象。

治法：调畅至液，安和至神；兼顾宁心定志，健脾化痰；或以疏肝祛瘀。

方药：至气失调致心脾痰浊者，方用茯苓安心汤；至液失调致心肝瘀阻者，方用血府逐瘀汤去桔梗、牛膝，加黄芪、三七。

茯苓安心汤（作者验方）：茯苓、蛇床子、半夏、白芥子、远志、白术、枳实、厚朴、党参、瓜蒌皮、黄连、炙甘草。

茯苓安心汤取茯苓、蛇床子通利至液，促进化湿祛浊，以安心神，为方中主药；用半夏、白芥子、远志、枳实、厚朴祛痰化湿，以利至液、至气，为辅药；取瓜蒌、黄连清热祛痰，监制蛇床子、白芥子之辛散燥烈，为佐药；用白术、党参、甘草健脾补心，

固本扶正，为使辅之药。如兼至气不足，脾肾阳虚，四肢不温，大便不实者，去瓜蒌、黄连、白芥子、枳实，加附子、淫羊藿、补骨脂温阳祛寒。

血府逐瘀汤（《医林改错》）：当归、生地黄、桃仁、红花、枳壳、赤芍、柴胡、甘草、桔梗、川芎、牛膝。

血府逐瘀汤以桃仁、红花、川芎、赤芍、牛膝活血祛瘀；当归、生地黄养血活血，使瘀去而正不伤；柴胡、枳壳、桔梗疏肝理气，使气行血亦行。今去桔梗、牛膝者，意即桔梗虽有和心、却重在开肺，牛膝虽有活血、却重在治下肢。而加黄芪、三七者，行血化瘀，常借黄芪益气以推动之，以三七化瘀而推陈致新之。二药又善补益至气，调理至液，故作增添。

【病案举例】

（1）至气不足、至神不宁致心、脾、肾阳虚证案：柯某，男，66岁。

1986年12月4日初诊：自述年轻时曾患病毒性心肌炎，经中西药治疗年余，症状基本消失，平时劳倦过度可出现短暂性心悸、胸闷。3个月前因感冒发热后，心悸时作，汗出较多，精神疲惫。诊时心悸气短，胸闷不适，面色㿠白，动辄汗出，头晕耳鸣，畏寒肢冷，舌淡胖，苔薄白，脉沉细而结。证属至气虚弱，至神不宁，致心、脾、肾受伤，心气虚衰，脾肾阳虚，心血运行不畅，心神不安所致。治宜温补至气，和养至神；兼以补心和血，温脾暖肾。

处方：炙黄芪、煅龙骨、煅牡蛎各30g，红参（另炖兑服）、北五味、炙甘草、蛇床子、炙桂枝各6g，山萸肉、补骨脂各15g，熟附子10g，三七粉3g（分冲），7剂。

二诊：心悸气短、胸闷不适、动辄汗出、头晕耳鸣、畏寒肢冷明显好转，精神较前振作，原方续服7剂。

三诊：精神大振，心悸气短、胸闷不适尽除，汗出、头晕、肢冷逐渐减轻。前方去蛇床子，加炒当归15g，7剂。

四诊：面色已华，汗出、头晕耳鸣、畏寒肢冷十衰八九，舌淡苔净，脉缓时结。前方红参易生晒参8g，去桂枝，加茯苓20g，7剂。

以后患者又来诊4次，前3次均以此方加减服用，最后1次嘱服中成药黄芪生脉饮1个月，以资巩固。

（2）至液失调、至神不安致心肝瘀阻证案：奚某，男，61岁。

1990年3月2日初诊：自述患冠心病3年，血脂偏高，血压不高，每遇劳累、情绪不高时，常易心悸易惊、胸闷而心痛不甚。诊时形体瘦弱，面色晦黯，夜间少寐，大便较结，小便尚多，舌质黯滞、尖边紫红，舌底脉络紫黯，脉象沉涩。证属至液阻滞，至气不畅，至神不安，致心肝受伤，气血互结，心血瘀阻所致。治宜调至液，利至气，安至神，促进活血化瘀。

处方：生黄芪、失笑散（即蒲黄、五灵脂）各 30g，炒当归、生地黄各 12g，制大黄、地鳖虫、桃仁、枳壳、牡丹皮、柴胡、胆南星各 10g，红花 8g，7 剂。

嘱患者生活规律，心情乐观，不怨不悲，睡眠充足，饮食以清淡为主，注意营养。

二诊：心悸减轻，易惊未作，大便已通，原方加炒谷芽、炒麦芽各 20g，7 剂。

三诊：心悸、胸闷、心痛基本消失，舌紫黯有所转淡，脉呈细弦，重按无力。原方去失笑散、大黄，加酸枣仁 20g，7 剂。

四诊：诸症均有改善，面色晦黯已转淡黄，精神逐渐振作，夜眠 6 ~ 7 小时，小便量明显减少，饮食较前增加。原方去地鳖虫、柴胡；加制首乌 20g，红曲 5g，14 剂。

五诊：诸症十去七八，舌质、舌底脉络微紫，脉象缓滑，原方加茯苓 20g，服 14 剂后停服中药。

后隔年余，患者心悸又作，仍以此方加减而获效。

二、咳喘

咳喘，是指既有咳嗽气喘，又有喉中哮鸣痰响的病证。咳喘究之临床，可包括咳嗽、哮病、喘证，但重点在于哮病。因哮病常有兼咳，哮病时有兼喘，所以哮病常是主病，同时喘证和咳嗽也可见于多种慢性疾病中。

历代医家对哮喘病的认识和研究，随着时代的发展，不断有所进步，有所发展。《内经》虽无哮喘病之名，但《素问·阴阳别论》有“喘鸣”，《通评虚实论》有“喘鸣肩息”，《太阴阳明论》有“喘呼”等。喘，指气喘；鸣，指喉间作声；呼，指气道呼鸣有声。说明《内经》对哮喘病的临床特征已有所掌握，病变主要在肺，又与他脏有关；病因以外邪为主，也有与内邪相关。到了东汉张仲景《伤寒论》中虽亦无“哮病”之名，但有“喘家作，桂枝汤加厚朴、杏子佳”之“喘家”，可能就是指有哮喘史的患者，“作”即本病的发作。《金匮要略·肺痿肺痈咳嗽上气病脉证并治》有“咳而上气，喉中水鸡声”“咳逆上气，时时唾浊，但坐不得眠”，《金匮要略·痰饮咳嗽病脉证并治》的“膈上病痰，满喘咳吐，发则寒热，背痛腰疼，目泣自出，其人振振身瞤剧，必有伏饮”，即是对哮喘病发作时喉间哮鸣有声、不能平卧的临床特点的描述，同时也指出伏饮、痰浊与本病的发病有直接关系。隋代巢元方的《诸病源候论》称本病为“上气鸣息”“呷嗽”，并说“肺主于气，邪乘于肺，则肺胀。胀则肺管不利，不利则气道涩，故气上喘逆、鸣息不通”，精辟地阐发了病机。唐宋各家的论述亦尚多，到了金元时期朱丹溪在《丹溪心法》中始以哮喘作为独立的病名而成篇，认为“哮喘必用薄滋味，专主于痰”，并把哮喘的治法，精辟地概括为“未病以扶正气为主，既发以攻邪气为急”。明代虞抟《医学正传》中对哮与喘明确作出了区别：“喘以气息言，哮以声响言”“喘促喉间如水鸡声者，谓之哮”“气促而连续不能以息者，谓之喘”。清代李用粹在《证治汇补》中把哮喘的病因病机精辟地概括为“内有壅塞之气，外有非时之感，膈有胶固之痰”。沈金鳌在《沈氏尊生书》中认为，本病“大都感于童稚之时，客犯盐醋，渗透气脘，一遇风寒，便窒塞道路，气息喘促”。并又谓本病有食哮、水哮、风痰哮、远年久哮种种之异。历代医家对本病的认识和研究内容十分丰富，但未涉及与天癸的关系。因天癸能调控脏腑，促进生长发育，以及对体质强弱、患病概率等均有密切联系。

【从天癸释因】

咳喘是一种宿根性反复发作、顽固不愈的病证，因此有诱发时期和蕴伏时期。诱发时常以新感引动伏邪，咳喘大作，故常称发作期；蕴伏时常以新感罢，伏邪深藏，咳喘大减，故又称缓解期。《内经》说“邪之所凑，其气必虚”（《素问·评热病论》）、“正气存内，邪不可干”（《素问·刺法论》），咳喘病的反复发作不愈，与正气不足有直接关系，正气不足又与天癸不足或失调有密切相关，所以咳喘病与天癸有密切联系。咳喘病主要由于体质特异，至气不足，至液失调，致肺、脾、肾受伤，痰伏于内，遇新感而触发，壅于气道，肺失宣发与肃降，遂致本病发作。若新感外邪得解，痰复伏于内，则咳喘减轻或休止。具体可分以下几种原因。

（1）诱发期

①至气不足，寒饮内伏，新感触发：多因禀赋不足，体质特异，至气不足，致脾肺受伤，脾运不健，痰湿内生，肺气亏损，寒饮内停，复感外寒，引动内饮，遂致咳喘大作。

②至液失调，过食热物，引动宿痰：多由至液失调，至气不利，致脾胃郁热，灼津为痰，上宿于肺，复以辛辣厚味，引动宿痰，而致咳喘大作。

（2）蕴伏期

①至液失调，至气不足，致脾肺气虚，寒饮内伏：多因素体虚弱，阳气不足，至液失调，至气亏损，致脾肺受伤，脾虚水谷不能正化，聚湿生痰酿浊，乘虚伏肺，暂安不动，而成咳喘轻微。

②至气虚弱，至精不足，致肺肾两虚，寒痰内蕴：多由禀赋不足，久病不已，至气虚损，至精亏少，致肺肾两虚，寒痰内伏，肺虽有所不能主气，肾有所不能纳气，但气道通畅，因而咳喘不剧。

【从天癸论治】

（1）诱发期

①至气不足，复感新寒，引动内饮证

症状：初起恶寒发热，头痛无汗，咳嗽气促，咽喉作痒，鼻痒喷嚏，鼻流清涕；继则喘促加剧，喉中痰鸣如水鸡声，咳吐稀痰，不得平卧，胸膈满闷，背有冷感。有咳喘病史。舌苔白滑，脉多浮紧。

分析：至气不足，体质特异，饮邪内伏，复感风寒，或坐卧寒湿，或过食生冷，或气候突变，新邪引动在里之内饮伏痰，气道壅阻，痰气相搏，故咳喘气促加剧、喉中痰鸣如水鸡声、咳吐稀痰、不得平卧、胸膈满闷；外感寒邪，肌表失疏，营卫不和，肺失宣畅，而为初起恶寒发热、头痛无汗、咳嗽咽痒、鼻痒喷嚏、鼻流清涕；寒饮内伏肺俞，阳气被遏，因而背有冷感；内有寒饮，外有风寒，内外俱寒，故舌苔白滑、脉多浮紧。有咳喘病史者，为寒饮宿痰之佐证。

治法：先以调至气，散表寒，温肺化饮。

方药：加味小青龙汤（作者验方）。炙麻黄、桂枝、白芍、干姜、细辛、五味子、半夏、甘草、紫菀、茯苓、黄芪、防风。

本方以小青龙汤解表散寒，温肺化饮，善治内停水饮，外感风寒，寒热无汗，咳喘胸闷，加配紫菀、茯苓、黄芪、防风以增强祛痰化饮，和表御邪之功。诸药相合，既能调至气，又可散表寒、化内饮。若邪从热化，寒热错杂，可去黄芪，加石膏、鱼腥草清泄热邪。

②至液失调，过食热物，引动宿痰证

症状：发热头痛，呼吸急促，喉中哮鸣，声若拽锯，胸高气粗，咳呛不利，痰黄稠黏；烦闷不安，汗出，口渴喜饮。舌质红，苔黄腻，脉滑数。

分析：至液不调，至气不利，过食肥甘厚味，伤及脾胃，内酿痰热，上干于肺，敛聚不散；再以或食辛辣热物，或气郁恼怒，或因复感外邪，引动宿痰，肺气壅阻，故呼吸急促、喉中哮鸣、声若拽锯、胸高气粗、咳呛不利、痰黄稠黏；热痰内伏，复感新邪，内外俱热，因而初起发热头痛，继而烦热胸闷、汗出、口渴喜饮；痰热内阻，气机不利，而为舌质红、苔黄腻、脉滑数。

治法：调至液，利至气，清肺化痰，降气平喘。

方药：热哮痰喘方（作者验方）。炙麻黄、生石膏、桑白皮、黄芩、地龙、僵蚕、竹沥半夏、麦冬、生代赭石、瓜蒌、甘草、茯苓。

本方以调至液，利至气，调节脏腑功能为宗旨。选用麻黄、地龙、半夏宣肺平喘，祛风通络，化痰降逆，为方中主药；用石膏、黄芩、瓜蒌、麦冬清热护阴，宽胸畅膈，为辅药；取桑白皮、代赭石、僵蚕肃降肺气，平肝降逆，为佐药；甘草、茯苓缓急和中，兼调诸药，为使药。若肺热甚者，可加鱼腥草、野荞麦清泄肺中邪热；痰火与水饮交阻，咳喘频作，浮肿尿少，加葶苈子、车前子清火利水。

（2）蕴伏期

①至液失调、至气亏损致脾肺气虚，寒饮内伏证

症状：哮喘发作后常有轻微咳嗽气短，咯痰清稀；面色㿠白，自汗畏寒，食少便溏，或面浮跗肿。舌淡苔白，脉濡弱。

分析：素体虚弱，阳气不足，至液失调，至气亏损，致脾肺气虚，寒饮内停，屡作

屡休，久而不愈。虽此时不大发作，但脾肺之虚难复，肺虚不能肃降，脾虚无力健运，故常有轻微咳嗽气短、咯痰清稀；脾肺虚弱，阳气不足，营气不华于面，卫表失于敛固，因而面色㿠白、自汗畏寒；脾虚运化无力，胃呆失省，不胜水谷，而为食少便溏；脾虚湿胜，无力行水，故而面浮跗肿。舌淡苔白、脉象濡弱亦属脾肺气虚征象。

治法：调至液，补至气，祛伏饮，兼顾脾肺。

方药：培本咳喘甲方（作者验方）。黄芪、五味子、茯苓、熟附子、龙骨、牡蛎、姜半夏、干姜、炙甘草、山药、鸡内金。

本方以黄芪、五味子调至液，补至气，兼顾脾肺，为方中主药；用茯苓、附子、干姜、炙甘草温阳化饮，以利至液，温振至气，为辅药；取龙骨、牡蛎、山药固摄阳气，收敛止汗，其中山药又健脾实便，为佐药；用半夏、鸡内金祛痰燥湿，健中消食。如咳喘气促日久不止者，可加款冬花、诃子止咳平喘。

②至气虚弱、至精不足致肺肾两虚，寒痰内蕴证

症状：哮喘发作后常有轻度咳嗽短气，自汗怯寒，动则息促，精神衰疲，腰膝酸软，舌质淡紫，脉象细弱。

分析：禀赋不足，至气虚损，至精受伤，致肺肾两虚，阳气不足，寒痰内蕴，屡作屡休，反复不愈。此时虽不发作，但脾肾之虚难复，肺虚肃降失司，肾虚纳气无力，故常有轻度咳嗽短气、自汗怯寒、动则息促；肾气不足，摄纳失常，百骸失养，因而精神衰疲、腰膝酸软。舌淡紫、脉细弱亦为肺肾气虚，痰阻血滞之征象。

治法：补至气，益至精，调至液，兼以温补肺肾。

方药：培本咳喘乙方（作者验方）。红参、五味子、黄芪、补骨脂、淫羊藿、制附子、菟丝子、当归、款冬花、桃仁、炙甘草。

本方以红参、补骨脂补至气，益至精，兼以补肺益肾，为方中主药；取黄芪、五味子、附子、淫羊藿、菟丝子益至气，补至精，温养肺肾，为辅药；以当归、桃仁止咳活血，通润肺络，为佐药；款冬花、甘草祛痰止咳，其中甘草又能调和诸药，为使药。若以肺肾阴阳俱虚者，可去淫羊藿、菟丝子，加麦冬、天冬滋养阴液。

【病案举例】

（1）诱发期

至气不足，复感新寒引动内饮证案：金某，女，33岁。

2002年3月2日初诊：自述患支气管哮喘10余年，春秋两季发作甚频。发作时大都在午夜，发病初起常有恶寒头痛、咽喉作痒、咳嗽气微促，继而咳喘逐渐加重，直至喘促剧作、喉中痰鸣如水鸡声、不得平卧、咳吐稀痰、胸膈满闷。平时常有背部寒冷感，阴雨天更为明显。诊时舌苔白滑，脉滑而弦。此为至气不足，体质特异，致寒饮伏肺，复感新邪，引动内饮。治以先调至气，散表寒，温肺化饮。

处方：炙麻黄、川桂枝、淡干姜、五味子、炙甘草各 5g，白茯苓 25g，姜半夏、炒白芍各 15g，北细辛 4g，炙紫菀 10g，大蜈蚣 2 条，鱼腥草 30g，5 剂。

二诊：咳喘明显好转，发作时间缩短，约一刻钟即能平复，喘促症势显著减轻，喉中水鸡声消失。原方去麻黄、桂枝；加炙黄芪 20g，防风 5g，7 剂。

三诊：咳喘已止，唯四肢少力，腰膝酸软。去细辛、鱼腥草，加补骨脂 15g，7 剂，诱发期告愈。

（2）蕴伏期

至气虚弱、至精不足致肺肾两虚，寒痰内蕴证案：徐某，女，29 岁。

1992 年 12 月 3 日初诊：据述哮喘病自幼而得，少年时曾有 6 年未发，后约 20 岁时患感冒多次，哮喘又复发。诊时哮喘发作后 1 周，形体瘦弱，精神衰疲，略有咳嗽气短，畏寒怯冷，腰脚无力，月经周期延后，四旬余一潮，白带量多稀薄，舌淡黯，脉细弱。证属禀赋不足，至气虚损，至精受伤，致脾肾阳虚，寒痰内蕴。治宜补至气，益至精，调至液，兼顾肺肾。

处方：红参（另炖兑服）、五味子、炙甘草各 5g，制附子、炙款冬花、桃仁各 10g，补骨脂、淫羊藿、菟丝子、炒当归各 15g，炙黄芪、白茯苓各 20g，7 剂。

二诊：药后畏寒怯冷，精神疲惫，十衰其六，咳嗽气短亦有减轻，食欲增进，原方续服 7 剂。

三诊：怯寒、咳嗽、气短基本消失，腰脚已有力气，白带减少。原方去茯苓，加紫河车粉 6g（分吞），14 剂。

四诊：面色已荣，体重增加 1kg，精神振作，舌淡红，苔薄白，脉缓滑。原方红参易党参 25g，去款冬花，加防风 5g，14 剂。

五诊：诸症近除，月经周期 35 天左右，白带如常。原方去桃仁，加炒白芍 20g，14 剂，隔日服 1 剂。

患者又来诊多次，均以此方略作加减。观察 1 年余，未见咳喘发作。

三、眩晕

眩晕是目眩与头晕的合称。眩即眼花或眼前发黑，视物模糊；头晕即感觉自身或外界物体旋转。二者常同时并见，故统称为“眩晕”。眩晕有轻重之分，轻者闭目即止；重者如坐舟车，旋转不定，不能站立，或伴有恶心、呕吐、汗出、甚则昏倒等症状。

眩晕，《内经》称“眩冒”“眩”，如《灵枢·海论》说：“髓海不足，则脑转耳鸣，胫酸眩冒。”《灵枢·卫气》说：“上虚则眩。”《素问·至真要大论》说：“诸风掉眩，皆属于肝。”汉代张仲景对眩晕则称“眩”“头眩”“身为振振摇”“振振欲擗地”等描述（散见于《伤寒论》和《金匮要略》）。隋、唐、宋代对眩晕的称谓，基本上继承了《内经》，称“眩”“头眩”等。其发病原因，《内经》责之于外邪、内风、因虚等；仲景责之于外邪侵袭太阳、少阳，或肠中燥屎，或胃阳虚弱，或阳虚水泛，或痰饮内停，或阴液已竭，阳亡于上等；隋代巢元方《诸病源候论》、唐代孙思邈《备急千金要方》、王焘《外台秘要》及宋代《圣济总录》等大都从风邪立论。至金元时期，对眩晕不论是概念，或是病因病机，都得到了发展。如金代刘完素《素问玄机原病式》对眩晕的定义是“掉，摇也；眩，昏乱旋运也”，并主张眩晕的病因病机应从火立论。张子和则从痰立论，李东垣认为脾胃气虚，朱丹溪认为痰夹气虚并火，故在《丹溪心法》中说“无痰则不作眩，痰因火动；又有湿痰者，有火痰者”为病。明清两代对眩晕的论述更为完善，对病因病机的分析，虽有所侧重，但合而观之，甚为详尽。如明代徐春甫在《古今医统大全·眩运门》以虚实分论，提出虚有气虚、血虚、阳虚之分，实有风、寒、暑、湿之别。张景岳在《景岳全书·眩运》认为“无虚不能作眩”“眩运一证，虚者居其八九，而兼火兼痰者不过十中一二耳”。历代医家对眩晕的认识和研究颇为全面，但未提及与天癸的关系。

【从天癸释因】

天癸是调控五脏六腑，气血津液，无处不到，对眩晕的发生有密切关联。具体有以下几种相关原因。

（1）至气过盛致肝阳上亢：多因至气过盛，至神不安，致肝气郁结，久郁化火阳升；或肾阴不足，肝阳上亢，遂成眩晕。

（2）至气亏损致肾中精气虚弱：多由素体不足，或年老体衰，至气虚少，至神失宁，致肾中精气虚弱，髓脑失于濡养而成眩晕。

（3）至液不足致气血两亏：多为久病不愈，或脾胃虚弱，至液不足，至气亏弱，致气血虚少，气虚则清阳不展，血虚则脑失所养，遂成眩晕。

（4）至液阻滞致痰瘀内停：多由素体湿盛，至液阻滞，至气失调，致脾胃受伤，聚湿酿痰；或痰湿久阻，络脉不畅，瘀血乃成，而成眩晕。

【从天癸论治】

（1）至气过盛、至神不安致肝阳上亢证

症状：头目眩晕常伴头脑胀痛，面时潮红，急躁易怒，耳鸣脑鸣，少寐多梦，目赤，口苦，舌红苔黄，脉弦数。

分析：至气过亢，至神不安，致肝阳上亢于头，气血热郁，络脉不畅，故头目眩晕、头脑胀痛、面时潮热；肝阳升发太过，累及心肾，因而急躁易怒、耳鸣脑鸣、少寐多梦；阳亢易火盛，肝火循经上炎而为目赤、口苦。舌红苔黄、脉弦数亦为肝阳上亢，火热内炽的征象。

治法：清至气，安至神；兼以平肝清火，息风止眩。

方药：石决明汤（作者验方）。石决明、钩藤、僵蚕、黄芩、栀子、牛膝、天麻、夜交藤、苦丁茶、龟甲、琥珀。

本方取石决明、僵蚕清至气，安至神为方中主药。以钩藤、天麻、牛膝清肝息风，且牛膝又有活血下行之功，为辅药。黄芩、栀子、苦丁茶清肝泻火，和降肝阳；夜交藤、龟甲、琥珀调至神，安心神，为佐使之药。如大便秘结者，可加大黄通腑导热。

（2）至气亏损、至神失宁致肾中精气虚弱证

症状：眩晕时作兼有精神萎靡，记忆力衰退，腰膝酸软；或遗精滑精，耳鸣，齿摇发脱。如偏于阴虚者，还可出现五心烦热、口干咽燥、舌红少苔、脉细数；偏于阳虚者，还可出现面色苍白、四肢不温、舌淡苔白、脉沉细而弱。

分析：至气虚弱，至神不宁，致肾中精气亏损，心脑失养，故眩晕时作、精神萎靡、记忆力衰退、腰膝酸软、遗精滑精、耳鸣、齿摇发脱。其中遗精、滑精为至气不足，肾虚精关不固所致。至气亏损，无力促使肾气化生阴液，阴分不足，虚热内扰，因而出现五心烦热、口干咽燥、舌红少苔、脉象细数；至气虚弱，无力促进肾阳温壮，阴寒内盛，阳气虚衰，故出现面色苍白、四肢不温、舌淡苔白、脉沉细而弱。

治法：补至气，宁至神，益肾气。阴虚者，治以益至气、养至液、补肾阴；阳虚者，宜用暖至气、温肾阳、祛阴寒。

方药：至气补肾汤。阴虚者，用左归丸；阳虚者，用右归丸。

至气补肾汤（作者验方）：黄芪、人参、熟地黄、山萸肉、五味子、天麻、泽泻、茯苓、葛根、牛膝。

本方取黄芪、五味子补至气，益肾气，为方中主药；以人参（红参、生晒参并用，或交替运用）、熟地黄、山萸肉益至气，补肝肾，为辅药；用天麻祛风止眩，泽泻祛湿化浊，茯苓化湿和中，葛根升阳通络，牛膝导浊下行，为佐使之药。如腰膝酸软无力，可加杜仲、补骨脂补肾强腰。

左归丸（《景岳全书》）：熟地黄、山药、山萸肉、枸杞子、菟丝子、鹿角胶、龟甲胶、牛膝。

方中熟地黄、山萸肉、菟丝子、牛膝、龟甲胶既补至气，又益肾阴肾精。枸杞子滋肝益肾，山药补脾涩精，鹿角胶填精补髓。如虚热甚者，可加知母、黄柏清热滋阴。

右归丸（《景岳全书》）：熟地黄、山药、山萸肉、杜仲、枸杞子、肉桂、附子、菟丝子、鹿角胶、当归。

方中熟地黄、山萸肉、杜仲、菟丝子益至气，补肾气；肉桂、附子、鹿角胶温至气，补肾阳；枸杞子滋肝以补肾，山药补脾以益肾，当归养血以和肾。如至气亏衰，至精不足，肾中阳气大亏，可加巴戟天、肉苁蓉补益至气、至精及肾阳。

（3）至液不足、至气虚损致气血两亏证

症状：眩晕，动则加剧，劳累即发；兼有神疲气短，懒言声低，面色无华或面色萎

黄，唇甲淡白，心悸少寐。舌淡苔多净，脉细弱或虚大。

分析：至液不足，至气亏损，致气血虚弱，血虚则脑失所养。气虚则清阳不展，故眩晕、动则加剧、劳累即发；气血不足，脏腑失养，四肢百骸无力，因而神疲气短、懒言声低；气血两虚，不能荣色充脉，而为面白无华或面色萎黄、唇甲淡白、舌淡苔净、脉细弱或虚大；至液虚少，致心血亏损，心神不宁，故心悸少寐。

治法：补至液，益至气，促进化生气血。

方药：人参养营汤（《太平惠民和剂局方》）。当归、白芍、熟地黄、人参、白术、茯苓、甘草、黄芪、肉桂、五味子、远志、陈皮、生姜、大枣。

本方为八珍汤去川芎加味组成。以八珍汤补益气血，黄芪、五味子补气敛阴，肉桂温润善和阴阳，远志、陈皮调气宁心，生姜、大枣和中安神。诸药相合，实有益至液、补至气作用。

（4）至液阻滞、至气失调致痰瘀内阻证

症状：眩晕兼或头重如蒙，胸闷恶心，少食多寐，舌胖苔腻，脉沉滑或弦滑；或兼头痛少寐，舌黯红，舌底脉络紫黯，脉细涩。

分析：至液阻滞，至气不畅，致脾胃受伤，聚湿酿痰，痰浊中阻，上蒙清窍，故眩晕；痰为湿聚，湿性重浊，阻遏清阳，因而头重如蒙；痰浊内阻，气机不利，胸膈不舒，胃气上逆，而为胸闷恶心；湿浊内盛，脾气不振，故少食多寐；湿痰壅阻，脾胃不健，脉道运行失常，故见舌胖苔腻、脉沉滑或弦滑；若痰湿久阻，络脉不畅，瘀血又生，痰瘀互滞，故可出现头痛少寐、舌黯红、舌底脉络紫黯、脉象细涩。

治法：利至液，调至气；兼以健脾胃，通络脉。

方药：泽泻天麻汤（作者验方）。泽泻、天麻、茯苓、半夏、白蒺藜、葛根、白术、黄连、吴茱萸。

本方为半夏白术天麻汤加减组成。取泽泻、天麻利至液，和至气，促使脾肾导湿于下，和肝息风于上，为方中主药；以茯苓、半夏、白术利湿行水，祛痰化浊，为辅药；白蒺藜助天麻息风，葛根升阳和血，黄连、吴茱萸寒温平调，肝胃并和，为佐使之药。若兼瘀血内阻，眩晕而伴头痛、反复发作、舌紫、脉涩，加川芎、丹参活血化瘀，止眩缓痛。

【病案举例】

（1）至液不足、至气虚损致气血两亏证案：申屠某，女，37岁。

2003年4月5日初诊：眩晕多年，遇劳倦则剧；兼有面色萎黄，神疲乏力，气短懒言，爪甲淡白，心悸少寐，月经周期正常，经量较多。至冬则畏寒肢冷，入夏则恶热肤灼。西医诊断为缺血性贫血。食欲尚可，二便自调，性格内向，不善交流。舌质淡胖，苔见微白，脉象细弱。此为至液不足，至气损伤而致气血两虚，脑失濡养，清阳不展。治以补至液，益至气，促进化生气血。

处方：大熟地、炙黄芪各20g，炒当归、炒白芍、制苍术、白茯苓各15g，生晒参、明天麻各9g，五味子、炙甘草各5g，肉桂3g，大枣8枚（剪碎），生姜2片（自加），7剂。

二诊：药后精神大振，气短、心悸消失，语声有力，反应灵活，眩晕十去六七，效不更方，续服14剂。

三诊：月经正值来潮，经量明显减少，面色转荣，爪甲已华，睡眠得佳。原方去生姜，加阿胶珠9g，14剂。

四诊：眩晕已止，诸症近愈，舌红润，脉缓有力。原方去生晒参、肉桂；加制首乌20g，太子参25g，又14剂，告瘳。

（2）至液阻滞、至气失调致痰瘀内阻证案：程某，女，43岁。

2002年4月3日初诊：眩晕3天，头重如蒙，畏光羞明，胸闷脘痞，时有恶心呕吐，不思饮食。有内耳眩晕病史多年，每年均有发作，病程长者20多天，短者10余天，方能好转。舌质淡紫而胖，舌底脉络紫黯，苔白腻，脉弦滑。证属至液郁阻，至气不畅，致肝脾失调，痰湿内阻，络脉阻滞，瘀血乃生，痰瘀互滞，痰湿甚于瘀血。治宜利至液，调至气，健脾和肝，化湿祛痰；兼以活血祛瘀。

处方：炒泽泻、粉葛根各30g，白茯苓、炒白术各20g，姜半夏12g，明天麻9g，白蒺藜15g，炒枳壳、炒川芎各10g，炒黄连、香白芷各6g，吴茱萸3g。3剂。

二诊：服1剂后，恶心呕吐停止；服完3剂，眩晕、头重已衰大半。原方去白芷，加丹参15g，7剂。

三诊：诸症十去八九，头目眩晕消失，食欲已振，舌仍淡胖微紫、苔薄近净，脉象缓滑。月经周期正常，平时白带较多，形体偏胖。前方泽泻减至20g，去黄连、吴茱萸，加菟丝子、芡实各15g，14剂。

以后患者又来诊3次，均以此方略作加减；2年后因感冒发热来就诊，说身体一直尚好，眩晕病未曾复发。

第二节　脾肾诸系病选要

一、泄泻

泄与泻，古时有所区分。泄者为大便溏薄，泻者为大便水泻。泄泻一般都指大便次数增多，粪便溏薄或完谷不化，甚至如水样而言。

泄泻，《内经》有称为“濡泄”“飧泄”“洞泄”“注下”“鹜溏”等，《金匮要略》将泄泻与痢疾合称为“下利”，并立“呕吐哕下利病脉证治”篇，宋代以后统称“泄泻”。

亦有根据病因或病机而称“暑泄”“大肠泄”者，名称虽多，但都不离乎“泄泻”二字。

泄泻的成因或病机、证候，《内经》谓或因风，或因湿，或因寒，或因热，或因清气在下等均可引起泄泻。《金匮要略》概括为虚寒、实滞、气利三种证类。《三因极一病证方论》认为，不仅外邪可以导致泄泻，而且情志失调亦可引起泄泻，故说“喜则散，怒则激，忧则聚，惊则动，脏气隔绝，精神夺散，以致溏泄”。《丹溪心法》认为，“泄泻有湿、火、气虚、痰积、食积”之分。《景岳全书·泄泻》认为，“泄泻之本，无不由于脾胃”“泄泻之因，惟水火土三气为最”。明清时期，各家论述泄泻甚多，但不外乎在病因上强调湿邪致泻的基本原理，在病机上重视肝、脾、肾在发病中的重要作用，而未发现天癸与泄泻形成和治疗之关系。

【从天癸释因】

泄泻与天癸的关系，主要在于天癸至液失调和至气不畅或至气虚弱。常见的有以下三种成因。

（1）至液阻滞：多由素体肥胖，至液阻滞，至气失和，致脾胃运化受伤，湿邪内阻。湿从寒化则寒湿内停，湿从热化则湿热内滞，均可引起大便泄泻。

（2）至气不畅：多因情志郁结，至气不畅，至神不和，致肝失条达，气机不调，脾受其侮，运化失常，遂致大便泄泻。

（3）至气虚弱：多为禀赋不足，或久病体弱，或年老体衰，至气虚弱，致脾肾亏损，肾虚不能温脾，运化无权，大肠虚滑而成大便泄泻。

【从天癸论治】

（1）至液阻滞致脾胃湿阻证

症状：大便泄泻，粪便溏薄；兼或脘腹不适，按之濡软，纳食减少。舌苔薄白腻，脉象多濡。如寒湿者，可见泄泻清稀、甚则如水样、腹痛肠鸣、苔多白滑腻、脉多沉缓或濡缓；若湿热者，可见泄泻腹痛、泻下急迫或泻而不爽、粪色黄褐而臭、肛门灼热、小便短黄、舌苔黄腻、脉濡数或滑数。

分析：至液阻滞，至气不和，致脾胃受伤，脾不能升清健运，胃不能降浊和中，湿邪内停，水谷难以熟腐磨化，故大便泄泻、粪便溏薄；湿阻中焦，气机不畅，运化失常，因而脘腹不适、按之濡软、纳食减少；湿邪内盛，胃气被遏，脉道不利而为舌苔薄白腻、脉多濡象。如寒湿者，多为至液壅滞，致脾胃清浊不分，水谷并走大肠，故出现泄泻清稀、甚则如水样、腹痛肠鸣、苔白滑腻、脉沉缓或濡缓；若湿热者，多为至液郁阻，致胃肠湿热交结，消磨食物、传化糟粕失常，故出现泄泻腹痛、泻下急迫或泻而不爽、粪色黄褐而臭、肛门灼热等一系列湿热内盛之象。

治法：调至液，和至气，化湿止泻。

方药：止泻平胃汤。如寒湿泻，可用止泻胃苓汤；湿热泻，可用加味葛根芩连汤。

止泻平胃汤（作者验方）：苍术、制厚朴、陈皮、炙甘草、炒神曲、炒麦芽、白茯苓、鸡内金、炒黄连、炒木香。

本方以平胃散燥湿健脾；神曲、麦芽、鸡内金和脾快胃，消食化滞；黄连、木香燥湿行气，理肠止泻；茯苓导水利湿。诸药相合，善于调畅至液，和理至气。

止泻胃苓汤（作者验方）：苍术、茯苓、炮干姜、桂枝、制厚朴、陈皮、猪苓、黄连、炒木香、炒神曲。

此方意取胃苓汤加减。以苍术、炮干姜、桂枝、厚朴祛寒燥湿，温脾和中；取茯苓、猪苓导寒湿下行，利小溲以实大便；用陈皮、黄连、木香、神曲行气化湿，理肠止泻。诸药和合，以奏利至液、祛寒湿之功。

加味葛根芩连汤（作者验方）：煨葛根、黄芩、黄连、地锦草、马齿苋、车前子、枳壳、炒神曲、甘草。

本方以葛根芩连汤清热燥湿，加配地锦草、马齿苋增强理肠止利，兼以清热解毒；车前子利小溲，实大便；枳壳、神曲调气和中，消积止泻。诸药和合，具有利至液、清至气之功。

（2）至气不畅致肝脾失调证

症状：泄泻腹痛时缓时剧，随情志变化而改变；兼有胸胁胀闷，嗳气频作，饮食少思，夜常少眠。舌淡红，脉多弦。

分析：情志郁结，至气不畅，至神不和，致肝气失调，横逆乘脾，运化失常，故出现泄泻腹痛；情志和调，不恼怒，不紧张，至气通畅，至神安和，肝脾相安，泄泻腹痛即能缓解，甚至停止发作，故可见时缓时剧，随情志变化而改变；肝失条达，气机不畅而为胸胁胀闷；肝气犯胃乘脾扰心，神失安宁，因而嗳气频作、饮食少思、夜常少眠。舌淡红，脉弦亦为肝脾失调之征象。

治法：调至气，和至神，兼顾抑肝扶脾。

方药：痛泻要方合抑肝扶脾汤。

痛泻要方（又名白术芍药散。《景岳全书》引刘草窗方）：白术、白芍、陈皮、防风。

本方药味虽少，用之得法，效如桴鼓。取白术健脾和中，白芍缓急止痛，共为主药；配合芳香之陈皮和中又化湿，助白术健脾又祛湿，并用辛温归肝入脾之防风，助芍、术以舒肝脾，共为佐使。四药相伍，补中寓疏，泻肝补脾，调和气机，则痛泻可止。

抑肝扶脾汤（作者验方）：炒黄连、炒白芍、吴茱萸、炒白术、升麻炭、合欢皮。

本方以白术健脾燥湿，白芍缓急止痛，升麻升发清阳，合而具有扶脾缓中之功；配以黄连清胃理肠，吴茱萸温肝开郁，合欢皮调气和血，合而具有抑肝畅中的作用。六药相合，重在调畅至气，和缓至神，畅达肝气，升发脾气。泄泻缓解时亦宜和情安志，慎饮食，适寒温。

（3）至气虚弱致脾肾亏损证

症状：大便时溏时泻，经久不愈；或黎明前腹痛泄泻，泻后则安。兼有畏寒肢冷，腰膝酸软，舌淡苔白，脉象沉细。

分析：至气虚弱，致脾肾两亏，脾虚则气血来源匮乏，肾失其养，肾气不足，不能温煦于脾，脾肾阳气俱虚，运化无力，阴寒内停，故大便时溏时泻、经久不愈，或黎明前腹痛泄泻、泻后则安（其中黎明前腹痛泄泻，泻后则安，为黎明之前阳气虽升而未充足，阴寒偏盛，腑气壅阻，泻后则腑气畅通，因而泻后则安）；至气不足，致脾肾阳气虚弱，无力外布，故畏寒肢冷；肾气不足，腰府不坚，骨节不壮，而为腰膝酸软。舌淡苔白，脉沉细均为脾肾阳虚的征象。

治法：补益至气；兼顾温肾健脾，固肠止泻。

方药：理中丸合四神丸。如仅脾气虚弱，运化无力，泄泻时作，食后脘腹不适者，可用参苓白术散加减以健脾止泻。

理中丸（一名人参汤。《伤寒论》）：人参、干姜、甘草、白术。

本方以人参（多用党参）补脾益气，配干姜温中益阳，伍白术健脾燥湿，得甘草则调和诸药。四药和合，以奏温中祛寒，补气健脾，又有益肾之功。

四神丸（《证治准绳》）：肉豆蔻、补骨脂、五味子、吴茱萸、生姜、大枣。

本方所治之泄泻乃脾肾虚寒所致。以补骨脂补肾阳，益命火，以温养脾肾之阳；配以吴茱萸温中散寒，肉豆蔻温肾暖脾，五味子酸敛固涩，再以生姜、大枣调和脾胃。诸药合用，使脾肾得以温养，大肠得以固涩，与五更泄泻方证合拍。

上述两方合用，补益至气力雄，可促使从速恢复脾肾阳气，以提高疗效。

【病案举例】

（1）至液阻滞致脾胃湿阻证案：江某，男，56岁。

2007年6月18日初诊：自述患慢性结肠炎3年，每遇夏季，常易发作。此次发病，大便先水泻、后溏薄，脘腹痞胀，偶有肠鸣。经中成药、西药治疗2周，泄泻有好转、日行2~3次，不思饮食，神疲少力，口淡而腻，舌苔白腻，脉象濡缓。此为至液阻滞，加之脾胃素虚，湿邪内盛，运化失常所致。治以调至液，利至气，祛湿止泻。

处方：炒苍术、白茯苓、炒神曲、炙鸡内金、炒麦芽各20g，制厚朴、广藿香、陈皮、炒木香各10g，炒黄连8g，炙甘草4g，7剂。

二诊：药后泄泻已止，饮食已启，舌苔薄白，脉缓滑。原方苍术易炒白术20g，加炒党参15g，7剂。

三诊：精神振作，大便日行1次，粪便偏干，口中已和，胃脘不胀，知饥能食。原方去神曲，加枳壳 10g，7 剂，向愈。

患者每年春末夏初，服此方半月，连续 3 年未见泄泻复发。

（2）至气虚弱致脾肾亏损证案：章某，男，59 岁。

2004 年 11 月 27 日初诊：患溃疡性结肠炎 6 年，时缓时剧。病起时大便泄泻，似痢非痢，便中夹有脓血。经中西药内服和灌肠治疗，脓血便基本消失。诊时大便泄泻，先水泻，后溏薄，腹痛即泻，泻后则安，每日泄泻 3～4 次，其中清晨至中午 2～3 次，下午 1～2 次；每遇寒冷或劳倦时，常易诱发。平时畏寒怯冷，腰膝软弱。舌质淡，苔薄白，脉象沉细。此属至气虚弱，致脾肾两亏，肾阳不足，脾运无力，阴寒内停。治宜补至气，温脾肾，固肠止泻。

处方：炮姜 8g，炒党参、焦白术、焦白芍、补骨脂各 15g，煨肉豆蔻、熟附块各 10g，吴茱萸 3g，北五味、炙甘草各 5g，赤石脂 12g，炒黄连 6g，7 剂。

嘱患者适寒温，慎饮食，避免劳倦过度。

二诊：药后清晨泄泻已止，大都泄泻在进餐后，泄泻时无明显腹痛、日行 2 次，畏寒怯冷、腰膝无力已好转，原方续服 7 剂。

三诊：大便基本正常，日行 1～2 次，粪便不干不稀。原方去赤石脂，加石榴皮 15g，7 剂告瘳。

患者后又复发 3 次，均以此方略作加减获效。

二、耳鸣、耳聋

耳鸣，是指自觉耳内鸣响，或左或右，或两耳俱鸣，如闻蝉声，或如潮声，昼稍轻，夜更甚而言。耳聋，是指不同程度的听觉减退，甚至消失。在古代文献中，轻者称重听，重者为全聋，故《杂病源流犀烛・耳病源流》说：“耳聋者，音声闭隔，竟一无所闻者也，亦有不至无闻，但闻之不真者，名为重听。”

耳鸣、耳聋常为互见，故可谓“耳鸣为耳聋之渐，耳聋为耳鸣之甚”，即耳鸣可伴有耳聋，耳聋亦可由耳鸣发展而来，两者不可截然分开，故合并论述。

耳鸣、耳聋之症最早见于《内经》，如《灵枢・口问》说：“上气不足，脑为之不满，耳为之苦鸣……”《灵枢・决气》说：“精脱者，耳聋。”《灵枢・海论》说：“髓海不足，则脑转耳鸣。”指出耳鸣、耳聋与气不足，或肾精脱，或髓海虚等所引起。至隋唐时期，在《内经》的基础上有进一步认识，如《诸病源候论・耳病诸候》说：“肾气通于耳，足少阴肾之经，宗脉之所聚，劳动经血而血气不足，宗脉则虚，风邪乘虚随脉入耳，与气相击，故为耳鸣。”又说：“劳伤血气，兼受风邪，损于肾藏而精脱，精脱者，则耳聋。”《备急千金要方》对耳聋做了详细的分类，列有劳聋、风聋、虚聋、毒聋、久聋等。宋金元时期，如《严氏济生方》认为耳鸣、耳聋的产生不局限于某种病因，疲劳过度、精气内虚、风、寒、暑、湿之邪，以及七情所伤等均可引起本病。而《丹溪心法》将耳聋责之于热，故说“耳聋皆属于热”。明清时期，《明医杂著》认为“痰火”为病，《医林改错》则主张从瘀论治，但均无提及与天癸的关系。实际上耳鸣、耳聋与天癸有密切关联，尤其是至气、至液和至神。

对于聤耳或耵聍、耳菌、耳痔等耳中流脓，或耳垢、肿块阻塞耳道所引起的耳鸣、耳聋不属本篇讨论范畴。

【从天癸释因】

天癸与耳鸣、耳聋的关系，主要在于天癸能调控阴阳、气血、津液和脏腑。耳鸣、耳聋的形成，与脏腑气血失常，或阳亢，或阴虚，或气虚，或血瘀等有关。其主要原因可归纳为以下三种。

（1）至气热壅致风热痰火：多由至气不畅致肺肝郁热，风邪内动，痰火自生，上扰耳窍，遂致耳鸣、耳聋。

（2）至气不足致中气虚弱：多因至气不足，脾胃素虚，劳倦过度，致中气虚损，气血乏源，既清阳失升，又耳窍失养，而为耳鸣、耳聋。

（3）至气、至液并虚致肝肾亏损：多为素体不足，至气、至液并亏，至神失宁，致肝肾虚损，髓脑失养；或年老精血衰少，髓海不足，脑络瘀阻，均可导致耳鸣、耳聋。

【从天癸论治】

（1）至气热壅、至神不和致风火痰热证

症状：耳鸣、耳聋，突然发作；兼有头痛面红，胸闷，咳嗽痰黄，大便秘结，小便色黄。舌红苔黄，脉弦滑数。

分析：至液阻滞，致肺肝郁热，风火痰热自生，上壅于耳，清窍不利，故耳鸣、耳聋突然发作；风火上行，则头痛面红；痰热内阻，则胸闷、咳嗽痰黄；肺肝郁热，累及三焦，而为大便秘结、小便色黄、舌红苔黄、脉弦滑数。

治法：清泄至气，通利耳窍。

方药：风热甚者，用防风通圣散；肝火甚者，用龙胆泻肝汤。

防风通圣散（《宣明论方》）：防风、荆芥、连翘、麻黄、薄荷、川芎、当归、芍药、白术、栀子、大黄、芒硝、石膏、黄芪、桔梗、甘草、滑石。

本方初观杂乱，验之临床确有疗效。用治此型耳鸣、耳聋，可取防风、荆芥、连翘、麻黄、薄荷、栀子、石膏清泄至气，促使清除肺肝郁热，通利耳窍；以大黄、芒硝泄热以清上，川芎、当归、芍药活血以利窍，黄芪、白术补气以防伤正，滑石渗湿以导热，桔梗载诸药上浮，甘草调和诸药。用时结合病情，随症加减，不可固执，灵活运用。

龙胆泻肝汤（《兰室秘藏》）：龙胆草、黄芩、栀子、泽泻、川木通、车前子、当归、生地黄、柴胡、甘草（其中黄芩、栀子、生甘草为《医方集解》引《太平惠民和剂局方》所增）。

本方以龙胆草、黄芩、栀子清泻肝火；配柴胡疏肝气，利耳窍。以泽泻、川木通、车前子导火热从小便而出；伍当归、生地黄活血养血，以利耳道；生甘草调和诸药，又能助龙胆、芩、栀清热解毒。

（2）至气不足、至神失宁致中气虚损证

症状：耳鸣时作，或如蝉噪，或如钟鼓，或如水激，渐成重听、耳聋，劳倦时加重，面色无华；亦见劳累过度，中气顿伤，卒然耳鸣、耳聋。舌多淡，脉细弱或虚大无力。

分析：至气不足，至神不宁，致脾胃虚弱，气血来源匮乏，既不能滋养耳窍，又不能上升清气，耳道失养，故耳鸣时作、或如蝉噪、或如钟鼓、或水激，渐成重听，终致耳聋；劳倦则伤脾，中气亏损，而为劳倦时耳鸣耳聋加重；脾胃虚弱，气血虚少，不能荣面华舌，充盈脉道，因而面色少华、舌淡、脉细弱或虚大无力；若劳倦太过，脾气大伤，清气无力上升，浊气不能下降，耳络阻滞，耳窍不聪，故劳累过度，中气顿伤，卒然耳鸣、耳聋。

治法：益至气，调至神，升清阳，化瘀祛浊。

方药：聪耳汤（作者验方）。黄芪、党参、升麻、葛根、白术、石菖蒲、柴胡、丹参、川芎、肉苁蓉、甘草。

本方以黄芪、葛根益至气，和至神，舒络脉，为方中主药；党参、白术、升麻、柴胡、石菖蒲补至气，益脾气，升清阳，通耳窍，为辅药；丹参、川芎活血祛瘀浊，通畅耳中络，为佐药。肉苁蓉、甘草脾肾双补，助听聪耳，为使药。诸药相合：其一重在益至气，补中气，促使阳升窍聪；其二活血通络，旨在至气通畅，至神和安，耳道得养；其三，耳为肾窍，补肾亦宜照顾之。

（3）至气至液并虚、至神不安致肝肾亏损证

症状：耳鸣、耳聋；兼有头晕目眩，遗精腰酸，舌质偏红，脉细弦；或兼畏寒腰冷，阳痿早泄。舌质偏淡，脉象沉细。

分析：至气至液并虚，至神不宁，致肝肾虚损，髓脑不足，耳窍失养；或年老精血衰少，髓海空虚，耳失濡养，故耳鸣、耳聋；肝中阴血不足，不能上养于目，则目眩；肾中阴精不足，不能上荣于脑，则头晕；肾阴亏虚，相火扰动精室，腰府不坚，而为遗精腰酸；肾阴不足，虚火偏旺，因而舌质偏红、脉细弦。若肾阳不足，阴寒偏盛，精室虚寒，故出现畏寒腰冷、阳痿早泄、舌质偏淡、脉象沉细。

治法：补益至气至液，安宁至神，兼顾补肾益肝。

方药：止鸣助听汤（作者验方）。枸杞子、山茱萸、五味子、龟甲、制女贞子、墨旱莲、骨碎补、葛根、丹参、天麻、泽泻、荷叶。

本方取枸杞子、山茱萸、骨碎补益至气，养至液，促进恢复肝肾亏损，充养耳窍，为方中主药；以五味子、龟甲、女贞子、墨旱莲益至液，助至气，和至神，且可滋补肝肾，为辅药；用葛根、丹参、天麻、泽泻、荷叶升清气，降阴浊，息风聪耳，为佐使药。若肾阳不足，畏寒腰冷，阳痿早泄者，前方去龟甲、女贞子、墨旱莲、荷叶，加附子、杜仲、巴戟天、肉苁蓉益至气，补肾阳。

【病案举例】

（1）至气不足、至神失宁致中气虚损证案：金某，男，49岁。

2004年1月9日初诊：自述患神经性耳聋半年，耳鸣时缓时剧，劳倦时耳鸣加剧，重听近聋，经中西医多方治疗，始终耳鸣重听，或左耳较剧，或右耳为凶。诊时面色无华，神疲乏力，头昏而重，颈背不利，二便尚调，舌质淡，苔薄白，舌底脉络紫黯，脉濡弱。此乃至气虚弱，至神不宁，致中气亏损，清阳无力上升所致。治宜补至气，调至神，振中气，升清阳，兼以活血通络。

处方：炙黄芪50g，炒党参、炒白术各20g，炙升麻、石菖蒲、炒柴胡、炒川芎各10g，粉葛根40g，丹参、肉苁蓉各15g，香白芷、炙甘草各6g，7剂。

嘱患者注意休息，不能劳累，睡眠充足。

二诊：精神明显好转，头部昏重消失，耳鸣声有所减低。前方去白芷，加炒当归12g，14剂。

三诊：面色已荣，体力大振，睡眠甚佳，耳鸣明显减少、间距延长，甚至半天不耳鸣，听力好转，舌质仍淡，脉象缓滑。原方黄芪减至40g，葛根减至30g，14剂。

四诊：耳鸣、耳聋十减七八，余症尽除，记忆力也有明显增强。原方又服14剂，隔日服1剂，继续巩固疗效。

（2）至气至液并虚、至神不安致肝肾亏损证案：戚某，女，42岁。

2002年5月23日初诊：自述1年前患突发性耳聋，经西医多方治疗，虽有好转，但耳鸣常作、夜间尤甚；兼有头目眩晕，心烦少寐，月经周期正常，经量偏多，色紫红，经前常易耳鸣加剧，重听明显。舌质偏红，脉象细弦。此属至气至液并虚，至神不安，致肝肾虚弱，不能濡养耳窍。治宜滋养至气至液，和调至神，兼补肝肾。

处方：枸杞子、炙龟甲（先煎）、墨旱莲各20g，制女贞子、粉葛根各30g，山萸肉、骨碎补、炒泽泻、干荷叶各15g，明天麻9g，五味子5g，丹参12g，7剂。

二诊：服药后头目眩晕、心烦少寐均有好转，食欲如常。前方去泽泻，加善于补至气、益脑髓、聪耳窍之炙黄芪30g，14剂。

三诊：一周来耳鸣持续时间缩短，间隔时间延长。原方去荷叶，加炙升麻10g，14剂。

四诊：此次月经来潮前未见耳鸣、重听加剧，经量减少，经色近似正常，余症如前。方中丹参加至 15g，14 剂。

五诊：耳鸣明显减轻，听力也随之好转。原方去龟甲、墨旱莲，加炒白芍、制首乌各 20g，肉苁蓉 15g，14 剂。

六诊：耳鸣轻微，有时完全消失；听力基本正常，余无明显不适症状。改服中成药杞菊地黄丸合补中益气丸，继续巩固治疗。

第十九章 | 儿科病从天癸论治的运用举隅

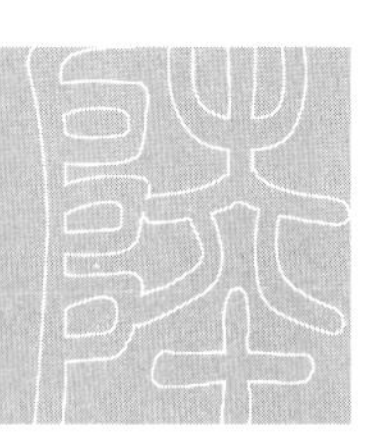

部分儿科病证，如五软等，可参阅“第六章天癸病特殊主症述要”中的“生长迟缓”，哮喘可参阅“第十八章内科病从天癸论治的运用举隅”中的“咳喘”篇，此章不再详介。

第一节　疳惊诸病

一、疳证

疳证，又称疳病、疳疾，简称疳，是一种由脾胃运化功能失常引起的慢性营养障碍性病证。临床以形体消瘦，面色无华，毛发干枯，精神萎靡或烦躁，饮食异常为特征。多见于 5 岁以下的小儿。主要由于喂养不当，饮食失调，损伤脾胃，以及六淫疫毒、诸虫感染、热病久疾之后，脾胃虚弱所引起。病因虽多，但病变的关键在于脾胃。《小儿药证直诀》说：“疳皆脾胃病，亡津液之所作也。”脾胃为后天之本，受纳水谷，运化精微，生化气血，滋养百骸。若长期脾胃失调，运化不健，水谷停滞，久则阴液耗损，精血不生，气血俱虚，即可引起本病。

古代医家对本病十分重视，认为疳病亦属于小儿恶候，幼年得其病为疳，成人得其病为痨，皆虚损之疾病。故《幼幼集成》说：“殊不知疳之为病，皆虚所致。即热者亦虚中之热，寒者亦虚中之寒，积者亦虚中之积。”其病分类历来不一：有以五脏命名者，如心疳、肝疳、脾疳、肺疳、肾疳；有以病因病机命名者，如哺乳疳、蛔疳、热疳、冷疳；有以患病部位命名者，如鼻疳、眼疳、脑疳、脊疳；有以症状证候命名者，如疳嗽、疳泻、疳肿胀；有以病情轻重命名者，如疳气、疳积、疳虚、疳极、干疳等较为详细，但未述及其病变机理与天癸的关系。

【从天癸释因】

疳证与天癸的关系，主要在于天癸能调控脏腑，尤其与至气天癸、至液天癸更为密切。具体可分以下三种原因。

（1）至气失调：多由外感时邪，或失治或误治，或以喂养不当，至气失调，致脾胃受伤，运化失常，水谷不能生化精微，反而积滞不化，虚实夹杂，遂成疳积之证。

（2）至气损伤：多因喂养不当，乳食不节，杂食乱投，饥饱无常，至气损伤，致脾胃虚损，脾不能主健运，胃不能主受纳，饮食无以化生精微，气血来源匮乏，而成疳气之证。

（3）至气、至液并虚：多为禀赋不足，至气失充，至液不足，或疳积、疳气日久失治，致脾胃衰败，津液消亡，元气大耗，精血亏竭，遂成干疳之证。

【从天癸论治】

（1）至气失调、至神不和致疳积证

症状：形体消瘦，面色萎黄，脘腹膨胀；甚则毛发稀疏，烦躁多啼，夜寐不宁，多食易饥或嗜食异物。舌小质淡，苔多白腻，脉沉细滑，指纹淡滞。

分析：至气失调致脾胃受伤，脾不能主运，胃主受纳失常，故可见脘腹膨胀、多食易饥、或嗜食异物；脾胃不健，气血来源不足，因而形体消瘦、面色萎黄、毛发稀疏；至神不和致脾胃不调，郁热内阻，心失宁谧，而为烦躁多啼、夜寐不宁。舌小质淡、苔多白腻、脉沉细滑、指纹淡滞亦为至气失调，脾胃受伤的征象。

治法：调至气，消疳积。

方药：参术肥儿丸（《幼科证治大全》）。人参、白术、茯苓、黄连、胡黄连、使君子、神曲、麦芽、山楂肉、甘草、芦荟。

本方以四君子汤调补至气，补益脾胃；取黄连、胡黄连、芦荟清至气，退郁热，兼能杀虫；使君子消积杀虫；神曲、麦芽、山楂消食化滞。如腹胀甚者，可加鸡内金、大腹皮消胀除积；大便秘结，可加郁李仁、槟榔通便散结。

（2）至气损伤、至液失调致疳气证

症状：形体虚弱消瘦，面色萎黄无神，纳呆少食，睡卧露睛，大便不实，尿如米泔，舌质淡，苔薄白，脉细滑少力，指纹淡紫。

分析：至气不足，脾胃损伤，水谷精微衰少，无以濡养脏腑，故形体虚弱消瘦、面色萎黄无神、睡卧露睛；至液不调，脾胃运化无力而为大便不实、尿如米泔。舌质淡、苔薄白、脉细滑少力、指纹淡紫均为至气虚弱，至液不调，脾胃亏损现象。

治法：补至气，调至液，益脾胃，除疳气。

方药：参苓白术散合鸡曲汤。

参苓白术散（《太平惠民和剂局方》）：人参、白术、白茯苓、甘草、山药、扁豆、莲子肉、薏苡仁、缩砂仁、桔梗。

本方以四君子汤加味组成。用四君子汤补至气，调至液，益脾胃；以山药、扁豆、莲子肉增强四君子汤补至气，益脾胃作用；用薏苡仁、缩砂仁调至液，和至气，渗湿和脾；桔梗载诸药上行，借肺之布精而养全身。诸药相合，具有补其虚、利其湿、行其滞之功。

鸡曲汤（作者验方）：生鸡内金、制苍术、麦芽、红曲、神曲、山楂。

本方取鸡内金、苍术、红曲运脾消积，为方中主药；配以麦芽、神曲、山楂消食和中，悦脾醒胃。但本方不能久服，积化胃安，即止后服。

（3）至气至液并虚、至精亏损致干疳证

症状：形体严重消瘦，毛发枯疏，面色苍白，精神萎靡，啼哭无力，头大颈细，皮肤干瘪起皱貌似老人，腹凹如舟，大便稀溏或秘结，舌淡嫩体小，苔少或光苔，脉细弱，指纹色淡。

分析：禀赋不足，喂养失宜，至气至液并虚，至精受损，或疳积、疳气失治，致脾胃衰败，津液消亡，元气大耗，精血亏竭，故出现重度消瘦、毛发枯疏、面色苍白、精神萎靡、啼哭无力、头大颈细、皮肤干瘪起皱貌似老人、腹凹如舟；脾胃阳气不足，运化无权而为大便稀溏；脾胃阴液干涸，无力运行润下，因而大便秘结。舌淡嫩体小、苔少或光苔、脉细弱、指纹色淡均属气阴两伤，精血亏损的征象。

治法：补益至气至液，滋养气血，促使恢复脾胃运化功能。

方药：活用八珍汤（作者验方）。人参（症情轻者用党参）、白术、茯苓、甘草、熟地黄、当归、白芍、川芎。气滞者，加砂仁、陈皮；运化无力者，加鸡内金、山药；阳虚者，加附子、肉桂；大便溏者，加山药、扁豆；大便结者，加火麻仁、肉苁蓉。

本方以四君子汤益至气，补脾胃，为方中主要部分；配以四物汤益至液，补营血，为辅佐部分。至气至液充足，至精得养，脾胃自然振作，运化逐渐增强，气血亦随之充盈，诸脏得养，疳病因此而向愈。但本方宜活用，加减十分重要。

此外，除上述诸疳外，还可见眼疳（症见目干、畏光、眼角赤烂等）、口疳（症见口舌生疮，口气秽臭）、疳肿胀（症见全身浮肿、小便不利）等兼症，治疗亦宜相应照顾。如眼疳可用枸杞子、白蒺藜、石斛、青葙子等；口疳可用黄连、栀子、麦冬、人中白等；疳肿胀可用黄芪、白术、茯苓、泽泻等。

【病案举例】

（1）至气失调、至神不和致疳积证案：周某，男，3岁6个月。

1977年6月7日初诊：其母诉患儿自断乳后，大便一直不调或稀烂酸臭、日行3~4次，或秘结数日一行；多食善饥，甚至嗜食生米，烦躁多啼，夜寐不安。诊见形体消瘦，皮肤松皱，面色萎黄，毛发稀疏，脘腹膨胀，按之柔软，舌淡苔白，脉细滑，指纹见于气关、色呈黯淡。此为喂养失宜，至气不调，至神不和，致脾胃损伤，肝胆郁热，心神不宁，虚实夹杂，疳积乃成。治以调至气，安至神，健脾胃，消疳积。

处方：炒党参、生白术、生鸡内金、生山药、炒麦芽、炒神曲、大腹皮各10g，炒黄连、胡黄连各 3g，使君子、炒枳壳各 6g，生甘草 4g，5 剂。

二诊：药后烦躁啼哭、夜寐不安、多食善饥明显好转，大便日行 2 次，酸臭味减轻。原方加红枣 4 枚（剪碎），7 剂。

三诊：脘腹膨胀好转，食欲趋于正常，饥则能食，饱即不食，多食善饥消失，亦不嗜食生米，烦躁多啼、夜寐不安均已衰半，面色略见荣润。原方去大腹皮、枳壳、黄连，加炒扁豆 10g，10 剂。

四诊：食欲如常，大便日行 1 ~ 2 次，无酸臭味，消瘦有所改善。但小儿至气不调，脾胃损伤，疳积之证非一时能愈；再者儿时脏腑娇嫩，不耐苦寒消伐。改用肥儿粉，药食并进：炒山药、米炒苍术、炒扁豆各 45g，炙鸡内金、炒山楂各 30g，米炒桑叶、米炒苏叶各 15g，炒熟粳米 500g。将上述 7 种药物焙燥熟透后，与粳米磨成粉末，每日 2 次，每次 1 匙，适量加入砂糖，开水调服。

五诊：肥儿粉又香又甜，患儿喜食。服 1 料后，形神大变，消瘦显著改善，皮不松皱，面不萎黄，腹不膨胀，精神振作，声音洪亮，体重增加 1.5kg。原方去苍术，加米炒白术 45g，制服法同上。

患者后又来诊 1 次，诸症全除，宛如变了一小儿。原方去苏叶，加米炒茯苓 30g。服完后可停药勿服，但须喂养得当，不可过饱，不可过饥，寒温适宜。

二、慢惊风

惊风，可见于小儿多种急慢性疾病，如风温、春温、暑温、下利、疫痢等病变过程中，故可说惊风是一个大证候。惊风有急惊风和慢惊风之分，多可见惊风四证（痰、热、惊、风）与惊风八候（搐、搦、掣、颤、反、引、窜、视）之表现。但急惊风起病急暴，病程多短，临床表现常为高热神昏、四肢抽搐、颈项强直、角弓反张，病位在心、肝，病性属热属阳属实，病因以外邪入侵为多；而慢惊风起病缓慢，病程较长，昏迷、抽搐不明显，热势低或无发热，常见肌肉抽动、筋脉拘急，或仅表现摇头或手指蠕动，病性属虚或属虚寒或属虚热，病位在脾、肝、肾，病因多为吐泻久痢、病后体弱、过食寒凉。若慢惊风出现纯阴无阳的危重证候，则称为慢脾风。

小儿惊风，在北宋以前常与痫证并称，如《备急千金要方》《外台秘要》等均混为一证。《备急千金要方》中专立“惊痫”篇，并说“凡小儿之痫有三，风痫、惊痫、食痫也”。直至《太平圣惠方》中才提出小儿急慢惊风的初步概念。到了《小儿药证直诀》中才明确提出惊风之病名，并把惊风分为急惊风和慢惊风两大类。引起惊风的原因众多，急惊风以外感时邪、内蕴痰热为多见，慢惊风则以脏腑虚损或失调为常见，而天癸与脏腑有直接联系，故选慢惊风阐述于下。

【从天癸释因】

慢惊风与天癸的关系，主要由于饮食不节，暴吐暴泻；或先天不足，后天过食寒凉；或外感时邪，急惊风迁延失治，天癸至气、至液、至神损伤，不能调控脏腑，使脏腑再次受伤所致。具体可归纳为以下三种原因。

（1）至气失调，至神不和：多由喂养不当，饮食不节，或吐或泻，至气失调，至神不和，致脾胃损伤，肝气相乘，遂成脾虚肝旺之慢惊风。

（2）至气虚衰，至神亏损：多因禀赋不足，脾胃素虚，至气虚衰，至神亏损；复又过食寒凉，吐泻日久，致脾肾阳衰，虚极生风，而引起脾肾阳衰之慢惊风。

（3）至液亏虚，至神失养：多为外感时邪，急惊风迁延失治，至液亏损，至神失养，致肝肾受伤，阴液耗损，虚风内动而产生肝肾阴虚之慢惊风。

【从天癸论治】

（1）至气失调、至神不和致脾虚肝旺证

症状：精神萎靡，嗜睡露睛，面色萎黄，不欲饮食；大便溏薄，色带青绿，时有肠鸣；四肢不温，抽搐时作时止。舌淡苔白，脉沉细；指纹在风气关，色多淡青。

分析：至气失调，至神不和，致脾胃受伤，运化无力，气血来源匮乏，故精神萎靡、面色萎黄；脾胃虚弱，肝气相乘，纳运失常而为不欲饮食及大便溏薄、色带青绿、时有肠鸣；脾虚肝乘，木旺化风，因而抽搐时作、嗜睡露睛。舌淡苔白、脉沉细、指纹在风气关及色淡青均为至气失调，脾虚肝旺之征象。

治法：调至气，和至神，益脾缓肝。

方药：补脾缓肝汤（作者验方）。党参、白术、山药、扁豆、白芍、炮姜、肉桂、防风、天麻、鸡内金、炙甘草。

本方党参、白术、山药、扁豆均用炒药，以补至气、益脾胃，为方中主药。取白芍、防风、天麻和调至神，柔肝和脾，祛风止痉，为辅药。用炮姜、肉桂温脾而不燥烈，且有疏肝调气作用，为佐药。鸡内金运脾化食，促进化生气血；炙甘草益气和脾，调和诸药，为辅使药。如脾阳不振，四肢不温，下利清谷，可加制附子温脾阳、祛阴寒。

（2）至气虚衰、至神亏损致脾肾阳衰证

症状：神萎昏睡，面色苍白，口鼻气冷，额部冷汗，四肢厥冷，手足震颤，大便溏稀，舌淡苔白，脉象沉微。

分析：至气虚衰，至神不足，致脾肾阳衰，心神被蒙，虚风内动，故神萎昏睡、手足震颤；脾肾阳衰，阳气不能外布，因而面色苍白、口鼻气冷、额部冷汗、四肢厥冷；肾阳不足，命门火衰，不能温煦于脾，中焦虚寒，运化无权，而为大便溏稀。舌淡苔白、脉沉微均为脾肾阳衰，虚寒内盛的明证。

治法：温补至气，调养至神，兼顾脾肾阳气。

方药：固真汤（《证治准绳》）。人参、白术、山药、白茯苓、炙甘草、黄芪、附子、肉桂。或加炮姜、丁香。

本方以人参（红参）、白术、山药、茯苓、黄芪、炙甘草补至气，益至神，促进恢复脾肾阳气；取附子、肉桂、炮姜、丁香温补元阳，消散阴寒。如昏睡甚者，可加石菖蒲开心窍，醒脾胃；汗多者，可加煅龙骨、煅牡蛎、五味子收敛止汗；恶心呕吐者，可加吴茱萸、半夏降逆止呕。

（3）至液亏损、至神失养致肝肾阴虚证

症状：神烦形瘦，精神疲惫，面色无华；或面色潮红，手足心热；或低热，易汗出；大便干结，肢体拘挛或强直，抽搐时轻时重。舌绛苔光，脉象细数。

分析：至液亏虚，肝肾阴伤，阴不潜阳，筋脉失养，故肢体拘挛或强直、抽搐反复发作；至液虚少，至神失养，致肝阴肾精受伤，气阴并亏，因而神烦形瘦、精神疲惫、面色无华；阴液不足，阴虚生内热，而为面色潮红、手足心热，或低热汗出、大便干结。舌绛苔光、脉细数均为阴虚内热，津液耗伤的征象。

治法：滋至液，养至神，兼顾肝肾阴液。

方药：大定风珠（《温病条辨》）。生白芍、阿胶、龟甲、地黄、麻仁、五味子、牡蛎、麦冬、炙甘草、鳖甲、鸡子黄。

本方原书用于热邪久留，灼伤真阴，或因误汗或因妄攻而重伤真阴者，故说“此邪气已去八九，真阴仅存一二之治也”，说明本方适用于病邪大去，真阴大伤之证候。本方虽未明言治疗天癸病，但观之方中诸药，确有调治天癸病的功用。方中以鸡子黄、阿胶养至液，益至神，促进滋阴养液以息内风，为主药。取地黄、生白芍、麦冬滋养阴液，益肾柔肝，为辅药。以龟甲、鳖甲、牡蛎育阴潜阳；五味子、炙甘草酸甘化阴，且有益气安中之效功；麻仁滋阴润燥，善于通便，均为佐使药。如抽搐不止，可加天麻、乌梢蛇息风止痉；筋脉拘急，屈伸不利，可加黄芪、桑枝、鸡血藤益气养血通络。

【病案举例】

（1）至气失调、至神不和致脾虚肝旺证案：王某，女，3岁2个月。

1996年3月5日初诊：其母诉患儿半年前因肺炎经某医院住院治疗1周，发热已退、咳嗽轻微后出院。不久因饮食不慎、食积所伤，而致呕吐、泄泻、不欲饮食，虽经中西药治疗，泄泻不止，饮食不思；半月前又出现手足抽动，时作时止。诊见面色萎黄，精神萎靡，四肢不温，手指略有震颤，不喜言语，且有郁闷感，状如欲睡，不能安眠，舌淡苔白，脉来沉细少力。证属喂养不当，脾胃损伤；再而至气失调，至神不和；又而致脾胃虚弱，肝气相乘，运化无权，木旺化风所致。此病为慢惊风之候。治以调理至气，安和至神，兼以补脾缓肝。

处方：炒党参、炒白术、炒扁豆各9g，炒山药、炙鸡内金各12g，炒白芍、煨天麻各6g，炮姜、炒防风、炙甘草各3g，肉桂1.8g，全蝎1.5g，3剂。

二诊：四肢不温、精神萎靡、不思饮食均有所好转。原方去扁豆，加炙桑螵蛸 6g，5 剂。

三诊：大便溏泄明显好转，食欲见启，手足抽动或手指震颤已止，说话较前增多。原方去防风，加白茯苓 12g，7 剂。

四诊：面色萎黄已转华，精神振作；大便日行 1～2 次，质不溏薄，濡软成条；睡眠好转，夜能熟睡。原方去全蝎、肉桂，加炒麦芽 12g，7 剂。

五诊：诸症均减，舌淡红，苔微白，脉仍细少力。原方去天麻，加炒陈皮 6g，7 剂。

患者前后经治近 2 个月，至第六诊时，临床症状基本消失，体重增加 1kg，食欲甚佳。以后几次来诊，患者均以原方稍作加减以巩固之。

三、不安证（儿童多动综合征）

不安证，亦称小儿不安证。即儿童多语多动，冲动不安，注意力不集中的病证。类似古代医籍中“脏躁”“躁动”“心烦不安”等症，与西医学所称“儿童多动综合征”极为相似。

本病在儿科临床中较为常见。以多动、注意力不集中为主要突出症状，可影响学习，但智力大都正常或基本正常。本病在发病原因与辨证施治上，大都认为是先天禀赋不足，或产后护养不当，或外伤、病后失养，或惊恐等情志失调所致。其病机多责之阴阳失于平衡，致心、肝、脾、肾功能失调。其治疗有养阴，有补气，有清痰火等。但历代文献中未提及与天癸的关系，因天癸可调和阴阳、调控脏腑、调节气血津液，与天癸定有至密关联。

【从天癸释因】

小儿不安证与天癸的关系，尤其与至神天癸、至气天癸、至液天癸更为密切。具体有以下三种相关原因。

（1）至液亏损，至神失养：多因先天不足，精血不充，至液素亏，至神失养，致肝肾虚损，阴虚阳亢，元神失藏，遂成本证。

（2）至气不足，至神失宁：多由产伤及其他外伤，或病后失养，至气不足，至神不宁，致心脾受伤，心气虚损，脾胃损伤，元气不足，虚阳内扰，神失守舍，躁动不安，失忆健忘，而成本证。

（3）至神不调，至液阻滞：多为产伤、外伤，或过食肥甘厚味，气血郁阻，至神失调，至液阻滞，致心、胆、脾、胃受伤，气郁化火，灼津为痰；或湿聚生痰，久郁化热生火，痰火内阻，心神不安，胆魂不宁，形成本证。

【从天癸论治】

（1）至液亏损、至神失养致肝肾并虚证

症状：烦躁多动，急躁易怒，冲动任性，难以自控，注意力不集中，喜欢做小动作，不能安坐，学习成绩低下；或五心烦热，口干，盗汗。舌红苔少，脉弦细数。

分析：至液不足，至神失养，致肝肾受伤，阴液亏损，虚热内扰，阳亢于上，魂不安宁，元神失藏，故烦躁多动、急躁易怒、冲动任性、难以自控、注意力不集中、喜欢做小动作、不能安坐、学习成绩低下；肝肾阴亏，虚火内旺而为五心烦热、口干、盗汗。舌红苔少、脉弦细数咸为肝肾两虚，阴液不足，虚火偏旺的征象。

治法：滋至液，益至神，兼补肝肾阴液。

方药：龟甲百合汤（作者验方）。炙龟甲、百合、白芍、山栀、五味子、麦冬、淮小麦、青龙齿、紫贝齿、麦芽。

本方以龟甲、百合滋至液，益至神，为方中主药；取白芍、五味子、麦冬、淮小麦滋至液，安至神，兼补肝肾，为辅药；用山栀清肝以护阴，青龙齿、紫贝齿重镇以安神，麦芽健脾以利肝，为佐使药。如不易入寐，可加琥珀、酸枣仁宁心益肝，安神定魂；大便秘结者，可加大黄、火麻仁通腑以导肝热。

（2）至气不足、至神失宁致心脾两虚证

症状：神思涣散，多动不安，动作笨拙，思维缓慢，记忆力差；兼有面色少华，神疲少力，多汗，少寐，食欲减退，大便溏薄。舌淡苔白，脉象细弱。

分析：至气亏弱，至神失宁，致心脾受伤，心虚不能主神志，脾虚不能主思，故神思涣散、多动不安、动作笨拙、思维缓慢、记忆力差；脾气虚弱，运化不健，而为食欲减退、大便溏薄；脾气亏损，气血来源匮乏，因而面色少华、神疲乏力；心脾两虚，气虚无以摄液则多汗，血亏无以养心则少寐；气血不足，不能荣舌充脉，故舌淡苔白、脉象细弱。

治法：补至气，宁至神，兼益心脾。

方药：归脾汤合甘草小麦大枣汤。

归脾汤（《严氏济生方》）：白术、茯苓、黄芪、龙眼肉、酸枣仁、人参、木香、甘草、当归、远志（其中当归、远志为《校注妇人良方》补入）。

本方多种药物有调补天癸作用，有补至气，有益至液，有宁至神，所以不仅治疗心脾两虚、气血并亏之证，而且对治疗相应的天癸病疗效亦甚佳。方中人参（症轻者可用党参）、黄芪补至气，益心脾为主药。酸枣仁、当归、龙眼肉补至神，益至液，养心血，安心神，为辅药。白术、木香调至气，健脾胃；茯苓、远志安至神，和心志；甘草补至气，调和诸药，为佐使药。原方有生姜、大枣亦取其调和脾胃，为引子药。

甘草小麦大枣汤（《金匮要略》）：甘草、小麦、大枣。

本方原治脏躁证："妇人脏躁，喜悲伤欲哭，象如神灵所作，数欠伸……亦补脾气。"临床常用于言行失常，心烦不寐，精神恍惚等症。方中以小麦甘平，养心缓急，诚如《内经》"心病者，宜食麦"；辅以甘草和中缓急；用大枣甘缓，补益中气，为佐使药。三药相合，既可益至气，安至神；又能补心脾，养心志。与归脾汤合用，其疗效更为显著。如思想不集中，可加益智仁、龙骨；记忆力差，可加葛根、石菖蒲；夜不安寐，可加五味子、灵芝。

（3）至神不调、至液阻滞致心胆痰火证

症状：多语哭闹，任性冲动，烦躁不宁，难以制约，兴趣多变，注意力不集中；兼有少寐多梦，喉中痰滞，口苦纳少，便结溲黄。舌质红，苔黄腻，脉滑数。

分析：至神失调，至液郁阻，致心胆气郁，脾胃不健，津液不归正化，痰火内阻，扰动胆府心宅，故多语哭闹、任性冲动、烦躁不宁、难以制约、兴趣多变、注意力不集中、少寐多梦；痰阻气滞，胸膈不利，因而喉中有痰；痰热内阻，胃气失降，而为口苦纳少、便结溲黄。舌质红、苔黄腻、脉滑数俱为痰火内阻之征。

治法：清至神，利至液；兼以理胆化痰，宁心安神。

方药：黄连温胆汤（《六因条辨》）。半夏、陈皮、竹茹、枳实、茯苓、甘草、大枣、黄连。

本方以黄连清至神，泻心火，为方中主药。取半夏、陈皮、竹茹、枳实通利至液，祛痰清热，理胆宁心；茯苓渗湿以和脾，宁心以安寐，为辅佐药。甘草、大枣调和脾胃，为使药。如多梦少寐甚者，可加胆南星、郁金祛痰泄热，清胆和心；烦躁易怒者，可加栀子、龙胆草清肝泻火；大便不通者，可加大黄、火麻仁通便泻火。

【病案举例】

至神不调、至液阻滞致心胆痰火证案：邹某，男，10 岁。

1996 年 7 月 5 日初诊：其母述患儿身体一向健康，学习成绩良好，在班级中为 5～10 名，平时对老师、父母、祖父母、外祖父母等很有礼貌。今年春节以后，突然与小朋友经常争吵，甚至在家里胡闹，任性冲动，饮食失常，或善饥过食，或不思饮食。学校开学后，与同学争吵、打架连续不断，老师发现他与过去不同了，吵闹不断，挤眉弄眼，小动作接二连三，成绩不断下降。诊见说话甚多，心烦不安，形体偏胖，面部潮红，注意力不集中，口苦便结，舌红苔黄，脉弦滑带数。询之夜寐可安？其母说："此孩夜不安眠，常有梦呓惊叫。"喉中有否痰液咯吐？其母又说："半年来早晨常有咯吐腻痰，但无咳嗽。大便较结，两日 1 次。"证属至神失调，至液郁滞，致痰火阻于心胆，心失清宁，胆失清和。治以清至神，利至液；兼以清心和胆，化痰宁神。

处方：胆南星、姜半夏、姜竹茹、炒枳实、化橘红、炒山栀各 10g，炒黄连、龙胆草、生甘草各 5g，茯苓 12g，制大黄 6g，琥珀屑 3g（入煎），7 剂。

嘱咐家长：药汁微温服，服后可进糖茶水，以减口中苦味。此是病人，耐心劝慰，不可打骂。

二诊：药后大便通畅，面部潮红、烦躁不安好转，晨起咯吐腻痰显著减少，知饥能食，舌仍红，脉仍弦滑。黄连、龙胆草减至 4g，加红枣 4 枚（剪碎），7 剂。

三诊：说话明显减少，挤眉弄眼未作，能听劝告，夜寐较前安静，梦呓惊叫已除，服药时亦较配合，不像前诊服药，吵闹不肯服。前方去龙胆草、大黄，加淮小麦 20g，7 剂。

四诊：诸症均减，神态安静，食欲如常，舌红转淡，脉滑不弦。据其母说，孩子在家已能读书、写字、做作业。原方去半夏、琥珀，枳实易枳壳，加枸杞子、酸枣仁各 10g，7 剂。

患者先后就诊 8 次，至第六次时，症状基本消失，舌脉近似常孩。六诊后去黄连、栀子，加炒白芍、炒麦冬各 10g。

第二节　厌食汗证诸病

一、厌食

厌食，又称小儿厌食，或小儿恶食，是指 1～6 岁较长时期厌恶饮食，或不欲进食，或食量明显减少而言。

厌食，《内经》称“不欲食”“食不下”。《伤寒论》《金匮要略》称“不欲饮食”“不能食”。《诸病源候论》称“食不消”，《小儿药证直诀》称“不思饮食”。后世医家称谓更多，如食欲差、不食、不饥不食、胃呆不食、不欲食谷、恶食等。

历代医家认为，本症多因先天不足、喂养不当、脾胃损伤等所致。如《诸病源候论·哺露候》说：“小儿乳哺不调，伤于脾胃，脾胃衰弱，不能饮食。”《杂病源流犀烛》说：“不能食，脾胃俱虚病也。”但未提及与天癸的关系，实与天癸有密切联系，因天癸是特殊物质，有广泛调节五脏六腑、气血津液的功能。

【从天癸释因】

厌食与天癸的关系，尤其与至气天癸、至液天癸的关系更为密切。具体有以下三种相关原因。

（1）至气失调，至液阻滞：多因小儿形气未充，至气失调，至液郁阻，致脾胃湿热内蕴；或喂养不当，过饱过饥，或突然惊吓，气机郁阻，亦能影响至气、至液，导致脾胃损伤，湿蕴热伏，产生厌食。

（2）至气虚弱，至液不利：多由素体不足，至气虚弱，至液不畅，致脾胃气伤，脾气虚则湿聚，运化无力，胃气虚则寒滞，纳腐无权，遂成厌食。

（3）至液不足，至神不宁：多为先天不足，或热病所伤，至液虚少，至神不宁，致脾胃阴伤，脾阴虚则运化无权，胃阴虚则无力受谷，而成厌食。

【从天癸论治】

（1）至气失调、至液阻滞致脾胃湿热证

症状：纳呆厌食；或全无食欲，不思饮食；或食物久含口中，泛恶欲吐；或偶尔强迫多食等所致脘腹饱胀、或兼大便偏结、小便淡黄。舌苔薄黄腻、脉滑带数。

分析：至气不畅，至液阻滞，致脾胃受伤，湿热内阻；或喂养不当，饮食失调；或突然惊吓，气机失常，影响至气、至液，导致脾胃损伤，湿阻气滞，久而化热，中运无权，均可见纳呆厌食或食欲全无、不思饮食，或食物久含口中、泛恶欲吐；脾胃两伤，运化失常，水液不能正常转输，湿热阻滞，而为大便偏结、小便淡黄。舌苔薄黄腻、脉滑带数亦为湿热内滞，脾胃受伤的征象。

治法：调至气，利至液，兼以健脾醒胃。

方药：白术龙胆汤（作者验方）。生白术（大便溏者用炒白术）、龙胆草、炒枳壳、黄连、炒麦芽、鸡内金、佩兰、姜竹茹、生甘草。

本方以白术、枳壳调至气，利至液，健脾胃，为方中主药；用龙胆草、黄连、竹茹清至气，和至液，清火醒胃，为辅药；取麦芽、鸡内金、佩兰运脾启胃，甘草和调诸药，合为佐使药。如大便秘结、脘腹胀满者，可加大黄、槟榔暂以疏导。

（2）至气虚弱、至液不利致脾胃气虚证

症状：无食欲，甚至厌恶饮食，抑或进食，纳量极少；兼有形体瘦弱，面色少华，神疲少力，大便溏薄。舌质淡，苔薄白，脉缓而少力。

分析：素体不足，至气虚弱，至液不利，致脾胃受伤，脾虚则运化无力，胃弱则纳腐无权，故无食欲、甚至厌恶饮食，抑或进食、纳量极少；脾胃虚弱，饮食不进，水谷精微无源，血气匮乏，脏腑失养，形体失充，因而形体瘦弱、面色少华、神疲无力；脾气亏弱，湿邪内阻，大肠传化失司，而为大便溏薄。舌淡苔白、脉缓少力咸为脾虚湿阻之征象。

治法：调补至气，和利至液，兼以补脾悦胃。

方药：增食异功汤（作者验方）。炒党参、炒白术、茯苓、陈皮、甘草、炒山药、炙鸡内金、桑螵蛸、炒麦芽、神曲。

本方以《小儿药证直诀》异功散（人参、白术、茯苓、陈皮、甘草）加味组成。取党参、山药补至气，益脾胃，其中山药尤善养脾悦胃、善治长期不思饮食，为方中主药；用白术、白茯苓、桑螵蛸益至气，和至精，调至液，健脾胃，启食欲，尤其桑螵蛸妙有理胃消食之功，为辅药；以鸡内金、陈皮、麦芽健脾运胃，消积进食，为佐药；神曲、甘草调脾胃，消食积，和诸药，为使药。如夹有郁热而口苦者，可加龙胆草、黄连清郁热，促食欲；气虚而滞者，适加砂仁行气化滞；脾虚而久泻者，可加肉豆蔻健脾止泻。

（3）至液不足、至神不宁致脾胃阴虚证

症状：不思饮食，甚至干呕，口干唇红；兼有心烦多躁，手足心热，大便干少，小溲短黄。舌红苔光无津，脉细数。

分析：禀赋不足，或热病所伤，至液亏损，至神失安，致脾胃阴伤，津液耗损，无力纳运，故不思饮食、甚至干呕、口干唇红；脾胃阴虚，虚火内扰，而为心烦多躁、手足心热；脾胃阴伤，大肠干燥，小肠郁热，因而大便干少、小溲短黄；胃津大耗，脾液干涸，虚热内盛，故见舌红苔光无津、脉象细数。

治法：滋至液，安至神，促进养脾胃，增食欲。

方药：养胃进食方（作者验方）。生麦冬、生白芍、石斛、绞股蓝、生石膏、乌梅、生山药、生鸡内金、生麦芽、生甘草。

本方以麦冬、石斛既能滋至液、安至神，又善养胃阴，为方中主药。用白芍、甘草、石膏、乌梅既能酸甘化阴，又能直折胃中郁热，为辅药。取绞股蓝生津益气，兼有清热解毒之功；配合生山药、生鸡内金、生麦芽既能运脾醒胃、性平不耗阴、有益于摄精气，又能和调气机，为佐使药。若心烦少寐，可加酸枣仁宁心安神；大便干结，可加火麻仁润肠通便；兼或干呕者，可加竹茹、枇杷叶和胃止呕。

【病案举例】

至液不足、至神不宁致脾胃阴虚证案：王某，女，5岁。

1996年4月6日初诊：其母诉小女厌食半年余，起于去年秋季患急性胃肠炎后，一直食欲不启，甚至厌恶食物，有时还出现干呕、口干时欲饮水。常有心烦不安，夜间多醒少寐，大便干少、2~3日1次。诊时口唇嫩红，形体瘦弱，皮肤干燥，手足心热，舌质红，苔中光少津，脉细数。此为病后至液耗损，至神不宁，致脾胃受伤，津液亏耗，郁热内阻，纳运失常。治以滋至液，安至神，促进润养脾胃，化生津液。

处方：生麦冬、鲜石斛（先煎）、生白芍各8g，生石膏15g（先煎），乌梅5g，酸枣仁、绞股蓝、生山药、生鸡内金、生麦芽各10g，姜竹茹6g，生甘草4g，7剂。

嘱咐家长，在孩子服药时应耐心劝导，亦可加蜂蜜调味。

二诊：药后诸症改善，唇红口干、心烦不安、夜不安寐等症显著减轻，干呕未作，食欲稍启但食量不多，舌红，苔光少津，脉数均见好转。原方生石膏减至10g，7剂。

三诊：口唇不红，皮肤明显滋润，体重增加0.5kg，手足心热消失，食欲已启，近似常人，大便通畅，小便清长，舌不红，苔微光有津，脉细滑。原方去石膏、乌梅、竹茹，鲜石斛易川石斛；加白茯苓12g，红枣4枚，再服7剂，告瘳。

二、汗证

汗证是指不正常出汗的一种病证。即在正常环境和安静状态下，无故全身或局部汗出过多，甚则大汗淋漓。小儿汗证有自汗、盗汗之分。凡睡中汗出，醒后汗止者，称

"盗汗";不分寤寐，无故汗出者，称"自汗"。盗汗一般属阴虚，自汗大多为阳虚。但小儿汗证在临床中常自汗、盗汗并见，故在辨别其阴阳属性时，还应考虑小儿体质因素及其他原因。所以,《景岳全书·汗证》说:"自汗、盗汗亦各有阴阳之证，不得谓自汗必属阳虚，盗汗必属阴虚也。"至于因温热时病或危重急症之阴竭阳脱，亡阳大汗者，不在本篇讨论范围。

汗证早在《内经》中已有认识，如《素问·宣明五气论》说"五脏化液，心为汗"，指出汗与心的关系最为密切。关于汗证的原因,《内经》认为是由于人体的阳气蒸发阴液所致，故《素问·阴阳别论》说:"阳加于阴，谓之汗。"并认为出汗有生理性的和病理性的两种：生理性的出汗，如《灵枢·五癃津液别》所说:"天暑衣厚则腠理开，故汗出。"《素问·热论》说:"暑当与汗皆出，勿止。"病理性的出汗，如《素问·经脉别论》说:"饮食饱甚，汗出于胃；惊而夺精，汗出于心；持重远行，汗出于肾；疾走恐惧，汗出于肝；摇体劳苦，汗出于脾。"说明汗出异常与脏腑失调或虚损有密切关系。汉代张仲景在《伤寒杂病论》中将病理性汗出的见症分为汗出、自汗出、大汗出、手足濈然汗出、额汗、头汗出、汗出而喘、盗汗、黄汗等。将汗出的性质、程度、部位进行比较，分析病机，判断病变轻重，大大丰富了汗证的辨证内容。其后，隋唐宋元明清各代对评证的内容更为具体。如《诸病源候论·小儿杂病诸候》指出小儿汗证与大人有所不同，小儿为稚阴稚阳，气血未实，阴阳嫩弱，故说:"小儿有血气未实者，肤腠则疏。若厚衣温卧，腑脏生热，蒸发腠理，津液泄越，故令头身喜汗也。"(见《头身喜汗出候》)又说:"盗汗者，眠睡而汗自出也。小儿阴阳之气嫩弱，腠理易开，若将养过温，因于睡卧阴阳气交，津液发泄而汗自出也。"(见《盗汗候》)。《医宗金鉴·幼科杂病心法要诀》说:"汗乃人之津液，存于阳者为津，存于阴者为液，泄于外者为汗。若汗无故而出者，乃阴阳偏胜也。如小儿无因而汗自出者，谓之自汗。自汗属阳，有虚实之别。虚者汗出翕翕，发热恶寒，乃表虚也；汗出蒸蒸，发热不恶寒，乃里热也。表虚者，法当固表；里实者，法当攻热。又有睡则汗出，觉则汗止，谓之盗汗。盗汗主阴虚，然当分心虚不固，心火伤阴也。心虚当补心，心热当凉心。治者宜详辨之，庶无差谬。"上述历代医家对汗证的论述颇详，但未明言与天癸的关系。事实上，汗证的病变与天癸有至密的关联。

【从天癸释因】

天癸正常与否，直接影响着脏腑的功能，甚至可发生实质性病变，故汗证与天癸亦有一定的联系，甚至是密不可分的。小儿汗证的发生，除湿热迫蒸、少阳郁热外，余者与天癸的关系大抵有以下三种原因。

(1)至气不和，至液失常：多因小儿形气未充，腠理疏薄，加之生机蓬勃，代谢旺盛，活泼多动，至气易于失调，至液失常，至神不和，致营卫俱病，营气不能内守而敛藏，卫气不能卫外而固密，津液外泄，遂成汗证。

（2）至气虚损，至神失养：多由禀赋虚弱，至气亏虚，至神失养，致肺、脾、心受伤，肺合皮毛，脾主肌肉，心主汗液，三脏皆虚，肌表不固，心不敛液，发为汗出不止。

（3）至液亏虚，至神不和：多为小儿气血嫩弱，至液亏少，至神失和，或加之大病、久病之后，气血津液更亏，至液更伤，致心、肺、肾俱损，虚火内扰，阴液不能敛藏，迫津外泄，而成汗证。

【从天癸论治】

（1）至气不和、至液失常致营卫失调证

症状：以自汗为主，或伴盗汗，汗出常呈遍身；兼有畏风寒，不发热，或有低热，神疲乏力。舌淡红，苔薄白，脉缓少力。

分析：素体不足，或因病失治，至气不调，至液失常，至神不和，致营卫失调，卫气不能外固，营阴不能内守，故以自汗为主；或伴盗汗，汗出常呈遍身。卫表不密，御邪无力，而为畏风寒、不发热、或有低热（其中不发热，为邪微而正邪交争不剧烈；或有低热，为邪不盛而正邪微有交争）；汗出不止，津气受伤，故可见神疲少力。舌淡红、苔薄白、脉缓无力均为营卫不和，津气受伤的表现。

治法：调和至气、至液、至神，兼以和营益卫。

方药：止汗桂枝汤（作者验方）。桂枝、白芍、甘草、大枣、黄芪、糯稻根、浮小麦、煅牡蛎，少许生姜。

本方以《伤寒论》之桂枝汤调和营卫，解肌祛邪，唯少许生姜不欲其大发大散。桂枝汤还有调和至气、至液、至神之良好作用，故为方中的主要组成部分。黄芪、糯稻根、浮小麦、煅牡蛎益至气，和至液，安至神，自汗、盗汗均能止，故为方中的辅佐部分。如神疲乏力明显者，可加太子参益气增力；低热反复不退者，可加青蒿、麦冬滋阴清热；食欲不佳者，可加鸡内金、谷芽悦脾醒中。

（2）至气虚损、至神失养致肺、脾、心气虚证

症状：以自汗为主，动辄汗出加甚，或伴盗汗，以头面、项背部汗出明显；兼有面色㿠白，神疲体倦，易于感冒。舌质淡，苔薄白，脉细弱。

分析：素体虚弱，调护失宜，至气亏损，至神失养，致肺、脾、心受伤，气不摄液，肌表不固，故以自汗为主，动辄汗出加甚，或伴盗汗（其中盗汗，为气虚及阴的表现）；头为诸阳之会，项背亦属阳，气虚阳弱，津液外泄，随虚阳之处而出，因而以头面、项背部汗出明显；心、脾、肺气虚，营血失充，卫表不密，而为面色㿠白、神疲体倦、易于感冒。舌质淡、苔薄白、脉细弱亦为至气虚损，心、肺、脾气虚的明证。

治法：补至气，安至神，兼以益肺、脾、心之气。

方药：止汗玉屏风汤（作者验方）。黄芪、白术、防风、党参、煅牡蛎、五味子、麻黄根、炙甘草、大枣。

本方以《世医得效方》之玉屏风散益气暖阳，固表止汗，且玉屏风散有明显的补益至气作用，故为方中的主要组成部分。加配党参、甘草、大枣补至气，安至神，调补心脾；牡蛎、五味子、麻黄根调节至神，收敛止汗，为辅佐部分。若兼阳虚畏寒，手足不温，可加制附子温振阳气；如兼阴虚，盗汗明显，可加麦冬、浮小麦滋阴止汗。

（3）至液亏虚、至神失和致心、肺、肾阴虚证

症状：以盗汗为主，或伴自汗，汗出较多；兼或形体瘦弱，精神萎靡，心烦，不能深睡，口干唇红，手足心热。舌红苔少，脉多细数，指纹色紫多在气关。

分析：气血嫩弱，或大病之后，久病不愈，至液亏虚，至神失调，致心、肺、肾虚损，虚火内扰，阴液无以敛藏，迫津外泄，故以盗汗为主，或伴自汗、汗出较多（其中自汗、汗出较多，为阴虚及气，气阴两虚的表现）；气阴两虚，精血不足，因而形体瘦弱、精神萎缩；汗血同源，汗出则血耗，心血不足，而为心烦、不能深睡；阴液亏损，虚热内盛，故出现口干唇红、手足心热；津液耗伤，营阴郁热，故见舌红苔少、脉多细数、指纹色紫多在气关。

治法：益至液，和至神，兼滋心、肾、肺之阴。

方药：浮小麦汤（作者验方）。生地黄、麦冬、地骨皮、五味子、酸枣仁、五倍子、浮小麦、糯稻根。

本方以生地黄、浮小麦益至液，安至神，养阴液，止盗汗，为方中主药；取麦冬、五味子、酸枣仁滋至液，益至神，养津液，安睡眠，且能止汗，为辅药；用地骨皮清热益阴，五倍子清热收敛，糯稻根清热止汗。若兼气虚者，可加黄芪、太子参益气固表；或兼肝经郁热，盗汗反复不止者，可加桑叶、粳米清肝和脾；如食欲减退，可加鸡内金、山药健脾悦胃，又能止汗。

【病案举例】

至液亏虚、至神失和致心、肺、肾阴虚证案：林某，男，4岁。

1992年3月19日初诊：其母诉患儿自去年12月患肺炎后，盗汗频作，睡眠不安，心烦，口干，食欲减退，大便如常，小便量少。诊见形体较瘦，精神不振，口唇嫩红，手心灼热，舌质红、苔净少津，脉细带数。证属至液虚损，至神失调，致心、肺、肾阴伤，虚火内扰，津液不能敛藏。治以益至液，和至神，兼养心、肺、肾之阴。

处方：生地黄、生麦冬、地骨皮、酸枣仁、生山药、生鸡内金、生谷芽各10g，五味子、五倍子各3g，浮小麦、糯稻根各15g，5剂。

二诊：其母说患儿服药2剂，盗汗已止，睡眠得安；5剂服完，昨日开始，纳食已启，食量增多，口干明显好转。察舌切脉，舌红转淡，舌上有津，脉细不数。原方加红枣4枚（剪碎），又服5剂，告愈。

第二十章 | 皮肤科病从天癸论治的运用举隅

部分皮肤科病证，如粉刺（痤疮）、瘾疹（荨麻疹）、脱发等已在“第六章天癸病特殊主症述要”中阐介，此章不再赘述。

第一节　湿疮黧斑诸病

一、湿疮（湿疹）

湿疮是一种过敏性炎症性皮肤病，相当于西医学所称的湿疹。其特点以皮损对称分布，多形损害，剧烈瘙痒，糜烂、流滋、结痂反复发作等。根据病程可分为急性、亚急性、慢性三类。急性湿疮以丘疱疹为主，炎症明显，易渗出；慢性湿疮以苔藓样变为主，易反复发作。本病所患不限男女老幼，无明显季节性，但冬季常易复发。

本病根据形态、部位不同，其名称亦随之不同。如浸淫全身，滋水较多者，称为浸淫疮；以丘疹为主者，称为血风疮或粟疮；如发于耳部者，称为旋耳疮；发于手足部者，称为瘑疮；发于阴囊部者，称为肾囊风；发于脐部者，称为脐疮；发于肘、膝弯曲部者，称为四弯风；发于乳头者，称为乳头风。本病早在《内经》中已有记载，如《素问·玉机真藏论》说：“令人生热而肤痛，为浸淫。”汉代张仲景在《金匮要略》中专门设立了“疮痈肠痈浸淫病脉证并治”篇，指出治疗方药：“浸淫疮，黄连粉主之。”隋代巢元方《诸病源候论》对病因、病机、证候、症状记述甚为详细，如“浸淫疮候”说：“浸淫疮，是心家有风热，发于肌肤。初生甚小，先痒后痛而成疮。汁出侵溃肌肉，浸淫渐阔乃遍体。”此病相当于全身性广泛性湿疹。“燥瘑疮候”中说：“肌腠虚，风湿搏于血气则生瘑疮。若湿气少，风气多者，其瘑则干燥，但痒，搔之白屑出，干枯坼痛。”“湿瘑疮候”中又说：“若风气少湿气多，其疮痛痒，搔之汁出，常濡湿者。”相当于手足部的急、慢性湿疹。其后诸外科书籍中论述更详，但均未提及与天癸的关系。实际上，湿疮与天癸有着密切的联系。

【从天癸释因】

湿疮的发生与天癸的失常，尤其与至液天癸、至气天癸和至精天癸的失常更是相关。具体有以下几种原因。

（1）至液积热，至神不安：多因禀赋不耐，饮食失节，至液郁热，至神不安，至精阳热内动，致心、肝、脾、肾受伤，心肝火旺，脾肾湿热，或外感风邪诱发，浸淫肌肤，发为急性湿疮。

（2）至液阻滞，至气不畅：多由素体湿盛，至液阻滞，至气不畅，至精郁阻，致脾、心、肺、肾受伤，脾肺湿盛，心肾毒蕴；或急性湿疮失治，湿热毒内阻，而成亚急性湿疮。

（3）至液不足，至气郁热：多为禀赋不耐，体质又虚，至液不足，至气郁热，至神失宁，致心、肝、脾、肺受伤，心肝血少，脾肺毒结，气血涩滞，风邪内生，或急性、亚急性湿疮失治、误治，正虚邪留，遂成慢性湿疮。

【从天癸论治】

（1）至液积热、至神不安致热毒壅阻肌肤证

症状：发病快，病程短，皮损潮红，有丘疱疹，灼热瘙痒难忍，抓破渗流脂水；兼有心烦口干，夜不安寐，大便干结，小溲短赤，舌红苔黄，脉象滑数。

分析：至液热结，至神失调，至精阳热内扰，致心肝火旺，脾肾湿热，火湿交阻，化毒生风，浸淫肌肤，故湿疮发病快、病程短、皮损潮红，有丘疱疹、灼热瘙痒难忍、抓破渗流脂水；至神不安，心火内盛，三焦热炽，因而心烦口干、夜不安寐、大便干结、小溲短赤、舌红苔黄、脉象滑数。

治法：清泄天癸火热，兼解三焦火毒。

方药：清毒化疮汤（作者验方）。苦参、黄连、水牛角片、赤芍、龙胆草、柴胡、栀子、紫草、土茯苓、地肤子、生甘草。

本方以苦参、黄连既能清至液，安至神，凉至精；又能清心泻火，解毒疗疮；更有苦味导湿作用，为方中主药。取水牛角片、赤芍、紫草清泄至液，凉解至神，直折至精阳热；兼及清心凉血，解毒除疮，为之辅药。用龙胆草、栀子、土茯苓清至液，安至神，兼除痒疮，为佐药。地肤子清热祛湿，疏风止痒；生甘草清热解毒，和调诸药，为使药。如热毒甚者，可加蒲公英、鱼腥草以增强清热解毒作用；瘙痒剧烈者，可暂用徐长卿、白鲜皮、紫荆皮祛风化湿止痒，不可久服。

（2）至液阻滞、至气不畅致湿毒蕴结肌肤证

症状：发病较缓，皮损潮红偏黯，有丘疹，易瘙痒，抓后糜烂渗出；兼或纳食减少，脘腹痞胀，大便溏薄。舌淡胖、苔白腻，脉濡缓。

分析：至液阻滞，至气失畅，至精郁阻，致脾肺湿盛，心肾毒蕴，湿与毒互结，外

溢肌肤，故湿疮发病较缓、皮损潮红偏黯，有丘疹、易瘙痒、抓后糜烂渗出脂水；至液阻滞，至气不畅，致脾胃运化失常，纳腐无力，湿邪内阻，而为纳食减退、脘腹痞胀、大便溏薄、舌淡胖、苔白腻、脉濡缓。

治法：调至液，畅至气，兼以化湿解毒。

方药：祛湿愈疮汤（作者验方）。蛇床子、苍术、苦参、土茯苓、茯苓皮、黄连、升麻、防风、白蒺藜、鸡内金、神曲、甘草。

本方以苍术、苦参利至液，祛湿毒，为方中主药。取蛇床子、黄连、白蒺藜燥湿祛风，止痒解毒，为方中辅药。用土茯苓、茯苓皮、升麻、防风祛湿毒，和肌表，为佐药。鸡内金、神曲健脾和胃，且能收肌肤之脂水；甘草甘缓和中，调和诸药，为使药。若天癸至精阳精热盛者，去蛇床子，加丹参；瘙痒甚者，可暂加徐长卿、紫荆皮、白鲜皮祛湿疏风以止痒。

（3）至液不足、至气郁热致血虚风毒伤皮证

症状：湿疮病程较久，反复发作，皮损色黯红或色素沉着，或皮损粗糙肥厚，剧痒不休，遇热或肥皂水洗后瘙痒加重；兼或口干不欲多饮，心烦少寐，舌淡红，苔薄白，脉弦细。

分析：至液亏损，至气积热，至神不安，致心肝血少，脾肺热毒，气血涩滞，风邪内生，风毒互结，外溢肌肤，故湿疮病程较长、反复发作、皮损黯红或色素沉着、或皮损粗糙肥厚、剧痒不休、或遇热或肥皂水洗后瘙痒加重；至液不足，至气郁热，至神不安，津液受伤，心火偏旺，因而口干不欲多饮、心烦少寐。舌淡红、苔薄白、脉弦细均为血虚风燥，毒邪内蕴的征象。

治法：益调至液，清解至气，和安至神；兼顾养血祛风，化湿疗毒。

方药：血虚风毒汤（作者验方）。当归、生地黄、丹参、赤芍、防风、乌梢蛇、土茯苓、地肤子、水牛角片、徐长卿、生甘草。

本方以当归、生地黄益至液、养营血，为方中主药。取丹参、赤芍、水牛角片利至液，安至神，和至精；兼能清心解毒，抑君相火，为辅药；用防风、乌梢蛇、徐长卿祛风化湿，畅通肌肤；与水牛角片相合，善除郁结之毒，为佐药。取土茯苓、地肤子、生甘草祛湿化毒，和肤止痒，为使药。如夜不安寐，可加夜交藤、琥珀宁心安神；心阳亢而不寐者，则加珍珠母、生牡蛎潜镇安神。

【病案举例】

至液积热、至神不安致热毒壅阻肌肤证案：韩某，女，52岁。

2009年8月24日初诊：湿疮5天，胸、背、四肢多处皮损潮红，水疱破溃，糜烂流滋，瘙痒难忍；兼有心烦不安，夜不安寐，口苦口干，大便干结，小便灼热，舌质红，苔黄腻，脉弦滑数。此乃至液热结，至神失调，至精阳热内扰，致心肝火旺，脾肾

湿热，火与湿热交阻，热毒淫肌所致。治以清泄天癸火热，兼解三焦火毒。

处方：苦参、水牛角片（先煎）、地肤子各 30g，炒黄连 8g，生赤芍 15g，炒柴胡、炒山栀、紫草、制大黄各 10g，土茯苓、生石膏（先煎）各 40g，生甘草 6g，7 剂。

二诊：药后皮损潮红明显好转，流滋已止，糜烂愈合，瘙痒减轻，心烦已除，夜能安寐，余症均减。原方去石膏，加龙胆草 5g，7 剂。

三诊：湿疮基本消退，皮损已光滑不痒，口干苦消失，二便通畅，舌红转淡，苔薄黄，脉滑不数。原方去苦参、水牛角、大黄；加茯苓 15g，干生地 12g，制女贞子 20g。再服 7 剂，以巩固疗效。

二、白疕（银屑病）

白疕，是一种皮损以红斑、鳞屑为特征的慢性复发性皮肤病。白疕异名较多，有称干癣，有称顽癣，有称松皮癣，有称桃花癣，有称风癣，有称蛇虱等。如《诸病源候论·疮病诸候》说："干癣，但有匡郭，皮枯索痒，搔之白屑出是也。"《疮疡经验全书》说："顽癣或如云，或如铜钱……搔则出白屑。"《医宗金鉴·外科心法要诀》说："此证俗名蛇虱，生于皮肤，形如疹疥，色白而痒，搔起白皮。"本病近似西医学所称的银屑病。

本病在古代中医文献上，多责之风湿客于腠理，与血气相搏，或风邪客皮，血燥不营所引起。如《诸病源候论》说："皆是风湿邪气客于腠理，复值寒湿与血气相搏所生。"《外科大成》说："由风邪客于皮肤，血燥不能荣养所致。"本病的发生，除上述风湿、风热外，还与素体营血亏损有密切关系。目前临床根据本病的特征，分为寻常型、脓疱型、关节型、红皮型这四种类型。寻常型是本病最为多见的，皮损可发生于身体各处，对称分布；初发时，多在头皮及肘、膝关节等处，可见点滴状、钱币状、斑块状、地图状、蛎壳状、混合状等多种形态。脓疱型，临床较少见，常分为泛发性和掌跖性两种。泛发性多见皮疹炎性红斑，重者全身出现密集脓疱、发热、关节疼痛；掌跖性则见皮损仅限于手足掌跖，对称红斑和小脓疱。关节型，临床亦少见，既有寻常型的基本皮损，又有关节的酸痛肿胀、活动受限，甚至变形等。红皮型，多由寻常型治疗不当而成，症见皮肤弥漫性潮红、肿胀、浸润、大量脱屑等。历代医家对本病的病因病机、辨证治疗有了深刻的认识和治疗经验，但未明确提出与天癸的关系。事实上，本病与天癸有着密切的内在关联。

【从天癸释因】

本病与天癸的关系，主要在于至液失调，至气失常，至神不安，至精阳精偏旺，致使毒邪内蕴为病。具体可分为以下三种原因。

（1）至液热盛，至神失调：多因素体营阴不足，至液蕴热，至神不安，至精阳精偏旺，致心脾受伤，心血热炽，脾经火毒外溢肌肤，遂成血热火毒之白疕。

（2）至液不足，至气偏虚：多由素体营血亏损，至液不足，至气偏虚，至神失安，致心、肺、肝受伤，心血亏虚，肺气不足，肝经风毒外犯肌肤，而成血虚风毒之白疕。

（3）至液不利，至气阻滞：多为素体气血郁滞，至液不利，至气不畅，至精郁阻，致心、脾、肾受伤，心血失畅，脾经湿毒、肾浊内阻外淫肌肤，发为血瘀湿毒之白疕。本病的发生除上述基本病因外，还与外感之风寒、风热，以及情志郁火、过食辛辣肥甘及荤腥动风发物有关；并常为本病的诱发原因，亦当重视。

【从天癸论治】

（1）至液热盛、至神失调致血热火毒证

症状：初起时皮疹多呈点滴状，发展迅速，颜色鲜红，层层脱屑，瘙痒剧烈，抓之有点状出血；继则全身皮肤潮红、肿胀、灼热痒痛，大量脱皮，或有密集小脓疱。兼有发热、口干，心烦不安，便结溲赤，舌质红，苔黄腻，脉弦滑数。

分析：至液热盛、至神失调，至精阳精偏旺，致心脾热壅，肝肺火毒外溢肌肤，故初起时皮疹多呈点滴状、发展迅速、颜色鲜红、层层脱屑、瘙痒剧烈、抓之有点状出血；继则全身皮肤潮红、肿胀、灼热痒痛及大量脱皮、有密集小脓疱。热毒壅盛，气血两燔，三焦俱热，因而发热、口干、心烦不安、便结溲赤、舌红苔黄、脉弦滑数。

治法：清泄至液，和安至神，平降至精阳精；兼以清热凉血，解毒消斑。

方药：牛角解毒汤（作者验方）。水牛角片（先煎）、紫草、丹参、玄参、生地黄、牡丹皮、赤芍、黄连、金银花、天花粉、土茯苓、生甘草。

本方意取犀角地黄汤加味组成。以水牛角、黄连清至液，安至神，为方中主药；取紫草、丹参、牡丹皮、赤芍既清至精阳精热毒，又能凉血活血，为辅药；以生地黄、天花粉、玄参、金银花滋至液、益阴液，兼能清热解毒，为佐药；用土茯苓、生甘草清热解毒，甘草又能调和诸药，为使药。如病之初期，症势轻者，可去水牛角、丹参、紫草、生地黄，加连翘、大青叶。若咽喉肿痛者，可加板蓝根、山豆根清咽利喉；大便秘结，可加大黄通腑导热。

（2）至液不足、至气偏虚致血虚风毒证

症状：病程长久，病情稳定，皮疹多呈斑片状，颜色淡红，鳞屑减少，干燥皲裂，或有瘙痒；兼有口干咽燥，夜间少寐，舌淡红，苔多净，脉细弦少力。

分析：至液不足，至气偏虚，至神欠安，致心、肺、肝受伤未复，心血虚少，肺气不足，肝经风毒内蕴，邪正交争不甚剧烈，故白疕病程长久、病情稳定、皮疹多呈斑片状、颜色淡红、鳞屑减少、干燥皲裂或有瘙痒；至液不足，至神不安，营血亏少，虚热内扰，神失安宁，因而口干咽燥、夜间少寐。舌淡红、苔多净、脉细弦无力均为至液不足，营血虚损的征象。

治法：益至液，助至气，养营血，祛风毒。

方药：当归饮子（《严氏济生方》）。当归、白芍、川芎、生地黄、白蒺藜、防风、荆芥穗、何首乌、黄芪、甘草。

本方以四物汤熟地黄易生地黄，益至液，补营血，为方中的主要组成部分；取何首乌、白蒺藜养血祛风，为辅药。黄芪、甘草益至气，又拔毒疗疮；防风、荆芥温润不燥，善和肌表，好疗疡毒，为佐使药。若热毒偏甚，不断新发皮疹，可去防风、荆芥，适加大青叶、小胡麻、玄参清热解毒，兼以护阴。

（3）至液不利、至气阻滞致血瘀湿毒证

症状：病程较长，皮损反复不愈，皮疹多呈斑块状，鳞屑较厚，颜色黯红；或皮损多发于腋窝、腹股沟等皱褶部位，红斑糜烂，痂屑黏厚，瘙痒剧烈，或掌跖红斑、脓疱、脱皮；或兼关节酸痛、肿胀，活动不利。舌质红或夹瘀点，苔薄黄腻，脉涩或滑。

分析：至液不利，至气阻滞，致心脾受伤，气血壅阻，久而酿瘀，湿邪停留，故白疕病程较长、皮损反复不愈、皮疹多呈斑块状、鳞屑较厚、颜色黯红、舌红或瘀点、脉多涩；至液阻滞，至气不畅，致脾肾受伤，湿浊内聚，久而化毒，血行不畅，因而皮损多发于腋窝、腹股沟等皱褶部位，红斑糜烂、痂屑黏厚、瘙痒剧烈，或掌跖红斑、脓疱、脱皮，舌红苔黄腻，脉滑；至液郁阻，脾肾受伤，湿浊化毒生风，侵袭骨节，而为关节酸痛、肿胀、活动不利。

治法：利至液，调至气；兼以活血化瘀，祛湿解毒。

方药：桃红四物汤合萆薢化毒汤。

桃红四物汤（《医宗金鉴》）：当归、赤芍、生地黄、川芎、桃仁、红花。

本方重点为活血化瘀，兼能去血中之毒；更有妙处，具有通利至液之功。以归、芎、芍、地通利至液，和调至气，去瘀血不伤正；配以桃仁、红花，增强利至液，破瘀血作用。

萆薢化毒汤（《疡科心得集》）：萆薢、当归尾、牡丹皮、牛膝、防己、木瓜、薏苡仁、秦艽。

此方重点为祛湿清热解毒，但有清利至液作用。取萆薢、薏苡仁利至液，祛湿毒；牛膝、防己、木瓜、秦艽祛风利湿，通利关节，且能交通内外上下；当归尾、牡丹皮祛湿中之血瘀，瘀不化，则湿难行。两方合用，祛瘀化湿解毒更为全面。如痒痛剧者，可加地肤子、白鲜皮祛毒止痒；毒邪甚者，可加土茯苓、白花蛇舌草解毒；顽毒者，可加全蝎、蜈蚣搜风祛毒；皮损肥厚色黯者，可加三棱、莪术活血消肿。

【病案举例】

（1）至液不利、至气阻滞致血瘀湿毒证案：温某，女，29岁。

1992年10月15日初诊：自述患银屑病已7年，经中西医内服外敷多方治疗，仍是反复发作，且有逐渐加重之势。诊时腹、背、腰部及四肢红疹呈斑块状，大片脱白屑，腋窝等皱褶部位有少量脓疱融合成片、鳞屑较薄、瘙痒常作；兼有下肢多个关节酸痛，夜间少寐，舌质紫红、苔薄黄腻，脉沉细滑。此为至液不利，至气阻滞，致心脾受伤，气血壅阻，湿邪内蕴，久郁酿瘀化毒所致。治以利至液，调至气；兼以活血化瘀，祛湿解毒。

处方：炒当归、生赤芍、川牛膝、牡丹皮各 15g，生地黄、丹参各 20g，土茯苓、生薏苡仁、白花蛇舌草、水牛角片（先煎）、地肤子各 30g，大蜈蚣 2 条，苍术、制厚朴各 10g，生甘草 6g，7 剂。

二诊：皮疹瘙痒好转，腋窝脓疱已结痂，未见新发红疹脓疱，食欲一般，二便尚调。唯睡眠不深，或有心烦，月经常易延后，经来量少色紫。原方加茺蔚子 15g，7 剂。

三诊：皮疹红斑、鳞屑逐渐减少，夜能安寐，心烦好转。此病症状虽减，但邪毒内伏，不可等闲视之，宜当穷追猛赶，直捣黄龙。前方加露蜂房 15g，生槐米 30g，川萆薢 20g，14 剂。

四诊：诸症大减，皮疹基本消退，白屑甚少，瘙痒轻微，下肢关节酸痛尽除。此次月经来潮，经量明显增多，经色紫红，经期 5 天即净，经后胸腹舒畅。前方去水牛角、薏苡仁、牛膝；加乌梢蛇 20g，桃仁 10g，14 剂。

五诊：腹、背、腰部及腋窝皮疹、鳞屑消失，两下肢仍有少量结痂皮疹，余症均安。舌微紫红，苔薄微黄，脉缓滑。前方去蜈蚣、牡丹皮，14 剂。

本例共来诊 10 余次，第六诊时临床治愈，皮损全复。为防复发计，原方略作加减，又续服 2 个月，以资巩固。

三、黧黑斑（黄褐斑）

黧黑斑，又称黧黑皯黯、面皯黯等，是指面部呈局限性褐色斑片的皮肤病而言。本病男女均可发生，以女性为多见。如发生于孕妇，多起于 2～5 月，分娩后逐渐消失，但亦有不消退者；对称分布于颜面，尤以颧、颊、额、鼻、唇等处为多见；皮损为淡褐色至深褐色、淡黑色斑片，大小不等，形态各异，孤立散在或融合成片，边缘较清楚，多呈蝴蝶状，日晒后加重，表面光滑无鳞屑，亦无自觉症状。历代多数医家责之于肝、脾、肾失调或虚损，气血不能上荣于面所致；亦有认为风邪侵入皮肤，痰饮内停脏腑为主要原因所引起。故《张氏医通·面》说：“风邪入皮肤，痰饮积脏腑，则面皯黯。”但未提及与天癸的关系。实际上，天癸至精之阴精失常，以及至气、至液之失调，极易引起本病。

【从天癸释因】

黧黑斑的发生与天癸的关系，大致有以下三个方面的原因。

（1）至神不和，至精失调：多由情志不畅，至神不和，至精阴精过盛，致肝郁气滞，心血运行不畅，气血郁阻，不能上荣于面，遂成本病。

（2）至液亏少，至精失调：多因素体营阴亏虚，至液不足，至精阴精偏胜，致肝肾不足，精血两亏，冲任失养，血气转黯，上泛于面，而成本病。

（3）至气不足，至精失调：多为至气虚弱，至精阴精偏盛，致脾气受伤，湿邪内蕴，气血来源不足，不能荣华于面，产生本病。

【从天癸论治】

（1）至神不和、至精失调致肝气心血郁滞证

症状：斑色多呈灰褐或深褐。兼有心烦不安，胸闷胁胀；月经不调，经色紫黯，或痛经，经前乳房胀痛。舌黯红，苔多薄，脉细弦或涩。

分析：至神不和，至精阴精过盛，致肝气郁结，心血不畅，气血阻滞，不能上荣于面，故斑色多呈灰褐或深褐；至神不和，心血不畅，心志不宁，而为心烦不安；至神不调，至精失常，肝气郁滞，冲任失调，因而胸闷胁胀、月经不调、经色紫黯，或痛经、经前乳房胀痛。舌紫红、苔多薄、脉细弦或涩，均为肝郁气滞，心血不畅的征象。

治法：安至神，抑阴精；兼和心肝，调理冲任。

方药：消皯逍遥饮（作者验方）。当归、白芍、白术、白茯苓、柴胡、甘草、红花、桃仁、楮实子、合欢皮。

本方以逍遥散去生姜、薄荷，疏肝解郁，和血养血，且有和至神、调阴精作用；配用红花、桃仁、合欢皮调理冲任，去瘀生新，兼疗天癸；再用楮实子益天癸之阳精而遏天癸之阴精。如胸胁闷胀，经前乳房胀痛甚者，可加青橘叶、郁金以增强疏肝调气、消胀止痛之功；若斑色深褐日久者，可加白僵蚕、白芷祛风增白。

（2）至液亏少、至精失调致肝肾不足证

症状：斑色多呈褐黑，面色晦黯。兼有头晕耳鸣，腰膝酸软，精神不足，失眠健忘，五心烦热；月经失调，或先或后，经色红赤。舌红少苔，脉细数或细弱。

分析：至液亏少，至精阴精偏盛，致肝肾两亏，精血不足，冲任失养，血气转黯，上泛于面，故斑色多呈褐黑、面色晦黯；肝肾亏弱，精血两虚，脑失濡养，心失安宁，冲任虚损，虚热内扰，因而头晕耳鸣、腰膝酸软、精神不足、失眠健忘、五心烦热及月经失调、或先或后、经色红赤，以及舌红少苔、脉细数或细弱。

治法：养至液，遏阴精；兼滋肝肾，调补冲任。

方药：消皯地黄汤（作者验方）。熟地黄、山茱萸、山药、白茯苓、泽泻、牡丹皮、当归、菟丝子、枸杞子、制女贞子、墨旱莲。

本方以六味地黄丸滋补肝肾，充养精血，且有养至液、调天癸作用；配用当归养血调经，菟丝子补至精之阳精而抑至精之阴精，枸杞子、女贞子、墨旱莲滋肾益肝兼以清泄郁热。诸药相合，以奏滋至液、和天癸、祛褐斑、美面容之功。如斑色褐黑，病程长久，可加白僵蚕、红花祛风活血；失眠甚者，可加酸枣仁、山栀子清心安眠。

（3）至气不足、至精失调致脾虚湿阻证

症状：斑色多呈灰褐，状如有尘土附着；兼有神疲乏力，不思饮食，大便溏薄，月经色淡，白带量多而稀。舌质淡胖、边有齿痕，脉象濡弱。

分析：至气虚亏，至精阴精偏盛，致脾气受伤，湿邪内蕴，气血来源不足，冲任失养，不能上荣于面，故斑色多呈灰褐、状如有尘土附着；至气不足，脾气受伤，运化无力，湿邪内阻，因而神疲乏力、不思饮食；至精失调，阴精偏胜，阳精偏衰，并又至气亏损，冲任虚弱，带脉不举，而为月经色淡、白带量多而稀；脾气不足，湿邪内蕴，故出现舌质淡胖、边有齿痕、脉象濡弱。

治法：补至气，调至精；兼益脾气，调补冲任带脉。

方药：消皯补中益气汤（作者验方）。黄芪、党参、白术、当归、柴胡、升麻、陈皮、炙甘草、仙灵脾、菟丝子、芡实、鸡内金。

本方以补中益气汤补益中气，健脾化湿，升发清阳；又有调补至气作用。配用仙灵脾、菟丝子培补至精阳精而抑至精阴精；再取芡实、鸡内金补脾涩精，益胃进食，且又能补至气，遏至精之阴精。如病程长久，湿阻风袭肌皮，孙络血滞，褐斑不消者，可加白芷、红花祛风化湿，活血通络。

本病除上述内服药外，还可配合外用方药，增强疗效，缩短疗程。药如：白芷、白僵蚕、白及、白附子、白蒺藜、浙贝母各等分（皮肤过敏者，可去白僵蚕；白附子有毒，用量不可过大），水煎浓汁，取汁加入适量蜂蜜拌匀，待凉放入冰箱，可用5～7天，每日2～3次搽面。重点皮损部分，2小时后（不得少于1小时）用清水洗去。本方外涂均适用于上述三种证型之病变。若见皮损处褐赤有热者，可去白附子，加生石膏清热润肤。

【病案举例】

至液亏少、至精失调致肝肾不足证案：魏某，女，38岁。

2007年9月20日初诊：据述黄褐斑已近两年，3个月来斑色加深，范围增大；月经常有提前，经量增多，经色紫红。诊见两颧颊黧黑斑深褐，融合成片，边缘清楚，面色晦黯，形体瘦弱；兼有头晕耳鸣，腰膝酸软，精神不足，常易失眠，手足心热，口干咽燥，舌质红，苔薄黄，脉细数少力。证属至液亏损，至精阴精偏胜，致肝肾受伤，精血两亏，冲任失调所致。治宜滋至液，遏至精阴精；兼补肝肾，调养冲任。

处方：大熟地、白茯苓、墨旱莲各20g，山萸肉、生山药、菟丝子、枸杞子各15g，制女贞子30g，炒丹皮、炒当归、炒泽泻、炒僵蚕各10g，7剂。

嘱患者睡眠充足，避免劳累及日光曝晒。另配外用方搽面：白芷、白僵蚕、白及、白附子、白蒺藜、浙贝母各10g，蜂蜜30g。先将外用方药除蜂蜜外，水煎浓汁，取汁后加入蜂蜜搅匀。此药量可用5～7天，用后贮藏于冰箱。每日2次，搽面。

二诊：内服外敷后，黧黑斑明显转淡，精神好转，食欲如常。原方续服 14 剂，外用药继续应用。

三诊：斑色逐渐转淡，范围缩小，面色晦黯已除；头晕耳鸣、失眠、手足心热、口干咽燥均有明显减轻，舌红见淡，脉细不数。原方去泽泻、山药，加柴胡 10g，14 剂。外用药去白附子，加桃仁 10g，用法如前。

四诊：斑色已隐约不明显，仅见于右侧颧部，月经周期已正常，经量减少，经色如常。改用成药杞菊地黄丸合逍遥丸连服 1 个月，以资巩固。

第二节　顽癣痒风诸病

一、牛皮癣（神经性皮炎）

牛皮癣，又称摄领疮、顽癣、牛癣，是指皮肤状如牛项之皮，厚而且坚的慢性瘙痒性皮肤病证而言。《诸病源候论·摄领疮候》说："摄领疮如癣之类，生于颈上痒痛，衣领拂着即剧。云是衣领揩所作，故名摄领也。""牛癣候"又说："其状皮厚，抓之硬强而痒是也。"《外科正宗·顽癣》说："牛皮癣是牛项之皮，顽硬且坚，抓之如朽木。"此病近似西医学所称的神经性皮炎。

本病好发于青壮年，时轻时重，夏季加剧，冬季缓解。发病部位多见于颈项部、额部，其次为尾骶、肘窝、腘窝，亦可见于腰背、两髋、腹股沟及四肢等处。常呈对称性分布，亦可沿皮肤皱褶或皮神经分布呈线状排列。皮损初起有扁平丘疹，久之融合成片，逐渐扩大，皮肤增厚呈苔藓化，阵发奇痒，入夜尤甚；搔之不知痛楚，情绪波动时，瘙痒随之加剧。

历代医家对本病的发生原因和病变机理的认识：认为初起为风湿热之邪阻于肌肤或衣着硬领等外来机械刺激所引起；或情志不遂，肝郁化火，气血不畅，壅滞肌肤而产生；或病久阴液不足，营血虚少，血虚生风生燥，皮肤失于濡养所形成。但本病与天癸的关系未见提及，事实上本病与天癸有着密切的联系。

【从天癸释因】

牛皮癣的发生，与天癸的失调或不足有着密切的关系，尤其是至液天癸与至神天癸的失常，更易引起本病。其发生原因有以下三种。

（1）至液失调，至气阻滞：多因至液不调，至气郁阻，致肺脾受伤，风湿侵袭，壅阻肌肤，气血郁滞，遂成本病。

（2）至气不调，至神失和：多由至气失调，至神不安，致肝心受伤，肝气郁滞，心火偏旺，气火内扰，外伤肌肤，而成本病。

（3）至液不足，至神失安：多为素体阴虚，至液亏少，至神不宁，致心肝受伤，阴血亏损，血虚生风，风郁化燥，肌肤失于濡养，引起本病。

【从天癸论治】

（1）至液失调、至气阻滞致肺脾风湿伤肤证

症状：皮损呈淡褐色片状，粗糙肥厚，剧痒时作，夜间尤甚；兼或胸膈痞闷，口腻乏味。舌淡红，苔薄腻，脉浮滑。

分析：至液不调，至气郁滞，累及至神，致肺脾受伤，肺气失宣，皮毛失疏，脾运不健，肌腠不畅，心神欠安，风湿侵入，壅阻肌肤，气血阻滞，故皮损呈淡褐色片状、粗糙肥厚、剧痒时作；湿邪内阻，气机不畅，中运不健，因而胸膈痞闷、口腻乏味；风湿阻于肌表，热化未甚，而为舌淡红、苔薄腻、脉浮滑。

治法：利至液，调至气；兼以宣肺疏风，健脾祛湿，活血解毒。

方药：牛癣疏风祛湿汤（作者验方）。防风、苍术、全蝎、皂角刺、白蒺藜、苦参、白鲜皮、当归、黄连、陈皮、夜交藤。

本方以防风、苍术祛风化湿，止痒散毒，为方中主药；用全蝎、白蒺藜、白鲜皮搜风止痒，理肌利湿，为辅药；取皂角刺祛毒散结，当归活血养血，苦参、黄连化湿清热，陈皮理气祛湿，夜交藤祛风止痒、宁心安神，为佐使药。如风湿化热，皮损色红润，可去全蝎、陈皮，加黄柏、水牛角、土茯苓清热解毒。

（2）至气不调、至神失和致肝心郁火伤皮证

症状：皮疹色红，瘙痒剧烈；兼有心烦易怒，失眠多梦，头目眩晕，口苦咽干。舌尖边红，苔薄黄，脉多弦数。

分析：至气不调，至神失宁，至液郁热，致肝心受伤，肝气郁滞，心火偏旺，气火内扰，津液被灼，毒邪炽盛，外伤肌肤，故皮疹色红、瘙痒剧烈；心肝火旺，神失安宁，因而心烦易怒、失眠多梦；肝阳偏旺，邪热内炽，而为头目眩晕、口苦咽干。舌尖边红、苔薄黄、脉弦数均为心肝邪热偏盛的征象。

治法：清调至气，和安至神；兼以疏肝清心，泻火解毒。

方药：牛癣疏肝清心汤（作者验方）。柴胡、牡丹皮、栀子、龙胆草、水牛角、赤芍、地肤子、大青叶、白蒺藜、珍珠母、生甘草。

本方以柴胡、栀子利至气，安至神，兼能疏肝清心，为方中主药；取龙胆草、大青叶、牡丹皮、水牛角、赤芍清肝凉心，泻火解毒，为辅药。用地肤子清热解毒止痒，白蒺藜祛风和血止痒；珍珠母清宁至神，平肝安心，兼能解毒；生甘草调和诸药，并能清解热毒，为佐使药。若心肝阴液被灼，口干咽燥者，可去柴胡、龙胆草，加青蒿、玄参、麦冬和肝清气，滋阴生津。

（3）至液不足、至神失安致心肝血虚风燥证

症状：皮损色淡或灰白，状如枯木，肥厚粗糙似牛皮。兼或面色少华，心悸怔忡，

失眠健忘；或女子月经不调，经量减少。舌质淡，苔薄白，脉沉细。

分析：至液亏损，至神不宁，致心肝受伤，营血亏少，血虚风袭，肌肤失养，故皮损色淡或灰白、状如枯木、肥厚粗糙似牛皮；心肝血虚，外不能荣面华舌，内不能养脏充脉，因而面色少华、心悸怔忡、失眠健忘、舌质淡、脉沉细；营血不足，血海空虚，冲任失养，而为月经不调、经量减少。

治法：养至液，安至神；兼顾至气，补益心肝，养血润燥，祛风止痒。

方药：牛癣养血祛风汤（作者验方）。当归、白芍、熟地黄、何首乌、夜交藤、黄芪、白蒺藜、地肤子、红花、丹参、乌梢蛇。

本方以当归、夜交藤益至液，安至神；兼补心肝，养血润燥，祛风止痒，为方中主药。取熟地黄、何首乌、白芍、黄芪养血润燥，益气生肌，为辅药。用白蒺藜、地肤子、乌梢蛇祛风止痒；红花、丹参祛瘀生新，愈合皮损，为佐使药。如皮损肥厚、粗糙不消除者，可加蜈蚣、全蝎搜风解毒。

本病在治疗过程中，可适当配合外用洗方。如风湿伤肤证常用：百部、苦参、蛇床子、路路通、木贼；郁火伤皮证常用：马齿苋、黄柏、苦参、木槿皮、羊蹄根；血虚风燥证常用：当归、蛇床子、花椒、乌梅、防风。以上3方均为洗剂。将药水浓煎后，局部洗疗或湿敷，每日1～3次，每次5～30分钟。

【病案举例】

至液失调、至气阻滞致肺脾风湿伤肤证案：吉某，男，31岁。

1996年6月17日初诊：自述患牛皮癣2年，每年夏季加剧。今年5月中旬起，病变部位扩大，由颈项向腰背及四肢延伸，奇痒难忍，夜间尤甚。诊见颈项、腰背及四肢肘窝、腘窝等散在铜钱大之皮损，粗糙肥厚，皮色淡褐，皮损周围有散在抓痕、血痂；兼有胸脘痞闷，口腻少味，舌淡红，苔薄腻，脉浮滑。证属至液不调，至气郁滞，损及至神，致肺脾受伤，风湿侵入，壅阻肌肤所致。治宜利至液，调至气；兼以疏风祛湿，活血解毒。

处方：青防风6g，苍术、炒当归、白鲜皮各15g，苦参、地肤子、夜交藤各30g，白蒺藜20g，炒黄连、皂角刺各8g，陈皮10g，全蝎5g，7剂。

嘱患者不食辛辣刺激之物，保持情绪稳定。

另用外洗药：生百部、苦参、蛇床子、路路通各30g，木贼20g。诸药水煎浓汁，局部洗疗或湿敷，每日2次，每次10～20分钟。

二诊：皮损粗糙肥厚变薄，奇痒几止，抓痕减少，夜能安寐，精神振作，胸脘不适消失，食欲见增。原方加茯苓20g，14剂。外用洗药继续应用。

三诊：诸症尽除，停用外洗方，但本病极易复发。原方去白鲜皮、全蝎；加生地黄15g，生槐花30g。隔日服1剂，连续服用2个月，以巩固疗效。

二、痒风（皮肤瘙痒症）

痒风，又称风瘙痒，是一种无明显原发皮损而以瘙痒为主要症状的皮肤感觉异常的皮肤病。《外科证治全书·痒风》说："遍身瘙痒，并无疮疥，搔之不止。"此病近似西医学所称的皮肤瘙痒症。

本病好发于老年及青壮年，多见于冬季，少数也有夏季发作者。临床表现为皮肤初起无损害，主要皮肤呈阵发性瘙痒，难以忍受，夜间尤甚。饮酒之后，或情绪波动，或被褥温暖，往往可引发或加重瘙痒。由于剧烈瘙痒，搔抓后常出现抓痕、血痂、色素沉着、湿疹样变和苔藓样变等继发性皮损。本病还有局限性与泛发性之分，局限性者以阴部、肛门周围为多见，泛发性者可泛发全身。本篇主要阐述全身性皮肤瘙痒。

历代医家对本病的发生原因，大多责之风邪、血虚为主所引起。如《外科大成·诸痒》说："风盛则痒，盖风为火之标也。凡风热客于皮肤，作痒起粟者，治宜疏风……若风热内淫，血虚作痒者，又当凉血润燥。"事实上，本病的发生与天癸的失调有一定关联。

【从天癸释因】

本病的发生原因，是由于脏腑功能失调，气血郁滞，诸邪互生。而这些失常，主要由于天癸对脏腑、气血的调控失司，所以天癸与本病有着密切的联系。具体有以下三种相关原因。

（1）至气郁热，至液热结：多由至气郁热，至液热蕴，累及至神，致肺胃受伤，肺主卫表、胃为多血，肺气郁热、血分热甚，久而生风，外溢肌肤，遂致风热血热性痒风。

（2）至液不利，至气阻滞：多因饮食不节，过食辛辣厚味，饮酒过度，至液不利，至气郁阻，致脾肝受伤，脾伤则湿胜，肝伤则热胜，湿热交阻，久郁化毒，外淫肌肤，引起湿热性痒风。

（3）至液亏损，至神不宁：多为年老体弱，久病体虚，至液不足，至神不安，致心肝受伤，营血亏损，肌肤失养，而成血虚性痒风。

【从天癸论治】

（1）至气郁热、至液热结致肺胃风热血热证

症状：以青壮年为多见。皮肤瘙痒剧烈，遇热更甚，抓破后有血痂；或兼心烦，口渴，小便色黄，大便干结。舌质红，苔薄黄，脉多滑数。

分析：至气郁热，至液热结，致肺胃受伤，肺主皮毛、胃为多血，肺热血热，风邪自生，故皮肤瘙痒剧烈、遇热更甚、抓破后有血痂；至气郁热，至液热结，累及至神，致肺胃邪热，扰动心神，因而心烦、口渴、溲黄、便结。舌红、苔黄、脉滑数均属肺胃邪热内盛的表现。

治法：清泄至气、至液，安和至神；兼顾清肺胃，祛风热，凉血热。

方药：消风散（《医宗金鉴》）。荆芥、防风、当归、生地黄、苦参、苍术、蝉蜕、胡麻仁、牛蒡子、知母、石膏、甘草、木通。

本方以荆芥、防风、蝉蜕、牛蒡子疏风清热，更以石膏、知母增强清热作用；生地黄、当归、苦参、胡麻仁凉血润燥，活血解毒；川木通导热下行；苍术祛风燥湿，无湿者可去之；生甘草调和诸药，兼能解毒。如血热甚者，可加牡丹皮、水牛角凉血清热；夜间瘙痒甚者，可加珍珠母、夜交藤安神止痒；大便干结，可加大黄、玄参润燥通便。

（2）至液不利、至气阻滞致脾肝湿热证

症状：可见于老年或青壮年。皮肤瘙痒反复不止，抓破后易于继发感染或湿疹样变；或兼口干口苦，胸胁闷胀，少思饮食，溲黄便结。舌质红，苔黄腻，脉多弦数。

分析：至液不利，至气郁滞，致脾肝受伤，脾伤则湿胜，肝伤则热胜，湿热交阻，久而化毒，外犯肌肤，故皮肤瘙痒反复不止、抓破后易于继发感染或湿疹样变；湿热互结，津液被灼，因而口苦口干；肝脾不调，湿热内蕴，气机不畅，运化失常，而为胸胁闷胀、少思饮食；湿甚于热，下迫膀胱与大肠，故可见溲黄便结。舌质红、苔黄腻、脉弦数均为湿热内盛的征象。

治法：清利至液，和调至气；兼顾清肝和脾，和血祛风。

方药：龙胆泻肝汤（《兰室秘藏》）。龙胆草、黄芩、栀子、泽泻、川木通、车前子、当归、生地黄、柴胡、生甘草（其中黄芩、栀子、生甘草为《医方集解》据他书所增）。临证用时，常加白鲜皮、白蒺藜。

本方以龙胆草苦寒清热祛湿，配以泽泻、川木通、车前子导湿热下行，合而具有利至液、和至气作用；取黄芩、栀子、柴胡清肝和脾，泄热利湿；当归、生地黄活血益阴，安和肝脾；生甘草调和诸药，且能解毒。加增白鲜皮、白蒺藜祛湿解毒，疏风止痒。如大便秘结者，可加大黄、枳实通腑导热；湿邪中阻，不思饮食，可加藿香、佩兰化湿悦中。

（3）至液亏损、至神不宁致心肝血虚证

症状：以老年为多见，病程较久。皮肤干燥时有瘙痒，抓破后可有少量脱屑，血痕累累，如情绪波动时可加剧瘙痒；兼或头晕眼花，少眠多梦。舌红苔薄，脉细弦数。

分析：至液虚少，至神失宁，致心肝受伤，营血亏少，血虚生风，损及肌肤，故皮肤干燥时有瘙痒及抓破后可有少量脱屑、血痕累累；至神不宁，至液不足，致肝失疏泄，心失安谧，因而情绪波动时可加剧瘙痒；心肝血虚，头目失养，神魂不宁，而为头晕眼花、少眠多梦；心肝血少，虚火有余，故可见舌红苔薄、脉细弦数。

治法：养至液，安至神；兼顾滋心肝，祛风邪。

方药：当归饮子（《严氏济生方》）。当归、白芍、川芎、生地黄、白蒺藜、防风、荆芥穗、何首乌、黄芪、甘草。

本方取四物汤熟地黄易生地黄，益血润燥，且能滋养至液，恬宁至神；何首乌、黄芪养血益气，托毒固表，以疗虚疮；白蒺藜、防风、荆芥祛风止痒；生甘草调和诸药，又能解毒。如头晕眼花甚者，可加枸杞子、天麻益肝明目，息风止晕；夜不安眠者，可加夜交藤、酸枣仁养血安眠，兼能润肤止痒；瘙痒甚者，可加全蝎、地骨皮搜风润肤，疗疮止痒；皮损肥厚者，可加阿胶、丹参养血活血，去陈生新。

【病案举例】

至液亏损、至神不宁致心肝血虚证案：吕某，男，65 岁。

2009 年 12 月 3 日初诊：自述皮肤瘙痒 3 年，春夏季不发作，深秋皮肤即有燥痒，及至冬季瘙痒难忍，夜间尤甚。诊见四肢、背、腹部皮肤血痕累累，且有少量脱屑；兼有心烦不安，夜不安眠，头晕眼花，大便干结，舌质红，苔薄黄，脉细弦带数。证属至液亏损，至神失宁，致心肝受伤，营血虚少，血虚生风，损及肌肤所致。治以养至液，安至神；兼顾心肝营血，并祛风邪。

处方：生当归、炒白芍各 15g，生地黄、白蒺藜、生黄芪、生首乌、酸枣仁、火麻仁各 20g，夜交藤、地骨皮各 30g，清防风 5g，丹参 25g，7 剂。

嘱患者不饮酒，少食鱼、虾、蟹等动风发物，多食蔬菜水果；情志舒畅，不恼怒生气；避免搔抓、摩擦或热水烫洗止痒。

二诊：药后皮肤瘙痒显著好转，血痕累累明显减少，大便通畅。原方加天冬 15g，14 剂。

三诊：皮肤瘙痒基本消除，血痕消失，肌肤光润，心不烦，头不晕，睡眠尚佳，舌淡红，苔薄白，脉弦滑。原方生首乌易制首乌 15g，他药用量酌减，再服 14 剂，以资巩固。

附｜方剂索引

五画

六画

七画

八画

九画

十画

十一画

十二画

十三画

十四画

十五画及以上